医学科研方法与论文写作

第4版

主　编　殷国荣　郑金平

科学出版社

北　京

内 容 简 介

本书是一部严谨而翔实的医学科研方法与论文写作指南，由多位从事基础医学、临床医学、预防医学和科研管理的编者共同执笔完成。全书共17章，从规范化、标准化的角度，介绍了医学科研实验设计、课题申请渠道、申请书的撰写、医学研究中实验动物的选择与应用、医学科技成果与专利申请等内容，较系统地阐述了医学文献检索、阅读、整理与撰写综述的方法，以及医学论文的基本格式、写作方法与步骤、实验结果的表达技术、医学论文的常见错误与分析等，介绍了医学论文的修改、发表，并重点介绍了如何向SCI期刊源期刊投稿。此外，书末附有5个极具参考价值的附录，大大增强了本书的实用性。书中新增添了大量来自期刊论文的写作实例，内容翔实、系统、实用性强。

本书可供高等医学院校本科生和研究生参考，对于临床医生和高等医学院校教师与科研人员也具有很好的参考价值。

图书在版编目（CIP）数据

医学科研方法与论文写作 / 殷国荣，郑金平主编 . 4 版 . -- 北京：科学出版社，2025. 6. -- ISBN 978-7-03-081741-9

Ⅰ . R

中国国家版本馆 CIP 数据核字第 2025DH9709 号

责任编辑：沈红芬　刘　川 / 责任校对：张小霞
责任印制：吴兆东 / 封面设计：有道文化

科 学 出 版 社 出版
北京东黄城根北街 16 号
邮政编码：100717
http://www.sciencep.com

北京华宇信诺印刷有限公司印刷
科学出版社发行　各地新华书店经销

*

2002 年 2 月第 一 版　开本：787×1092　1/16
2025 年 6 月第 四 版　印张：30 3/4
2026 年 1 月第三十九次印刷　字数：720 000

定价：128.00 元
（如有印装质量问题，我社负责调换）

编著人员

主　编　殷国荣　郑金平
副主编　焦向英　王中全　董秀山　殷丽天　何深一
编著者　（以姓氏笔画为序）
　　　　　王　艳　山西医科大学第二医院
　　　　　王中全　郑州大学
　　　　　方　强　蚌埠医科大学
　　　　　刘慧荣　首都医科大学
　　　　　杨亚波　中山大学孙逸仙纪念医院
　　　　　杨艳芳　四川大学
　　　　　何深一　山东大学
　　　　　张苏丽　首都医科大学
　　　　　张毅强　长治医学院
　　　　　陆　利　山西医科大学
　　　　　郑金平　长治医学院
　　　　　姜春霞　郑州大学学报编辑部
　　　　　殷丽天　山西医科大学
　　　　　殷国荣　山西医科大学
　　　　　崔　晶　郑州大学
　　　　　董秀山　山西白求恩医院
　　　　　焦向英　山西医科大学
　　　　　裴彦江　西安交通大学附属红会医院

第4版前言

编写《医学科研方法与论文写作》这本书的动力来自那些好学上进的学生。无论是写毕业论文的本科生,还是做课题研究的研究生,他们经常提出一些有关科研方法和论文写作方面的问题。这些问题涉及文献检索、科研选题、申请书撰写、实验设计等,特别是有关综述和论文写作方面的问题更多,如标题怎么拟、前言怎么写、实验数据如何处理与分析、图表怎样选择和绘制、论文的布局与格式如何构建、讨论如何展开、如何正确引用与著录参考文献等等。面对这些渴求知识的面孔,30多年前我们就为本科生开设了科研方法与论文写作选修课。之后,学生们在这些方面提出的问题逐渐增多,促使我们编写本书来系统解答相关问题。

本书自2002年问世以来,深受广大读者的欢迎,获得了广泛好评,令作者惊喜。更受鼓舞的是本书被多所高校选为研究生用书,这促使我们再版时更加注重提升本书在教学方面的功能与作用。承蒙广大读者的厚爱和科学出版社的支持,本书的发行量远远超出了我们的预期,已经累计发行8.8万册。这些给作者以巨大的鞭策与鼓励,也使我们感到有必要不断更新内容,以飨读者。在此,谨向各位读者致以崇高的敬意和衷心的感谢。

注重系统性和实用性是编写本书的原则。此次是继2015年第3版后的再次修订。我们遵循与时俱进和实用适用的原则,紧盯相关领域的进展,对每一章节都做了认真细致的推敲、修改和补充,并更新了参考文献或推荐阅读文献,特别是新增添了大量来自期刊论文的例证,使读者在学习如何设计课题和撰写论文的同时,也知道哪些是不正确的做法,常犯的错误有哪些,如何避免和纠正这些错误等。

需要说明的是,书中有些章节内容涉及具有时效性的政策或数据,特别是第4章和第16章,其中包含很多时效性较强的数据。尽管我们在修订过程中做了系统检索及多次更新,但随着时间的推移,它们仍在不断地变化更新。因此,请读者以当前的相关政策和数据为准。

本次修订,特别邀请了西安交通大学附属红会医院裴彦江副主任医师、山西医科大学陆利教授、首都医科大学刘慧荣教授和张苏丽副教授分别对第2章实验的基本要素及误差控制、第11章各类医学论文的写作特点和第15章医学论文的发表进行了修订，并应读者要求，恢复了第7章医学研究中实验动物的选择与应用的内容。

毋庸赘言，医学科研方法与论文写作绝不仅仅是一种知识的积累，更是一种能力的体现。希望读者能够通过严格的科研实践和写作锻炼把知识变为能力。这是通往成功的必由之路！

由于年龄或工作等原因，部分专家不再参与本次修订。在此，谨向为本书第1~3版编写做出重要贡献的杨建一教授、王海龙教授、成晓龙教授、牛侨教授、李佩珍教授、王秀平教授、王春芳教授、孟小平教授、梁景青教授、韩剑峰副研究员和张功员编审等致以诚挚的问候与衷心的感谢！

本书参考和吸纳了众多专著与期刊论文的相关内容，在此谨向有关作者表示深深的敬意！由于作者水平所限，书中不足之处在所难免，敬请读者不吝雅正。

殷国荣　郑金平
于山西医科大学
2024年8月5日

第1版前言

医学科学研究与论文写作是医学工作者的必经之路。医学研究的目的是探索人类疾病的发生、发展规律，最终成果得以应用，指导临床医疗，而这一目标的实现，必须以文献的形式将自己的研究成果公布于世，使之成为人类共同的财富，从而服务于人类。

初涉医学科学研究和论文写作者，大多是从模仿自己阅读的论文和导师的指导起步的。由于没有经过系统学习，或是学习得不够全面，在科研选题与设计、实验结果的统计学处理与表达、论文撰写与修改等过程中，不可避免地要犯一些错误，走一段弯路，有时甚至使很有价值的实验资料受到损失。对于研究经费和研究时间受到限定的研究生课题来说，这种损失常常是不可弥补的。

医学科学研究与论文写作作为一门方法学，涉及的内容广泛，知识面很宽，编撰一部能够指导医学工作者正确掌握和使用医学科学研究与论文写作方法的书，是同行和医学生的共同要求，也是我们多年的夙愿。

自1986年我为大学本科生开设科研方法与论文写作课程以来，搜集和整理了大量有关资料。在此基础上，请从事临床医学工作的王斌全教授、王国平教授和张涛源教授，从事基础医学工作的梁景青教授、杨建一教授、李连青教授和赵瑞君副教授，从事科研管理工作的郑金平副教授和刘中国副教授等共同执笔，编撰了这部书稿，希望对医学工作者有所裨益。

本书从实用的角度出发，吸收了大量有关资料中的新观点和新方法。全书共16章62节和7个附录，内容涵盖了医学研究的基本方法、医学科研课题的选定与申请、科研成果的评价与奖励、医学科研的设计、实验结果的统计学处理、医学文献的检索与资料积累，系统介绍了医学论文撰写方法、写作步骤、各类医学论文的写作特点、医学论文的常见错误及防止方法、英文摘要的撰写及常用医学应用文的写作等。每章后均附有参考文献，便于读者进一步查阅原文，同时也体现了对原作者的尊重。各章内容力求新颖，避免与已有论著雷同，同时考虑到我国医学研究现状和各类医学期刊对论文的要求，为便于读者接受和理解，书中列举了大量来自近期书刊的例证。

在编撰本书过程中，参考了有关论著和资料，谨向作者致以谢意。刘桂芬教授和余红梅博士分别审阅了第3章"实验设计的基本原则与方法"和第4章"实验数据的统计学处理",我的研究生韩剑峰同学从读者的角度通读了全稿,并提出许多宝贵意见,特表谢意。科学出版社医学出版中心李君编辑不仅为本书的顺利出版做了大量工作,还为书稿的撰写提供了参考资料,特此表示衷心感谢。

尽管我们的愿望是想奉献给读者一部新颖、实用、具有很高指导价值的书,但由于知识水平所限,书中不可避免地存在一些错误和不足,殷切希望读者批评指正。

殷国荣

2001年6月15日

目　　录

第1章　医学科研方法与创新思维 ··· 1
　第1节　医学科学研究概述 ··· 1
　　一、医学科学研究的属性 ··· 1
　　二、医学科学研究的类型及特点 ··· 1
　　三、医学科研方法的发展史 ·· 4
　　四、医学科研方法的特征与重要性 ·· 6
　第2节　医学科学实验研究方法 ··· 7
　　一、准备工作 ··· 8
　　二、提出科学假说 ··· 9
　　三、选题 ··· 15
　　四、实验与观察 ·· 17
　　五、科学研究中的机遇 ·· 18
　　六、学科交叉意识 ·· 20
　第3节　医学科学研究的创新思维 ··· 23
　　一、创新思维的特点 ··· 24
　　二、直觉–模型 ··· 24
　　三、归纳–演绎 ··· 25
　　四、想象–验证 ··· 26
　　五、相似思维 ··· 27
　　六、求异思维 ··· 29
　　七、系统思维 ··· 30

第2章　实验的基本要素及误差控制 ··· 33
　第1节　实验的类型与基本要素 ·· 33
　　一、实验的类型 ·· 33
　　二、实验的基本要素 ··· 34
　第2节　实验误差和偏倚的控制 ·· 37
　　一、实验误差及其控制 ·· 37
　　二、偏倚及其控制 ·· 41

第3章　实验设计的基本原则与方法 ··· 43
　第1节　实验设计的基本原则 ·· 43
　　一、对照原则 ··· 43

二、随机化原则 ……………………………………………………………………… 46
　三、重复的原则 ……………………………………………………………………… 46
第2节　实验设计的基本内容 …………………………………………………………… 47
　一、明确研究目的 …………………………………………………………………… 47
　二、确定受试对象和样本含量 ……………………………………………………… 47
　三、确定处理因素 …………………………………………………………………… 49
　四、确定观察指标 …………………………………………………………………… 50
　五、选择实验设计方法 ……………………………………………………………… 50
第3节　常用实验设计方法 ……………………………………………………………… 50
　一、完全随机设计 …………………………………………………………………… 50
　二、配对设计 ………………………………………………………………………… 51
　三、配伍组设计 ……………………………………………………………………… 53
　四、交叉设计 ………………………………………………………………………… 54
　五、拉丁方设计 ……………………………………………………………………… 55
　六、析因设计 ………………………………………………………………………… 57
　七、重复测量设计 …………………………………………………………………… 59

第4章　医学文献计算机检索 …………………………………………………………… 60
第1节　医学文献数据库与检索 ………………………………………………………… 60
　一、书目型数据库 …………………………………………………………………… 60
　二、事实型数据库 …………………………………………………………………… 63
　三、全文数据库 ……………………………………………………………………… 64
　四、文献检索途径 …………………………………………………………………… 68
　五、计算机检索技术 ………………………………………………………………… 69
第2节　互联网信息检索 ………………………………………………………………… 71
　一、搜索引擎 ………………………………………………………………………… 71
　二、常用医学网站 …………………………………………………………………… 75
　三、专项内容检索 …………………………………………………………………… 78
第3节　医学外文文献全文的获取途径 ………………………………………………… 84
　一、利用图书馆获取全文 …………………………………………………………… 84
　二、从互联网上免费获取全文 ……………………………………………………… 85
　三、直接向论文作者索取全文 ……………………………………………………… 92

第5章　医学文献的积累与综述撰写 …………………………………………………… 93
第1节　医学文献的查阅与积累 ………………………………………………………… 93
　一、查阅和积累文献资料的意义 …………………………………………………… 93
　二、如何搜集和积累文献资料 ……………………………………………………… 94
　三、如何阅读文献资料 ……………………………………………………………… 97
　四、如何记录文献资料 ……………………………………………………………… 99

五、如何整理文献资料 ··· 101
第2节　什么是文献综述 ··· 102
　　一、文献综述的定义 ··· 102
　　二、文献综述的作用和意义 ·· 103
　　三、文献综述的种类 ··· 105
　　四、文献综述的特点 ··· 106
第3节　撰写文献综述的基本过程 ·· 107
　　一、撰写文献综述前的准备 ·· 107
　　二、撰写文献综述的一般过程 ··· 108
第4节　撰写文献综述的方法 ··· 110
　　一、文献综述的格式 ··· 110
　　二、撰写文献综述的步骤 ··· 111
　　三、撰写文献综述的技巧 ··· 112
　　四、撰写文献综述应注意的问题 ··· 113
　　五、文献综述中的常见错误 ·· 114

第6章　医学科研课题的申请 ·· 115
第1节　医学科研课题申请的主要渠道 ·· 115
　　一、国家自然科学基金 ·· 115
　　二、科技部归口的科技计划 ·· 125
　　三、教育部归口的科学研究计划 ··· 128
　　四、人社部归口的留学人员科技活动项目择优资助计划 ····································· 133
第2节　医学科研课题申请书的撰写 ··· 134
　　一、课题名称的拟定 ··· 134
　　二、简表的填写 ··· 135
　　三、立项依据的撰写 ··· 138
　　四、研究方案的撰写 ··· 139
　　五、研究基础及工作条件的撰写 ··· 143
　　六、经费预算的填写 ··· 145

第7章　医学研究中实验动物的选择与应用 ··· 147
第1节　常用医学实验动物及选择原则 ·· 147
　　一、常用医学实验动物简介 ·· 147
　　二、选择实验动物的基本原则 ··· 148
　　三、转基因动物在医学研究中的应用简介 ·· 151
第2节　免疫学研究中实验动物的选择与应用 ··· 152
　　一、影响实验动物免疫反应的因素 ··· 152
　　二、免疫学研究常用实验动物 ··· 153
　　三、自身免疫性疾病动物模型 ··· 154

四、其他免疫性疾病动物模型 ·· 157
第3节 单克隆抗体和肿瘤研究中实验动物的选择与应用 ····················· 158
　一、用于淋巴细胞杂交瘤技术的实验动物 ································· 158
　二、自发性和诱发性骨髓瘤动物模型 ······································· 159
　三、用于融合的动物骨髓瘤细胞系 ··· 159
　四、肿瘤动物模型 ··· 160
第4节 药理学研究中实验动物的选择与应用 ······································ 163
　一、中枢神经系统药理实验 ·· 163
　二、传出神经药理实验 ·· 165
　三、胆碱受体和肾上腺素受体的药理实验 ································· 166
　四、心血管系统药理实验 ··· 166
　五、消化系统药理实验 ·· 167
　六、呼吸系统药理实验 ·· 168
　七、泌尿系统药理实验 ·· 168
第5节 口腔医学和皮肤病研究中实验动物的选择与应用 ····················· 169
　一、口腔医学研究常用实验动物 ··· 169
　二、皮肤病研究常用实验动物 ·· 170
第6节 生殖医学研究中实验动物的选择与应用 ·································· 171
　一、口服避孕药的筛选研究 ·· 171
　二、避孕药的药理研究 ·· 172
　三、促性腺激素分泌的研究 ·· 172
第7节 病毒学研究中实验动物的选择与应用 ····································· 172
　一、RNA病毒敏感动物 ··· 173
　二、DNA病毒敏感动物 ··· 175

第8章 临床医学研究方法与试验设计 ··· 177
第1节 临床医学研究概述 ·· 177
　一、临床医学研究的意义 ··· 177
　二、临床医学研究的目的 ··· 178
　三、临床医学研究的伦理规范 ·· 179
第2节 临床医学研究的基本方法 ··· 180
　一、临床医学研究方法的分类 ·· 180
　二、描述性临床医学研究 ··· 181
　三、分析性临床医学研究 ··· 183
　四、实验性临床医学研究 ··· 184
第3节 临床医学研究的试验设计及偏倚控制 ····································· 186
　一、临床医学研究试验设计 ·· 187
　二、临床医学研究中的偏倚控制 ··· 191

第4节　临床病因研究试验设计 ··· 193
　一、病因的概念、分类和病因研究模型 ··· 193
　二、临床病因研究试验设计方法 ··· 194
　三、病因的因果关联与推断 ·· 197
第5节　临床诊断研究试验设计 ··· 199
　一、临床诊断研究试验设计方法 ··· 199
　二、临床诊断试验的评价 ··· 200
　三、如何提高诊断试验的效率 ·· 203
第6节　临床疗效研究试验设计 ··· 204
　一、临床疗效研究试验设计方法 ··· 204
　二、新药临床试验的评价 ··· 206
　三、临床疗效研究的评价 ··· 208
　四、临床疗效研究应注意的问题 ··· 210
第7节　疾病预后研究试验设计 ··· 211
　一、疾病预后研究的基本概念 ·· 211
　二、疾病预后研究试验设计方法 ··· 212
　三、疾病预后研究的评价 ··· 214

第9章　医学论文的基本格式与写作方法 ·· 217
第1节　前导部分 ·· 217
　一、标题 ·· 217
　二、作者署名和作者单位 ··· 219
　三、目录 ·· 223
　四、摘要 ·· 224
　五、关键词 ·· 226
第2节　论证部分 ·· 231
　一、引言 ·· 231
　二、材料与方法 ·· 234
　三、结果 ·· 236
　四、讨论 ·· 237
　五、结论 ·· 239
　六、参考文献 ··· 240
第3节　附属内容 ·· 246
　一、致谢 ·· 246
　二、附录 ·· 247
　三、注释 ·· 247

第10章　医学论文的写作步骤 ··· 249
第1节　写作前的准备 ··· 249

一、处理实验资料 ··· 249
　　二、拟定论文提纲 ··· 250
第2节　撰写初稿 ··· 252
　　一、撰写初稿的意义 ·· 252
　　二、初稿的写作方法 ·· 253
第3节　修改文稿 ··· 255
　　一、篇幅的修改 ·· 255
　　二、结构的修改 ·· 256
　　三、内容的修改 ·· 257
　　四、标题的修改 ·· 258
　　五、节段标题的修改 ·· 260
　　六、段落的修改 ·· 261
　　七、句子的修改 ·· 262

第11章　各类医学论文的写作特点 ·· 264
第1节　医学论文的类别 ·· 264
　　一、按医学源流派别分类 ·· 264
　　二、按医学学科分支分类 ·· 264
　　三、按论文采用的研究方法分类 ··· 264
　　四、按论文的论述体裁分类 ··· 265
　　五、按论文写作目的与功用分类 ··· 265
第2节　临床医学论文 ··· 265
　　一、临床病例分析 ··· 266
　　二、临床病例（理）讨论 ·· 266
　　三、临床病例报告 ··· 267
　　四、临床经验体会 ··· 268
　　五、临床新技术报告 ·· 268
　　六、临床护理论文 ··· 269
第3节　流行病学论文 ··· 270
　　一、流行病学调查报告 ··· 270
　　二、流行病学实验研究论文 ··· 271
第4节　中医学论文 ·· 272
　　一、中医学论文的一般特点 ··· 272
　　二、中医临床研究论文 ··· 273
　　三、中医理论研究论文 ··· 273
　　四、医史文献研究论文 ··· 274
　　五、医案医话 ··· 274
第5节　学位论文 ··· 275

一、学位论文的定义与作用 ································· 275
　　二、学位论文的基本格式 ··································· 275
　　三、各级学位论文的特点与要求 ························· 278

第12章　实验结果的表达技术 ································· 281
第1节　表格的表达技术 ·· 281
　　一、表格的内涵与作用 ······································ 281
　　二、表格的特征 ·· 282
　　三、表格的分类 ·· 282
　　四、表格的设计原则和具体要求 ························· 284
　　五、三线表的规范表达 ······································ 285
　　六、表格设计的常见错误 ··································· 288
　　七、表格与文字表达的配合 ································ 291
第2节　图的表达技术 ·· 292
　　一、图的内涵与作用 ··· 292
　　二、图的特征 ··· 292
　　三、图的分类 ··· 293
　　四、图的设计原则和绘制要求 ···························· 299
　　五、图的规范表达 ·· 303
　　六、统计图设计和绘制的常见错误 ····················· 306
第3节　数字的表达技术 ·· 307
　　一、数字的分类与选用 ······································ 307
　　二、常用数值的正确表示 ··································· 309
　　三、常用数字符号的正确使用 ···························· 311
　　四、数理公式的正确表示 ··································· 311
第4节　量和单位的正确使用 ··································· 312
　　一、国际单位制与国际单位制单位 ····················· 312
　　二、中华人民共和国法定计量单位 ····················· 314
　　三、计量单位和单位换算 ··································· 317
　　四、常用量和量值的正确表示 ···························· 318
　　五、量和单位使用的常见错误 ···························· 320

第13章　医学论文的评价与常见错误分析 ··················· 325
第1节　医学论文的基本要求 ··································· 325
　　一、医学论文的总体要求 ··································· 325
　　二、医学论文的写作要求 ··································· 327
第2节　医学论文的科学性评价 ································ 330
　　一、选题与命题的评价 ······································ 330
　　二、研究对象的评价 ··· 331

三、研究方法的评价……332
　　四、研究结果的评价……333
  第3节　医学论文中常见错误与分析……334
　　一、概念表述的常见错误与分析……334
　　二、判断的常见错误与分析……337
　　三、内容表达的常见错误与分析……339
　　四、语法应用的常见错误与分析……341
　　五、统计学应用的常见错误与分析……346
　　六、英语表达的常见错误与分析……349
　　七、参考文献著录的常见错误与分析……353

第14章　英文摘要的撰写……357
  第1节　摘要的演变与格式……357
　　一、摘要的出现与演变……357
　　二、摘要的类型与格式……358
　　三、传统摘要与结构式摘要……362
  第2节　英文摘要的标题……368
　　一、主标题……368
　　二、副标题或修饰标题……369
　　三、标题中涉及的几个问题……370
　　四、标题中常用词的表达……371
  第3节　英文摘要的常用句型……374
　　一、文字表达常用句型……374
　　二、数据表达常用句型……377
  第4节　英文摘要的常用语法……379
　　一、常用语态……379
　　二、常用时态……379
　　三、常用动词不同时态的意义……380
  第5节　英文摘要书写中应注意的几个问题……381
　　一、标点符号的使用……381
　　二、数字的表述……382
  第6节　作者与单位名称的英译……383
　　一、作者姓名的英译……383
　　二、单位名称的英译……383

第15章　医学论文的发表……386
  第1节　论文的发表形式……386
　　一、公开发表……386
　　二、内部发表……388

三、学术会议交流 388
第2节　论文的发表程序 389
　　一、投稿与约稿 389
　　二、审稿与修稿 391
　　三、文字编辑与编排设计 393
　　四、发稿与校稿 393
　　五、印刷与发行 394
第3节　论文的校对 394
　　一、校对目的与作用 394
　　二、校对内容 395
　　三、校对方法与校对符号 395
　　四、校对注意事项 400

第16章　如何向SCI期刊源期刊投稿 402
第1节　SCI简介 402
　　一、什么是SCI 402
　　二、SCI期刊的影响因子、分区与开放获取 402
　　三、SCI收录期刊的语种 403
第2节　SCI期刊源期刊有哪些 403
　　一、按学科大类名称的首字母顺序排列 404
　　二、按期刊的影响因子排序 405
　　三、按学科分类和JIF排序 406
　　四、按期刊的出版国家或出版地排列 416
第3节　向SCI期刊源期刊投稿的方法 417
　　一、查找和阅读稿约 417
　　二、在SCI期刊源期刊上发表论文是否收取版面费 423
　　三、撰写英文论文应注意的问题 427
　　四、英文论文手稿的排版与投稿 431
第4节　如何查看论文是否被SCI收录 435
　　一、按论文标题查看 435
　　二、按作者姓名查看 435

第17章　医学科技成果与专利申请 439
第1节　医学科技成果概述 439
　　一、医学科技成果的概念 439
　　二、医学科技成果的分类 439
第2节　医学科技成果奖励 440
　　一、国家级科学技术奖 440
　　二、省部级科学技术奖 443

三、社会科技奖 ………………………………………………………………………… 444
第3节 专利申请 …………………………………………………………………………… 444
一、专利概述 …………………………………………………………………………… 444
二、专利申请文件的一般要求 ………………………………………………………… 446
三、请求书的撰写 ……………………………………………………………………… 448
四、说明书的撰写 ……………………………………………………………………… 451
五、权利要求书的撰写 ………………………………………………………………… 453
六、附图 ………………………………………………………………………………… 454
七、摘要 ………………………………………………………………………………… 455
八、外观设计图片、照片 ……………………………………………………………… 455
九、外观设计简要说明 ………………………………………………………………… 456

附录 ……………………………………………………………………………………………… 459
附录1 常用医学规范名词与曾用名对照表 ……………………………………………… 459
附录2 常用药品标准名与非标准名对照表 ……………………………………………… 464
附录3 常用人体检验数值新旧单位换算表 ……………………………………………… 467
附录4 mmHg↔kPa互换速查表 ………………………………………………………… 470
附录5 cmH_2O↔kPa互换速查表 ……………………………………………………… 472

第1章 医学科研方法与创新思维

第1节 医学科学研究概述

医学科学研究与其他自然科学研究一样,是认识客观事物、探索未知的过程。它是研究人体的生理、病理、健康与疾病的科学。其任务是揭示人体生命本质与疾病发生、发展的现象和机制,认识人与环境的相互关系、健康与疾病相互转化的客观规律,用理性的方法整理感性的材料,从而为防治疾病、提高健康水平提供技术、方法和手段。由于医学研究的对象是人,人类不仅有生理活动,还有心理活动和明显的社会性,故对研究方法的要求更高、更严。

一、医学科学研究的属性

医学科学是兼具自然科学和社会科学二者属性的综合性科学。

西方医学之父希波克拉底(Hippocrates,公元前460～前370)说:知道患有某病的人是什么样的人,比知道某人所患的是什么样的疾病要重要得多。细胞病理学之父菲尔绍(Rudolf Virchow,1821～1902)说:医学本质上是社会科学。医史学家西格里斯特(Henry Ernest Sigerist)说:与其说医学是一门自然科学,不如说它是一门社会科学。医学的目的是社会的,它的目的不仅是使患者康复,而且是使人经过调整以适应其所处环境,成为一个有用的社会成员。现代生物-心理-社会医学模式正是在上述综合属性的基础上提出的。

二、医学科学研究的类型及特点

1. 医学科学研究的类型

参照联合国教科文组织关于"研究与发展"活动的分类,可将医学科学研究分为基础研究、应用研究、实验发展三大类型,详见表1-1。

(1)基础研究(fundamental research):旨在增加科学技术知识和探索新领域的任何创造性活动,而不考虑任何特定的实际目的。

当一项研究是为获得对自然(广义的)更充分的了解,或获得对新的探索领域的发现,但又没有考虑近期的实用目标时,这项研究就可以称为基础研究。基础研究的成果通常对广泛的科学领域产生影响,并通常说明一般的和普遍的真理,它的成果也通常成为普遍的原则、理论或定律。

(2)应用研究(applied research):亦称应用基础研究,是指任何旨在增加科学技术知识的系统的创造性活动,但它考虑到某一特定的实际目的。

区分应用研究与基础研究的主要标志是目的性。应用研究既具有针对一定的实际应用目的去发展基础研究成果的性质,又是为达到某些特定的和预先确定的实际目标提供新的方法或途径。

一般来讲,通过应用研究可以把理论发展到应用的形式。应用研究的成果对科学技术领域的影响是有限的,就它所涉及的特定领域的问题来看,其特点是更专门,而不像基础研究成果那样能说明一般的和普遍的真理。

(3)实验发展(experimental development):即通常所称的开发研究。它是运用基础研究与应用研究及实验的知识,为了推广新材料、新产品、新设计、新流程和新方法,或为了对现有样机和中间生产进行重大改进的任何系统的创造性活动。

区分实验发展与研究(基础研究与应用研究)的主要标志是:基础研究与应用研究是要增加科学技术知识,而实验发展则是推广新的应用(如新材料、新技术等)。

实验一般被看作研究与开发的主要特点。绝大多数基础研究与应用研究都具有实验的特点,但严格地讲,并不是所有实验发展工作都具有实验特征。对现有一般的技术进行重大改进及与改进技术相配套的工作,被明确称为实验发展工作。

表1-1 生物医学科学领域中三类科研活动的概念举例

序号	基础研究	应用研究	实验发展
1	研究与微生物耐辐射有关的生物化学和生物物理学	为获得保存果汁方法所需的知识,就辐射对酵母生存的影响进行微生物学研究	研制一种用γ射线保存果汁的方法
2	研究乳糖酶消化乳糖(破坏乳糖)的过程	为获得有关确定成年人乳糖不耐受的实验方法所需的数据,对此现象广泛进行研究	研制一种用于确定乳糖不耐受性(在乳糖消化后测血糖)的方法
3	区分自己与外来细胞的机制(基因、生物个体的标志)	为寻找一种抑制在器官移植中会引起外来组织排他性免疫机制的方法,对这种免疫机制进行研究	为使移植物成活或能成功移植器官,研制一种抗排他性免疫机制的药物
4	研究心理学因素对疾病的影响	为得到适当的治疗方法所需的数据,对引起胃溃疡的心理因素进行研究	发展一种新的治疗心理因素所造成的胃溃疡的方法
5	研究同工酶的等电离形式	研究土豆的组织培养	研制一种能通过组织培养产生无菌土豆植株的方法
6	研究有关光合作用效率的植物蛋白合成	为获得培养强抗病的新谷物品种所需的数据,对有关抗病的谷物遗传性质进行研究	培育新的有较强抗病性能的新谷物品种

2. 医学科学研究的基本特点

医学科学研究的基本特点详见表1-2和表1-3。

3. 医药卫生研究与发展活动的范围举例

按照联合国教科文组织的基本定义,根据原国家科学技术委员会(国家科委)提出的科技活动分类,结合医药卫生科研特点,提出各类医药卫生研究与发展活动的内容范围如表1-4所示。

表1-2 各类医学科学研究的基本特点

项目	科学活动类型		
	基础研究	应用研究	实验发展
目的和内容	认识自然现象，探索自然规律，创造新知识	掌握应用性规律，阐明应用原理	新材料、新产品、新流程、新方法的定型
应用目的性和定向性	不明确或较笼统，定向性差	比较明确，定向性明显	十分明确、定向性强
研究人员自由度	大	有一定的自由度	小
科研周期	长	稍长	一般较短
成功概率	小	较大	大
成果形式	论文、专著	论文、报告、样品、原理性装置	报告、技术文件、试产品
成果作用	理论学术意义	在一定的学科、技术领域内产生影响	增加新材料、新产品、新方法和新流程

表1-3 不同类型医学科学活动的特点举例

基础研究	应用研究	实验发展
血卟啉和光对体外细胞的生物学效应	卟啉光敏治疗肿瘤的机制研究	激光血卟啉诊治恶性肿瘤脉冲激光光源的开发和研制
用 ^{15}N-甘氨酸标记示踪法研究正常人体甘氨酸和蛋白质代谢动力学	用 ^{15}N-甘氨酸标记示踪法研究益寿膏对老年人蛋白质代谢的影响	用 ^{15}N-甘氨酸标记示踪法研究肾衰竭患者的蛋白质代谢，并评价某些方法的疗效，GC-MS（气相色谱-质谱联用）定量测定 ^{15}N-氨基酸方法的质量控制

表1-4 各类医药卫生研究与发展活动的内容范围

	内容范围	举例
基础研究	①保持人体健康的规律，健康指标的分子基础；②人体功能与结构的研究；③疾病发生、发展、转归全过程的规律及分子基础；④人体衰老过程的规律及分子基础；⑤人体的生物力学、流体力学、电子学；⑥化学药物的构效关系，植物药的亲缘与有效成分关系	①精子膜蛋白的结构及免疫性；②DNA损伤与修复过程中基因结构的变化；③T细胞E受体受刺激后细胞内生化的变化；④经络本质的研究；⑤气功本质的研究
应用研究	①有关疾病的病因、流行规律、治疗及预防效果的机制研究；②为实验研究需建立的新的动物模型、细胞株及方法学的研究；③有关流行病学调查、考核防治效果、药物资源调查的方法学研究；④寻找新药物、新生物制品、新医用材料的方法，有效药物的药理作用机制、药代动力学，医用材料机体相容性机制研究	①不同抗精子膜蛋白抗体对抗生育作用影响的比较研究；②网织红细胞与骨髓瘤细胞杂交系的染色体组型、分带与恶性肿瘤的关系；③建立临床检测T细胞功能的技术方法；④心律失常的电生理特征及其机制；⑤新光辐射治疗剂有效成分的生物学活性及其作用原理
实验发展	①有关疾病的新的诊断、治疗、预防方法及措施的研究；②有关新药物、新生物制品、新仪器或器械、新试剂、新医用材料实验室样品的研制；③有关药物的资源调查、植物药的引种试验	①心律失常的药物治疗及应用起搏器手术的指征；②异常血红蛋白病的产前诊断；③肢体动脉硬化闭塞病的无创性测定技术的研究；④第二代国产肾衰竭专用必需氨基酸的试剂和临床观察；⑤脉冲激光器的研制和改进

三、医学科研方法的发展史

纵观世界医学发展的历史，医学科学研究方法的发展可划分为以下三个历史阶段：

1. 古代经验医学——整体方法论（公元前400年至16世纪）

古代经验医学是医学科研方法论的初期发展阶段，是整体时代。整体时代的医学，根据朴素唯物主义的自然观，从整体把握人体及其与环境的联系，采用整体观察的方法，考察人体及其疾病。古代经验医学通过对人体生命现象和疾病现象的大量观察与综合概括，建立了科学的人体观和疾病观，从而战胜了当时占统治地位的"鬼神致病"邪说，使医学从巫术中解放出来，上升为初步的科学。

这一初期发展阶段的代表成果，以古希腊医学家希波克拉底的"四体液说"和古罗马医学家盖伦（Claudius Galen，公元129～199）的"肝为生命中枢"模型为代表。

希波克拉底把疾病看作发展着的现象，医生所应医治的不仅是疾病而是患者，从而改变了当时医学领域以巫术和宗教为基础的观念。他主张在治疗上注意患者的个性特征、环境因素和生活方式对患病的影响。希波克拉底重视卫生饮食疗法，但也不忽视药物治疗，尤其注意对症治疗和疾病的预防。他对骨骼、关节、肌肉等方面都很有研究。

为了抵制疾病是神赐予的谬说，希波克拉底努力探究人的机体特征和疾病的成因。经过长期研究，他终于提出了体液说。他认为，人的机体是由血液（blood）、黏液（phlegm）、黄胆汁（yellow bile）和黑胆汁（black bile）这4种体液组成的。这4种体液在人体内的混合比例是不同的，从而使人具有不同的气质类型：多血质、黏液质、胆汁质和抑郁质。疾病正是由4种体液的不平衡引起的，而体液的失调又是外界因素影响的结果。他对人气质成因的解释虽然并不正确，但是他所提出的气质类型的划分及各气质类型的名称却一直沿用至今。

盖伦是古罗马时期最著名、最有影响力的医学大师，也是著名的动物解剖学家和哲学家。他被认为是仅次于希波克拉底的医学权威。他一生致力于医疗实践解剖研究、写作和各类学术活动，撰写了多部医书，并根据古希腊体液说提出了"肝为生命中枢"，建立了"血液循环"的概念。

盖伦认为肝是生命的源泉，是血液活动的中心。由肠道消化营养物质并送入肝脏，乳糜状的营养物在肝脏转变成深色的静脉血并带有自然灵气。血液从肝脏出发，沿着动脉系统分布到全身，营养物质被送至身体各部分，并随之被吸收。血液沿着动脉涌向身体各部分，使各部分执行生命机能，然后又退回左心室，如同涨潮和退潮一样往复运动。右心室中的血液则经过静脉涌到身体各部分提供营养物质，再退回右心室，也像潮水一样运动。盖伦认为血液无论是在动脉中还是在静脉中，犹如潮汐一样，一涨一落，呈单向运动，而不是循环运动。他还认为右心室的血液可以通过所谓心脏间隔小孔进入左心室。

盖伦的血液运动理论虽然不完全正确，但是他的学说在2～16世纪不可逾越。然而，16世纪比利时医生、解剖学家维萨里（Andreas Vesalius，1514～1564）在自己的解剖实验中发现，盖伦关于左心室与右心室相通的观点是错误的。

2. 近代实验医学——分析方法论（16～19世纪）

16世纪后，随着社会的发展，由于机器生产的需要，力学和物理学有了长足进展，产生了近代机械唯物主义宇宙观。16～17世纪哲学家培根倡导的实验分析方法，在自然科学中被广泛采用。这种科学认识的方法论强调归纳和推理，即用实验的方法观察和分析个体现象，从中归纳一般的认识。

医学科学在这种分析性考察事物的方法论指导下，运用解剖分析方法和实验分析方法，对人体内部构造和生理功能进行了深入探索，加深了对人体和疾病的认识，涌现出了许多具有时代意义的科学成就。如16世纪维萨里出版了《人体结构》，成为人体解剖学的奠基人。17世纪哈维（William Harvey，1578～1657）通过大量的动物实验和人体测量观察，撰写了《论动物心脏和血液运动的解剖学研究》，确立了血液循环学说。18世纪莫尔加尼（Morgagni，1682～1771）大量解剖病死者尸体，注重从病灶研究病理改变，建立了器官病理学。19世纪巴斯德（Louis Pasteur，1822～1895）和科赫（Robert Koch，1843～1910）的细菌病因学说，菲尔绍的细胞病理学说，是这一时期医学成果的杰出代表。

细胞是生命的单位，这是19世纪的一项重要科学论断。菲尔绍从这一基本认识出发，借助显微镜技术，对细胞病理的改变进行了长期实验观察，于1858年创立了细胞病理学说，提出"疾病的本质是细胞变化"的学术观点。这是人类对疾病认识的一次飞跃，它标志着人类对疾病的认识由整体、器官的宏观层次深入到组织、细胞的微观层次。

维萨里、哈维、巴斯德、菲尔绍等的科学成就，标志着人类对自身和疾病的认识进入了一个新的时代——分析的实验医学时代，即分析方法论。分析方法论所采用的研究事物的方法，其基本特点是将复杂的事物分解为较简单的事物，将较高层次的成分分解为较低层次的成分，即将复杂的生命过程简化为简单的物理、化学和机械过程。

从16世纪开始的近代实验医学，经过300多年的发展，采用实验分析的方法，借助近代自然科学技术的重大成就，对人体的结构与功能、疾病的症状与机制，在器官、组织和细胞各级层次进行了许多卓有成效的研究，使人类对人体的基本认识深入到内部属性上，大大提高了人类的认识水平。

17世纪著名哲学家笛卡儿提出"宇宙为一大机械，生命机体也是一精密机器"的论断。1747年，法国医生拉美特利（Julien Offray de La Mettrie）发表了无神论名著《人是机器》，概括了机械唯物主义对人体的认识，使人类对自身理性的认识达到了第二个高度。这种人体观把人体这个整体分解为许多部分、许多方面，逐一地进行分析研究，出现了医学专科的分化。

学科的分化是科学进步的表现，但在机械唯物论的指导下，却也造成了人体与疾病的有机整体的人为割裂，从而出现了局部与整体、形态与功能、外因与内因、机体与环境相脱节的现象，外因论、局部论、静止论等思维方法凸显了近代实验医学的局限性。可见，人体生命现象和疾病现象的辩证性质，要求研究方法的辩证性，要求辩证的思维方式，要求更加科学的方法论。

3. 现代医学——系统方法论

现代科学技术，不是单单研究一个事物、一个现象，而是研究事物、现象的变化发展过程，研究事物相互之间的关系，由"整理材料"的科学，发展成为严密综合的体系。近代实验医学经历了16～17世纪的奠基、18世纪的系统分类、19世纪的大发展，到20世纪与现代科学技术紧密结合，发展成为现代医学。

20世纪医学的特点是一方面向微观发展，如分子生物学，一方面又向宏观发展。在向宏观发展方面，又可分为两种：一是人们认识到人本身是一个整体，二是把人作为一个与自然环境和社会环境密切相互作用的整体来研究。20世纪以来，基础医学方面最突出的成就是基本理论的发展，它有力地推进了临床医学和预防医学的发展。20世纪医学发展的主要原因是自然科学的进步。各学科间交叉融合，是现代医学的特点之一。

著名生物学家贝塔朗菲（Ludwig von Bertalanffy，1901～1972），是一般系统论和理论生物学的创始人。1952年发表抗体系统论，20世纪60年代提出将开放系统论应用于生物学研究的概念、方法与数学模型等，奠定了系统生物学的基础，并促进了系统生态学、系统生理学学科体系的形成与发展。受其影响，中国生物学家曾邦哲20世纪90年代提出了系统医学、系统遗传学与系统生物工程的概念和原理。1999年曾邦哲在德国创建了首家系统生物科学（及系统医药学）与工程网，2000年日本举办了第一届国际系统生物学会议，同年美国胡德院士创建了第一家系统生物学研究所。

21世纪初，权威刊物 Nature、Science 发表了系统生物学、合成生物学等专刊，系统生物学和系统医学的研究机构纷纷建立，医学步入了系统医学与药物学的时代。这一阶段的代表学说有神经系统学说（中枢神经系统、自主神经系统和神经内分泌细胞系统）。此阶段克服了采用孤立、静止的分析法研究医学，使医学在整体与部分相结合、动态的研究中得到了迅速发展，从而出现了生物-心理-社会医学模式。

四、医学科研方法的特征与重要性

科学研究方法既包括自然科学本身所特有的，并为完成科学研究任务所要遵循的程序、技术路线和具体的专业技术性方法，同时也包括哲学方法（即指导正确认识事物的唯物辩证法）和逻辑方法，正确运用思维方式和规律，正确进行比较、分析、抽象、综合和概括的方法。

在医学领域，尽管不同学科和研究课题有着各自的目的和任务，所采取的具体技术路线、方法、措施也不尽相同，但都有共同的基本研究要求和特征。

1. 医学科研方法的主要特征

（1）探索性、创造性、继承性和连续性：医学科学和其他科学一样，具有明显的探索性、创造性、继承性和连续性。就其本质特征而言，探索性和创造性更为突出。因此，其研究方法必须与医学研究的性质相适应。科学研究永无止境，许多研究都有连续性，在继承了前人工作的基础上，不断深入发展。淋巴细胞杂交瘤技术创始人、诺贝尔奖获得者塞萨尔·米尔斯坦（César Milstein）所说的"如果在理论上没有克隆选择学说，在技术上没有细胞融合和培养方法，在材料上没有实验性骨髓瘤和体外培养的骨髓瘤细胞，就不可能出现单克隆抗体"，即是一个例证。

（2）用理性方法整理感性材料：构成医学科学研究的两个要素是科学实践与理论思维，它们使人们在实践中用正确的观点和客观而精确的方法观察未知事物，并通过理论思维正确反映事物的本质规律或进一步验证、发展已有的认识。因此，医学科研活动是作为一种认识过程而存在，是一个由感性认识到理性认识的思维加工过程，简单说来就是用理性方法去整理感性材料。

（3）科学性、先进性、实践性和实用性：医学本身是一门应用性很强的科学，因此医学科研具有明显的实用性。医学的研究对象是生命体，应用数、理、化、天、地、生等基础学科的方法与成果建立医学的基础学科，来研究解决疾病的预防、诊断、治疗等实际问题，探讨其机制，通过大量的科学实验和临床实践，总结经验，以指导临床工作。

2.医学科研方法的重要性

科学研究是探索未知的认识活动，其根本任务是系统、深入、正确地反映客观事物的本质与规律。因此，必须在正确观点的指导下，采用科学的研究方法精确地进行实践观察，应具备科学的理论思维，以达到揭示未知或未完全知道的客观事物的本质、规律，探求新的知识或继承前人的科学遗产，在前人的工作基础上验证、积累、补充、修正和发展已有的认识或理论学说，并利用它为实践服务。英国著名哲学家弗朗西斯·培根（Francis Bacon）曾说过："科学的真正合法的目标，就是给人类生活提供新的发展和力量。"同时，他还指出，"跛行而不迷路，能赶过虽健步如飞但误入歧途的人"。由此可见科学的研究方法对于科学研究至关重要。

（1）用科学的方法研究医学科学：由于科学技术在人类历史和国民经济发展中的重要作用，人们特别重视和期望有效地提高科学研究的效率，加快科学技术的发展速度。因此，人们越来越清晰地认识到需要对科学本身展开研究，用科学的方法研究和了解科学，将是使科学研究事半功倍的有效途径。研究医学科研方法和方法论，可有效提高医学研究的效率，推动医学科学的快速发展。

（2）良好的方法会增长和促进才华：著名生理学家贝尔纳（John Desmond Bernard）说过，"良好的方法能使我们更好地发挥运用天赋的才能，而拙劣的方法可能阻碍才能的发挥"。科学中难能可贵的创造性才华，由于方法拙劣可能被削弱，甚至被扼杀；而良好的方法则会增长、促进这种才华。在现代科研活动中，精密的仪器和先进的实验手段有着重要的作用，但必须承认，在研究工作中，最重要的工具还是人的头脑。尽管良好的方法未必会使你的研究取得成功，但毫无疑问，好的方法肯定比拙劣的方法更能促使你取得成功。

（3）正确的方法可提高鉴别力和判断力：正确的方法可帮助医学工作者提高科学素养，认识科学发展的趋势。做任何一件事情，如果能够切合实际地提出问题，而且又有了解决这个问题的正确方法和技术路线，这个问题基本上就已经解决一半或一大半。此外，在研究工作中，使人眼花缭乱的不同假说的取舍、各种线索的鉴别、课题的选择等，都要求研究者不仅要有渊博的学识，还要有高超的鉴别力和判断力，所有这些又都与研究者掌握的科学方法有密切的关系。

（4）正确的方法有助于成功：具有天赋研究能力的科学研究人员是有的，但是很少，绝大多数研究工作者并非天才。爱因斯坦将科学成功的秘诀归纳为一个公式，即 $A = X + Y + Z$。A 是成功，X 是艰苦的劳动，Y 是正确的方法，Z 是少说空话。研究人员如果能得到研究方法的系统指导，比凭借个人经验漫无边际地摸索，无疑会更有助于他们的成长，帮助他们早出成果。

第2节 医学科学实验研究方法

医学研究有多种类型，如基础研究、应用研究与发展研究，其研究方法与程序各有特点。但就整体而言，又都有共同的基本程序，可归纳为五个环节：研究问题的提出→假设的建立与设计→科学实验与验证→实验结果的分析、综合与处理→建立新的理论或实际应用与推广。其具体步骤：研究课题的选定→在搜集、阅读文献与调查研究的基础上提出科研设计与假说→制订科研计划→进行实验与观察→搜集科学数据与感性材料，整理加工及统计处理→科学抽象与概括，形成科学概念和结论→总结经验，撰写论文并发表，鉴定成果与推广应用。

一、准备工作

"书山有路勤为径，学海无涯苦作舟。"这是一句有关做学问的中国名言。的确，刻苦勤奋是科学研究的基本途径。科学明珠从来不赐予懒惰者。然而，并非勤奋者都能获取科学的明珠，其中还有方法问题。

讲究方法对于智慧的充分发挥、知识的有效组合、把握研究的方向、取得优秀的成果，都是至关重要的。研究准备工作是科研方法的重要内容，做好实验研究的准备工作是获得理想研究结果的基础。

1. 占有充分资料

（1）勤读：不断地学习是准备工作的前提。"读书破万卷，下笔如有神。"只有占有充分资料才有发言权。这就是说要进行科学研究就必须多读，但如何读也有方法问题。我们认为，既要有泛读又要不乏精读。泛读是广泛地浏览有关学科的文献，甚至其他学科的文献也要翻一翻，每周利用一两天时间看看最新资料，如果没有时间至少用一两个小时把文章的标题浏览一遍，以了解动态。精读是对那些与所研究的课题有密切关系的论文要细读，要多思考并摘抄，写出自己的看法。

（2）多思考：拜伦（英国大诗人）曾说，"要有独到之见必须多思少读"。但在学会思考以前势必已先阅读。这些看法似乎很矛盾，其实它们同时强调了读书和思考的重要性。这个问题可以这样解释：当满载丰富知识的头脑考虑问题时，相应的知识就成为思考的焦点。这些知识如果对于所思考的问题已经足够，那就可能得出解决的办法。如果这些知识不够（在从事研究工作时往往如此），那么，头脑里已有的丰富知识也难以得出新颖独到的见解。

（3）批判地读：有这样一个观点是可以肯定的，那就是读书要批判地读，不能认为书上的东西都是正确的，否则就会束缚自己的手脚。一些科学家认为，阅读他人有关这一课题的文章会限制思路，使读者也用同一方法去思考问题，从而使寻求新的方法更加困难。阅读传统教科书会使人墨守成规，而摆脱成规和解决这个问题本身一样费劲。

最好的方法是批判地阅读，力求保持独立思考能力，避免因循守旧。若是能用阅读来启发思想，或是科学家在阅读的同时积极从事研究活动，就不一定会影响其观点的新颖性和独创精神。无论如何，多数科学家认为：研究一个问题时，对此问题已经解决到什么程度一无所知，是更为严重的障碍。

（4）有序地读：对于初涉科研的人而言，应该阅读哪些论文呢？我们认为应先阅读几篇有关的综述，这样可使你在短时间内了解本学科的动态。其次，通过文献检索，可把近期刊物上有关所研究课题的研究性论文找来阅读。在阅读论文时，做索引卡片的方法很有用，即在卡片上把与自己研究有关的文章整理成简明的摘要。再者，做摘要过程也能帮助记忆文章的要点。在通读快读对论文全貌有所了解后，读者可以回到那些需要充分认识其意义的章节段落重新阅读，并做笔记。

2.提出初始意念

显然，在开始科研的时候，首先要有一个想法或创意，即提出初始意念，初步选定一个研究方向或题目。对于初涉科研者包括研究生而言，选题是一件十分艰巨的事情，要经历一个十分艰难的过程，长时间的苦思冥想，甚或夜不能寐。虽然在这方面有必要请教有经验的科学家，但是，研究者若是自己担负选题的主要责任，成功的可能性则更大。这样选出的题目研究者会更有兴趣，而且会经过深思熟虑，因为成功与否责任全落在自己身上。

（1）查阅文献：对初涉科研者而言，可以先查阅教科书，因为教科书中所写的内容大都是已证实的。如果你研究的课题教科书中没有写，或是写得很少，那就说明过去对这方面的研究没有取得结论性的成果。当然，阅读专题综述更有帮助，因为综述中可能把你要研究课题的历史及进展讲得很清楚。然而，教科书和综述都不能代替期刊上的研究论文，因为综述是第二手资料，教科书则是第三手资料，只有查阅原始研究论文才能得到第一手材料，才是最重要的。得到第一手材料的方法很多，简言之，可分为追溯法和普查法。追溯法是在你得到第一篇文章后，根据其文后的参考文献进行追踪，这样可以在短时间内得到较多相关文献。但这种方法易遗漏文献，如果遗漏了很重要的文献，那就是很大的损失。普查法需要查阅大量的文献，一般不易漏掉，但需要更多的时间。如果时间紧、研究课题较小，那么可用追溯法；反之则用普查法，或两法并用。

（2）现场观察：对于流行病学研究者，还应进行调查式现场观察，这也是很重要的。未受过训练者，往往缺乏正确的调查方法，进行调查必须巧妙而深入，以便准确地确定观察到的现象，即把观察到的现象同人们对这些现象的解释分开。这种耐心的调查常常是很有收获的，因为会有极好的机会搜集资料。

（3）完善初始意念：整理所得到的资料，理出资料之间的关系。在这一准备阶段，研究者不应消极地用资料充实头脑，而是应该寻找知识上的空当、不同作者报告中的差别、本地观察到的现象和原先报告之间的矛盾、与有关课题相似的地方及自己在实地考察中发现的线索。在上述基础上，完善初始意念，初步明确本课题要做哪些研究、解决什么问题，思维敏捷的研究者就可从中提出一个初步的假说，解释所得的材料。

二、提出科学假说

假说亦称假设，是对科学上某一领域提出新问题，并提出这个问题未被证实或未完全被证实的答案和解释。假说是科学研究中的重要步骤和基本程序之一。科学上许多重要发现和重大理论的发现都起源于假说。

科学假说的形成一般需要依次经过下列步骤：首先，要在搜集一定数量事实、资料的基础上，提炼出科学问题；其次，为回答问题，要充分运用各种有关的科学知识，并且灵活地展开归纳和演绎、分析和综合、类比和想象等各种思维活动，形成解答问题的基本观点，而这种观点常常表述为新的科学概念，并以此构成假说的核心；最后，要推演出对各相关现象的理论性陈述，使假说发展成比较系统的概念。

1. 科学假说的定义

科学假说就是人们在探索错综复杂的自然界奥秘的过程中，以已获得的经验材料和已知的事实为根据，用已有的科学理论为指导，对自然界未知事物产生的原因及其运动规律做出的推测性解释。这种假说需要在实践中检验它的科学性，减少它的推测性，以达到理论的认识。

《中国大百科全书》的定义：科学假说是指根据已有的科学知识和新的科学事实对所研究的问题做出的一种猜测性陈述。它是将认识从已知推向未知，进而变未知为已知的必不可少的思维方法，是科学发展的一种重要形式。

科学研究的任务在于发现新的自然现象和揭示自然现象的本质，但由于客观事物的本质是通过错综复杂、多种多样的现象表现出来的，人们的认识水平又受到科学技术发展水平和社会历史条件的种种限制，因此人们的认识必然也是一个由表及里、由浅入深的过程。在科学研究过程中，人们为了开辟广大的未知领域，对新的事实做出合理的说明，创立科学的理论，常常需要根据已获得的知识和资料，对事物产生的原因和发展的规律做出猜测性的初步论断，这就是假说。

2. 科学假说的基本特点

科学假说是自然科学理论思维的一种重要形式。构成假说的基本要素通常包括：事实基础，背景理论，对现象、规律的猜测，推导出的预言和预见。其基本特点表现为：

（1）具有科学性：假说是以观察实验搜集的事实材料为基础，以科学知识为依据，以已有的科学理论（原理）为指导，所以它具有科学性。然而，假说又和科学理论有严格的区别。假说是科学理论的潜在雏形，是未经实践证明的理论，理论则是经过实践证实了的假说。

（2）具有创新性：假说是一种创新思维形式，是科学不断前进和发展的原动力。假说是对原有理论的突破或否定，具有标新立异的特点。在科学研究中，假说与创新常同时存在。假说对科学理论的创新至关重要，假说推动产生新的科学理论。

（3）具有相当的推测性：假说是对事物存在的原因及其规律所做的某种推测性的说明和解释，这就决定了任何假说都必然带有推测的性质。假说具有相当的推测性，它的基本思想和主要论点，是根据不够完善的科学知识和不够充分的事实材料推想出来的，它还不是对研究对象的确切可靠的认识。科学假说不是凭空想象，而是基于实践得到的事实或以理论为基础，对被研究问题的规律性认识的推测。假说的建立需要运用形式逻辑中的类比（类推）、归纳、演绎等方法进行逻辑推理。

（4）具有原则上的可检验性：原则上的可检验性是科学假说的必要条件，而对科学假说最有力的支持就是它所预言的事实为后来的实践所证实。一个原则上不可检验的陈述是没有科学价值的，因而就不是一个科学假说。然而，人的认识过程是复杂曲折的，对假说的检验过程也呈现出复杂性和曲折性。预言的一次成功，并不能完全证实一个假说，但确实会在一定程度上证明或增添它的真理性；预言的一次失败，也不一定能据此推翻一个假说，因为一个假说实际上总是和其他一些前提条件（或称辅助性假说）结合在一起导出某一预言的。即使预言完全失败，问题可能出在这一假说本身，也可能出在其他的条件方面，有时还要检查实践方式本身，如实验仪器、实验操作乃至计算方法是否存在差错等。科学发展的历史表明，曾经失败的科学假说，随着时间的推移，在新的条件下也会"死而复生"；而获得成功的科学假说，也有可能重新陷入困境，需要加以修正，甚至要被新的假说所代替。

（5）具有明显的可变性：科学假说有不同的种类。对于同一个问题，由于所依据的事实、原理和所运用的思维方式不尽相同，思路的发展也会有差异。例如，采用不同的联想和类比，就会产生不同的猜测和设想，而不同的观点必然导致不同的假说。各种假说是要展开竞争的，而同一个假说自身也会有所演变。在假说的竞争、演变过程中，人们会不断地评价和选择各种假说。这时，既有假说的种种内在因素，如概念的简单性、结构的完美性等起作用，也有种种外在因素，如社会文化背景、思想传统、心理习惯等起作用。然而对科学假说的评价、选择起关键作用的则是实践的检验。

3.提出科学假说的基本条件

对科学问题的梳理和考察，将产生对科学问题的解答，提出相应的科学假说，它是科学思想的创新，是可能成立的科学理论。因此，从继承与创新、经验与理论的关系来看，科学假说的提出需要满足以下基本条件：

（1）一致对应性：假说要与该领域已验证正确性的理论相一致。在常规科学时期，提出的假说应与经过实践检验的理论相互支持（一致性）；在科学革命时期，新的假说是对传统理论的挑战，但同时还应继承已有理论中的合理理论，能将已有理论作为特例或极限状况（对应性），例如，量子力学和狭义相对论。

（2）可解释性：假说的提出是以经验事实为依据的，是对科学问题的解释。因而假说要尽可能地解释已有的科学事实，或者说假说要与已知的和验证过的事实不相矛盾。但应该指出，新理论产生时往往存在个别"异例"或"反例"，例如日心说和门捷列夫元素周期律开始提出的时候就是如此。所以，恩格斯深刻地指出：新的假说，新的说明方式"最初仅仅以有限数量的事实和观察为基础。进一步的观察材料会使这些假说纯化，取消一些，修正一些，直到最后纯粹地构成定律。如果要等待构成定律的材料纯粹化，那么这就是在此以前要把运用思维的研究停下来，而定律也就永远不会出现"。

（3）可预测性：假说的提出不仅可以解释已知的事实，更重要的是它还可以对未知的或未来的事实做出推论，如大爆炸宇宙论、大陆漂移说、广义相对论等。但是，由于实践检验的历史局限性，由假说推出的论断虽然原则上是可以检验的，不过当时无法完成，要等待条件具备时才行。这就是说，假说预测的未知事实应当可以检验，但又要受当时检验技术水平的限制。

4.提出科学假说应考虑的问题

一项科研、一个实验、一篇论文，总要提出一个假说，它就是所要研究的问题和预期结果。假说是根据已有的理论和实践经验及他人的研究结果提出的。假说不恰当是医学研究中常见的错误，也是致命性的错误，怎样才能避免假说不恰当呢？在提出假说时，应该从以下几个方面来考虑：

（1）善于抓住那些已知理论解释不了的事实和现象，即重视科学探索中的"机遇"。

（2）建立的假说应符合已有的科学原理，而不应与之相违背。

（3）不要把一个老的假说当作新的假说提出来，但是，如果前人的假说有不完善的地方，则可以作为修正案提出来。经科学实践否定的假说要及时放弃，不要抓住原来的假说不放。

（4）假说必须符合某些极为肯定的客观事实，它应该是若干事实的概括性结论，有待用更多的事实来验证它的正确性或可靠性。

（5）假说必须能用实验（实践）证明，不能用实验（实践）证明的假说，很少能够成立。假说必须能被用来解释以往没有方法解释的一些现象发生的原因，或是某些因素之间的关系。

（6）如果有另外一个或几个假说同样适用于解释一个现象，不要过分强调自己所提出的那一个。

（7）结合现代医学的综合性特点，扩大知识面，不要只在个人专业知识的局限性基础上提出假说和进行验证。

（8）假说应该能够用简单明确的一段语言陈述，而不需要很复杂的文字。

（9）假说的内容或推出的结论不应包含逻辑矛盾。

假说虽然对于自然科学的发展有着巨大的作用，但其真理性尚未得到实践的证明，它有可能包含错误的成分，甚至基本上就是错误的。假说要成为科学理论必然要经过实践检验。在实践中，可根据新的事实修正假说，已被证明是错误的假说，则应坚决放弃。

5.假说在科学研究中的地位与作用

提出科学假说并非科学认识的目的，而是人们认识自然界事物本质和规律常用的理论思维方法和手段。假说是观察、实验的结果，又是进一步观察、实验的起点。它使人们已有的感性经验形成条理，更使人们进一步的观测研究具有方向。假说作为一种科学研究方法，在自然科学的发展中起着重要的作用。

（1）假说是科学发展的形式：观察、实验是科学发展的基础，假说则是科学发展的形式。恩格斯指出："只要自然科学在思维着，它的发展形式就是假说。"

科学发展的一般途径：观察、实验→经过科学思维→提出假说→经过实验、观察的检验与修正→形成科学理论，如此循环往复而不断深入。所以，假说是科学发展的必由之路，是科学发展的形式。

科学假说是人们将认识从已知推向未知，进而变未知为已知的必不可少的思维方法，是科学发展的一种重要形式。科学理论发展的历史就是假说的形成、发展和假说之间竞争、更迭的历史。科学假说对科学问题的研究常常起着一种纲领性的作用。在探求现象之间的因果关系、事物的内部结构及其起源和演化的规律时，一旦有了假说，科学工作者就能根据其要求有计划地设计和进行一系列的观察、实验；假说得到了观察、实验的支持，就会发展成为建立有关科学理论的基础。

（2）假说是科学研究的灵魂：观察和实验是科学的躯体，假说和理论是科学的灵魂。假说在科学研究中有着极其重要的作用，它使人们为达到某种结果而有计划地进行各种观察和实验，是发现、认识事物内部规律，建立新的科学理论必须经历的一个重要阶段和不可或缺的形式与方法。假说是设计新的研究方案、进行新的实验、揭示新的事实、建立新的理论的引导。

假说是对观察、实验解释的结果，是科学思维的产物，但又是进一步观察、实验的起点。假说不但使感性经验系统化、条理化，并且使研究者可以根据这种推测确定自己的研究方向，有目的、有计划地进行进一步观察和研究。也就是说，假说使科学研究成为能动的、自觉的活动。假说使科学研究在一定的理论指导下有目的、有计划地进行，避免实验和观察活动的盲目性。

（3）假说贯穿于科学研究的全过程：假说作为科学发展的形式始终贯穿于整个科研过程中，科学研究就是提出假说和验证假说的过程。因此，其工作程序是紧紧围绕这条主线有次序、按要求严格进行的。概括地讲，科研过程可分为3个阶段10个步骤：

第一阶段提出假说，本阶段的4个步骤是选题过程，主要任务在于提出假说和选择验证手段，并对两者进行全面系统的说明，使选题者和审题者更清楚地判定选题的合理性、科学性，假说验证的可行性。

1）初始意念或提出问题（original idea or problem）。

2）文献查阅（critical review of literatures）。

3）假说形成（formulation of hypothesis）。

4）陈述问题（statement of the problem）。

第二阶段验证假说，是围绕验证假说安排实验内容和从事实验工作，搜取论证假说的证据，积累资料和数据。包括以下3个步骤：

5）实验设计（experimental design）。

6）实验观察（experimental investigation）。

7）数据资料积累（accumulation of raw data）。

第三阶段论证假说，是整理验证假说所需要的数据、材料，通过分析、综合、归纳、演绎等逻辑过程，使假说（论点）和资料（论据）有机地按照逻辑规律结合起来，完成具体论证过程，使假说成为结论。包括以下3个步骤：

8）数据资料处理（treatment of raw data）。

9）统计分析（statistical analysis）。

10）得出结论（conclusions）。

假说是观察、实验的延伸，有的可被实践所证明或修正而上升为理论，而有的则因不能说明某些实践事实而被新的假说所代替。

6. 著名科学假说回顾

在科学发展历程中，曾提出过很多不朽的科学假说。天文学领域康德（Immanuel Kant）、拉普拉斯（Pierre-Simon Laplace）关于太阳系起源的星云假说，地球物理学领域魏格纳（Alfred Lothar Wegener）的大陆漂移学说，地质学领域李四光提出的地质力学的假说，物理学领域关于原子结构各种模型的假说，化学领域关于元素周期性变化的假说，生物学领域关于生物遗传和变异的假说等，都是根据已知的科学原理和科学材料，对未知的自然现象及其发展规律所做的假定性解释。

（1）天狼星的伴星假说：德国天文学家贝塞尔（Friedrich Wilhelm Bessel，1784～1846）1842年观测天狼星位置的变化时，发现天狼星的运动具有周期性偏差，忽左忽右地摆动。为何产生这种现象？他根据观测的资料，以万有引力定律为理论根据，提出了科学假说：可能有一个光度较弱、质量较大的伴星，围绕着共同的引力中心运转，伴星忽左忽右摆动，随着伴星位置的变化，天狼星的运动也就出现了周期性变化。1862年，人们真正观察到了天狼星的伴星（天狼星B），是人类发现的第一颗白矮星，这个科学假说也就得到了证实。

（2）大陆漂移学说：德国气象学家、地球物理学家魏格纳以提出大陆漂移学说闻名于世，他在《大陆和海洋的形成》这部不朽的著作中努力恢复地球物理学、地理学、气象学及地质学之间的联系——这种联系因各学科的专门化发展被割断——用多学科综合的方法来论证大陆漂移。魏格纳的研究表明，科学研究是一项精美的人类活动，并不是机械地收集客观信息。在人们习惯用流行的理论解释事实时，只有少数杰出的人有勇气打破旧框架提出新理念。

但受当时科学发展水平的限制，大陆漂移学说由于缺乏合理的动力学机制遭到正统学者的非议。魏格纳的学说成了超越时代的理念。魏格纳去世30年后，板块构造学说席卷全球，人们终于承认了大陆漂移学说的正确性。由此可见：一种正确的理论在其初期常常被当作错误的观点抛弃，或是被当作与宗教对立的观点否定，后期则被当作信条接受。

（3）DNA双螺旋结构模型的提出：人们在19世纪已经发现了核酸和组成核酸的几种核苷酸，20世纪40年代证明了DNA是执行生物遗传的功能分子。但是，长期以来不能圆满解释DNA分子结构及其与生物遗传的关系。20世纪50年代初，英国科学家威尔金斯等用X射线衍射技术对DNA结构潜心研究了3年，意识到DNA是一种螺旋结构。物理学家富兰克林在1951年底拍到了一张十分清晰的DNA的X射线衍射照片。1952年，美国化学家鲍林发表了关于DNA三链模型的研究报告，出示了富兰克林一年前拍的DNA的X射线衍射照片，沃森看出了DNA的内部是一种螺旋形的结构，他立即产生了一种新思路：DNA不是三链结构，而应该是双链结构。

他们继续循着这个思路深入探讨，极力将有关这方面的研究成果集中起来。根据各方面对DNA研究的信息和自己的研究与分析，沃森和克里克得出一个共识：DNA是一种双链螺旋结构。这真是一个激动人心的发现！沃森和克里克立即行动，在实验室搭建了DNA双螺旋模型。沃森、克里克的这个模型正确地反映出了DNA的分子结构。从此，遗传学和生物学都从细胞阶段进入了分子阶段。由于沃森、克里克和威尔金斯在DNA分子研究方面的卓越贡献，他们分享了1962年的诺贝尔生理学或医学奖。

（4）动物体细胞克隆动物假说

1）研究背景：传统的观点认为高等动物只有生殖细胞才能发育成一个新的个体，成年动物细胞已经分化成熟，不能发育成为新的个体。在两栖类动物中，将成年动物角质细胞核移植至卵细胞，培育出了存活的蝌蚪，但未能发育成青蛙。

2）提出假说：英国胚胎学家威尔穆特（Ian Wilmut）等认为，鉴于每一个细胞的细胞核（包括未分化和已经分化的细胞）都包含个体的所有基因，因此设想在适当的条件下分化细胞也有可能发育成一个完整的个体。

3）验证假说：他们用成年绵羊分化的体细胞（乳腺上皮细胞）与绵羊去核卵细胞融合，将成年动物体细胞核移植到卵细胞中，再定植于绵羊的子宫内，观察是否能够培育出存活的子代动物。结果他们成功地培育出了存活的仔羊"多莉"，其DNA特征与亲代细胞一致，与代理母亲的特征不同。1997年在 Nature 发表的这一成果修正了传统生殖理论，开创了以成年动物体细胞克隆子代动物的新时代。

（5）抗恶性贫血因子的发现

1）初始意念：若干年前，澳大利亚一些地区发生了绵羊贫血，而这些地区水草丰茂，各种营养物质及一般维生素都不缺乏，推测可能是由于缺铁引起。

2）提出假说：通过饲料中添加或不添加粗制铁剂（铁粉末）对比试验，发现添加粗制铁剂后可不发生贫血，初步认为是缺铁引起了贫血，提出第一个假说，即缺铁假说。

3）修正假说：但是，随后添加纯铁剂（硫酸亚铁）并不能预防贫血，这样否定了第一个假说，设想可能是缺乏粗制铁剂中某种杂质成分所致。经过添加不同微量元素的对比试验，发现钴具有预防效果，因此提出第二个假说，即缺钴假说。

4）验证假说：口服和注射钴盐的对比试验表明，只有在饲料中添加钴盐才有效，注射无效。假说得到部分验证，因此第二个假说也需要加以修正。

5）再修正假说：由此提出第三个假说，即假定肠道微生物利用钴制造抗贫血物质。

6）再验证假说：经过不同肠道微生物利用钴的试验，发现大肠杆菌能利用钴合成维生素 B_{12}，维生素 B_{12} 具有抗恶性贫血的作用。

这一事例表明，要建立一个科学假说，需要通过研究者的科学思维，不断提出假说，不断验证，不断修正。开始提出的假说虽然不正确，但为随后的研究做了准备，在形成正确理论的过程中同样是必不可少的。这说明一个理论的形成需要经历反复提出假说、验证假说的曲折过程。

三、选 题

科学研究就是提出问题和解决问题的过程，而选题就是提出问题。确定研究题目，明确要认识或要解决的科学问题，是科学研究关键性的第一步，是直接关系到能否取得成果的前提。选错了课题将会使研究工作误入歧途或成效甚微，造成人、财、物的浪费。

1.选题的意义

选定课题是复杂的科学思维过程，确定一个完整的、严谨的，具有明确目的性、先进性与科学性、可行性的研究课题不是轻而易举的事，需要有大量的实践知识与文献资料做基础，对国内外研究现状有比较多的了解。对于一个科学工作者而言，不仅要有较高的学术水平与专业知识水平，还要具备较强的科学思维能力和创造力，有敏锐的观察力、判断力与清晰的思路，善于发现问题，才能提出有发展前景、意义重大的课题。因此，选题本身也是对科学工作者的智慧、才能和经验的考验。

选定题目、提出问题是科研工作的关键。德国物理学家海森堡对选题的评价是："提出正确的问题，往往等于解决了问题的大半。"爱因斯坦指出："提出一个问题往往比解决一个问题更重要，因为解决问题也许仅是一个数学上或实验上的技能而已，而提出新的问题，却需要有创造性的想象力，而且标志着科学的真正进步。"

科研选题是一种创造，抓不住有价值的问题，就不能选出好的科学研究课题。广义而言，选题既包括科研课题的选定，也包括论文选题。科研课题和论文选题既有区别又相互联系。科研课题是研究者对某一问题在理论认识和实践手段上的概括，是经过充分的思维酝酿和实践准备之后提出来的，它集中地体现了选题者的科学思维、理论认识、实验能力及要达到的预期结果。论文题目通常是科研课题完成之后，以研究结果为基础，提出撰写论文的中心思想。非研究性论文的选题过程也与科研选题相似。

2.选题的原则

（1）科学性：选题是以一定的科学理论和事实材料为依据，并以此为基础，借助文献资料和个人经验体会，经过归纳、演绎、类比、分析、推理等科学思维而形成科学假说。一个好的选题，首先必须符合自然科学的基本原理，要有一定的科学理论作指导。选题最常见的问题是立项依据缺乏科学理论或科学假说，无明确目标。

（2）创新性：创新性是科研选题应具备的重要条件，是科研课题得以成功的基本保证和价值所在。一个盲目重复别人的工作，没有创新的选题是毫无意义的。选题的创新性体现在以下几方面：所研究的内容和提出的问题是前人未曾涉及和研究的，需要开辟新的领域或建立新的技术方法等；前人对此问题虽有研究，但尚存在一些疑点和争论的问题，可以补充完善、发展、解决新的问题；已有的理论不能完全解释的自然现象，某些客观事实与解释它的理论相抵触的问题；国外对此问题虽有研究进展，但国内研究基础比较薄弱或尚未起步，需结合我国实际引进国外先进科技，紧跟国际前沿。

（3）适用性：恩格斯说过，"科学的发生和发展一开始就是由生产决定的"。选题既要考虑当前的迫切需要，也要考虑远期的要求。科学研究旨在解决理论和实践问题，基础理论研究最终也将应用于生产领域。无论是科研选题还是论文选题，都应本着适用性的原则，选择那些对社会和生产有直接或间接效益的课题。当然，并不排除纯理论的基础研究，有些纯理论研究暂时还看不出其应用价值，但随着科学发展，其适用性会显示出来。

（4）可行性：选定课题时，要慎重考虑本人的技术水平和设备条件能否达到课题要求。有时，为了验证所掌握的手段是否切实可行，还要在选题之前进行预备实验，以便有把握地选定力所能及的课题。选题最易出现的通病是为了获得资助而贪大，题目选得过大，方法定得过高、太难，甚至完全脱离现实和客观条件，结果是题目定了，但无从下手。课题选得越具体、明确，说明选题者的科学思维越清楚，课题的假说越集中，实验观察的对象、使用的方法和所采取的指标之间的联系和因果关系越明确，预期结果也就越可信，回答的问题也就越深刻。

3.选题应注意的几个问题

（1）关注实践问题。在临床工作中要实时观察，并注意积累遇到的疑难病例，对重症患者的病历要详尽记录、整理，有目的、有计划、有方向地归纳总结。现有知识不能圆满解释的临床实践问题、值得研究及探讨的病例，可作为科研选题的方向。

（2）注重文献积累。对于真正做科研课题的人而言，要长期和系统地收集资料，学习本专业方向的新知识，不断查阅积累文献，坚持跟踪、了解国内外的最新研究方向及动态。

（3）参加学术活动。通过参加本专业高水平的学术活动和各种学术会议、学习班，以及各种讲座、疑难病例的讨论，了解同行进行的工作、学术争论较为激烈的话题，也是选题的好机会。

（4）注重交叉、边缘学科的相关知识。学习边缘学科及学科交叉领域的知识，寻找科学领域的空白点，从多学科的融合中提出新问题，选出新方向。学科交叉领域的立题常涉及各学科领域的新概念、新成果、新技术、新方法的"移植"，这是科研选题新思路的重要方法。

（5）关注国家权威机构发布的科技信息。通过政府部门、国家自然科学基金委员会的网站发布的科研指南、招标指南、新闻报道热点等，及时跟踪国家科技发展方向。

（6）重视查新工作。选定科研课题时，应首先进行科技查新，了解相关研究的现状和水平，获得全面而有深度的文献作为科研立题等的权威参考资料。通过查新可以学习借鉴他人的研究成果，避免课题重复，可全面了解当前课题现状及预测发展趋势，有助于研究者确立正确的选题方向和提高课题中标率。

四、实验与观察

科学实践活动包括科学实验与观察。马克思、恩格斯在《神圣家庭》一文中说:"科学是实验的科学,科学就在于用理性方法去整理感性材料。"门捷列夫说:"汇集事实和假设还不是科学,它仅是科学的初阶,但不通过这个初阶,就无法进入科学的殿堂。在这些初阶上写着观察、假设和实验。观察是第一步,没有观察就不会有接踵而来的前进。"

1. 实验

达·芬奇说:"在研究一个科学问题时,我首先安排几个实验,因为我的目标是根据经验来决定问题,然后指出什么物质在什么条件下会有这样的效应。这是一切从事自然现象研究者所必须遵循的方法。"巴斯德是这样评价实验的:"科学家一旦离开了实验室就像战场上缴了械的士兵。"

科学实验具有以下特征:

(1) 实验是验证假说的需要。实验方法是主动的高级的科学研究方法。为了验证假说,就要进行相应的实验。所谓实验,就是积极干预被研究的过程,以暴露现象中的特性,即人们根据研究的目的,利用科学仪器,人为地控制或模拟自然现象,排除干扰,突出主要因素,在有利的条件下观察与研究事物的内部联系。

(2) 实验可简化、强化和模拟。一般说来,单纯观察所得到的经验不能充分证明事物的必然性,这就需要使用实验的方法。实验方法的主要作用:简化、强化、模拟。实验方法具有简化和纯化自然现象的作用;可以强化实验对象,使之处于某种可控的极限状态,以利于揭示新的特殊自然规律;可以为人们模拟某些不能直接观察的自然现象提供条件。

(3) 实验必须以科学理论为指导。科学实验必须有科学的理论作指导,没有理论的实验就不是科学的实验。现代统计学开拓者杨纪珂说:"以理论为指导的实验使盲目性降低到最小限度,使成功的可能性提高到最大限度。"在理论指导下的科学实验又得出新的科学理论。著名化学家唐敖庆指出:"量子化学是通过实验→理论→新实验→新理论……这样循环往复、螺旋式上升发展起来的。"

(4) 实验具有再现性或可重复性。科学实验的重要特征之一是它的再现性或可重复性。贝弗里奇说:"作为一次成功的实验,其最基本的条件是要能再现。"这是保证在实验中获得科学上的发现,或验证假说、学说的真伪所必需的基本条件。相同的条件下,实验结果应该是一样的,只有能够再现的实验才有实际意义。

在进行实验时,必须密切注意细节,做出详细的笔记及客观解释实验结果。这就需要掌握正确的观察方法。

2. 观察

巴甫洛夫认为,事实就是科学家的空气,没有事实,你们永远不能飞腾起来。他说:"应当学会观察,不学会观察,你就永远当不了科学家。"

(1) 观察是科学研究的基本要素。科学研究有两大基本要素:一个是科学观察,一个是理论思维。而且,首先是搜集经验事实材料的科学观察。科学观察是在一定科学理论的指导下,用各种科学方法对研究对象进行观察,因此要求其具有客观性、系统性和精确性。

所谓观察的客观性就是说观察者要避免带主观成分去观察，而是要客观地反映出事物的本来面目；观察的系统性就是要有计划、比较全面地观察，不要从表面现象，或个别、片面的现象中引出错误的结果；同时要保证观察的精确性，排除错觉，使观察结果符合实际。

（2）观察是科学研究的重要方法。观察是对自然或社会所发生的现象和过程进行有计划、有目的的考察的一种重要研究方法。观察作为一种认识和研究客观现象的方法有十分重要的意义，它可以为我们提供大量的第一手资料。有些重要成果还直接来自观察，天文学就是在天文观察的基础上建立和发展的。哥白尼提出天体运行学说就是因为他终生从事天文观察，记录了大量的观察数据。

（3）直接观察的科学价值。贝弗里奇说："在研究工作中养成良好的观察习惯比拥有大量的知识更为重要，这种说法并不过分。"青霉素的发现者弗莱明说："我唯一的功劳就是没有忽视观察。"巴斯德正是通过细心观察埋有羊尸体的泥土周围的蚯蚓，才明确流行病学上炭疽病的传播问题。这些很好地说明了科学家亲身直接观察的科学价值。

法国生理学家贝尔纳曾有一个非常精彩的观察。一天，有人给他的实验室送来了几只从市场上买来的家兔。贝尔纳注意到实验桌上兔子排出的尿清亮而带酸性，不像寻常食草动物那样混浊而带碱性。他推断，多半是由于没有喂食，兔子从自己身体的组织中吸取养分，因而营养状况与食肉动物相似。他用喂食和禁食相互交替的方法证实这个观点，这种作用过程果然使兔尿发生了预期变化。这是一个精彩的观察，多数研究人员观察到这里也就心满意足了，但贝尔纳却不然。他要求"反证"，于是用肉喂兔子，果然不出所料，兔尿呈酸性。贝尔纳为了完成这项实验，最后对兔子做了剖检，观察到了胰导管与小肠中白色乳糜的关系，从而发现了胰液在脂肪消化中的作用。

（4）不正确的观察会带来错误的结论。从上述例子中可以看到著名科学家是如何进行观察与实验的。应该注意的是，不正确的观察往往会带来错误的结论。即使是最熟练的科学家，也往往会在观察中产生谬误。这是为什么？其一是观察中有错觉，或是观察的角度和使用的仪器有误差；其二就是先入为主。贝尔纳说："过于相信自己的理论或设想的人不仅不适于做出新的发现，而且会做很坏的观察。"这就说明了先入为主的危害性。

激素发现的过程就是这样一个典型的例证：

19世纪末，俄国生理学家道林斯基在实验中观察到：把一定浓度的盐酸（相当于胃酸）放入动物十二指肠内，引起了胰液的大量分泌。因为当时"神经论"思想很流行，所以这个现象被认为是一种神经反射。按照这个结论，在去掉神经之后，这种现象是不应该出现的。但事实并非如此，在他们去掉支配肠管的一切神经，捣毁神经中枢之后，仍发生了上述反应。这是怎么回事？"神经论"明显已不能解释这个现象了。但俄国学者坚持认为这是一种神经因素起作用的"局部反射"。英国科学家贝利斯和斯塔林重复了上述实验，也观察到了同样的现象。然而，他们没有被传统的神经论所束缚，提出了新的解释：引起胰岛素分泌的不是神经反射，而是一种化学物质——这种化学物质后来被命名为促胰液素。继而，1905年他们提出了"激素"的概念，开创了激素及体液调节的新领域。

五、科学研究中的机遇

在贝尔研究所的创始人贝尔的塑像前面，有这样一句名言："有时需要离开常走的大道,潜入森林,你就肯定会发现前所未见的东西。"从科学研究的客观方面来看,正是偶然的情况使人们解决了研究中的难点或调节了研究的重点,从而进一步获得科学发现的。

1. 机遇的定义

在观察和实践的过程中人们往往由于某种偶然的机会发现了出乎意料的和未曾见过的自然现象,由此导致新的科学发现。这种意外的或偶然的发现,在科学上称为机遇,它是相对于原来预订的研究计划和目的而言的。简单地说,机遇就是科学探索中的意外,即观察、实验过程中出现的一些偶然情况。机遇在科学研究中有时会出现,从而意外地得到科学发现。

2. 机遇的重要意义

机遇的具体表现形式虽然千差万别,但都毫无例外地具有意外性。机遇的意外性特点常常能使人们获得意料之外的成功,对科学技术的发展产生异乎寻常的影响,因而具有特殊的意义。机遇启发人们追寻其背后隐藏的自然界的新信息,从而做出科学发现。机遇为科学上的发现、技术上的发明提供线索,为研究提供新的思路,启发人们深入研究,开辟新的研究领域,促进科学理论与技术的发展。机遇具有重要的科学价值和技术价值,科学技术工作者要重视机遇。

3. 机遇出现的三种情况

机遇的最大特点就是意外性,根据意外程度的不同可以把机遇分为部分意外的机遇、完全意外的机遇和失败中的机遇。

(1) 部分意外的机遇:指试验观测的结果虽然是意料之中的,但发现这种现象的方式或场合却是意外的,即所要寻找的目标是明确的,但发现的场合和方法却是非常意外的。例如,巴斯德由于度假而中断了对霍乱疫苗的研究,他在继续研究的时候碰到了一个意想不到的障碍:他培养的霍乱弧菌几乎都死掉了。他试图把培养物再次接种到肉汤培养基中,并用给鸡注射的方法来复活细菌。然而,这种再度培养的霍乱弧菌大部分不能生长,鸡也未受感染。他正想要丢弃一切,从头开始的时候,突然想到用新培养的霍乱弧菌给同一批鸡再次进行接种。令人吃惊的是,几乎所有这些鸡都经受住了这次接种,而先前未接种过死霍乱弧菌的对照鸡,经过了通常的潜伏期以后,则全部死掉了。对这样的结果甚至连巴斯德自己也大吃一惊,他没有预料到这样的成功。这一意外发现导致了对病原免疫法原理的确认。

(2) 完全意外的机遇:指在观察、实践过程中发现了与预定目的完全不同的现象。本来观察、试验的目的是发现A现象,但却意外发现了另一种完全不同的B现象。瑞士化学家雄班发现火药棉就是这样一个趣例。雄班的妻子不准他到厨房里做实验,可他却趁妻子不在家时在厨房做起了实验。一次,他不慎洒了一瓶硫酸与硝酸的混合物,他赶紧抓起妻子的棉布围裙去擦污迹,并把它放在火炉上方想烘干,谁知道围裙"扑"的一声燃了起来,烧成了一堆灰烬,而且没有浓烟。这个意外,却反映了硝化纤维的特性。雄班又惧又喜,喜悦的冲动战胜了惧怕妻子责备的心情。因为他意识到了这种化合物的威力,于是给它取名"火药棉",这是当时一种无与伦比的烈性炸药。

(3) 失败中的机遇:失败中有时也潜藏着科学发现的机遇。贝弗里奇说:"在已知因素未变的情况下,如果实验的结果不同,往往是由于某个或某些未被认识的因素影响着实验的结果。我们应该欢迎这种情况,因为寻找未知的因素可能导致有趣的发现。正像我的一位同事最近对我说：'正是实验出毛病的时候，我们得出了成果。'然而，我们首先应该知道是不是出了错误，因为最常犯的是技术上的错误。"由于实验"失败"而暴露了问题，这也是机遇的一种情况。探索"失败"的原因，就可能做出重大发现。英国化学家戴维说："我的那些最重要的发现，是受到失败的启示而做出的。"

由于机遇而导致科学上重大发现的例子很多。我们应该认识到机遇在新发现中的重要作用，并加以利用，而不应该把它看作一件怪事而忽略掉，或者更糟的是，看成有损发现者的声誉而不予考虑。虽然我们无法有意制造这种捉摸不定的机遇，但可以对之加以警觉，做好准备，一旦机遇出现，就能认出它，从中得益。

4. 如何把握机遇

弗莱明发现青霉素、伦琴发现X射线，确实也是从偶然的机会中得到启发，但离开了他们过去的研究实践并掌握了大量的实际材料与经验、细心观察、艰苦与创造性的科学思维，是不可能有新的发现的。巴斯德的名言道出了事情的真谛："在观察的领域中，机遇只偏爱那些有准备的头脑。"

纵观古今的成功者，他们之所以能够取得常人所不能及的成就，不单单是因为他们自身具有过人的实力，还因为他们正好抓住了机遇。机遇人人都想得到，那么如何才能抓住机遇呢？下面谈谈识别和把握机遇的几个条件：

（1）丰富的知识储备。我们一定要做好日常的知识积累，让自己的能力和素质都得以提升，这样才能在机遇出现的时候更好地抓住它。应该尽量让自己静下心来，不要太浮躁，做好日常的准备，随时搜集信息，不要错过信息，从而才能获得更多的机会。

（2）深厚的哲学理论修养。从认识论的高度和哲学的角度分析机遇，提高对机遇的理解，包括机遇与必然性、偶然性的关系，机遇与可能性、现实性的关系，机遇与客观规律性、人的主观能动性的辩证关系，保证正确的方向和科学方法论的指导。

（3）善于洞察和识别。法国细菌学家尼科尔说："机遇只垂青那些懂得怎样追求她的人。"我们应具备敏锐的洞察力、高度的判断力、丰富的想象力、善于创新的思维能力等，提高及时发现、识别和捕捉机遇的能力。这就需要训练自己的观察能力，培养那种经常注意预料之外事情的意识，并养成检查机遇提供的每一条线索的习惯。

（4）敢于面对挑战。挑战无处不在，我们应该勇敢地面对挑战，在很多时候，只要勇敢一点，就能做出不一样的成绩，这是不变的规律。

（5）失败不要气馁。我们应该做到一点，那就是失败了也不要气馁，一旦出现了机遇，我们应该尽量把握，并且不要把胜败看得太重，重要的是过程。

一些偶然发现的现象对于一个有学识、有实践经验与敏锐观察力的科研人员来说，会产生新的联想，为新的发现提供线索，但不能过分强调机遇在科学研究中的作用，更不能等待、依赖机遇。

六、学科交叉意识

学科交叉是"学科际"或"跨学科"研究活动，其结果导致的知识体系构成了交叉科学。自然界的各种现象之间本来就是一个相互联系的有机整体，人类社会也是自然界的一部分，因而人类对于自然界的认识所形成的科学知识体系也就必然具有整体化的特征。科学史表明，科学经历了综合、分化、再综合的过程。现代科学既高度分化又高度综合，而交叉科学又集分化与综合于一体，实现了科学的整体化。

学科交叉点往往就是科学新的生长点、新的前沿，这里最有可能产生重大的科学突破，使科学发生革命性的变化。同时，交叉科学是综合性、跨学科的产物，因而有利于解决人类面临的重大复杂科学问题、社会问题和全球性问题。在新时期，中国需要加速发展科学和技术，其中要大力提倡学科交叉，注重交叉科学的发展。

1. 从DNA芯片说起

人们第一次接触DNA芯片的概念时，并未意识到"DNA"和"芯片"这两个截然不同的领域的重要概念（一个属于生物领域，一个属于计算机和工程领域），竟可以如此有机地结合到一起，并将在临床诊断、环境保护、农业等方面产生巨大的影响，对高新技术产生也将起到巨大的带动作用。

DNA芯片是一门重要的崭新的技术，它的基本原理是将不同序列的小片段寡核苷酸有序地固定并集成在一块玻片、硅等固体芯片上，作为生物信息的载体；进行平行处理，具有高效、高信息量的突出优点。它是微电子加工技术、生物技术及检测技术的交叉综合，涉及物理、化学、生物、材料、计算机等众多学科。

由于DNA芯片涉及诸多学科，故而我们在掌握它的时候，存在许多困难。这与我们的知识面较窄，对交叉领域的新知识思想准备不足有很大关系。一个时期以来，我国教育界在培养学生的过程中，只注重灌输本专业内的知识，以考分论成败。这使得很多人较少意识到"通才教育"的重要性。研究生在成长过程中，自己也意识不到与他人交流各自专业内容的必要性。这种态度是不可取的。如何解决这一问题？这要从学科之间的关系、学科知识模型说起。

2. 学科知识模型

人类为了学习知识、研究科学，人为地将知识分成众多学科，数、理、化、天、地、生……随着科技的进步和人类认识水平的提高，我们发现，学科之间实际上是没有界限的。物理通过数学建模、计算机的应用渗透到各个学科，又形成许多新的学科，如计算数学、生物信息学……因此，我们现在处于一个学科交叉的时代。而且，随着时代的发展，又将诞生许多崭新的学科和科学。

图1-1是学科知识模型的简单拓扑图形。自然界的知识可用图中的圆环来表示。圆环的外环是虚线，表明知识是大量的、无止境的；圆环的内环也是虚线，表明人类的认识能力也是逐渐发展的、无止境的。人站在圆环的中心，要对世界进行认识。这两条虚的环形线也表明，人类对自然界及本身的认知是动态的、不断发展的过程。从图1-1可以看出，人的知识水平和认知能力越高，两个圆环之间的面积就越大；同时，大圆环的周长会增加。这就意味着，我们所接触的外部未知领域越多，就会感到自己更加无知，从而进一步激发探索未知领域的欲望。

图中的黑体字为数学、物理学、化学、生物学和计算机科学等大学科。各大学科之间为交叉学科：用化学方法研究生物学，在18世纪下叶诞生了生物化学；用数据库和统计学研究生物学，在20世纪末诞生了生物信息学，目前这一学科正蓬勃发展。在图中，各学科之间的直线为虚线，说明学科之间并没有真正的界限，而是相互交叉、融合并可衍生出新的学科，原来的交叉学科也可能随着知识的发展和时间的推移而演变为主流学科。

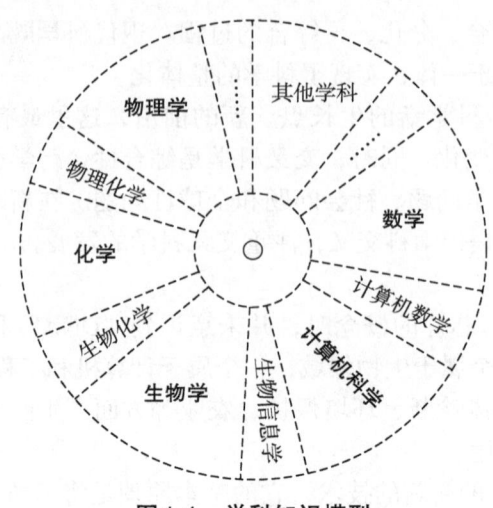

图1-1 学科知识模型

在过去一百多年里，始终勃兴的交叉科学，包括边缘科学、横断科学、综合科学和软科学等，消除了各学科之间的脱节现象，填补了各门学科之间边缘地带的空白，将条分缕析的学科联结了起来，综合运用多种学科的理论和方法研究复杂的客体，从而才能够真正实现科学的整体化。

学科交叉的方式多种多样；交叉的跨度日益增大；交叉的层次不断加深。学科交叉是众多学科之间的相互作用，交叉形成的理论体系构成了交叉学科；众多交叉学科构成了交叉科学。

3. 学科交叉点孕育新发现

科学的发展说明，两学科或多学科之间的交叉点、接触点往往是新的突破口，孕育着新的学科、新的发现。原来认为彼此没有什么关系的两个学科居然有相通之处，从而开辟新的领域，这是现代科学创造中常见的情况。在现代科学学科分工越来越细的情况下，如果只注重本专业而忽视其他领域，就不能符合现代科学高度综合的要求，也难以创新。

各学科之间的相互渗透已成为现代科学发展的一个特点。各门学科的边缘区域，本来就是研究不充分的地方；而各门学科之间的交叉点往往是空白。但科学的"无人区"并不是禁区，而是待开垦的科学处女地。这是在科研选题上十分值得注意的。谁能查勘到这些"三不管"的"荒原"，并进行辛勤的耕耘，谁就能得到巨大的收获。正是在这种思想指导下，美国科学家维纳及其同事在数学、物理学、自动控制、电子技术、神经生理学等学科相互渗透的边缘地带建立了控制论。维纳为此总结道："在科学发展上可以得到最大收获的领域是各种建立起来的学科之间的被忽视的无人区。"

4. 注重学科交叉意识的培养

由前述的学科知识模型可以看出，学科之间没有真正的界限，而是相互交叉、动态发展的。因此，应该从中学和本科阶段就开始培养学生的学科交叉意识，拓展知识面，为以后掌握新学科、新事业的知识和科研打下良好的基础。这样，在以后的成长和科研过程中，就不会仅仅局限于自己专业的小圈子，从而避免闭门造车，避免重复别人早已做过的工作。

使我感受最深的是我的母校研究生院的老院长吴忠贤先生,他用统计学方法研究遗传学,创立了一门新的学科——统计遗传学,因此被誉为统计遗传学和数量遗传学的鼻祖。40多年来,吴先生在研究生开学典礼上的话至今还响在我耳边——你们都要立志成为学科带头人。

李四光在学生时代就涉猎广泛、博览群书。他开始学习造船,继而改学采矿,最后专攻地质。他在古生物学、地层学、岩石学、矿物学、构造地质学等各个基础学科上造诣都很深,数学、力学等自然科学的基础理论知识也很渊博。他还精通英语、日语,懂得法语、德语、俄语。他还是个熟练的小提琴手。开阔的视野、宽广的胸襟、丰富的想象力和雄厚的理论基础,使他能够独创地把力学分析的方法引进地质学中,建立一门理论体系全新的地质力学。

哈佛大学校长鲁登斯坦(Neil L. Rudenstine)在北京大学百年校庆时发表演讲说:"现在哈佛及美国其他大学,正在复杂条件下,异常努力地保持在人文和科学领域里的通才教育……在这种模式背后是一种大有生命力的哲学,一种强烈的信仰,认为大学教育应该激发我们的探索欲,开阔我们的视野……在这样做的时候,我们不仅了解了别样的人们,也更好地了解了自己。这样的学习方式给我们的教育提出了一个艰巨的挑战。"

因此,我们也必须清醒地看到学科交叉意识培养的困难性。我们应该怎样培养学科交叉意识呢?在很好地完成本职工作的同时,我们要理性地选择学习的新东西,培养对相关知识领域的兴趣,这本身也是一个循序渐进的过程。具体来说,我们要主动与他人交流各自专业的内容,同时主动获取其他专业的信息。比如,我们在听对方介绍其专业内容时,即使对方讲得很深奥,但结合有关图表,或记住他讲话中的特征词汇,你就会对其专业有初步印象。此后再听到与此专业类似的谈话时,你就有些印象。一回生、两回熟,知识面在无形中就拓宽了。

第3节 医学科学研究的创新思维

科学研究是一种创造性的劳动。创造性思维、科学想象力对于科学研究十分重要。科学研究成果强调要具有新颖性与创造性,包括科学新发现,如新理论、新概念的提出,新方法、新技术、新模型的建立,新药物、新工艺、新材料、新仪器的发明等都属于创新的内容。科学工作者要能做出创造性成果,首先是在研究的全过程中都要善于进行创新思维与科学的想象。创新思维是有意识的、自觉的思维,它不同于科学幻想。

无论是科研课题的提出、科学假说的建立和实验观察,还是科研结果的分析、整理及最后结论的形成,都离不开创造性的思维。创新思维能力并非完全源自天赋,虽然先天素质是创新思维能力形成的条件之一,但更重要的是要有科学研究的事业心和进取心,在科学实践中不断探索和提高。当然,科研单位还要创造条件,鼓励创造精神,发扬学术民主,建立一个有利于科研创新的环境。

一、创新思维的特点

1. 独立性

独立性即与众人、前人有所不同，独具卓识。从因素分析学说的角度研究，思维独立性中又有三种"因子"：一是"怀疑因子"，即敢于对人们"司空见惯"或认为"完满无缺"的事物提出怀疑；二是"抗压性因子"，即力破陈规、锐意进取，勇于挑战传统和习惯；三是"自变因子"，即能主动否定自己、打破自我框架。

2. 连续性

连续性即"自此思彼"的思维能力。它常以三种形式表现出来：一是"纵向连动"，即发现一种现象后，立即纵深一步，探究其产生的原因；二是"逆向连动"，即看到一种现象后，立即想到它的反面；三是"横向连动"，即发现一种现象时，便联想到特点与之相似、相关的事物。

3. 多向性

多向性即善于从不同的角度想问题。这种思维的产生并获得成功，主要依赖于四个"机智"：一是"发散机智"，即在一个问题面前，尽量提出多种设想、多种答案，扩大选择余地；二是"换元机智"，即灵活地变换影响事物质和量的诸多因素中的某一个，从而产生新的思路；三是"转向机智"，即思维在一个方向受阻时，立即转向另一个方向；四是"创优机智"，即用心寻找最优答案。

4. 跨越性

思维的跨越性主要表现为三个"跨度"：从思维进程的角度分析，它表现为经常省略某些思维步骤，加大思维的"前进跨度"；从思维对象的角度分析，它表现为能跨越事物"相关度"的差距，加大思维的"联想跨度"；从思维条件的角度分析，它表现为能跨越事物"可现度"的限制，迅速完成"虚体"与"实体"之间的转化，加大思维的"转换跨度"。

5. 综合性

要成功地进行综合思维，必须具备三种"能力"：一是"智慧杂交能力"，即善于选取前人智慧宝库中的精华，通过巧妙结合，形成新的成果；二是"思维统摄能力"，即把大量概念、事实和观察材料综合在一起，加以概括整理，形成科学的概念和系统；三是"辩证分析能力"，这是一种综合性思维能力，即对现有的材料进行深入分析，把握它们的个性特点，然后从这些特点中概括规律。

二、直觉-模型

直觉是指透过对事物的感知一瞬间作出的确定与评价的飞跃性思维。它具有直达性、理智性、快速性、大跨度性和对成果正确性的坚信等特征。

模型则指直觉思维所形成的构件或直觉目的，同时又对直觉中的误差进行纠偏。

直觉不是一般地对现实事物简单的推测和计算，而是灵感的一种表现方式。它表现为多维、交错的思维动作过程中，大脑对多角度、多层面做功材料的聚合和顿察，是顿悟。

中外大科学家都特别喜爱直觉，爱因斯坦说过，"真正可贵的因素是直觉""我想念直觉和灵感"。鲍林在谈到化学键的发现过程时说："我怀着一种好奇心———一种直觉，感到可以用化学键来解释物质的性质。"

我国结构化学的开拓者和奠基人卢嘉锡曾在他的导师、两次诺贝尔奖获得者鲍林教授的指导下进行研究和学习。他注意到鲍林教授有一种独特的化学直观灵感：只要给出某种物质的化学式，鲍林教授就能大体上凭直觉判断出这种物质的分子结构模型。卢嘉锡在对鲍林教授深入了解后，领悟到这不仅是一种天赋，而且是一种对事物的毛估方法。卢嘉锡回国后，发展并灵活运用了毛估方法。1972年，我国开始研究固氮酶的工作，固氮酶是一种把空气中的氮转化为氨，使其可以被植物直接利用的物质。要用化学方法模仿生物固氮作用，首先要搞清楚固氮酶的主体部分具有怎样的结构，当时国际上对这个关键问题尚处于朦胧状态。1973年，卢嘉锡在组织实验研究时，运用毛估方法提出该结构为"网兜模型"。过了4年，国外才陆续提出类似的模型。1995年，美国科学家终于准确地测出固氮酶晶体的结构，其结构模型与卢嘉锡的毛估结构基本一致。

毛估方法是一种高度概括的思维方式，是建立在扎实的专业知识和丰富的实践经验之上的创造意识。当然，毛估是一种直觉，并不等于准确的结论，毛估之后还需要进行一系列的逻辑运算和实验检验，然后建立模型。

三、归纳-演绎

认识过程的普遍程序是由特殊到一般，又由一般到特殊。归纳和演绎就是实现这一认识过程的两种思维方式，也是两种常用的科学研究方法。

归纳是指从大量的实验结果中构造出新的模型、新的知识，从而归纳出新的原理。培根说："我们不能像蚂蚁，单只收集，也不可像蜘蛛，只从肚中抽丝，而应像蜜蜂，既采集又整理，这样才能酿出香甜的蜂蜜。"

演绎是指从某些概念、公理或法则出发，运用逻辑推理得出新结论的思维方式。

"费米测算"就是这类思维的鲜明案例。费米测算是美籍意大利裔物理学家恩里科·费米经常运用的思维方式。例如，在手头上没有资料可查时，想要测出地球的周长，怎么办？费米的方法是拿已知的数据作为推算起点。比如：已知纽约市与洛杉矶市之间的距离约5000 km，时差约3小时，3小时是1天的1/8，那么地球的周长约为8×5000 km = 40 000 km。实际上，地球的赤道周长40 075.7 km，子午线周长40 008.08 km，误差极小。

我国创造学家许国泰所运用的"交合测算"，也是这类思维方式的极好例子。我们知道，任何一种事物都有其核心功能、近围功能和远围功能，而且这三种功能通过思维是可以测算出来的。

在一次学术讨论会上，许国泰令人惊异地演示了"曲别针"的三万多种用途。他使用的思维方式就是交合测算法，其实质就是信息标和信息反应场的交合运用。他首先把"曲别针"的总体信息分解为材质、重量、弹性、体积、长度、截面、韧性、硬度、直边、弧这10个要素。把这些要素点用线连成信息标（X轴），然后再把与人们实践相关的曲别针功能也进行分解，连成信息标（Y轴），两轴相交并垂直延伸而成"信息反应场"，使两轴各点上信息依次"相乘"，即产生信息交合网络。

Y轴的数标与X轴相交，使用曲别针变形方式，把曲别针弯成"1234567890"，并变成"＋、－、×、÷"符号，用来进行四则运算；Y轴上的字母标与X轴相交，曲别针可以弯成"英语、俄语、法语和汉语拼音"等字母，用来进行拼读；Y轴上的电标与X轴相交，曲别针可以做导线……

如果我们平时就养成对事物弥散功能的敏锐观察力，无疑我们的创造发明潜力将会得到极大的挖掘。

杨振宁曾谈到自己的思维方式：他在西南联大受到的是演绎思维训练，即从已知的物理事实推演出新的事实，然后交给实验验证。到了美国之后，他的导师费米和泰勒的思维方式恰好与之相反，他们从大量的实验中构建新的模型，获取新的知识，归纳出新的物理定律。这种归纳型思维方式视野广阔，创造性强。杨振宁说："我很幸运，演绎和归纳这两种思维方式，我都受到了很好的训练。"

四、想象-验证

想象是人脑对已有的表象进行加工改造而形成新形象的过程。想象具有假设、猜测、幻想的品格，它是形象思维的高级阶段，超越经验事实，极富创造性。

1903年，居里在总结自己的成功经验时说："我们可以提出一个大胆的假设，用以指定现象的机制。这样的研究方法，优势在于能够利用实验证明假设是否正确，并因为还不过于抽象，能使我们心中有一个意想的图像，便于进行推理。"著名核物理学家王淦昌也曾提出："大胆怀疑，小心验证。"可见，想象-验证是科学家常常使用的思维方式。

世界第一大峡谷——雅鲁藏布大峡谷的发现和论证，就是想象-验证思维方式运用的典范案例。

早在1981年，我国科技工作者在青藏高原科学考察论丛中指出：雅鲁藏布江某段"从峰顶（指南迦巴瓦峰和加拉白垒峰）到大拐弯末端的江面，其水平距离仅40 km，可是垂直高差竟达7100 m，成为世界上切剖最深的峡谷段"。然而该文作者并未进一步设想雅鲁藏布江可能是世界第一大峡谷。后来，我国科学家又有过两次考察，也得出相似的结果。

直到1994年初，新华社高级记者张继民为写一篇探险故事，参阅了几位考察者合著的论文。当看到论文中"几百公里长……峡谷平均切割深度在5000 m"这段文字时，心中猛地一惊，觉得这是一条重大的科学新闻，深埋于科学家的论文中。张继民以职业的敏感，意识到谁最先认识到雅鲁藏布大峡谷是世界第一大峡谷，并加以论证、确认和报道，这个重大成果就属于谁。他越想越激动，彻夜难眠，下决心推动科学家对雅鲁藏布大峡谷的世界第一大峡谷地位进行验证。

随后，张继民和杨逸畴、高登义、李渤生等科学家多次到雅鲁藏布大峡谷进行实地考察、论证，并于1994年4月17日正式向全世界宣布：雅鲁藏布大峡谷深达5382 m，是世界第一大峡谷。1998年秋，国家测绘局派人到雅鲁藏布大峡谷进行测量，验证雅鲁藏布大峡谷长为504.9 km、深为6009 m，证实雅鲁藏布大峡谷是世界第一大峡谷，彻底否定了美国科罗拉多大峡谷世界第一大峡谷的地位。

事后杨逸畴反思道："也许是中国多年来的封闭式教育使得科学家们太过矜持，也许是他们没有想到直到20世纪下半叶还会有'世界之最'蒙着面纱。总之，这几个后来自嘲为'书呆子的'的科学家，忽视了大峡谷的重要性和科学优先权的事实。"张继民说："这一事件还说明，丰富的想象力的确是创造思维的第一特性。"爱因斯坦就认为：想象力比知识积累更重要，是科学研究中的实在因素。

五、相 似 思 维

矛盾与统一（或同一）、个性与共性、差异与相似，本是一切事物客观存在的性质。相似思维研究事物之间的统一性、共性或相似性的这一侧面。

一切事物，甚至表面看来毫不相关的事物（例如石块与人）之间，均存在着某种相似性。从最广泛的范畴来看，一切事物都是客观存在、发展变化的。因此，它们之间至少在这个哲学意义上具有相似性或共性。一切事物，甚至看来是完全相同的事物之间，均存在着差异。例如两个电子，它们之间至少在所占空间位置上是有差异的。因此，不存在绝对相同的事物。

如此说来，一切事物之间均存在着有条件（相对）的相似性。人们经常利用事物之间的相似性进行创新。因此，相似思维是一种重要的创新思维。

1. 事物之间相似性的表现形式

从不同的角度来看，事物之间的相似性可以有不同的表现形式。从创新应用的角度而言，其相似性可归纳为如下六个方面：

（1）哲理相似或方法相似：模板组装式家具、机械设计中的模块化、建筑业中的预制件组合装配施工、计算机和电子仪器中的标准插件等，它们虽然用途各异，却都有相同的哲理或方法——组合拼装原理。即将标准的要素组合成不同的整体，来解决设计、施工要求标准化与使用要求多样化之间的矛盾。反过来说，凡遇到要解决同类矛盾的问题，无论其问题性质如何，均可用该方法解决。

（2）关系相似：数学是事物间数量关系共性的抽象。无论何类事物，无论它们之间关系的性质有何不同，只要它们在变量关系上是相同的，就可以用同一个数学模型来表述。图论是用网络图的形式来表述事物之间的关系。系统论是对事物的组成要素之间、要素与总体之间、总体与环境之间关系的共性概括。

（3）机制相似或行为相似：赫尔曼·哈肯从研究受激原子产生激光开始，转而研究生物系统和社会系统，发现很多的系统在从无序状态到有序状态的过渡中，其行为显示出惊人的相似。据此他发表了《协同学导论》名著。美国数学家维纳从人体、自动化机器的调节功能的相似规律中发现了反馈作用，提出了反馈概念，并在此基础上创立了控制论。

（4）性质相似：不同的物质可能具有相似的化学性质、物理性质、机械性质，或几者兼有。这正是寻求代用材料或新型材料的前提。任何物质均有固、液、气和等离子四态，在四态相互转化时均伴随着能量的交换。任何微观粒子都具有波粒二相性，这是量子力学产生的基础。

（5）功能相似：为对金属材料成形加工，可使用热能、机械能、电能、化学能、声能和光能，并可用固、液或气体作为传递能量的介质。功能相似的应用是创新设计中最为丰富的一个领域。它表明任何一种功能实现的途径都不是唯一的，创造发明活动大有用武之地。

（6）组织结构相似：任何物质的原子都有原子核和电子。动物体内的血红素与植物的叶绿素的化学结构是相似的：它们都是卟啉结合物，血红素是卟啉结合了铁，叶绿素则是卟啉结合了镁。

事实上，上述六方面的相似性并非没有关联。某一方面的相似性常常伴随着另外一方面或者若干方面的相似性，存在着某种因果关系。例如，组织结构的相似性通常伴随着功能、机制或性质的相似性，这是人们用模仿法解决创新问题的基础。仿生学是一个例子，通过化学合成仿制中草药又是一个例子。这些相似性需根据应用的目的进行选择。

2. 事物相似性的相对性

从应用角度来看，事物相似性的相对性体现在如下四个方面：

（1）层次性：动物与植物是不同类的，但在生物与非生物这个更高的层次上，它们同属于生物。即使表面看来毫不相关的事物，它们至少具有哲学层次上的相似性，这种相似性体现在它们都是客观存在的，都是不断发展变化的。所以，必须根据研究对象所属的层次，来确定不同事物间是否具有相似性。

（2）局部性：潜水艇与鱼在外形上相似，这对减小航行阻力这一应用目的来说已经够了，尽管它们在其他方面并不相似。因此，从应用角度来看，并不一定要关注事物之间是否全面相似，可以仅关注某特定方面的相似性。

（3）条件性：事物相似性的成立依赖于特定的条件。名医华佗曾给两个头痛、发热的患者诊治，给一人开了泻药，给另一人开了发散药，就是因为两人的病因不同，前者是伤食，后者为外感，从而对症下药，药到病除。

（4）目的性：相似判据因应用相似性的目的而异。从医学角度，对人只需以年龄和性别作为分类判据；从社会学角度，对人的分类判据便会大不相同。因此，应根据拟解决问题的目的来选择相似判据。

3. 应用事物相似性的基本模式

在科技创新活动中应用事物相似性的基本模式可概括为以下三种：

（1）归纳法：指对具有某种相似性的事物，按照既定目的进行归纳研究或处理，概括出一般原理。它有如下三类用途：①形成新的学科或学说。任何一门学科，都是对事物某方面共性规律的归纳和总结。协同学、控制论是对事物某方面行为共性的总结；物理、化学是对事物某方面性质共性的总结；系统论是对事物某方面关系共性的总结；哲学是对事物哲理共性的总结。②预见未知事物。门捷列夫归纳了原子量（序数）不同的物质间化学性质的相似（性质相似）与外层电子数的相似（组织结构相似）之间的关系，排列了元素周期表，揭示了化学性质的机制，预见了当时尚未发现的元素的存在。③将事物按某种相似性进行分类，以便更好地研究或处理。生物学分类、图书编目等都是其例。在医学史上曾存在着因凝血而导致输血失败的问题，直到19世纪末20世纪初，奥地利病理学家兰德斯坦纳通过分类发现了血液的分型，才掌握了输血的规律。

（2）模仿法：指通过模仿的方法，利用事物的相似性，寻求创新的途径。它有以下三种基本程式：①提出问题→寻求模仿原型→解决问题。以飞机发明过程为例：产生飞行幻想→以鸟为模仿原型→研究鸟翼结构及飞行机制→通过模仿实现飞行目的。②发现原型→产生模仿动机→实现目标。以人工培植牛黄的发明为例：发现植入异物可刺激河蚌育珠→设想在牛胆囊中模仿植入异物以促使胆结石形成→实现增产牛黄的目标。③提出方案→模拟仿真→检验方案，这是各种模拟仿真方法的程式。

上述模仿法的三种程式有时联合运用。以蒸汽机的发明为例：发现蒸汽顶开壶盖→产生蒸汽动力设想→发明纽可门蒸汽机→寻求直线运动转化为圆周运动的模仿原则→完成瓦特蒸汽机。

（3）类比法：类比的客观基础是物质世界多样性的统一。在一些事物和现象之间，往往具有某些相似的特征。在科学研究过程中采用类比的方法，可以启发思路、提供线索，并为科学假说提供依据。正如康德所说："每当理智缺乏可靠论证的思路时，类比这种方法往往指引我们前进。"

在医学研究中，类比还可以导致新的发现。由于发现血液循环而确立生理学科的英国医生哈维，就曾在研究过程中直接受益于类比的启发。他总结道："我开始想到究竟会不会有一个循环运动，如亚里士多德所说的空气和雨模仿天体的循环运动一样。因为潮湿的大地经太阳加热而蒸发，向上移动的水蒸气又凝结起来，以雨的形式降落使大地潮湿。由于这样的安排便产生了一代代的生物；风暴或流星也由于循环及太阳的接近或后退而产生。因此，通过血液的运动，循环运动也在体内进行着，这是完全可能的。"这样一个由类比而产生的大胆设想，促使哈维最终在1628年发现了血液循环，由此带动了整个近代医学的兴起。

六、求异思维

求异思维又称求逆意识或逆反思维，它研究事物之间的多样性、差异性这一侧面。求异思维属于发散思维。它在解决当前问题的已有模式或传统途径之外独辟蹊径，从已有思路相逆或相异的方面，挖掘一切可能的方案，从中寻优，以获得对现有传统理论或方案的突破和创新。它是历史上获得创新突破成就者的一个共同的思维特征。

求异思维的特点：求疑（勇于对人们司空见惯或认为完满无缺的事物提出疑问并不懈求解）；抗压（力破陈规，敢于向旧传统、旧习惯和权威挑战）；自变（能够主动打破自我束缚，不自满、不自卑）；标新（善于提出与众不同的新颖思路和见解）。

求异思维常用的构思方式有反向构思、侧向构思和缺点逆用构思。

1. 反向构思

反向构思是指按与传统思路相反的方向来解决问题。亚里士多德认为：推一个物体的力不再去推它时，原来的运动便归于静止。这是日常所见的任何运动都能证明的现象，似乎无可置疑。可是伽利略大胆地想象：假定在没有摩擦力的情况下，运动的物体就会永远向前。这个假想后来由牛顿总结为惯性定律。

2. 侧向构思

侧向构思又称转换构思，是将传统思路做某种变换以解决问题。有时，侧向构思可巧夺天工，弥补仪器的不足，原子照片的获得就是一例。人们很想目睹原子的"芳容"，无奈它确实太小了，要给它拍张照片非常困难。如果用可见光来拍摄原子，会使照片一片模糊，用 X 射线也有问题。那么，还有没有办法拍摄原子照片呢？英国物理学家布拉格想出了一个巧妙的办法。他运用德国科学家阿贝的显微镜的数学理论，采用了分拍后又合成的方法拍摄了第一张原子照片——甲苯的分子。侧向构思使布拉格发现了晶体内分子和原子摄像法。

3. 缺点逆用构思

缺点逆用构思是将某些有害的物理或化学效应转换到有利的用途上。例如，电化学效应使金属腐蚀是缺点，用电化学效应有控制地腐蚀金属，便产生了电化学加工法。又如拉开电闸时产生电火花，造成电闸正极子逸出而损坏电闸刀是缺点，有控制地利用这种效应，使处于正极的金属零件的正离子按要求逸出，便产生了电火花加工法。医学中的"以毒攻毒"法，也属于缺点逆用构思方式。

七、系统思维

系统思维是研究事物（特别是复杂事物）的要素构成及其相关制约关系的一种思维方式。

系统思维把研究对象看成一个以实现某种功能或人为目标的系统，认为任何被研究的系统均具有目的性、层次性、相关性、整体性和对环境的适应性。目的性，指任何被研究的系统都是为了实现某种功能或人为的目标；层次性，指任何系统均可分成若干分系统或要素，而这个系统又是它所从属的一个更大系统的分系统或要素；相关性，指系统的各组成要素之间是相互制约、相互依赖的，每个要素的性质或行为及其对系统整体功能的影响，依赖于其他要素的性质或行为；整体性，指系统不等于各要素的简单总和，而是其组成要素有机构成的整体，整体功能与各要素分功能之间遵循"非加和原则"；对环境的适应性，指系统需要适应其环境条件的约束和影响。

基于系统的上述特性，采用系统思维处理创新问题（特别是大型复杂的创新问题）应持如下基本观点：

1. 以技术融合为基本手段

当代创新有两条路：一条是单项新技术取代老技术的线性过程，是物理上突破引发的技术创新，如半导体取代电子管、激光的发现、超导现象的发现等；另一条则是技术融合聚变，是采用多种技术互补性合作的非线性过程，是系统论的突破引起的创新。

在科学技术高度发展的今天，更多的创新成果是多项技术大跨度融合的结果。以微机械的创新研究为例，该领域涉及微电子学、现代光学、空气动力学、流体力学、热力学、声学、磁学、自动控制学、仿生学、材料科学及表面物理化学等诸多领域，而与微机械相关的纳米技术，又是物理学、量子力学、混沌物理学与电子计算机、微电子技术和扫描隧道显微技术相结合的产物。美国阿波罗登月计划总指挥韦伯曾说："阿波罗计划中没有新的技术发明，关键在于综合。"

2. 着眼于总体目标

立足于整体，整体是指由具有内在关系的部分所组成的体系对象。各个组成部分一定有某种内在关系，或功能互补，或利益共同，或协调行动等。着眼于系统整体的状态和功能，而不拘泥于局部；追求系统整体的最佳效果，而不要求各个局部最佳。

天安门前观礼台的设计者说："观礼台设计的成功之处，就在于使人不注意它的存在。"这是把突出天安门的宏伟作为广场系统总体目标的系统思维的体现。

3.以协调匹配为关键

系统思维处理工程对象各要素之间的协调匹配表现在三个方面：各项技术成果综合应用的协调匹配；系统各部分功能和结构的协调匹配；工程实施的计划、组织、管理行动的协调匹配。

协调匹配不是系统各要素的均衡叠加，而是使局部协调于总体，以总体目标的最佳实现为协调匹配的目标或标准。总体与局部之间能否实现 $1+1>2$ 的目标，关键在于各局部能否协调于总体。

1975年中东战争时，埃及使用的米格-25型歼击机是当时飞行最快的飞机，使西方军界忧心忡忡。后来，美、日专家对该飞机分解研究发现，它的某些部件技术比较落后，但总体性能非常适合高空高速作战这一目标，是一个局部协调于总体的成功设计实例。

4.以系统目标及其各要素的关联为前提

系统思维认为，厘清系统的目标是处理好一个系统问题的前提。它决定了系统的研究方向和评价标准。厘清系统局部与总体、局部与局部、系统与环境之间的关系，是处理系统问题的依据。这是保证实现系统各要素协调匹配的关键。

通过本节对医学科学研究思维方式的阐述，可以看出创新思维的巨大作用与重要价值。创新思维是人脑思维活动的有意识努力和潜意识努力的结合，其基础是丰富的知识和经验的积累，其前提是积极主动的创新意识和不懈的有意识的努力。在创新思维的诸多要素中，相似思维、求异思维和系统思维尤为重要。在创新活动中，既要注意运用相似思维对他人的智慧成果或其他事物的模式加以继承或借鉴，又要注意运用求异思维促成突破性的技术质变。借鉴与突破的结合、相似思维与求异思维的结合是创新活动的思维基础，同时，单一技术突破与多技术融合聚变相结合、简单思维与系统思维相结合，是全面的创新活动方式。因此，掌握创新思维的规律与特点对激活创新灵感、发掘科学潜力大有裨益。

创新力量不仅是指具有科学知识，科学知识加科学思想再加科学方法才等于创新力量。一切科研创新活动，不仅需要知识和经验，更需要创新意识和创新思维。可以说，创新思维是创新活动的基石，更是医学科学研究的灵魂。

（殷国荣）

参 考 文 献

丁道芳,刘思诚,1982.医学科学研究方法入门.北京：人民卫生出版社.

高军涛,2000.学科知识模型与研究生的学科交叉意识.科学(中文版),(6): 58-59.

霍仲厚,李亚平,崔永观,2005.百年医学科技进展.北京：人民军医出版社.

李喜先,2005. 21世纪100个交叉科学难题.北京：科学出版社.

梁广程,1998.灵感与创造.北京：解放军文艺出版社.

梁广程,2000.思维技巧.科学(中文版),(5): 46-50.

宋立军,元文玮,1981.怎样开启科学之门.北京：新华出版社.

苏虹,2021.医学科研方法. 2版.合肥：安徽大学出版社.

孙景芬, 邢辉, 于淼, 2006. 医学思维方式的演变及创新思维刍议. 理论界, (2): 136-137.
魏铁华, 2000. 三种重要的创新思维方式. 科学(中文版), (11): 53-55.
姚远, 1988. 科技学术期刊撰稿指南. 北京: 光明日报出版社.
姚晨辉, 田廷彦, 2008. 猜想不循常理的二十大科学假说. 上海: 上海文化出版社.
张焘, 1998. 科学前沿与未来: 第三集. 北京: 科学出版社.
周林, 殷登祥, 张永谦, 1984. 科学家论方法(第一辑). 呼和浩特: 内蒙古人民出版社, 164-181.

第2章　实验的基本要素及误差控制

实验可以对各种自然条件进行严格的控制，消除许多偶然性因素的干扰；可以重现某些现象，对其进行对照比较分析，对各种现象间的联系和关联程度进行研究，揭示各种现象的规律。

某种事物或现象在一定条件下的数量是客观存在的，称为真值。当人们去认识它时，由于种种原因，如仪器精度不够等，观察值总是或多或少地偏离真值。我们把观察值与真值之差称为误差，在科学实验或调查中产生的误差称为实验误差。

第1节　实验的类型与基本要素

一、实验的类型

按实验步骤可分为预实验、决定性实验和正式实验三类。

1. 预实验

医学研究中，在进行正式实验之前，为确证实验操作方法或获得某些基础数据，为正式实验提供科学依据，常需进行小规模的模拟实验，称为预实验。通过预实验可以检验实验设计是否切实可行，熟悉实验过程，熟练掌握操作方法，发现事先未估计到的困难或问题，并可根据预实验的初步结果，估计通过正式实验有可能得到的预期结果。预实验是正式实验前的重要步骤，根据其结果，对原始实验设计作必要的修正，是完善实验设计不可缺少的步骤。预实验着重解决以下问题：①修正实验样本的种类和例数；②检查实验的观察指标是否客观；③改进实验方法和熟悉实验技术；④探索受试物剂量大小和剂量-反应关系，确定最适剂量；⑤发现值得进一步研究的线索；⑥拟定实验记录格式。

预实验包括以下三种：

（1）导向性实验：是一种小规模实验，目的是对假说进行初步检验，看是否有必要做大规模的验证实验。

（2）观测性实验：也是小规模实验，目的是收集实验所需要的数据，如均数、变异程度、组间差异程度等数据，为实验设计提供必要的资料。

（3）筛选实验：用简单的实验方法从众多研究对象中选出值得深入研究的对象，目的是寻求需进一步实验的指标，这种方法十分简单而迅速，如药物筛选等。

2. 决定性实验

这是从总体上判断研究因素作用的一种实验。进行分项实验或大型正式实验之前，常需做一个决定性实验。决定性实验和预实验不同，它是一个总括性、关键性实验，用以检验假说的正确性。如果假说是正确的，便可以开始大型正式实验；反之，应使下一步实验停顿下来。如果要对某种药物进行不同成分、不同剂量、不同给药途径的实验，首先应进行该药物有效性的决定性实验，然后再进行正式实验。

3. 正式实验

正式实验是经预实验收集所需要的资料后，经过周密的实验设计而进行的实验。因此，正式实验必须要有明确的目的、科学的实验设计、必要的实验手段和熟练的实验技术。其中，实验设计对于实验的成功具有决定性作用，要予以高度重视。并不是所有实验都需要做预实验或决定性实验，如果实验室已经具备该实验所需的条件或文献提供了详尽的数据和方法，也可以直接进行正式实验。

二、实验的基本要素

实验的基本要素包括处理因素、实验对象和实验效应三部分。如观察某避孕药的效果，避孕药是处理因素，育龄期女性为实验对象，其妊娠结局则是实验效应。基本要素确定的正确与否将直接影响实验结果。

1. 处理因素

处理因素简称为因素，是研究者有意识地施加和控制的因素，以了解其对实验指标的影响。例如，在食品中加入赖氨酸，观察其对身高的影响，赖氨酸就是处理因素。处理因素一般是指主动施加于受试对象的某种外部干预（或措施），实验目的就是阐明这种处理因素作用于受试对象的效应。有时处理因素也可以是客观存在的，如观察培养基在空气中的污染程度与季节的关系，"不同季节"就是该实验的处理因素，但"季节"这个因素却不是人为施加，而是客观存在的。此外，受试对象本身的某些特点，如性别、年龄等也可以成为因素，如研究冠心病的患病率，性别、年龄、体重就成为所要分析的因素。因此，首先要确定实验的处理因素。

与处理因素相对应的是非处理因素，是指非有意作用于受试对象，而在研究中可能起干扰作用的因素。例如，不同季节培养基的制作条件，培养基放置的位置和时间等，这些因素均可影响污染程度，它们混杂于"季节"这一处理因素之中，起干扰作用。因此，为控制各种混杂因素的干扰作用，在确定处理因素时应注意以下问题：

（1）处理因素的数目与水平：处理因素可以是一个或多个，即单因素或多因素。同一因素可根据不同强度分为几个水平。例如，观察某药物对慢性支气管炎的疗效时，选择患者的病期、年龄、性别及所使用药物的剂量、给药途径都一致或基本一致，那么这个实验就是一个处理因素和一个水平，称为单因素实验。观察某药物三种不同剂量的效果，即为单因素三水平；若同时观察这种药物的两种给药方式（口服和肌注）和三种不同剂量的效果，这时，给药方式和剂量则成为两个处理因素，前者为两水平，后者为三水平，称为两因素多水平。

任何一项实验都有多方面的因素，我们不可能把所知的一切因素都放在一次或几次实验中。例如，我们要改进某一病毒的培养方法，与其有关的因素很多，如温度、pH值、培养液的成分、培养时间、培养基细胞种类、培养转动盘的速度等。其中每个因素又分若干水平（等级），如温度为 34~38℃，每改变 1℃ 为一个水平，则有 5 个水平；pH 值为 6.6～7.5，每 0.1 为一个水平，则有 10 个水平。若两个因素各为 10 个水平，那就要做 10×10＝100 次实验；若是 5 种因素，各为 10 个水平，那就要做 10 万次实验。这样不仅耗费人力、物力、财力，还有可能得不到理想的实验结果。应该根据实验需要，在控制次要因素的前提下，选择主要因素进行研究。

单因素实验虽然简单明了，但由于处理过于单一，能观察到的结果和能说明的问题过少，实验效率过低，不易提高研究的深度和广度，使研究结论受到一定限制。采用多因素研究，能够提高实验的深度和广度，如可以把药物种类增加几种，每种又可分成几个不同剂量，这样可以得出不同剂量的疗效；也可把患者分成急性发作期、慢性迁延期和临床缓解期来处理，得出不同病期的疗效。然而，因素越多，需要的研究对象也越多，就会使得实验条件在实际应用中难以控制，这是多因素设计的一个缺陷。

另外，多因素之间常存在相互作用，各因素在联合作用时会相互影响。如两药共用可发生药效的协同作用或拮抗作用。因此，在设计时既要考虑各因素的单独效应，还要考虑联合效应。如观察甲、乙两药的药效及其相互作用，应设空白对照、甲药、乙药和甲药＋乙药 4 个组，并将这 4 个组的结果加以比较，从而才能判断甲药、乙药的效果及相互作用。

单因素单水平的实验比较少用，使用单因素多水平或多因素单水平的实验较为普遍。一个实验同时观察几个因素，不仅可以节约时间与精力，同时可以对各因素从不同角度进行观察，分析其相互作用，包括它们之间的协同作用和拮抗作用，可使研究结果更加深入。

（2）处理因素的标准化：就是保证处理因素在整个实验中保持不变，按一个标准进行。例如，在实验的不同阶段使用不同批号的药物，这实际上不是同一个因素，若被当成同一个因素去对待，得出的结果显然是不准确的，甚至可能得出错误的结论。随意变动方剂的组成、改变药物的剂量更是不允许的，这不仅有碍资料的汇总和分析，而且难以找出产生效应的真正因素。

因此，实验设计时首先应使处理因素标准化，并制定保证标准化的措施。处理因素如果是药物，不仅要确定药物的名称、性质、剂型、成分，还应说明它的生产厂家、生产批号、生产日期和保存方法。

（3）搜索非处理因素：处理因素均会受到研究者的重视，但不能忽略非处理因素的存在，必须将其寻找出来并加以控制，否则会使实验结果产生混杂效应，故非处理因素又称混杂因素。例如，服用避孕药物的育龄期女性的职业、文化程度等都会影响她们的生育观、服药的自觉性及妊娠结局。又如培养皿放置时间、地点、制作条件等的一致性，均会对分析"季节"这个处理因素的主效应产生影响。因此，在确定处理因素的同时，应根据专业知识与实验条件找出非处理因素，保证可能影响组间实验效应的非处理因素均衡一致，并加以控制。

2. 实验对象

实验对象又称受试对象，指研究者施加处理的对象，可以是人或动物，也可以是其他材料。实验对象要合乎实验目的，例如患者必须具有同质性（无合并症），动物必须纯种、无合并疾病等。如果同质性差，研究的结论就要受到怀疑。所选实验动物对处理因素要敏感，如研究呕吐现象，一般用猫作为实验对象，因为猫对呕吐反应最敏感，且其呕吐机制与人类最为接近。应使实验动物变异小、稳定，最好用同胎或近交系动物，要有普遍的或接近人类的反应（如上述用猫研究呕吐的例子）。一般来讲，以灵长类动物作为实验对象是理想的选择，但常常不易做到。

3.实验效应

实验效应是处理因素作用于受试对象后的反应，是研究结果的最终体现，也是实验研究的核心内容，它通过实验指标来表达。如果指标选择不当，未能准确反映处理因素的作用，那么获得的研究结果就缺乏科学性。因此，选择实验指标是研究的重要环节，关系着研究的成败。选择指标要遵循客观性、特异性、灵敏性和精确性的原则。

（1）客观性：观察指标有主观指标与客观指标之分，应尽量选择客观指标。主观指标是根据患者回答或医生判断来描述观察结果，客观指标是借助仪器或通过试验等测量和检验来反映观察结果。在临床试验中，主观指标易受心理因素影响。例如，"疼痛"这个指标就很难量化。因此，应尽量选用客观的、定量的指标。

（2）特异性：为了更好地揭示所研究问题的本质，实验指标应具有一定的特异性，能反映处理因素的效应本质。特异性高的指标最易揭示处理因素的作用，不易受混杂因素干扰，可减少假阳性率。例如，甲胎蛋白（AFP）是诊断原发性肝癌比较特异的指标；血糖在糖尿病研究中是特异性较高的指标，血糖高低是诊断糖尿病的基本依据。

（3）灵敏性：指标的灵敏性是增强实验效应的一个重要方面。在实验中，应选择对处理因素反应较为灵敏的指标，使处理因素的效应能较好地显示出来。如测定某种有毒金属物质在人体各脏器中的分布，某些成分用一般的仪器不能检测到，必须用原子吸收分光光度计等灵敏性较高的仪器才能测出。又如评价某药物治疗缺铁性贫血的效果，可以选用临床症状、体征、血红蛋白、血清铁蛋白含量的变化等作为观察指标，但前三项指标作为观察指标不够灵敏，只有在缺铁较严重的情况下才会出现变化，若选用血清铁蛋白含量作为观察指标，则可使处理因素的效应充分显示出来。

（4）精确性：包括指标的准确度和精密度。准确度是指观测值与真值的接近程度，一般用回收率来表示。相同的样品取两份，其中一份加入定量的待测成分标准物质（以下简称"加标"），两份同时按相同的步骤进行分析，加标的一份所得的实测量结果减去未加标的一份所得的结果，其差值同加入标准物质的理论值之比即为样品回收率。其计算公式为

$$回收率 = \frac{加标后实测量 - 原有量}{加标量} \times 100\%$$

回收率越接近100%，说明准确度越高；反之，其准确度越低。它主要受系统误差的影响。

精密度是指重复观察时，观测值与均值的接近程度，反映随机误差的大小，用标准差或变异系数表示。如果一个指标有几种测定方法，在设计时应选择准确度和精密度都高的方法。

实验研究的目的就是获得处理因素作用于受试对象后产生的真实效应。例如，观察某降压药物对高血压患者的降压效果，降压药物为处理因素（T），下降的血压值为实验效应（e）。但在临床试验中，获得的血压下降值并非单纯是该药物的作用，患者的情绪、环境、护理情况等非处理因素（NT）往往也会对血压起干扰作用，此为非处理实验效应（S），采用"0"处理对象（即空白对照）来鉴别处理因素的效应，示意如下：

$$T + \mathrm{NT}_T \longrightarrow e + S_T$$
$$\parallel \qquad\qquad\qquad \parallel$$
$$0 + \mathrm{NT}_0 \longrightarrow 0 + S_0$$
$$\overline{\quad T \qquad\longrightarrow\qquad e \quad}$$

若实验组与空白对照的非处理因素相同，即$\mathrm{NT}_T = \mathrm{NT}_0$，那么它们产生的非处理效应也相等，即$S_T = S_0$，获得的下降血压值就是该药物的真实效应$e$，若$e \neq 0$，处理因素有效，这个模型为理想模型。但在实际情况下很难保证NT_T与NT_0完全相等，因为还存在现有科技水平尚未发现的影响因素，以及被忽视的非处理因素、实验对象的差异、测量误差等，这些都会使NT_T与NT_0不等。因此，在设置良好的对照、分层处理数据等措施后，仍不能达到$\mathrm{NT}_T = \mathrm{NT}_0$时，可以将非处理因素效应的差异看作随机误差（$E$），即$S_T = S'_T + E_1$和$S_0 = S'_0 + E_2$，则$S_T - S_0 = E$。此时可以建立如下模型：

$$T + \mathrm{NT}_T \longrightarrow e + S'_T + E_1$$
$$| \qquad\qquad\qquad |$$
$$0 + \mathrm{NT}_0 \longrightarrow 0 + S'_0 + E_2$$
$$\overline{\quad T + \mathrm{NT} \longrightarrow\qquad e + E \quad}$$

这一模型为实际实验模型。统计推断的基本思想就是以随机误差的产生为基础的，如何判断效应$e + E$是由T引起的还是由NT引起的，这就要看e与E的比重。一般来讲，实验效应$e + E$可由实验总效应差来求得，随机误差E可用标准误差的大小来估计。假设$e + E$的值不变，E越小，e就越大，说明处理因素T产生的效应就越明显，比较组的实验效应（e）就越易显示出来。这种理解可以推广到多个处理因素间的比较，即方差分析问题。随着误差项离均差平方和的进一步分解，各种因素的处理效应就能更好地显示出来。

第2节 实验误差和偏倚的控制

一、实验误差及其控制

1. 实验误差

在医学实验中，事物间的差别、内因外因的影响、样本的有限性、测定仪器的性能、实验方法本身的缺陷、操作者的技术及人们对客观事物认识的局限性等诸多原因的影响，造成了实验结果偏离客观的实际值，并且实验总是以样本反映和推断总体，样本必然存在个体差异，这也致使测得值不可能与真实值完全一致，这就是我们所说的实验误差。

误差就是实测值与真实值之差，样本统计量与总体参数之差。实验研究是通过分析差异来说明或分析实验结果的。然而，在实验中常会出现各种各样的误差，如不加以控制，就不能突出研究本身所寻求的差异。误差按来源可分为自然误差和人为误差；按可控性可分为容易控制或可避免的误差和不易控制或不可避免的误差。误差在实验中具体表现为：

（1）抽样误差：由于样本本身存在差异而造成的一种误差。由于受试对象（样本）总是具有个体差异,而抽取的样本又永远只能是总体的一小部分,所以样本与总体之间,以及各次抽取的样本之间不可能完全一致,因而造成抽样误差。生物间的个体差异引起的误差有的难以控制,不可避免。如测量同种、同龄、同性别的不同个体的血压,其数值必然存在一定的差异。但有些生物特征是可以控制的,如年龄、性别、种族、体重等生理特征。在实验中,抽样误差对实验结果有较大的影响,减小抽样误差的方法在于抽样时遵循随机化原则并适当地增加观察例数。一般来说,样本越大,抽样误差就越小。样本例数相同的情况下,计数资料的抽样误差较计量资料的大。

(2) 感官误差:是通过视觉、听觉、嗅觉和触觉等感官判定某项指标时所引起的误差。造成感官误差的因素不仅与观察时的环境条件有关,还与观察者本身的主观偏性、精神和情绪状态、健康状况及技术熟练程度等有关。例如,目测比色判定某物质的含量、针刺判定痛觉、读仪器测量结果时都可能出现误差。为减少感官误差,除要求实验室的环境条件必须稳定之外,还应采取多次观察、客观比较、多人交叉评价等方法进行判断。

(3) 条件误差:是由实验条件不同引起的误差。这种误差可由实验组与对照组的组间条件不同所造成,也可由组内各次条件变化所致。仪器设置、操作用具、室温、照明、声响、季节及饲养动物的条件等非处理因素,如控制不善就会造成非处理因素与处理因素的交叉,以致无法判定结果的差异是来自何种因素。实验组处于有利条件时,容易出现假阳性错误;处于不利条件时,容易出现假阴性错误。所以,必须在实验前把条件控制好,保持实验条件的恒定。如某一实验条件不能被完全控制,可以用随机化方法进行安排。对实验组与对照组的处理和观察均应在同一时间、同一空间内进行,既不宜一前一后,亦不宜两地分置。临床试验中若采用历史对照,那么要警惕条件误差,因为既往试验条件控制是否严格,很值得认真考虑。

(4) 分配误差:是由分组引起的误差。如观察两种药物对某种疾病的疗效,每种药物观察20例,共40例。尽管这40例的情况基本一致,也存在哪20例分入甲组、哪20例分入乙组的问题。在配对分组时,每两个患者为一个对子,一个患者分入甲组,另一个患者分入乙组,这里也有一个谁分到甲组、谁分到乙组的问题。选取动物做实验时,有人为了不加主观因素,闭着眼睛在动物笼里乱捉,先捉到的10只作为对照组,后捉到的10只作为实验组,以为这样就没有分配误差了。其实不然,先捉到的10只很可能是不甚活泼的动物,而后捉到的10只可能比先捉到的活动状况好。这样,动物的活动力就会成为实验组与对照组差异的干扰因素而造成偏差。为了避免一切因素的影响,最有效的方法是随机化,以确保较好的均匀性。

(5) 非均匀性误差:是由抽样不均匀引起的误差。按照抽样理论,对每个观察对象均应进行随机抽样,如果不严格遵守这一原则,就会使结果出现偏差。例如,进行两种药物的临床疗效观察,选取门诊与住院患者作为受试对象,任意分配至甲、乙两组,甲组门诊患者偏多,乙组住院患者偏多。观察结果,甲组优于乙组,此时很难判断究竟是甲组效果良好还是乙组由于患者病情偏重而影响了其疗效。

非均匀性误差可以采用分层抽样法加以控制。分层原理在于将性质相同的对象分为一组,即为一层。可将样本分为数层,然后对每一层进行随机抽样。这里可将门诊组分为一层,住院患者分为另一层,分别进行随机抽样。又如,要分析混合饲料中的某种成分,如何取样呢?不能随意在一堆饲料的某一部位抓一些,这样是不能代表总体的,必然出现抽样误差。正确的取样方法是，把饲料充分混合后，在不同部位4～5个点各取一些。如所需分析的饲料样本重10 g，则取约1000 g饲料，混合后，再用四分法多次取样，直到所需样本量。即把1000 g混合均匀的饲料放于一块布上，反复拉起四边混匀，从中画十字分为4份，取其中1份样，再重复上述操作，最后取10 g作分析。但这还不够，因为这时只得到一个样本，尚缺少重复（平行）样，因此，还需按上述方法再抽取1份。

抽样的总体中存在着若干影响某一指标的因素，如年龄、性别、职业等，且变异度较大，如未能选择恰当的抽样方法，可由于这些因素在各组的分布不均匀而影响分析结果，应用分层随机抽样可以减少这种误差。

（6）顺序误差：是由于实验时不改变顺序，总是按一个固定的顺序进行而引起的误差。这种误差比较隐蔽，常不被人们重视，然而有时它的影响也是相当大的。例如，抓取A、B、C三组不同病型的动物，测量某些生理指标的变化，每次总按A、B、C顺序进行，若操作者的抓取手法由重到轻，最终结果的差异就很难区分是由病型不同引起的，还是由手法轻重不同引起的。又如一位实验者最初技术操作生疏，操作时间长，准确性差，随着实验进展，操作技术逐渐熟练，偏差减少，这样将造成前后不一、顺序下降的数据波动，也属于顺序误差。为了消除顺序误差的影响，较好的办法是在任何顺序中采用随机化原则。

（7）过失误差：是由于实验者的疏忽所造成的误差。主要由下列情况引起：①实验设计时考虑不周；②实验者主观片面；③实验者粗心大意。

如分组不合理、主观地选择受试对象、实验组与对照组的条件不均衡、在实验时试管放置的顺序颠倒、编号涂抹不清、记录遗漏或错误、不按规程操作，这些错误虽较易发现和纠正，但也是常常出现的。所以，实验者必须养成科学严谨的作风。

（8）估计误差：是由研究者对观察结果进行分析和评价时所产生的误差。这种误差是研究者心理上的偏性或技术上的原因所引起的。

在实验中研究者往往非常关心实验组的结果，特别关注结果是否和原设计的预期结果相一致。在估计实验结果时，尽管实验中可能有许多缺陷，但研究者为使结果符合自己的预期，会倾向于维护这个结果。如果结果不符合研究者的预期，尽管实验比较严密，也会设法寻找问题加以否定。此外，在临床试验中研究者对受试对象（常为患者）倾向性的暗示，以及在疗效判定时的心理因素也会造成误差。例如，实验者在观察自己的手术效果时，抱有非常乐观的情绪，很可能倾向性地使试验结果的估计偏向正性结果，一旦出现负性结果，常常会主观找出很多理由，如时间短、数量不足、患者选择不当等来解释，这样造成的偏性为估计误差。

技术上的估计误差也是大量存在的。例如，观测大量X线片、病理切片或血涂片时，第一次的结果与第二、三次常常不一致。其主要原因：①技术不成熟；②标准不明确或内容复杂；③数量大、速度快，易发生偏差。避免这种误差的关键是实验者要具有实事求是的科学态度，在做记录、鉴别时，采取两人以上共同决定的办法。另外，采用对照法也可以减少估计误差。

2. 系统误差与随机误差

误差在实验中表现的形式是多种多样的。按其产生的原因与性质，可分为系统误差和随机误差两大类。

（1）系统误差（systematic error）：指在一定实验条件下，由于某种原因观测值出现偏差，这种偏差有一定的倾向性。例如，表现为恒定偏大或偏小，或周期性变化。前面提到的非均匀性误差、条件误差、顺序误差、估计误差及一些尚未发现或尚未确定的因素所致的误差均属于系统误差。系统误差是一种恒定误差，它的观测值不是分散在真值的两侧，而是带有方向性和系统性，即重复实验的观测值大部分比真值高或低。系统误差的大小和方向，在同一实验条件下是基本恒定的，当实验条件改变时，它可按照一定的规律发生变化。因此，只有改变实验条件，才能发现系统误差。

（2）随机误差（random error）：又称偶然误差，是由一系列相关实验因素的微小随机波动引起的方向不定而又可相互抵偿的误差，是在排除了系统误差后仍然存在的误差。这种误差决定了测量结果的精密度。它不像系统误差那样由一些恒定原因引起，而是由随机因素产生的。在一次测定中，随机误差的大小与方向不可预言，但在大量重复测定中，随机误差的出现具有统计规律性。由于实验者很难严格控制随机因素及实验因素的微小波动，因而随机误差无法避免，可通过增加重复次数使它降低。

随机误差与系统误差不是截然分开、固定不变的，在一定条件下可以相互转换。例如，某仪器厂生产的一批分光光度计，其中一台的读数偏低，对于一批产品来说，这台出现偏低的读数属于随机误差；但研究者使用这台分光光度计检测大批样品，其读数出现倾向性偏差则属于系统误差。在实验中发现系统误差大于随机误差时，应寻找产生的原因并加以降低与清除，若系统误差很小，可按随机误差处理。

实验中发生的错误与实验误差是完全不同的。例如，仪器故障、人为操作错误或记录差错等，只要工作细致严密，是完全可以防止和纠正的。而随机误差是不可避免的。对于系统误差，可以通过一些措施减少其来源，降低误差出现的频率。

3.误差的控制

避免和控制误差是实验设计时应该考虑的一个主要问题。常见的几种控制误差的方法如下：

（1）随机化：实验的抽样与分组必须随机化。随机化是指在对某研究总体的抽样或在实验研究过程中，使总体中的每一个研究对象都以均等的概率随机地被分配到实验组和对照组，或有同等的机会被抽到研究的样本中的一种措施。随机化的具体方法有很多，如使用计算机统计软件包或随机数字表等。

（2）均衡化：就是使实验与对照的非处理因素均衡一致。例如，饲养室有阳面和阴面，实验组和对照组的动物就不应一组一直放在阳面，而另一组一直放在阴面，需要定期轮换位置。

（3）对照原则：指在实验中应设立对照组，其目的是通过与对照组效应对比鉴别实验组的效应及其大小。在对照组与实验组中，除处理因素不同外，应该使非处理因素基本相同。医学研究中常用的对照形式有空白对照、自身对照、标准对照、实验对照、安慰剂对照、相互对照等，应该根据研究目的和研究条件等因素的不同，选择适当的对照形式。

（4）重复实验（或平行实验）：是加大样本含量并增加样本可靠性的一种手段。测定某个指标时，最少取两个平行样，如测定兔血液无机磷含量时，除了做空白对照管、标准管外，还需做样本平行测定管，将所测数据平均后作为测得的无机磷含量。如两个平行测定管得出的数据误差超过5%，则应重新测定一次，直至误差在5%内。

二、偏倚及其控制

偏倚（bias）是由某些非研究因素干扰所形成的歪曲了处理因素真实效应的偏差。偏倚指观察值与真值之间的偏离，是一种系统性误差。它是由某些较为恒定的不能准确测量的因素所造成的，可发生在研究的设计、实施和分析等各个阶段。由于某些非研究因素事先并不完全被知晓，因而偏倚只能控制而不可避免。偏倚的种类很多，大体上可以分为选择偏倚、测量偏倚和混杂偏倚三大类。

1. 选择偏倚

选择偏倚（selection bias）是由于选入的研究对象与未选入的研究对象在某些特征上存在差异而引起的误差，即由于纳入观察对象的方法不正确产生的偏倚。这种偏倚常发生于研究的设计阶段。例如，选入试验组和对照组病例的病情、年龄、性别差异悬殊，影响两组最后的试验结果。实验拟定的纳入和排除观察对象的标准不明确或不正确都可能产生选择偏倚。

防止选择偏倚的方法主要有：拟定明确的、可操作性强的研究对象选择标准；正确设立对照，贯彻随机化原则；结合研究对象的特征分层研究，如病情分轻、中、重三级，选定影响研究结果的非研究因素，将患者划分为三层，然后在各层中抽取对象，按规定的样本含量随机分配到各试验组。分层方法可有效控制选择偏倚，但分层越多，供选择的对象需要量就越大。

2. 测量偏倚

测量偏倚（measurement bias）也称观察偏倚、信息偏倚，是在观察或测量过程中造成的偏倚，由于实验过程中研究者和受试对象的主客观原因，经常可能产生这类偏倚。因而，在实验设计时必须考虑实验过程中可能出现偏倚的某些因素并采取措施加以防范，在研究总结中也应进行分析和说明，便于读者正确估计科研结论的可靠性。

测量偏倚常见的情况有：对照组的研究对象接受了处理因素的污染，造成与实验结果差值的缩小；实验组除接受处理因素外，还接受了其他有效措施或药物，扩大了实验组结果与对照组的差值；遗忘药物的不良反应，或研究对象不按实验拟定的方案执行甚至退出研究；研究者对同一研究对象测量的结果不一致等。此外，心理因素的影响不容忽视，如果研究者和研究对象知晓所接受的处理因素及观察指标的内容，往往会由于心理原因对研究结果产生倾向性偏倚。

防止这些偏倚的方法为贯彻盲法。采取研究对象不知道自己接受什么处理因素（单盲），甚至直接实施试验的研究者也不知道研究对象接受何种处理因素（双盲），有时还可采取设计者、实施者、分析者都不知道的方法（三盲），通过盲法可明显减少偏倚。定期检查研究计划的实施，培训参加研究的人员，核对结果记录。做好研究对象参与研究的思想工作和心理咨询，注重医德，保证研究对象在研究中有良好的应急措施、护理措施和相应辅助治疗作为保障，从而能积极配合。

3. 混杂偏倚

观察结果时，由于与研究因素同时并存的非实验因素的作用影响观察的结果，造成混杂因素的偏倚，简称混杂偏倚（confounding bias）。例如，许多研究表明血清甘油三酯含量与冠心病危险性有关，即甘油三酯的含量越高，冠心病的危险性越大，有的医生以此筛选危险人群，认为甘油三酯是冠心病的独立危险因素，降低甘油三酯将有助于预防冠心病。然而，研究表明冠心病还与其他因素有关，特别是血清中高含量的胆固醇和低含量的高密度脂蛋白，它们常与冠心病同时发生。但用统计学方法平衡了其他因素的作用后，甘油三酯和冠心病之间的联系就不存在了。故认为甘油三酯作为冠心病的唯一危险因素是欠妥的，这是由于其他影响因素具有混杂干扰作用。对于混杂偏倚，可在研究设计和分析阶段予以控制和处理，常用限制（将研究对象限制在一定范围，以使结果能直接用于分析）、配对和分层分析等措施综合控制。

偏倚难以避免，在采用多种措施综合控制的同时，应清醒地认识到这一点。因此，在给出科研结论和阅读他人的文献时，应持审慎态度，不能绝对化。

（裴彦江）

参 考 文 献

陈启光,陈炳为,2013.医学统计学.3版.南京:东南大学出版社.
蒋知俭,2008.统计分析在医学课题中的应用.北京:人民卫生出版社.
李康,贺佳,2018.医学统计学.7版.北京:人民卫生出版社.
刘桂芬,2007.医学统计学.2版.北京:中国协和医科大学出版社.
马斌荣,2008.医学统计学.5版.北京:人民卫生出版社.
倪宗瓒,2003.医学统计学.北京:高等教育出版社.
孙振球,徐勇勇,2014.医学统计学.4版.北京:人民卫生出版社.
颜虹,徐勇勇,2019.医学统计学.3版.北京:人民卫生出版社.

第3章 实验设计的基本原则与方法

科学研究作为一种探索未知的认知活动，必然要求有科学的研究方法，而医学领域中的科学研究由于其研究对象的复杂性，对研究方法的要求更高。实验研究是医学科学研究常用的方法之一，它是指将来自同一研究总体的研究对象随机分配到两个或多个处理组，分别给予不同的处理措施，观察比较不同处理组间效应（或结果）的差别，从而评价处理措施效果的研究方法。实验设计是实验研究中一个极其重要的环节，根据不同的实验目的进行严谨的实验设计是保证获得高质量数据的前提，同时也是进行统计分析和统计推断的基础。本章重点介绍实验设计的基本原则、基本内容及常用实验设计方法。

第1节 实验设计的基本原则

在实验研究中，为有效地控制非处理因素对实验结果的影响，获得真实可靠的研究结果，并达到经济高效的目的，实验设计应遵循对照（control）、随机化（randomization）和重复（replication）三项基本原则。

一、对照原则

1. 设立对照的意义

在实验研究中，研究者观察到的实验效应或结果是处理因素和多种非处理因素共同作用的结果，设立对照的意义在于控制非处理因素对实验结果的影响，将处理因素的效应充分显现出来。即在确定实验组的同时设立均衡可比的对照组，通过比较处理组与对照组实验效应的差异，并将该差异归因于处理措施，从而将处理措施的效应充分地显现出来。不设立对照的实验研究往往会误将非处理因素造成的效应当成处理措施的效应，从而得出错误的研究结论。

在医学实验研究中这样的实例不胜枚举。例如，20世纪20～30年代，结核病的金制剂疗法广为流行，印度医生就此发表了数以百计的论文，并曾将其作为定论编入医学教材。该疗法一直被沿用了15年，直到大量设置了对照的临床试验得出了相反的结论后，才对它作出否定的评价。又如，1927年有学者用大鼠进行实验，将一代代大鼠加以训练，使之趋光，测定每代大鼠的趋光速度，发现这种趋光速度随世代而增加，于是认为这是获得性遗传效应的例证，可该研究并未设立对照组。此后，Agar等同时设立对照组（不予训练）和处理组（给予训练）观察发现，不予训练的大鼠与训练的大鼠均有趋光速度随世代加快的现象，认为这种现象并非由于训练所致的获得性遗传效应，而是由多年的实验过程中鼠群的健康状况变化所致。再如，在研究某药物治疗普通感冒的试验中，假如不设立对照组，很难说明所观察到的效应是药物的作用还是自愈作用，因为普通感冒有明显的自愈性。由此可见，设立对照组对获得真实的研究结论至关重要。

2.对照的均衡原则

设立对照应满足"均衡"原则，才能正确显示"对照"的作用。对照的"均衡性"是指在设立对照组时，除给予的处理因素不同外，对实验效应有影响的其他因素（非处理因素）尽量保持均衡一致，且在整个实验过程中，应始终同时同地对实验组和对照组进行效应观察，即设立同期对照（concurrent control）或平行对照（parallel control）。实验组和对照组间的这种一致性越好，就越能显现出处理因素的真实效应，从而减少非处理因素对结果的影响。

例如，用评价改良法测定胃液中唾液酸类酶蛋白的含量时，要求受试者的健康状况相同，采集标本的方法与时间一致，不同的只是实验组用改良法测定，对照组用原方法测定，只有这样，测定结果才具有可比性。又如，在进行甲肝疫苗预防甲肝的流行病学效果评价时，选择甲社区作为试验组（接种疫苗），乙社区作为对照组（不接种疫苗或给予安慰剂），两个社区居民的生活卫生条件相差很大。试验结束，出现试验组甲肝发生率比对照组低的结果，并且差异有统计学意义。但这一有差异的结果究竟是接种甲肝疫苗的作用，还是生活卫生条件不同造成的？如果试验组生活卫生条件比对照组差，即使接种疫苗有效，也可能被生活卫生条件这一因素所掩盖，出现低估接种疫苗作用的结果。反之，则出现高估接种疫苗的结果。因此，当两个社区的基本条件不一致时，最好将每个社区分成两个组进行试验研究。如因样本量不足，需扩大到几个社区开展研究，可将每个社区分为试验组和对照组进行，最后将各社区试验组和对照组的结果分别汇总比较，这样才可达到均衡可比的效果。

3.对照的形式

对照有多种形式，可根据不同的研究目的和对重要的非处理因素的控制来选择。常用的对照形式有以下几种：

（1）空白对照（blank control）：即对照组不施加任何处理因素，它所体现的是非处理因素的效应。空白对照在动物实验及实验室方法学研究中常被采用。如在探讨微量元素锌对小鼠生长发育影响的实验中，实验组加锌，对照组不加锌，然后对比两组小鼠的增重情况。又如观察某种新研制的疫苗预防某种传染病的效果，试验组的研究对象接种该疫苗，对照组不接种该疫苗，也不接种任何免疫制品，实验因素完全是空白的，最后对比两组的血清学和流行病学效果指标。空白对照虽然简单易行，但在以人作为研究对象的临床试验中却较少采用，因为不给予患者任何治疗措施会涉及伦理问题，而且空白对照容易引起试验组与对照组在心理上的差异，从而影响实验结果的真实性。

（2）安慰剂对照（placebo control）：对照组采用一种无药理作用的伪药物，该药物的剂型、形状、大小、重量、颜色、气味及处置措施，均不能被受试者和研究者识别和知晓，该药物称为安慰剂（placebo）。使用安慰剂的目的在于控制受试者和研究者心理因素对试验结果造成的影响，并提高受试者的依从性，但在使用时要注意伦理学问题，同时做好保密工作。一般情况下，此类对照适用于所研究疾病尚无有效药物治疗，并且使用安慰剂对受试者无不利影响或影响较小的疾病研究。而对于急、重性疾病的研究则不宜使用该对照。

（3）实验对照（experimental control）：在多数情况下，只有空白对照常常不能控制影响实验结果的全部因素，此时应采用与实验组操作条件一致的对照措施，即对照组不施加处理因素，但施加某种与处理因素有关的实验因素，此为实验对照。例如，在观察赖氨酸添加的实验中，试验组儿童的课间餐为添加了赖氨酸的面包，对照组为不添加赖氨酸的面包。这里面包是与处理有关的实验因素，两组儿童除了面包中有无添加赖氨酸外，其他条件一致，当两组均衡可比时，才能正确地显示和分析赖氨酸的作用。再如，观察某种中草药预防学生流感的效果，试验组服用该中草药，并且每天对教室进行消毒和换气，对照组虽然不服用该中草药，但也应和试验组一样每天对教室进行消毒和换气，以此保证组间的均衡性。

（4）标准对照（standard control）：又称已知因素对照或阳性对照，指用现有的标准方法（标准值）或常规方法（正常值）作对照。例如，在对某种新药（新疗法或新诊断技术）进行疗效观察时，可采用目前已有的有确切疗效的药物（疗法或标准诊断技术）作为对照，通过这种对照方式来评价新药（新疗法或新诊断技术）的价值和效果，该方法可较好地解决空白对照或安慰剂对照中不给予患者任何治疗措施的伦理学问题。再如，某试验效应的指标为脉搏时，以正常值72次/分作对照，即为标准对照。

需要注意的是，仅用现有的标准值、参考值或文献报道的方法作为对照，而不设立同期对照的做法实际上是不提倡的，因为实验条件不一致常常会影响对比效果，并违背了同期对照的原则。

（5）自身对照（self-control）：指对照措施与实验措施在同一受试对象的不同部位或不同阶段进行，通过比较实验结果的差异来说明处理因素的作用。例如，受试者用药前与用药后的对比。自身对照简单易行，使用广泛，但在不同阶段给予不同处理的研究中，时间因素的作用难以排除，因此常常需要另外设立一个平行的对照组，或通过交叉设计的方法实现各组时间因素的可比性。

（6）相互对照（mutual control）：指不另外设立对照组，而是各实验组间（或不同水平）互为对照。如几种药物（几种方案）治疗同一疾病，几种药物（几种方案）可互为对照，以比较药物（方案）的疗效。如采用三种不同的药物治疗原发性高血压的动物实验中，三组间互为对照，从中找出治疗高血压的最优药物。

4. 设立对照时需注意的几个问题

（1）历史对照：当在实验研究中将自己或他人既往的研究结果作为对照时，应特别注意资料的可比性。如不同研究者报道的不同时期结直肠癌手术切除率和死亡率，只能说明随着手术方法的改进该病的死亡率在下降，并不能以此得出某种手术方法优于另一种手术方法的结论，因为在不同条件下，不同时间和不同医生所做的手术很难放在一起比较，且不同研究中研究对象的特征和样本量均有很大差异，可比性较差，研究结果仅能作为部分参考。一般情况下，不主张采用历史对照。除非影响实验效应的因素极小，评价指标非常明确，才能采用历史对照。

（2）多余对照：如在研究时，已知新旧两种抗生素都是有效的，但并不清楚二者疗效的程度、治愈期的长短及不良反应有何不同，此时只需进行新旧两种药物的比较即可解决，若再设立空白对照组就是多余的。但如果事先并不了解某一新药有无疗效，这时必须设立空白对照组，以判断药物的疗效是偶然产生的还是药物本身的作用。

（3）对照不足：如某研究探讨A药联合B药对胃癌细胞的影响，设置了空白对照组、高中低三个剂量的A药实验组、高中低三个剂量A药联合固定剂量的B药实验组。而研究者的目的在于探究A药和B药两因素的单独作用及两因素的联合作用。从设计中可看出该研究缺少B药实验组，无法很好地区分B药的单独作用与A药和B药的联合作用，建议采用析因设计，即同时增设高中低三个剂量的B药实验组。

此外，实验研究中还可能存在对照设立不当、误用空白对照、误用自身前后对照、对照样本量不当等问题。

二、随机化原则

前已述及，实验组和对照组除处理因素不同外，其他非处理因素最好是完全一致、均衡可比的。但在实际研究中，不可能做到组间非处理因素完全一致和绝对均衡，只能做到基本一致和均衡。实验研究中能使两者趋于一致或均衡的另一重要手段就是随机化。"随机"不等于"随便"或"随意"，随机的概念常常被误解和滥用。随机化是指在抽样研究中，总体中每个单元（个体）都有同等的机会被研究者抽取为样本；在实验研究中，每一个受试对象被分入对照组还是实验组，完全由机遇决定，并非由研究者主观意愿决定。随机化分组的实质就是每一个受试对象都有同等的机会进入实验组或对照组。随机化不仅能使大量难以控制的非处理因素在各实验组和对照组间尽可能保持均衡，也是对样本数据进行统计推断的前提。随机化主要体现在以下三个方面：

（1）随机抽样：指从符合要求的研究对象中随机抽取一定数量的个体作为受试对象，即每个符合要求的研究对象被抽取的机会相等。随机抽样能保证所得样本具有代表性，实验结论具有普遍性。但当总体为无限总体时很难实现随机抽样，因为难以明确抽样框。

（2）随机分配：指将纳入实验的受试对象随机分配到各处理组，且每个受试对象被分配到各组的机会相等。随机分配可使一些难以控制的非处理因素在各组间尽可能保持均衡，以提高组间可比性。

（3）实验顺序随机：指每个受试对象先后接受处理的机会相等，使实验顺序对各组效应的影响也达到均衡。

随机化的具体方法详见本章第3节。

三、重复的原则

重复是指在相同实验条件下进行多次实验或观察，以提高实验结果的可靠性，广义来讲，包括以下三方面的含义：

（1）实验本身的重复：指在相同的实验条件下整个实验可以重现。不可重复的实验缺乏科学性。

（2）对多个受试对象进行实验：指要求处理组与对照组的受试者要有一定的数量，即样本含量大小的问题。对多个受试对象进行实验，可以避免把个别现象误认为普遍情况，把偶然现象当成必然规律，从而将实验结果错误地推论到总体。因此，实验研究必须达到足够的样本含量。

（3）对同一受试对象的重复观测：对同一受试对象的重复观测可保证研究结果的可靠性。比如测量血压时可对同一受试对象重复测量3次，取3次测量的平均值作为测量结果。

"重复"最主要的作用是估计变异的大小。随机抽样虽然能在很大程度上抵消非处理因素所造成的误差，但不能完全消除它的影响。通过重复观测多个受试对象能够估计受试对象之间的变异性。重复的另一作用是降低随机误差，随机误差的大小与重复次数的平方根成反比，重复次数越多，随机误差越小。

第2节 实验设计的基本内容

实验设计的内容按照受试对象和研究领域的不同而有所不同，但基本内容大体一致，主要包括明确研究目的或研究假设、确定受试对象和样本含量、确定处理因素及随机化分组方案、确定观察指标和测量方法等。由于实验研究的主要目的在于阐明处理因素对实验对象所产生的效应，所以受试对象（实验对象）、处理因素和实验效应这三个基本要素对于实验设计至关重要。本节主要从以下几方面做简要介绍。

一、明确研究目的

实验研究设计首先应说明研究目的或研究假设，即研究想要解决什么问题。实验设计必须围绕研究目的安排各个环节，拟定研究计划，并采取措施控制各种非处理因素的影响，以确保研究结果可以对研究目的作出确切的回答。需要注意的是，不要试图通过一次实验研究回答过多的问题，或在研究目的尚不明确的前提下盲目开始实验研究。此外，应当分清研究的主要目的和次要目的，主要目的是该研究所要解决的主要问题，次要目的是对研究结果的补充和完善。比如，在研究某药治疗原发性高血压的一项临床试验中，主要目的是确定该药治疗高血压的疗效和安全性，次要目的是了解该药对不同年龄段高血压患者的疗效是否相同。

二、确定受试对象和样本含量

1. 明确受试对象

受试对象是实验设计的基本要素之一。实验研究中常见的受试对象有细胞、动物、患者、健康人群等。受试对象是根据研究目的确定的处理措施作用的基本单位，受试对象的选择是否合理会直接影响研究结果的真实性和代表性。选择受试对象应有明确的纳入标准（inclusion criteria）和排除标准（exclusion criteria）。选择时应注意以下几点：①受试对象应对处理因素敏感，且反应稳定；②受试对象应具有同质性和代表性，使研究结果具有普遍性和推广性；③选择受试对象时应排除对处理措施可能产生不良反应的特殊人群。

2. 估计样本含量

明确受试对象的数量即估计样本含量。一般来说，样本量越大即重复次数越多，则越能反映变异的客观真实情况，但是实际研究中样本量并非越大越好。样本量过大会造成浪费，甚至难以完成；而样本量过小，处理因素的效应常被个体变异遮掩而无法表现出来。因此，正确估计实验所需的样本量至关重要。

样本含量一般要根据实验研究的主要观察指标来确定，估计样本含量时需要的参数包括：①容许误差δ，即所比较的两个总体参数间的差值，如$\delta = \mu_1 - \mu_2$或$\delta = \pi_1 - \pi_2$；②总体

变异度 σ，常以样本标准差 s 估计；③检验水准 α，即 I 类错误的概率，一般取 0.05 或 0.01；④检验效能（$1-\beta$），即把握度，通常取 0.80 或 0.90，一般不宜低于 0.80，否则易出现假阴性的结果。

医学实验研究类型较多，不同的研究类型可能会采用不同的样本含量估计方法。下面介绍几种常用的样本含量估计方法：

（1）单样本均数比较的样本含量估计

$$n=\left[\frac{(z_\alpha+z_\beta)\sigma}{\delta}\right]^2 \tag{3-1}$$

式中：n 为所需样本含量，σ 为总体变异度，可用样本标准差 s 作为估计值，δ 为容许误差，z_α 为指定检验水准 α 对应的单侧 z 值，若为双侧检验则应改为 $z_{\alpha/2}$，z_β 为指定 II 类错误 β 对应的单侧的 z 值，z_α 和 z_β 可以 t 分布中对应的 t_α 和 t_β 作为估计值，可通过 t 界值表（$v=\infty$）查得。

此外，配对设计假设检验的目的在于考察配对数据差值的总体均数与 0 之间是否有差异，与单样本设计均数的比较本质上并无差别，其样本含量估计公式与单样本设计的样本含量估计公式非常类似，只需把 σ 换为 σ_d，即配对对子差值总体的标准差。

例 3.1 用某药治疗硅肺患者，估计可增加尿中硅的排出量，其标准差为 2.5 g/L，若要求以 $\alpha=0.05$，$\beta=0.10$ 的概率，能辨别出尿中硅的排出量平均增加 1 g/L，问需要选择多少硅肺患者？

本例 $\delta=1$，$s=2.5$，单侧 $\alpha=0.05$，$z_{0.05}=1.645$，$\beta=0.10$，$z_{0.10}=1.282$，代入式（3-1），得

$$n=\left[\frac{(1.645+1.282)\times 2.5}{1}\right]^2=53.5，取 54$$

再以尝试法 $n=54$，$v=54-1=53$，查 t 界值表，得单侧 $t_{0.05,53}=1.674$，

$$n=\left[\frac{(1.674+1.282)\times 2.5}{1}\right]^2=54.6，取 55$$

依此类推，直至样本例数稳定。

（2）两样本均数比较的样本含量估计

1）两组样本含量相等时

$$n_1=n_2=2\times\left[\frac{(z_{\alpha/2}+z_\beta)\sigma}{\delta}\right]^2 \tag{3-2}$$

2）两组样本含量不等时

$$N=\left[\frac{(z_{\alpha/2}+z_\beta)\sigma}{\delta}\right]^2(Q_1^{-1}+Q_2^{-1}) \tag{3-3}$$

式中：n_1 和 n_2 分别为每组样本含量，N 为两组样本之和，$N=n_1+n_2$；Q_1 和 Q_2 为样本比例，$Q_1=n_1/N$，$Q_2=n_2/N$，$Q_1+Q_2=1$，其余符号意义同前。

例 3.2 某研究比较两种催眠药的效果，受试对象服甲药后平均入睡时间为 40 分钟，

服乙药后平均入睡时间为25分钟，两药入睡时间合并标准差s_C为30分钟，若使两药差别具有统计学意义（$\alpha=0.05$，$\beta=0.10$），正式试验需要多少人？

本例$\delta=40-25=15$（分钟），$s_C=30$（分钟），双侧$\alpha=0.05$，$z_{0.05/2}=1.960$，$\beta=0.10$，$z_{0.10}=1.282$。代入公式（3-2），得

$$n=2\times\left[\frac{(1.960+1.282)\times 30}{15}\right]^2=84.1$$

查两样本均数比较（t检验）时所需的样本例数表，双侧$\alpha=0.05$，$1-\beta=0.90$，$\delta/s=15/30=0.5$，得$n=84$。与计算结果相似。

按式（3-1）、式（3-2）算得的n是基于正态近似原理，一般较查表法（基于t检验原理）的结果偏少1～2例，有学者主张对上述结果再加1～2例作为校正。

（3）两样本率比较的样本含量估计

1）两组样本量相等时

$$n_1=n_2=\left[\frac{z_{\alpha/2}\sqrt{2\pi(1-\pi)}+z_\beta\sqrt{\pi_1(1-\pi_1)+\pi_2(1-\pi_2)}}{\delta}\right]^2 \quad (3-4)$$

2）两组样本量不等时

$$N=\left[\frac{z_{\alpha/2}\sqrt{\pi(1-\pi)(Q_1^{-1}+Q_2^{-1})}+z_\beta\sqrt{\pi_1(1-\pi_1)/Q_1+\pi_2(1-\pi_2)/Q_2}}{\delta}\right]^2 \quad (3-5)$$

式中：n_1和n_2分别为每组样本含量，N为两组样本之和，$N=n_1+n_2$；Q_1和Q_2为样本比例，$Q_1=n_1/N$，$Q_2=n_2/N$，$Q_1+Q_2=1$。π为总体率，$\pi=Q_1\pi_1+Q_2\pi_2$，$\delta=\pi_1-\pi_2$，其余符号意义同前。

例3.3 某医院试用甲、乙两药治疗冠心病，初步得出甲药显效率为67%，乙药显效率为39%，问若使两药疗效差别有统计学意义，$\alpha=0.05$，$\beta=0.10$，正式试验时每组需要观察多少患者？

本例$p_1=0.67$，$p_2=0.39$，$p=(0.67+0.39)/2=0.53$，双侧$z_{0.05/2}=1.960$，单侧$z_{0.10}=1.282$，代入式（3-4），得

$$n=\left[\frac{1.960\sqrt{2\times 0.53\times(1-0.53)}+1.282\sqrt{0.67\times(1-0.67)+0.39\times(1-0.39)}}{0.67-0.39}\right]^2=64.7$$

或查表，$\alpha=0.05$，$\beta=0.10$，$1-\beta=0.90$，$\delta=p_1-p_2=0.67-0.39=0.28$，得$n=65$，故可认为每组需要观察65人。

另外，多个样本均数比较、配对两样本率比较、多个样本率比较等均有相应的样本含量估计方法，请读者参阅相关统计学书籍。

三、确定处理因素

处理因素又称受试因素，是研究者根据研究目的施加于受试对象的特定实验措施。处理因素可以是物理因素、化学因素或生物因素，可为单个或多个，每个因素可设定多个不

同的水平，具体可分为单因素多水平和多因素多水平。但是，一次实验中处理因素不宜过多，否则整个实验难以控制。在确定处理因素时应注意以下两点：

1.明确处理因素和非处理因素

处理因素是研究者重点关注的研究因素。研究时还需明确非本次研究所关注的因素，但也可能对实验效应产生影响的因素，即非处理因素。有些因素会干扰处理因素与实验效应间的关系，这些因素被称为非处理因素或混杂因素（confounder）。如观察某化疗方案对肿瘤患者预后的影响时，若试验组和对照组患者的肿瘤分期不同，肿瘤分期就会干扰该化疗方案的疗效分析。处理因素通常是由研究者根据研究目的确定的，而非处理因素通常取决于受试对象自身，如年龄、性别、经济收入、疾病的严重程度等。一项优良的实验研究设计，应当充分控制混杂因素的干扰，从而突出处理因素的效应。

2.处理因素标准化

实验研究过程中，对同一处理组受试对象的处理措施应当始终保持不变，尤其是在一些多中心实验研究中，处理措施的施加方式、强度、频率和持续时间等均应始终保持一致，否则将会影响实验结果的稳定性。

四、确定观察指标

实验效应是实验研究设计的三要素之一，是指在处理因素的作用下受试对象的反应或结局。实验效应一般需要通过观察指标或指标的动态变化来体现。选择观察指标时，应注意充分考虑客观性、准确度和精密度、灵敏度和特异度等方面。好的观察指标应该是既准确又精密，高灵敏度且高特异度，实际工作中，需兼顾灵敏度和特异度，做好权衡。有关实验效应观察指标的选择与确定详见本书第2章第1节。

五、选择实验设计方法

研究者可根据具体的研究目的、处理因素的个数和水平，以及人力、物力、时间资源选择合适的实验设计方法，常用的实验设计方法将在本章第3节详细介绍。

第3节 常用实验设计方法

实验设计主要是对实验中的处理因素进行合理的安排，提高实验效率，以最经济的方式达到研究目的。实验设计的方法很多，研究者可根据研究目的、处理因素的多少，并结合专业要求选择合适的设计方案。实验研究设计按处理因素的多少可分为单处理因素设计和多处理因素设计。以下是几种常用的实验设计方法。

一、完全随机设计

完全随机设计（complete randomized design）是一种考察单因素两水平或单因素多水平效应的实验设计方法，又称"单因素设计"。

1. 完全随机设计的原理

完全随机设计是将同质的受试对象采用完全随机化（也称简单随机化）的方法分配到各个处理组或对照组中，观察各组的实验效应，各对应处理组和对照组的实验对象组成的是相互独立的随机样本。完全随机设计的研究因素只有一个，可以有两个或两个以上的水平，是一种最简单的实验设计方法。

2. 随机化分组方法

用于随机化的工具有多种，较常用的是随机数字表。举例说明如下：

例3.4 设有小鼠15只，试用随机数字表将它们分为3组。具体包括3个步骤。①编号：将15只小鼠按体重由小到大依次编号为1、2、3、…、15。②取随机数字：每只小鼠的随机数字可以是一位数，也可以是两位数或三位数，但一般与小鼠总数的位数相同。然后在某随机数字表内任意确定一行，如本例确定从第10行第1个数字开始，依次抄录15个数字，将它们录于动物号下面。按随机数字从小到大的顺序编出序号，如果遇到随机数字相同，则先出现的为小。③确定分组：按预先规定，将随机数字对应序号为1～5者分入A组、6～10者分入B组、11～15者分入C组，结果列入表3-1中。

表3-1　15只小鼠完全随机分组结果

小鼠编号	1	2	3	4	5	6	7	8	9	10	11	12	13	14	15
随机数字	58	71	96	30	24	18	46	23	34	27	85	13	99	24	44
序号	11	12	14	7	4	2	10	3	8	6	13	1	15	5	9
分组	C	C	C	B	A	A	B	A	B	B	C	A	C	A	B

最后，三组小鼠分组结果为：A组编号5、6、8、12和14，B组编号4、7、9、10和15，C组编号1、2、3、11和13。

3. 完全随机设计的优缺点

该方法简单、灵活，易于理解和实施。由于它是将同质的受试对象用完全随机化的方法分配到各处理组和对照组，如果某个实验对象发生意外而出现数据缺失，其信息损失小于其他设计，对数据的处理影响不大。但是，这种实验设计的基本要求是受试对象同质，当样本量较小时，仅用随机化的方法对各处理组的非处理因素进行均衡，组间均衡性较差。例如，在例3.4中，依据随机数字表的第10行取随机数字，正好前三个数字为较大的三个数，分别是58、71和96，那么小体重的3只小鼠均被分入C组，这可能在一定程度上影响组间的均衡性。因此，该设计一般用于受试对象同质性较好的情况，当受试对象的异质性较大时，不提倡使用。

二、配对设计

配对设计（paired design）是将受试对象按一定条件或因素配成对子，再将每对中的两个个体随机分配到不同的处理组。

1. 配对设计的原理

由于实验研究中随机误差是不可避免的，当个体与个体的差异不均衡时，可将那些个体之间差异较小的研究对象配成若干对子，用于配对的因素应为可能影响实验结果的主要混杂因素，以降低实验误差。每对中的两个对象再用随机的方法分配到处理组或对照组，这样即保证了非处理因素对实验组和对照组的干扰尽可能相同或相近，以达到提高组间均衡性和实验效率的目的。

在动物实验中，常将同种属、同窝别、同性别、体重相近的两只动物组成对子，再用配对随机化的方法将每对动物分配到实验组或对照组中。临床试验研究中，常将性别相同，年龄、职业相近，病情严重程度、疾病类型（临床分期）相同或相近的两名患者配成对子，再用配对随机化的方法将对子中的两名患者分配到试验组或对照组中。如此，可保证各组受试对象的齐同可比，增加处理组间的均衡性，提高实验效率。

2. 随机化分组方法

以下通过例3.5说明配对随机化的分组方法。

例3.5 有16只大鼠，已按性别相同、体重相近等要求配成8对，试将这8对大鼠随机分为甲、乙两组。具体包括3个步骤。①编号：将16只大鼠编号，第1对大鼠中的第1只编为1.1，第2只编为1.2，余类推。②取随机数字：从随机数字表中任意指定一行，比如取第6行，横向抄录16个随机数字于大鼠编号下方。③确定组别：事先规定，每一对中随机数字小者序号为1，对应于甲组，大者序号为2，对应于乙组。结果见表3-2。

表3-2　8对大鼠随机化分组结果

大鼠编号	1.1	1.2	2.1	2.2	3.1	3.2	4.1	4.2	5.1	5.2	6.1	6.2	7.1	7.2	8.1	8.2
随机数字	93	22	53	64	39	07	10	63	76	35	87	03	04	79	88	08
序号	2	1	1	2	2	1	1	2	2	1	2	1	1	2	2	1
分组	乙	甲	甲	乙	乙	甲	甲	乙	乙	甲	乙	甲	甲	乙	乙	甲

最后，8对大鼠的分组结果为：甲组编号1.2、2.1、3.2、4.1、5.2、6.2、7.1和8.2，乙组编号1.1、2.2、3.1、4.2、5.1、6.1、7.2和8.1。

3. 配对设计的优缺点

配对设计中，对受试对象的配对随机化分配方式属于分层随机化的一种，即先对可能影响实验结果的主要混杂因素进行分层，然后在每一层内进行完全随机化，这也是配对设计比完全随机设计更能提高组间均衡性的原因。它可以事先对影响实验结果的因素或条件取得尽可能的均衡，以降低实验误差，提高实验的准确度。配对设计也可以扩展到空间、时间等诸多方面。如同一受试对象实验前后（或治疗前后）进行比较，糖尿病患者注射胰岛素前后的血糖浓度变化，属自身配对（前后对照），但两次测定的时间不能相隔太久，否则可能由于时间因素的影响而不符合配对的含义。再如肺结核患者的痰液培养，同一患者的痰液标本可用甲、乙两种方法培养，也属于自身配对（同时对照）。

配对设计的缺点就在于当严格控制配对条件时，在配对过程中容易出现配对失败或配对欠佳，反而降低了研究效率，还可能延长试验时间。因此，在临床工作中，配对条件不能过多、过严，否则难以按照研究要求完成试验对象配对。

三、配伍组设计

配伍组设计（randomized block design）是田间设计在医学实验设计中的应用。田间设计是将实验的田地分成 n 个小块（block，区组），每一区组又分为若干单元，每个单元所接受的处理是随机的，这样同一区组内单元间的差异小于不同区组单元间的差异。此设计既可分析处理因素的作用，也可分析区组（田块）的影响，以此提高实验效率。此设计由于是先将受试对象分成若干个区组，后进行随机分配，所以也称随机区组设计或区组设计。

1. 配伍组设计的原理

在医学实验设计中，配伍组设计的具体做法是先将受试对象按非处理因素相同或相近的原则（如实验动物的性别、月龄、病情等对实验结果有影响的因素）组成 b 个配伍组（或称区组），然后将每个配伍组中包含的 k 个受试对象随机分配到 k 个处理组，分别给予不同的处理。在设计时要遵循"区组内差别越小越好，区组间差别越大越好"的原则。

例如，为了比较氟康唑（A）、酮康唑（B）、伏立康唑（C）、大蒜素（D）四种不同注射液对深部真菌感染的临床疗效和安全性，可将深部真菌感染的20例患者按性别、年龄、病情、病程等因素相似的原则，4例患者组成一个配伍组，这样每个配伍组有4例受试患者，每个患者接受不同的注射液（处理），而每种注射液都有不同区组的患者接受注射，即处理数为4、重复数为5的配伍组设计。根据实验结果可以比较得出不同注射液间及不同配伍组间的差异是否有统计学意义。

2. 随机化分组方法

通过例3.6说明配伍组随机化的分组方法。

例3.6 氟康唑、酮康唑、伏立康唑和大蒜素四种不同注射液分别以A、B、C、D代表。具体包括3个步骤。①编号：将20例深部真菌感染的患者按疾病种类、性别、年龄、病情、病程等因素相似的原则依次排列编号，其中1～4号为第1配伍组，5～8号为第2配伍组，9～12号为第3配伍组，13～16号为第4配伍组，17～20号为第5配伍组。②取随机数字：由随机数字表中依次抄下20个数字。将同一配伍组中的4个数字依次由小到大排序。③确定组别：按照事先规定，序号1、2、3、4分别对应于A、B、C、D四个处理组。各配伍组患者分配结果见表3-3。

表3-3 各配伍组患者分配结果

配伍组号	1				2				3				4				5			
患者编号	1	2	3	4	5	6	7	8	9	10	11	12	13	14	15	16	17	18	19	20
随机数字	19	36	27	59	46	13	79	93	37	55	39	77	32	77	09	85	52	05	30	62
序号	1	3	2	4	2	1	3	4	2	3	1	4	2	3	1	4	3	1	2	4
分组	A	C	B	D	B	A	C	D	B	C	A	D	B	C	A	D	C	A	B	D

20例患者的随机分配结果：注射A注射液的患者是1、6、9、15和18号；注射B注射液的是3、5、11、13和19号；注射C注射液的是2、7、10、14和17号；注射D注射液的是4、

8、12、16和20号。

3. 配伍组设计的优缺点

配伍组设计本质上是配对设计的扩展,在随机分组前先有一个设置配伍组(区组)的过程,且配伍条件是除实验因素外的其他主要非处理因素基本一致,这样保证了每个配伍组内受试对象的同质性较好,处理组间的均衡性较好。与完全随机设计相比,配伍组设计更容易揭示处理因素的真实效应,所以实验效率较高。配伍组设计研究所得数据的统计分析也较简易,它不仅可分析处理组间有无差别,还可分析各配伍组间的差别,回答的问题比完全随机设计要全面。但是,该类型设计中,如果一个区组内的受试对象发生意外,整个区组只好被放弃或者采取不得已的缺项估计;而且该设计在数据分析时有一个假定,即配伍组因素与处理因素间不存在交互作用,故不能进行交互作用分析。

四、交叉设计

交叉设计(cross-over design)是自身配对设计基础上的双因素设计,是一种特殊的自身对照设计,它按事先设计好的实验顺序,在不同时期给予受试对象不同的处理。

1. 交叉设计的原理

如某研究欲探讨A、B两种药物的疗效,将同质性较好的受试对象随机分为甲、乙两组,甲组先服A药后服B药,乙组先服B药后服A药,观察两组疗效。由于处理因素A和B处于先后两个实验阶段的机会是相等的,因此控制了实验顺序的影响,而且可将处理因素之间的差别与时间先后之间的差别拆分开来进行分析。此设计方法尤其适用于一些药物或疗法对慢性病短期症状的改善或疗效的研究,或应用于某些临床试验研究的早期阶段。如抗炎药物对关节炎的疗效研究,某些药物或疗法对高血压或支气管哮喘的疗效研究。但不宜用于具有自愈倾向或病程较短的疾病的疗效研究。

应用交叉设计时需注意的是,其基本前提是各处理因素间不能互相影响,即受试对象在接受第二种处理时,不能残留前一种处理的剩余效应。因此,两种处理因素之间应设适当的时间间隔,即清洗阶段(或称洗脱期),该阶段的长短取决于处理因素在受试者体内的衰减程度,一般要求不少于药物的5个半衰期。此外,为提高受试者的依从性,应尽可能采用盲法观察,以避免各方带来的偏倚。

2. 交叉设计的分组方法

通过例3.7说明交叉设计的分组方法。

例3.7 以A、B两种药物治疗支气管哮喘患者16例,试用交叉设计的方法比较两种药物的疗效(按两组交叉分组方法)。

具体包括3个步骤。①编号:将16名患者依次编号为1、2、3、…、16号。②取随机数字、确定组别:应用随机数字表将16例患者随机分到甲、乙两组,方法同"完全随机设计"。③确定用药顺序:预先确定甲、乙两组的用药顺序,规定甲组试验顺序为第一阶段(4周)服用A药→停药2周(清洗阶段)→第二阶段(4周)服用B药,乙组试验顺序为第一阶段(4周)服用B药→停药2周(清洗阶段)→第二阶段(4周)服用A药,见表3-4。

上述交叉设计中,由于处理因素(A药和B药)和时间因素(第一阶段和第二阶段)均只有两个水平,故称为2×2交叉设计,也是最简单的交叉设计类型。若要进行三种处理

表3-4　16例支气管哮喘患者随机分组结果

患者编号	1	2	3	4	5	6	7	8	9	10	11	12	13	14	15	16
随机数字	38	64	43	59	98	98	77	87	68	07	91	57	67	62	44	40
序号	2	9	4	7	15	16	12	13	11	1	14	6	10	8	5	3
组别	甲	乙	甲	甲	乙	乙	乙	乙	乙	甲	乙	甲	乙	甲	甲	甲
用药顺序	AB	BA	AB	AB	BA	BA	BA	BA	BA	AB	BA	AB	BA	AB	AB	AB

因素的比较，可采用三阶段交叉设计，即分别按ABC、BCA和CAB的顺序进行实验。此外，还有一些更为复杂的交叉设计，因实际工作中较少使用，故在此不作详述。

3.交叉设计的优缺点

交叉设计的优点：①节约样本量；②能够控制时间差异和个体差异对实验结果的影响，故实验效率较高；③每个受试对象均接受了不同的处理，利益被均等地考虑。其缺点也是显而易见的：①每种处理的持续时间不宜过长，否则会导致整个试验周期延长，受试对象容易中途退出试验；②一旦受试对象中途退出试验，将会造成后续数据的缺失，增加统计分析的难度。

五、拉丁方设计

前述几种实验设计方法，或者只涉及处理因素，或者增加了配对或区组因素，或者在完全随机设计的基础上增加了实验顺序因素。当一项设计中同时包括处理因素、区组因素和顺序因素时，比较适用的设计就是拉丁方设计（Latin-square design）。

1.拉丁方设计的原理

拉丁方设计实际是在随机区组设计的基础上发展起来的一种三因素（处理因素、顺序因素、区组因素）设计。按拉丁方的字母、行和列安排处理因素及影响因素的实验为拉丁方实验，其特点是必须成套安排实验，以4×4为例，即要求4种处理水平、4种顺序和4个区组无重复。

2.拉丁方设计的方法

拉丁方是指由拉丁字母组成的正方形排列，即r个拉丁字母排列成r行r列的方阵，使得每行每列中的每个字母都只出现一次，每一行、列不容许有重复字母。拉丁方有一些基本类型，如3×3、4×4、5×5、6×6等，这样的方阵称r阶拉丁方，或称$r×r$拉丁方。如下图：

```
                              A B C D E F
        A B C D                B C F A D E
        B A D C                C F B E A D
        C D B A                D E A B F C
        D C A B                E A D F C B
                               F D E C B A

        4×4拉丁方                6×6拉丁方
```

在拉丁方设计中，拉丁方的字母、行和列分别安排处理因素及影响因素。因此，拉丁方设计必须是包含3个因素的实验，且3个因素要求均有r个水平。下面结合实例介绍拉丁方实验设计的基本步骤。

拉丁方的水平是多次的，不同水平的排列可以有多种形式的变化。如3×3的拉丁方有12种排列方法，4×4的有576种，5×5的有161 280种。

例如：研究某病病型、年龄和疗法3种实验因素的关系。3种因素各自有3个水平。

病型：　　急性　　　亚急性　　　慢性
年龄：　　老年　　　中年　　　　青年
疗法：　　A法　　　B法　　　　C法

	老年	中年	青年
急性	A	B	C
亚急性	B	C	A
慢性	C	A	B

现以6×6的拉丁方设计为例来说明如何进行受试对象的随机化。

例3.8 研究某扩散因子接种家兔的效果。将扩散因子以不同的接种顺序接种于不同窝别的家兔皮肤的不同部位，以皮肤出现的水疱面积为效果评价指标。试做拉丁方设计。具体步骤如下：

（1）选择并确定需考察的因素和水平。本例所考察的因素及其水平分别为：接种顺序，其水平记为Ⅰ～Ⅵ；接种位置，记为A～F；家兔窝别，记为1～6。

（2）按因素的水平数r选定基本拉丁方。本例r=6，应选6×6拉丁方。

（3）将基本拉丁方随机化。其方法为用随机数字表来随机化，将基本拉丁方作整行、整列调换。

```
A B C D E F              A B C D E F              D B C A E F
B C F A D E              D E A B F C              B E A D F C
C F B E A D  第2行与     C F B E A D  第1列与     E F B C A D
D E A B F C  第4行交换   B C F A D E  第4列交换   A C F B D E
E A D F C B              E A D F C B              F A D E C B
F D E C B A              F D E C B A              C D E F B A
```

（4）规定字母、行、列所代表的因素和水平。本例字母为接种顺序，行为动物窝别，列为接种位置。同时将6种接种顺序随机分配到字母A、B、C、D、E和F中。从随机数字表指定行抄录1～6的随机数，并规定随机数1～6依次代表A～F，即可得6种接种次序的字母符号为：

接种次序：　Ⅰ　　Ⅱ　　Ⅲ　　Ⅳ　　Ⅴ　　Ⅵ
随机数：　　6　　 1　　 5　　 4　　 3　　 2
字母符号：　F　　 A　　 E　　 D　　 C　　 B

根据上述规定，经随机化的6×6拉丁方安排实验如下：

接种位置

		A	B	C	D	E	F
动物窝别	1	Ⅳ	Ⅵ	Ⅴ	Ⅱ	Ⅲ	Ⅰ
	2	Ⅵ	Ⅲ	Ⅱ	Ⅳ	Ⅰ	Ⅴ
	3	Ⅲ	Ⅰ	Ⅵ	Ⅴ	Ⅱ	Ⅳ
	4	Ⅱ	Ⅴ	Ⅰ	Ⅵ	Ⅳ	Ⅲ
	5	Ⅰ	Ⅱ	Ⅳ	Ⅲ	Ⅴ	Ⅵ
	6	Ⅴ	Ⅳ	Ⅲ	Ⅰ	Ⅵ	Ⅱ

这样每个格子即是一种实验,如第1列第1行的格子是以第Ⅳ种接种次序,在窝别为1的家兔皮肤A位置上接种,以此类推。每一种实验所得出的数据可进行方差分析,以比较接种次序、接种位置和动物窝别间有无差异。

3. 拉丁方设计的优缺点

拉丁方设计是一种多因素设计方法,它的优点就在于比随机配伍组设计多安排了一种顺序因素,统计效率较高。同时,也可将该设计看成纵横双向皆为配伍组,因而均衡性较好,实验误差小。但这种设计的灵活性较差,它只能安排三个因素,并且要求各因素的水平数相等,因素间无交互作用。实验过程中由于各种原因常会出现缺项,当缺项较多时,分析较为困难,同时也难以达到实验目的。

六、析因设计

析因设计(factorial design)又称完全交叉分组实验设计,属于多因素多水平单效应设计方法。

1. 析因设计的原理

在医学研究中,许多因素之间往往是互相联系或互相制约的,有时当一种因素的质和量改变时,另一种因素的质和量也随之改变。例如,当同时研究两种实验因素(如两种药物)的效应,每种因素又有两个水平(如用药与不用药)时,若某因素(A药物)取不同水平可使另一因素(B药物)的效应随之发生变化,在医学统计学中称这种现象为因素间的交互作用,包括协同作用和拮抗作用。析因设计不仅可检验每一因素各水平之间的效应差异,还可以检验各因素间的交互作用。

2. 析因设计的方法

析因设计可进行多因素的、交互作用的设计。它是将每种处理因素的所有水平都相互交叉组合在一起,因此总的实验数是各因素水平的乘积。例如,两种因素同时进行实验,每种因素取2个水平,则实验处理组数为$2×2=4$($2^2=4$)。如4种处理因素同时进行实验,每种因素取2个水平,则实验处理组数为$2×2×2×2=16$($2^4=16$);因素水平为3时,为$3^4=81$;因素水平为4时,为$4^4=256$;因素水平为5时,为$5^4=625$。由此可见,析因设计时因素的水平不宜过多,一般取2个或3个水平。具体实施步骤如下:

(1)确立实验的因素及其水平数,根据专业知识,结合统计学理论,确定在实验中需考察的因素及每种因素的水平。

（2）确立实验总处理组数。

（3）确立各处理组的重复实验次数与受试对象的分配方法。各处理组的实验次数应根据受试对象（人或动物）的同质性与实验指标的误差等因素来确定。

以下介绍2×2析因设计，模式如下：

	b_1	b_2
a_1	$a_1 b_1$	$a_1 b_2$
a_2	$a_2 b_1$	$a_2 b_2$

$a_1 a_2$——a因素的1水平和2水平；$b_1 b_2$——b因素的1水平和2水平。

各组之间相互交叉，构成2×2有交互作用的实验设计模式。

例3.9 对12例缺铁性贫血患者的疗效进行观察。将患者分为4组，在一般疗法的基础上给予不同药物，治疗1个月，检查各组患者的红细胞增加数。

设：A_1为甲药"-"（不用），A_2为甲药"+"（用），B_1为乙药"-"（不用），B_2为乙药"+"（用）。

	B_1	B_2
A_1	$A_1 B_1$（对照）	$A_1 B_2$（加乙药）
A_2	$A_2 B_1$（加甲药）	$A_2 B_2$（加甲乙药）

分组结果为：第1组为一般疗法（对照组），第2组为一般疗法+甲药，第3组为一般疗法+乙药，第4组为一般疗法+甲药+乙药。

这是一个2×2的析因设计，可以分析甲、乙两药有无交互作用（表3-5）。

表3-5　4种疗法治疗12例缺铁性贫血患者1个月时的红细胞增加数

	第1组 （×10^{12}/L）	第2组 （×10^{12}/L）	第3组 （×10^{12}/L）	第4组 （×10^{12}/L）	合计 （×10^{12}/L）
	0.8	1.3	0.9	2.1	5.1
	0.9	1.2	1.1	2.2	5.4
	0.7	1.1	1.0	2.0	4.8
合计	2.4	3.6	3.0	6.3	15.3
均数	0.8	1.2	1.0	2.1	1.28

从表中各组的均数来看，第2组和第4组红细胞平均增加较多，其中第4组最多。如果第4组红细胞的增加单纯是由于加用了甲药，而与乙药无关，理论上红细胞平均增加数与第2组相同，而现在却相差0.9，不用甲药的第1组与第3组相差0.2，两者的差数为0.7。即

第4组与用甲药的第2组的差数为2.1-1.2＝0.9

第3组与不用药的第1组的差数为1.0-0.8＝0.2

交互作用（以上两种情况差数的差数）为0.9-0.2＝0.7

可用方差分析——F检验做统计学分析，分析交互作用是否有统计学意义，此处分析

结果略。

3. 析因设计的优缺点

析因设计的优点在于其分析全面且高效，不但可比较和分析各因素的主效应及其交互作用，还可以从各因素各水平的组合中挑选出最优实验条件或最优实验条件的方向；该设计类型中每一个处理因素都在其他因素不同水平上进行了实验，因而结论更为可靠。其缺点在于当处理因素较多，或因素水平划分过细时，这种实验设计的实验总处理数和实验总次数相当大，不但实际执行中困难较大，而且由于交互作用的复杂性，给计算带来不便，结果解释也更加困难。因此，当研究中含有较多因素和水平时，一般不采用完全交叉分组的析因设计，可选用正交设计，本书不作介绍，请参考相关统计学书籍。

七、重复测量设计

重复测量设计（repeated measurement design）是指当受试对象接受某种处理后，对同一观察单位的某变量在不同时间点或不同部位进行多次测量。该设计的处理因素和重复测量因素均可以有多个水平，最简单的可只有一个处理因素和一个重复测量因素。若处理因素和重复测量因素是多个，可称为多因素重复测量设计。该设计最大的特点是同一观察单位的某项指标在不同时间点或不同部位的实测值之间并非独立，而是存在一定的相关性。该设计的数据结构看起来与随机配伍组设计相似，但内容却不同，配伍组内受试对象是随机分组的，而重复测量因素是以时间点或不同部位的顺序出现的。它的优点就是每一个体作为自身的对照，克服了个体间的变异；同时每一个体作为自身的对照，减少了样本量，节约了成本。其缺点在于前面时间点的处理效应可能滞留到下一个测量点，故需要充分把握重复测量因素。

此外，正交设计、序贯实验设计等方法在医学研究中也有一定应用，在这里不一一赘述，读者可参考相关统计学书籍。

（杨艳芳）

参 考 文 献

贾长恩, 2003. 医学科研基本思路方法与科研程序. 北京：科学出版社.
陈启光, 沈其君, 1995. 医学统计学. 南京：江苏科学技术出版社.
丁道芳, 刘思诚, 1982. 医学科学研究方法入门. 北京：人民卫生出版社.
蒋知俭, 1997. 医学统计学. 北京：人民卫生出版社.
金丕焕, 陈峰, 2009. 医用统计方法. 3版. 上海：复旦大学出版社.
李立明, 2007. 流行病学. 6版. 北京：人民卫生出版社.
李晓松, 2020. 医学统计学. 4版. 北京：高等教育出版社.
李晓松, 陈峰, 郝元涛, 等, 2017. 卫生统计学. 8版. 北京：人民卫生出版社.
刘桂芬, 2007. 医学统计学. 2版. 北京：中国协和医科大学出版社.
刘玉秀, 洪立基, 1999. 新药临床研究设计与统计分析. 南京：南京大学出版社.

第4章 医学文献计算机检索

第1节 医学文献数据库与检索

一、书目型数据库

1. 中国生物医学文献数据库（CBM）

（1）概况：CBM是中国医学科学院医学信息研究所开发的综合性中文生物医学文献数据库。该数据库收录了1978年至今的3100余种中国生物医学期刊及部分汇编、会议论文的题录及文摘，内容涉及基础医学、临床医学、预防医学、药学、中医学等多个领域，是国内收录医学期刊种类最多的数据库。总计超过1280万条记录，年增长量近60万条。

该库具有多种词表辅助检索功能，包括主题词表、中英文主题词轮排表、分类表、期刊表、索引词表等。主题词、分类号标引规范，检索途径多，多数文献可提供全文链接，检索界面友好，使用方便。

（2）检索方法：CBMdisc提供基本检索、主题词检索、分类检索、索引词检索、期刊检索5个主要检索入口，可根据检索目的使用相关功能键进入不同的检索界面。

1）基本检索：是本数据库默认的检索状态。在此状态下，系统可完成自由词、字段限制的检索，也可用逻辑运算符组配为较复杂的检索式检索。

2）主题词检索：是利用规范化的主题词与副主题词组配来检索文献的方法。主题词及副主题词是根据美国国立医学图书馆的《医学主题词表》（MeSH）和《中医药学主题词表》进行标引的；可选用主题词的中文及英文两种形式进行检索，可选用"扩展""加权"等功能。

3）分类检索：是利用《中国图书馆分类法》（简称《中图法》）（R类）中的类目名称或分类号来检索文献的方法，也可直接使用数据库提供的分类表进行分类检索。

4）索引检索：是利用数据库中的索引词表进行检索的方法，索引词表对可检索字段中的所有单字和词汇，以及主题词、汇编名称等全部进行了轮排。其检索结果基本同"自由词检索"。

5）期刊检索：是利用数据库中期刊名、出版者、出版地及学科分类检索文献的方法，可以获得关于期刊及出版者的有关信息。

2. MEDLINE、PubMed和PMC

（1）概况：MEDLINE是美国国立医学图书馆（NLM）的书目数据库，起源于1964年的医学文献分析和检索系统（MEDLARS），包括美国《医学索引》（Index Medicus，IM）的全部内容和《牙科文献索引》（Index to Dental Literature）、《国际护理索引》（International

Nursing Index）的部分内容。已有超过5600份期刊的3100万篇生物医学和生命科学杂志文章，重点是生物医学。

PubMed数据库是一个免费资源，自1996年起在线向公众开放，由NLM的国家生物技术信息中心（NCBI）开发和维护。除MEDLINE外，还包括即将收录到MEDLINE的正在处理中的文献、MEDLINE期刊优先出版的文献、生命科学期刊出版商提交到PMC的文献、NIH基金资助作者的文献和NCBI书籍等。现有3800多万篇生物医学文献。

PubMed Central（PMC）是2000年推出的美国国立卫生研究院国立医学图书馆（NIH/NLM）建立的生物医学和生命科学期刊文献的免费全文期刊数据库。点击PubMed主页下的"PubMed Central"，进入PMC主页。PMC是期刊文章全文的电子档案，提供其内容的免费检索和免费全文下载。PMC高级检索具有与PubMed相同的文献检索功能，且检索出的文章直接链接到免费全文，而MEDLINE联机数据库没有这一服务。目前PMC已包含800多万条全文记录。

三者的区别主要是：

1）MEDLINE是PubMed最大的子集，在PubMed中将搜索限制为MeSH词汇或使用名为MEDLINE的期刊类别过滤器，就可以检索MEDLINE文献。

2）PMC是全文数据库，而MEDLINE和PubMed不是。PMC只包含部分MEDLINE和PubMed的文献全文。

3）MEDLINE和其他PubMed文献大多有链接到PMC、NCBI书架和出版商网站上的全文文章或手稿。

4）PMC收录的并非都是MEDLINE期刊。

5）PubMed未包含一些PMC内容，如书评。

（2）检索方法

1）基本检索：在检索区的输入框中输入任何具有实际意义的词语，如自由词、关键词、规范主题词（包括副主题词）、著者名（姓前名后）、期刊名等。PubMed利用其自动转换功能，按照MeSH表、期刊目录、索引词表、著者索引的顺序对检索词逐一对照，然后自动转换成索引表中相应的词进行检索。

2）高级检索（Proview/Index）：利用检索界面下方的字段选择框、检索词输入框及逻辑运算符，可以进行二次或多次复杂检索。

3）MeSH主题词（MeSH Database）：使用MeSH Database功能，进入主题词表检索界面。不仅可规范主题词，组配副主题词，选择主要主题词，浏览树状结构表，还可通过功能键"Send To"以不同逻辑组配方式将拟检索的主题词/副主题词送至PubMed数据库中检索文献。

4）临床咨询（Clinical Queries）：专门针对临床医生设置的检索界面，包括临床文献检索（Search by Clinical Study Category）、循证医学证据检索（Find Systematic Reviews）和医学遗传研究文献检索（Medical Genetics Searches）三部分。根据需要选择上述不同的内容输入检索词即可。

5）期刊数据库（Journal Database）：可按刊名、刊号（ISSN号）或缩写刊名检索期刊。不仅可以了解PubMed收录期刊的详细信息，还可通过"Send To"功能在PubMed中进行该刊文献的检索。

6）引文检索（Single Citation Matcher）：利用已有的文献线索，如刊名、著者、卷、期等查找所需文献。

7）个性检索（My NCBI）：是PubMed的个性化服务。其主要目的是提供检索策略（检索式）的保存，方便用户在多次检索时可以自如地选择或使用检索式，或随时浏览所需的最新文献。使用时首先注册并设定密码，最多可存100个检索式。

3. EMBASE

EMBASE（Excerpta Medica Database）是由荷兰爱思唯尔（Elsevier）公司独家运营版权的生物医学与药理学文摘型数据库，以及全球最大的医疗器械数据库。收录文献主要涉及药物研究，包括药理学、药剂学、药物副作用、毒理学等，还涉及临床医学、基础医学、预防医学、法医学及卫生管理等领域。其将1974年以来的EMBASE生物医学记录与1966年以来的MEDLINE记录相结合并去重，共包含95个国家或地区出版的8500多种刊物，覆盖各种疾病和药物信息，尤其涵盖了大量北美洲以外（欧洲和亚洲）的医学刊物，从而真正满足了生物医学领域的用户对信息全面性的需求。收录了1947年以来3200多万条记录，以每年150万条、每日6000条记录的更新速度递增，还收录了2009年以来7000余个会议的240多万篇摘要。

EMBASE针对生物医学和药理学领域信息提供基于网络的数据检索服务，包含已发表的、同行审阅中的文献及会议摘要。涉及学科广泛，涵盖了药物研究及药理学、实验与临床医学、生物医学工程与技术、生物医学各基础学科、卫生政策与管理、药学经济学、环境与职业卫生、兽医、法医学和替代医学等，为药物警戒、循证医学、医学决策提供文献支持。

EMBASE的检索功能与MEDLINE相同，可在多个检索系统中使用，以光盘、网络数据库等形式提供服务。EMBASE设有21个专题数据库，如麻醉学、药物/药理学、循证医学等。检索功能包括基本检索、主题词检索、期刊检索和著者检索4种，检索方式有快速检索、高级检索、药物检索、疾病检索及文章检索等。几种检索方式互不独立，同一检索词可以根据语义及性质选择不同的检索途径，如检索词为某一疾病，可选疾病检索或高级检索；若同样为某一药物，可选药物检索或高级检索；也可使用检索符号对检索结果作进一步限定。

EMBASE数据库有其特有的主题词表EMTREE，是对生物医学文献进行主题分析、标引及检索时使用的词表。EMTREE包括了所有的MeSH词、8.3万个检索术语及23万个同义词。

4. BIOSIS Previews

BIOSIS Previews由美国生物科学信息服务社（BIOSIS）建立，是世界生命科学研究领域中收录文献最多、覆盖面最广的数据库。BIOSIS Previews覆盖所有生命科学的领域，包括生物学、生物化学、生物工程学、植物学、临床和实验医学、药理学、动物学、农学和兽医学。BIOSIS Previews收录了全球5500多种期刊，以及1500余个国际会议的论文、报告及综述摘要等。涵盖了美国《生物学文摘》（Biological Abstracts，BA，1969年至今）、《生物学文摘/综述、报告、会议文献》（BA/RRM，1980年至今）和《生物研究索引》（BioResearch Index，1969～1979）3种检索工具的全部内容，是获取生物医学研究信息的主要来源。

由于生物界的复杂性和该库收录文献类型的多样性，BIOSIS Previews提供了多条检索途径，如主题词、关键词、篇名词、著者、刊名、生物体名称等途径。在其主题词内包括主要概念词（Major Concepts）、生物体上位类目（Super Taxa）、疾病（Diseases）及药物（Chemicals & Biochemicals）类目名称、序列（Sequence Data）名称、地理位置（Geopolitical Location）、方法设备（Methods & Equipment）等十二大类主题词。

二、事实型数据库

1. 中国疾病知识数据库

（1）概述：中国疾病知识数据库（China Disease Database，CDD；https://cdd.cqvip.com）简称疾病库，是由解放军医学图书馆与重庆维普资讯有限公司于2006年合作研发的面向临床医药学专业人员、兼顾大众的专业图书、期刊型知识服务系统。作为临床教学及应用的专业工具，重点解决疾病从诊断到治疗中的大量问题。其主页上方的疾病数据库、药品数据库、辅助检查数据库、循证医学数据库为疾病数据库的四大主库。"相关链接"提供与临床相关的资源链接，"在线诊断"提供对疾病的分析与诊断功能，"疾病知识测试"提供临床疾病相关知识的自我检测与评估功能。主页下方还提供产品相关介绍与交互功能。

（2）检索方法：以下任一数据库都可选择"标准检索"或"分类检索"。

1）疾病数据库：主页检索框提供"疾病名称"和"临床表现"两个检索入口，可直接在此输入相应的检索词，系统支持复合检索和二次检索。如选择检索入口为"疾病名称"，在"标准检索"状态下可查出相关疾病中文名、英文名、别名及疾病分类；在"分类检索"状态下系统还可进行疾病细类的选择。

2）药品数据库：标准检索时，药品数据库提供"药品名称"和"适应证"两个检索入口。分类检索时，提供药物主要类目。在"音序检索"时，则按药品名称的首字母进行检索。

3）辅助检查数据库：标准检索时，提供检查项目和临床依据两个入口。分类检索时，提供"临床血液学检查""免疫学检查"等13个类目。

4）循证医学数据库：除可提供文献题目、出处、著者等检索入口外，还可提供系统评价、临床实践指南等11种循证医学文献类型的选择。

2. 内科医师咨询数据库（MD Consult）

（1）概述：MD Consult由世界最大的三家英文医学出版商Mosby、LWW（Lippincott Williams & Wilkins）及W.B. Saunders联合创建，由Elsevier Science出版公司发行。它是一个专为内科医师提供权威临床资讯，帮助内科医师解决临床问题的数据库。它包含广泛真实的在线医药资讯，提供医学最新进展，可对MEDLINE等四大医学数据库同时进行跨库检索。其资源除最新医学参考书、医学期刊外，还包括600多个临床实践指南、200余项继续教育课程及医药新闻等。MD Consult以其丰富、高质量的全文信息资源，以及快捷方便的检索功能和实用性等特点深受医学研究人员喜爱。

（2）检索方法：MD Consult主页提供医学参考书（Books）、医学期刊（Journals）、临床信息（The Clinics）、病患教育（Patient Education）、药物资讯（Drugs）、诊疗指南（Guidelines）、图片（Image）、新闻（News）、继续医学教育（CME）9个主题。可直接检索或分别选择使用，检索结果可按不同来源和类型分别列出。

1）医学参考书：收录30多个医学学科领域最新医学参考书，内容新颖、权威。

2）医学期刊：收录近4000种医学期刊中的文献，其中包括70多种全文刊。

3）临床信息：可直接查找最新临床信息，包括期刊全文、图书有关章节中临床方面的信息。

4）药物资讯：收录有2万多种药物信息。可查找某一药物化学结构、主要成分、毒副作用、用量与用法、药理作用等信息。

3. MICROMEDEX 系统

（1）概述：MICROMEDEX系统其用户已覆盖91个国家的9000多个医疗教学和临床机构，并聘请了超过75名全职临床医疗专家组成的核心编辑团队对8500余种期刊进行内容编辑。此外，该系统还有分布在全球20多个国家的超过450名临床医疗人员提供专业建议与评论支持。该系统已成为世界医务人员广泛使用的药品、毒理学、药理学、急诊医学、临床用药信息资源系统。与其他检索系统不同的是，MICROMEDEX系统直接提供经整理后的临床实践的最新知识，供医务人员查询。不仅帮助解决临床实际问题，更促进了循证医学知识信息的传播和利用。

MICROMEDEX系统主要包括药物信息、疾病信息、毒理学信息、补充与替代医学信息和病患教育信息五方面的内容，来自30多个数据库。

（2）检索方法：MICROMEDEX HCS提供3种基本检索方式，供选择使用。

1）整合检索（Search the Integrated Index）：是对所有数据库的检索。MICROMEDEX系统是一个集成检索系统，即将所有数据库整合在一起，只要把欲检索的内容输入检索框中，如无特殊选择，系统会将所有数据库中的相关文献一并检出。包括药物、临床诊治、急诊医学、紧急护理、毒物处理等信息。

2）特定数据库检索（Search by Database）：根据课题内容选择特定数据库。选定数据库检索不仅提高了查准率，也提高了检索效率。

3）特定类别检索（Search by Category）：提供3个特定类别的检索，包括药物/替代医学（Drug/Alternative Medicine）、疾病/病症（Disease/Condition）、毒理学（Toxicology），可根据课题需求选择相应类别进行检索。

三、全文数据库

1. 中国学术期刊全文数据库

（1）概述：CNKI的"中国学术期刊全文数据库"是清华同方股份有限公司建立的网络期刊全文数据库，是连续动态更新的中国期刊全文数据库，收录国内8500多种重要期刊，以学术、技术、政策指导、高等科普及教育类为主，同时收录部分基础教育、大众科普、大众文化和文艺作品类刊物，内容覆盖自然科学、工程技术、农业、哲学、医学、人文社会科学等各个领域，全文文献总量5600多万篇。收录我国1994年至今（部分刊物回溯至创刊）的全部学术期刊论文。该库资源丰富、检索方便，并附有引文、相关文献、共引文献及相关著者等链接。其中国医院知识仓库（CHKD）主要收录1600余种与医药卫生有关的期刊全文，检索功能强大、途径多，已成为我国医务界人士查找医学全文信息的主要数据库。

（2）检索方法：CNKI提供了主题、分类、篇名词、关键词、著者、机构、刊名等十几条检索途径（检索入口），用户可根据需要分别选择进行检索。使用其"主题"途径可查找到包括篇名词、关键词、摘要词在内的全部文献。系统还提供了二次检索、高级检索、分类导航、期刊导航等检索方法。

2. 中文科技期刊数据库

（1）概述：中文科技期刊数据库是源于重庆维普资讯（VIP）的主要数据库，收录了国内1989年至今的中文期刊15 000余种，全文7800余万篇，引文4200余万条，分3个版本（全文版、文摘版、引文版）和8个专辑（社会科学、自然科学、工程技术、农业科学、医药卫生、经济管理、教育科学、图书情报）定期出版发行。中文科技期刊数据库已经成为文献保障系统的重要组成部分，是科技工作者进行科技查新和科技查证的必备数据库。

"维普医药信息资源系统"（VMIS）是其医学卫生专业检索系统，目前分为中文期刊知识库、外文期刊知识库和报纸知识库等。其中文期刊知识库收集了上千种医药卫生期刊的论文，是专为我国医院、医药院校、医药科研机构、医疗卫生机构、制药工业及相关企业的信息化建设而设计的大型全文数据库。

（2）检索方法：该数据库提供快速检索、传统检索、分类检索、高级检索及期刊导航等多种检索方法。在其"传统检索"页面，用户可选择篇名词、分类号、关键词、著者等多个检索入口，可进行二次检索、高级检索、期刊类型限制等。

3. 万方数据医药期刊全文数据库

万方数据库是由万方数据公司开发的，涵盖期刊、会议纪要、论文、学术成果、学术会议论文的大型网络数据库，也是和中国知网齐名的中国专业的学术数据库。其开发公司——万方数据股份有限公司是国内第一家以信息服务为核心的股份制高新技术企业，是在互联网领域，集信息资源产品、信息增值服务和信息处理方案为一体的综合信息服务商。医药期刊全文数据库收录了1998年以来国内1900多种生物医学期刊的论文。系统默认普通检索方法，用户可选择使用论文题名、作者、作者单位、刊名、关键词、出版年等检索入口进行检索。

4. ScienceDirect

荷兰爱思唯尔（Elsevier）出版集团是全球最大的科技与医学文献出版发行商之一，已有180多年的历史。ScienceDirect（SD）系统是Elsevier公司的核心产品，每年出版大量的学术图书和期刊，大部分期刊被SCI（科学引文索引）、SSCI（社会科学引文索引）、EI（工程索引）收录，是世界上公认的高品位学术期刊。近几年该公司将其出版的2800多种期刊和45 000多种图书全部数字化，即ScienceDirect全文数据库，并通过网络提供服务。该数据库涉及众多学科：计算机科学、工程技术、能源科学、环境科学、材料科学、数学、物理、化学、天文学、医学、生命科学、商业、经济管理、社会科学等。自1999年开始向读者提供电子出版物全文的在线服务，其中收录生物医学相关期刊1800余种，是为用户提供生命科学、医学等学科领域期刊的全文数据库。用户可通过主题检索和浏览等多种方式获取论文。

（1）快速检索：ScienceDirect主页提供通过篇名词、关键词及摘要词、著者、文献名等途径的快速检索方法。

（2）检索：包括基本检索、高级检索与专家检索（Expert Search）。基本检索可使用一个或多个检索词进行检索，检索范围包括篇名词、著者、刊号、刊名等。通过限制功能，可对期刊类型、文章类型、语种、日期等进一步限制，以提高检索效率。专业检索则可使用由各种检索符号编制的检索指令进行较复杂的课题检索。

（3）浏览：可通过刊名/书名字顺或分类目录进行浏览，然后再进一步选择期刊逐期浏览。按刊名字顺（Journals/Books Alphabetically）列表或期刊分类（Journals /Books Series）列表浏览检索，选择其中一种方式逐层点击进入所需期刊的卷期列表，进而逐期浏览。

5. OvidSP全文期刊数据库

（1）概述：Ovid技术公司位于美国纽约，研制发行了上百个医学及农业数据库，包括各主要医学检索数据库，如MEDLINE、EMBASE、BIOSIS Preview、CC-Clinical Medicine等，各数据库使用同一个检索平台。该检索平台功能强大，界面友好，使用方便。使用Ovid全文期刊库，可直接点击数据库名称进入，也可通过其他数据库如MEDLINE记录中的"Ovid Full Text"（全文链接）打开某篇全文进行浏览。

（2）检索方法：Ovid检索平台提供简单、高级、引文三个检索界面。高级界面是用户使用最多的界面。界面分为检索策略、检索、限制三个区域。检索策略区除了显示检索史外，还具有检索策略保存、删除等功能；检索区提供了不同界面转换、不同途径选择及浏览期刊等功能；限制区设有年代、带摘要、综述等多个限制内容，可直接对结果进行限制以提高检索效率。

高级检索界面默认关键词检索方式，用户还可选择著者、篇名词、期刊、字段检索及期刊浏览、联合检索等不同途径。检索结果也可以全文、摘要、全记录等不同形式显示或下载。

6. Springer Link

（1）概述：德国施普林格（Springer-Verlag）是世界上著名的科技出版集团，通过Springer Link系统提供其学术期刊及电子图书的在线服务。Springer是科学出版界的领导者，一直凭着其卓越表现而享有美誉。Springer已经出版超过200位诺贝尔奖得主的著作。Springer Link数据库共收录了包括医学、生命科学领域在内的2000种学术刊物，其中医药卫生类期刊共计593种，约占全部期刊的1/3。该库收录范围广，内容全面。其中大多为英文期刊，分为化学、计算机学、工程学、环境科学、生命科学、数学、医学、物理与天文学等类目。

（2）检索方法：Springer主页提供了不同类型文献的种类和不同学科领域文献数量与链接，用户可根据课题进行选择。主页上方为检索区，提供快速检索、高级检索链接。使用快速检索，用户可在检索框中构建任意的检索式。在高级检索页用户可使用篇名词、关键词、全文词、作者、书刊号等字段检索，还提供日期、排序等功能。对查出的结果可以直接进行出版日期、内容类型、语种、学科等限定。

7. HighWire Press

（1）概述：HighWire Press是世界上最大的提供生物医学免费全文的网站之一，1995年由美国斯坦福大学图书馆建立，内容涉及生物医学的各个领域，收录近1800种期刊、参考工具书、电子书、会议记录等。目前已收录电子期刊1500多种，文章总数已达410多万篇，其中超过210万篇文章可免费获得全文，这些数据仍在不断增加。

（2）检索方法：HighWire Press主页面提供快速检索，用户可以使用文本词、著者名及论文的出版时间、卷、期、页等快速找出所需文献，还可使用刊名字顺、期刊出版者、期刊内容等浏览的方式进行查找。查出的文献以题录形式显示，用户可选择其刊登期刊、摘要或全文（只是部分）进行浏览或下载。其全文链接显示方便，如参考文献部分可链接全文或摘要格式，并列出每篇文献的引证文献，给用户提供了更新的信息。

8. Free Medical Journals

（1）概述：Free Medical Journals是由法国Bernd Sebastian Kamps提供资金建立的免费医学期刊系统，目的是促进网络免费医学期刊资源的利用。目前提供1400多种医学专业期刊的全文，还提供600多种医学专业书的全文或摘要。这些期刊和图书来自英、德、法、俄、西班牙、葡萄牙、意大利等十多个国家。用户通过该系统可快速查询并链接到世界范围内的主要生物医学期刊网站，并可了解可以免费提供全文的期刊名称。

（2）检索方法：该系统将所有收录的期刊分别按刊名字顺与专业类别进行排列。点击专业类别，即可看到每一类目下收录期刊的数目，所有期刊按类别分为116个类目；点击期刊名称字顺，点击刊名首字母可以很快进入期刊名称排序页面。不论哪种方法都可以找到所需期刊，最后找出文献。

9. Wiley出版社

（1）概述：Wiley出版社成立于1807年，2007年收购Blackwell Publishing，形成Wiley-Blackwell，2012年后逐步统一为Wiley品牌，以出版国际性期刊为主，包含很多非英美地区出版的英文期刊，涉及物理学、社会科学、人文科学、艺术、行为学、商业、经济、金融、会计、数学与统计学、法律、Wiley品牌、医药卫生、生物物理学、农业与动物学、工程、计算机技术等领域。它所出版的学术期刊在科学技术、医学、社会科学及人文科学等学科领域享有盛誉。

（2）检索方法：该系统可以让读者按照刊名字顺、主题等浏览检索。在快速和高级检索中可以使用指令检索，采用标准的布尔逻辑运算符，可使用字段限定检索，格式为字段名：检索词，如查找在题目中有细胞凋亡的文章的格式为"title: apoptosis"，利用"*"可进行截词检索。辅助检索功能有CrossRef链接检索（CrossRef Search）：此项功能可允许用户跨出版社（或跨库）检索期刊。"My Synergy"功能：用于用户注册申请个人账户。建立"My Synergy"后，可以保存用户所喜爱的文章或期刊、查看所订阅的文献、保存检索策略、目次管理、在版期刊管理、获取引用文献通报等。

10. ProQuest医学期刊全文数据库

（1）概述：ProQuest医学期刊全文数据库（ProQuest Medical Library，PML）是美国Bell & Howell Information and Learning公司出版的网络医学期刊全文数据库，以MEDLINE作为索引。PML作为ProQuest早期医学数据库，部分内容已整合至升级版ProQuest Health & Medical Complete™（PHMC）。PHMC覆盖更广泛的学科和资源类型，目前收录了4800多种期刊，其中4100多种是学术期刊，2800多种被Web of Science收录。

（2）检索方法：该系统的基本检索界面是数据库默认的主检索页面。条件限制区可以限定时间范围、能提供全文的文献、学术期刊，通过"More Search Options"检索特定著者、出版物，还可将检索词限定在引文或文摘的各种字段中。主题检索中可以对相关主题进行扩展检索，可以浏览主题、公司或机构、人名及位置列表选词进行检索；还可在主题目录中选择下位类主题进行专指性更强的检索。出版物检索用来检索特定出版物的全文文献，也包括对某一出版物特定卷期内容的检索。可输入出版物的全称进行查找，也可以通过出版物名称关键词进行检索，还可以通过出版物名称关键词间的逻辑组配进行检索。此检索按字顺显示该数据库所有的出版物名称列表，可通过卷期列表浏览文献。辅助检索功能有词表辅助检索、智能检索和文献通报。

四、文献检索途径

一种按特定方式编排正文的检索工具，往往附有多种按其他方式编排的辅助索引，这些辅助索引连同正文的编排一起构成了检索工具的检索途径。每一种检索工具根据其专业特色、主体编排方式及编排特点，选用不同的标识系统，编制成不同类型的辅助索引，从而具有不同的检索途径。

1. 文献名途径

文献名（题名）途径是通过将书刊名称按一定顺序编制的索引进行检索的途径，检索标识是图书、刊名中的词汇。文献名途径通常用于检索图书、期刊等整体出版物。

2. 著者途径

著者途径是通过把文献的作者、编者、译者的姓名或机构团体名称按特定顺序编制成索引（著者索引）来检索文献信息的途径，检索标识是著者的姓名（名称）。其检索直接、查准率高，是一条重要而简便的查找途径。但各国对姓名的书写、用法各异，在检索中有一个基本的排检原则，即姓在前（用全称）、名在后（用缩写）。对于因姓名转换不当导致的著者检索困难，必要时应参考各种文字的译名手册、人名录或其他参考工具加以考证。

3. 序号途径

序号途径是利用表达文献特征的各种号码的索引来查找文献，它是以号码作为检索标识。很多文献，如科技报告、专利文献、标准文献等都有自己的编号，图书、期刊也有自己的号码，都可作为序号途径检索文献的标识。序号索引一般按号码由小到大排序，检索方便。

4. 分类途径

分类途径是将文献内容在特定分类体系（分类表）中的位置作为查找文献信息的检索途径，检索标识就是各种特定分类体系中的分类号。分类途径以学科概念范围的上下左右关系反映事物隶属、平行的等级关系，能够较好地体现学科的系统性，满足族性检索的需求。但是，分类体系在反映最新科研动态及准确反映检索需求方面有所欠缺。

5. 主题途径

主题途径是通过反映文献主要内容的词汇查找文献的检索途径，包括叙词（主题词）、关键词及篇名词等。与分类途径相比，主题途径检索方便、灵活，文献集中，较易检索出新颖的科研成果。

（1）叙词途径：以叙词（主题词）为检索标识。叙词（主题词）是依据文献内容和学科属性确定的，彼此独立，可将分散于不同学科的有关文献集中在同一主题下，便于分析、比较和选择。同时，由于叙词（主题词）经过规范，将某一概念的不同词形集中于同一主题词下，检索文献的全面性也好。与副主题词的组配可增加检索的专指性和准确性。

（2）关键词途径：其关键词是文献题目或内容中有实际意义并能表达文献实质内容的词汇，具有编制简单、使用方便、查找准确的特点。但关键词途径不易查全，应同时选择与课题有关的同义词、近义词、同物异名词汇，以提高查全率。

（3）篇名词途径：是将文献标题内的词汇作为检索标识查找文献。文献的标题表述该文献的主要内容，使用篇名词途径查找文献能获得较高的查准率。

6.引文途径

文献所附参考文献或引用文献，是文献的外表特征之一。利用这种引文编制的索引系统称为引文索引系统，它提供从被引论文去检索引用论文的一种途径，称为引文途径。

7.代码途径

利用事物的某种代码编成的索引，如分子式索引、环系索引等，可以按特定代码顺序进行检索。

8.专门项目途径

按文献信息所包含的或有关的名词术语、地名、人名、机构名、商品名、生物属名、年代等的特定顺序进行检索，可以解决某些特别的问题。

9.其他途径

根据不同学科的性质和特点的需要，有些检索工具还具备特有的检索途径，如美国《化学文摘》（CA）设有分子式途径、美国《生物学文摘》（BA）设有生物体途径等。计算机检索数据库中提供了更多的检索途径，如机构、刊名、文献类型、出版年限等。

五、计算机检索技术

无论是光盘检索还是网络检索都涉及计算机常用的检索技术，如布尔逻辑检索、截词检索、限制检索等。

1.布尔逻辑检索（Boolean searching）

布尔逻辑检索是应用最广泛的检索技术，是用布尔逻辑运算符表达检索词之间逻辑运算关系的一种检索方法。3个基本的布尔逻辑运算符是"OR、AND、NOT"，分别表示"或、与、非"3种逻辑运算关系，可以连接两个以上检索概念。

（1）逻辑"或"运算：使用逻辑"或（OR）"连接两个检索标识，如"A OR B"，表示检索结果中的每一条记录中必须包含有检索标识A或检索标识B的内容，当然也包含同时具有A或B两种检索标识的记录。此种运算结果扩大了检索范围，提高了查全率。如检索有关免疫性疾病的发病情况，可以选择"变态反应""免疫缺陷"等与免疫性疾病有关的检索词，使用逻辑运算符"OR"进行连接，检索式为：变态反应OR免疫缺陷OR……经过逻辑"或"运算后，得到与免疫性疾病有关的所有文献，然后进一步检索其他内容。使用逻辑"或"运算，可将与课题有关的文献集中起来，避免"漏检"现象。

（2）逻辑"与"运算：使用逻辑"与（AND）"连接两个检索标识如"A AND B"，表示检索结果中的每一条记录都必须同时包含检索标识A与检索标识B的内容。此种运算结果缩小了检索范围，提高了查准率。如检索有关儿童白血病的文献，可以选择"儿童"和"白血病"两个概念为检索词，检索表达式为：儿童AND白血病，经过逻辑"与"运算后，得到了所有包含"儿童"和"白血病"两个概念的文献。

（3）逻辑"非"运算：使用逻辑"非（NOT）"连接两个检索标识如"A NOT B"，表示检索结果中的每一条记录必须包含检索标识A的内容，但不包含检索标识B的内容，也就是从含有检索标识A的文献中去除含有检索标识B的文献。其作用也是缩小了检索范围，提高了查准率。如检索有关心脏病的文献，但不包括先天性心脏病。检索表达式为：心脏病NOT 先天性心脏病，经过逻辑"非"运算后，就可得到所有与心脏病有关的文献，但不包含先天性心脏病内容的文献。

在一些复杂的检索课题中，可以在一个检索式中同时使用多个逻辑运算符。在一个检索式中，如果含有两个或两个以上的布尔逻辑运算符，必须注意逻辑运算符的运算次序。运算是严格按照NOT＞AND＞OR的次序进行的，即先算NOT，然后算AND，最后算OR。但可以用括号来改变运算次序，将需要先计算的内容加括号。如检索有关我国妇女儿童艾滋病的流行病学文献，检索表达式为：（妇女OR儿童）AND（艾滋病OR AIDS）AND流行病学。

2. 截词检索（truncation searching）

截词检索就是把检索词截断，取其中的一部分内容进行检索。截词符号有"*、?、#"等，各种检索系统采用不同的符号。截词方式有前（左）截、后（右）截和中间截断。

（1）前（左）截断：前（左）截断检索可检索后缀相同的一类词，如检索"?mycin"，可查到garamycin、gentamycin、karamycin、neocmycin、paramomycin、streptomycin等。

（2）后（右）截断：后（右）截断检索使用最多，如检索"immune?"，可查到immune、immunity、immunize、immunology、immunotherapy等。

（3）中间截断：常用于检索词的单复数或英美不同拼写。如"wom?n"，可查到woman、women；如"tum?r"，则查出tumor、tumour。

截词检索可解决检索词词根相同的不同单词问题、检索词单复数问题及英美单词的不同拼写问题，是一种扩大检索的措施，常在使用自由词检索中应用。但切忌词根过短，否则可检索出许多无关词，增加误检率。

3. 限制检索

在检索系统中，经常使用字段限制的方法缩小或约束检索结果，称为字段限制检索。用这种方法可将检索内容或结果限制在特定的字段中，如语种限制、年限限制、文献类型限制等。常用的字段限制分为模糊限制和精确限制。

（1）模糊限制：限制符号"in"，使用时置于所限制内容与字段之间。如限制检索结果为综述文献，检索式为：综述in文献类型；如限制检索词heart diseases为标题词，检索式为：heart diseases in TI，表示检索词"heart diseases"必须出现在文献篇名中。

（2）精确限制：限制符号"＝"，使用时置于所限制内容与字段之间。如限制检出文献为英文语种，检索式为：LA＝English；如限制检索年限为2006年，检索式为：PY＝2006。

上述布尔逻辑运算符、括号、截词符和限制符在检索中可以联合使用。利用这些符号可以构造出一个比较完善、符合检索要求的检索表达式，以完成比较复杂的课题的检索。

4. 位置运算符

位置运算符也称全文查找逻辑运算符或相邻度运算符，是用来规定符号两边的词出现在文献中的位置的逻辑运算符，用于表示词与词之间的相互关系和前后次序，通过对检索词之间位置关系的限定，可以进一步增强选词指令的灵活性，提高检索的查全率与查准率。需要说明的是，不是所有系统都支持位置运算符，而且不同系统位置运算符的代码不尽相同。常见的位置运算符：W运算符、N运算符、S运算符、SAME等。

（1）W运算符（with）：通常写作A（nW）B，表示词A与词B之间至多可以插入n个其他的词（包括系统禁用词），同时A、B保持前后顺序不变。其中（W）也可以写作（），表示两词之间不得有其他词，但有些系统允许有空格或标点符号。

（2）N运算符（near）：通常写作A（nN）B，表示A与B之间至多可以插入n个其他词，同时A、B不必保持前后顺序。其中（N）表示运算符两侧的检索词必须前后相连，但词序可颠倒，词间不允许插入其他词或字母。

（3）S运算符（subfield）：通常写作A（S）B，表示A与B必须同时在一个句子或同一子字段内出现，但词序可随意变化，且各词间可以加任意多个词。

（4）SAME：通常写作A SAME B，表示SAME两侧的检索词A和B必须同时出现在数据库的同一个段落中。

5.扩展检索与缩小检索

（1）扩展检索：指初始设定的检索范围太小，命中文献不多，需要扩大检索范围的方法。扩检的方法：增加同义词用OR组配；使用上位词扩大检索范围；使用截词符或通配符；减少检索的字段限定；从文献中选择合适的检索词。

（2）缩小检索：指开始的检索范围太大，命中文献太多或查准率太低，需要增加查准率的一种方法。缩检的方法：增加检索词用AND组配；选择专指性检索词；增加副主题词；使用主要主题词的加权检索；增加限定检索；从文献中选择合适的检索词等。

（何深一）

第2节　互联网信息检索

一、搜索引擎

搜索引擎（searching engine）是为了快速、准确地搜索互联网上的信息资源而设置的检索工具。它可将互联网上的网站资源地址、内容收集整理后，或加以分类，或进行主题标引，形成网络资源数据库，并将其作为一种新的网络资源提供给人们使用。因此，搜索引擎是用户查找网络信息资源的常用工具。

1.通用搜索引擎

（1）Google（谷歌）：Google搜索引擎1998年创建于斯坦福大学。Google资源丰富，内容广泛，是全球最大的互联网文档收集者。Google使网络井然有序、网页级别客观公正。Google搜索引擎可能会在某些地区被限制使用。

（2）百度搜索：百度网络公司于1999年底成立于美国硅谷，2000年1月开始，相继在北京、上海、深圳成立了百度网络技术有限公司和办事处。百度搜索在中国和美国均设有服务器，搜索范围涵盖了中国、新加坡等华语地区，以及北美、欧洲的部分站点。百度搜索引擎目前已经拥有世界上最大的中文信息库，这些网页的数量每天正以千万级的速度在增长；同时，百度在中国各地分布的服务器，能直接从最近的服务器上把所搜索的信息返回给当地用户，使用户享受极快的搜索传输速度。

百度检索系统和高级检索系统具有以下特点：①负责将用户的搜索请求转换成系统编

码，然后再从检索数据库中找到相关的网页信息，具有对检索结果的多种排序功能，包括按时间、相关性等；②支持多种条件检索，包括按日期（及日期范围）检索，对结果进行内容聚类、网站聚类等；③支持各种逻辑组合检索，可识别并支持所有常见的检索用逻辑符号；④繁简体中文内码自动识别，并提供动态内码转换，使用户可以无障碍地检索各种中文信息；⑤支持中英文混合检索，可自动识别转换英文大小写；⑥支持同义词检索，中英文自动翻译，错别字智能识别；⑦支持渐进检索，在搜索结果页面上显示包括信息标题、链接地址、生成时间、文件大小、汉字编码方式和内容摘要等在内的各种属性，有利于用户判断是否要进一步仔细浏览查询结果；⑧在标题和摘要中对检索结果中出现的检索关键词进行特殊标识，结果可由E-mail转发。

百度搜索提供了基本检索即关键词检索功能。百度搜索引擎使用方便，仅需输入查询内容并敲击回车键，即可得到相关资料；或者输入查询内容后，用鼠标点击"百度搜索"按钮，也可得到相关资料。输入的查询内容可以是一个词语、多个词语、一句话。检索时可以试用不同的词语如一个词的同义词、近义词等。输入多个词语搜索可以获得更精确的搜索结果。

（3）360搜索：360搜索属于全文搜索引擎，具有自主知识产权，包含网页、新闻、影视等搜索产品，为用户带来更安全、更真实的搜索服务体验。360搜索不仅掌握了通用搜索技术，而且独创了PeopleRank算法、拇指计划等创新技术。目前已建立由数百名工程师组成的核心搜索技术团队，拥有上万台服务器，庞大的蜘蛛爬虫系统，每日抓取的网页数量高达十亿，引擎索引的优质网页数量超过数百亿。

（4）搜狗搜索：搜狗搜索是搜狐公司于2004年8月推出的全球首个第三代互动式中文搜索引擎。搜狗搜索致力于中文互联网信息的深度挖掘，帮助中国上亿网民加快信息获取速度，为用户创造价值。搜狗的其他搜索产品各有特色。音乐搜索小于2%的死链率，图片搜索独特的组图浏览功能，新闻搜索及时反映互联网热点事件的看热闹首页，地图搜索的全国无缝漫游功能，使得搜狗的搜索产品极大地满足了用户的日常需求。2022年8月8日23时59分，搜狗搜索App已正式停止服务，而搜狗搜索引擎服务可继续在网页端使用。

2. 医学专业搜索引擎

随着网上医学信息的迅速增加，在20世纪90年代中期，专门用于搜索网络医学信息资源的医学专业搜索引擎应运而生。这类医学专业搜索引擎把数据库技术、Web技术、传统医学信息组织的有关理论和方法有机地结合起来。医学专业搜索引擎有明确的标引准则，只收录有价值、高质量的专业信息资源，信息集中且利用价值高。充分利用这些专业搜索引擎，可以在网络上迅速、准确地获得所需的信息。

（1）37℃医学网：37℃医学网成立于1999年，是面向广大医务人员、医学生及患者的综合医学信息网站。其主页设有医学资讯，包括医学行业动态、进展、政策要闻及热点问题；医学参考，包括专题讲座、病例讨论、各科基础理论知识、医学论文、医院简介等；教育培训，包括医学考研、执业医师、执业药师、执业护士等执业考试，以及英语学习、成人高考、自学考试和职称考试。这些资源主要来自国内外的医学报刊、新闻媒体等，内容翔实、可靠。37℃医学网提供关键词检索与分类检索途径，用户可直接在主页检索框中输入检索词进行检索，也可在选择"医学文献"后再选择"医网检索"进入检索页面进行检索。37℃医学网历经多年的努力和发展，已然成为国内颇具影响力和知名度的专业医网站之一。

（2）Medscape（医景网）：创建于1995年，是Web上最大的免费提供临床医学全文文献和继续医学教育（CME）资源的网点，收录了临床学科的大量文献。在主页界面有文献与数据库，如全文文献、药物数据库；医学影像与工具，支持图像、音视频检索，提供129种医疗计算器及临床指南；继续医学教育，免费提供认证课程，涵盖30多个学科，帮助医生完成执业许可要求；新闻与资讯，每日更新动态、临床试验数据及专家评论，按学科定制新闻源。资源中心提供了内、外、妇、儿等30多个专业的主页链接。CME则针对医务人员的特点，提供了大量免费课程。医学热点提供了医学专业某些疾病的最新文献、治疗方法等。

通过Medscape，用户可免费检索MEDLINE收录的全世界3900多种医学期刊上发表的全部文章的摘要及AIDS联机数据库（AIDSLINE），也可查阅*Merriam-Webster*医学词典。另外，可直接查询互联网上最大的药物数据库中20万种药物的使用剂量、毒副作用、使用注意事项等内容。还可免费阅读Medscape收录的国际著名医学杂志上发表的上万篇综述文章。Medscape报道内容多、更新快，为医学重要新闻的主要提供者和著名的医学论坛。其检索网页（https://search.medscape.com）提供临床医学全文文献、最新综述文献、药物数据库和继续医学教育资源。用户可选择分别检索某一类型文献，也可一次检索全部内容。

（3）@Life（医学专科搜索引擎）：@Life于1998建立，是一个非常适合临床医生和患者检索医学专科信息的网站，它汇集了34个专科搜索引擎，内容涉及医学领域的各个方面，分类合理、检索方便。每一专科主页上方均设有信息咨询（my doctor）、专业讨论（discussions）、专业检索（specialized search）和MEDLINE链接，主页中还提供本学科常见疾病、症状的链接。用户可以在检索框中输入检索词检索，也可直接点击"More"浏览更多疾病和症状的内容。

（4）Medical Matrix（医源）：Medical Matrix由美国医学信息学会创办。它是由概念驱动的全文智能型医学搜索引擎，可免费使用，主要服务对象是临床医务人员，致力于提高他们利用网上临床资源的效率。Medical Matrix提供分类目录搜索和关键词搜索。分类目录为：疾病（diseases）、临床实践（clinical practice）、文献（literature）、教育（education）、健康和职业（healthcare and professionals）、医学计算机和互联网技术（medical computing, internet and technology）、市场（marketplace）等八类。每类再根据内容分为新闻（news）、全文和多媒体（full text/multi-media）、摘要（abstracts）、参考书（textbooks）、主要网址（major site/home page）、操作手册（procedures）、实用指南（practice guidelines/faqs）、病例（cases）、影像学与病理切片（images、path/clinical）、患者教育（patient education）及教育资源（educational materials）等若干小类，可根据需要选择相应的检索类目。

关键词检索是在检索框中输入检索词并配合适当条件限定的检索方式，分为简单检索和高级检索两种方式。在简单检索界面的检索框中输入检索词后，先选择关键词的匹配方式，包括Exact Phrase、All words和Any Words，然后限定检索范围，如News、Full Text/Multi-Media、Images、Path/Clinical等。通过点击"Advanced Searching Options"进入高级检索界面，提供更为强大的检索功能。Medical Matrix收集的内容专业全面，而且对每一内容均有简明扼要的评论，便于使用者事先决定是否进入其网页进一步阅读，节省时间，尤为适合我国读者。

（5）BIOME系列：BIOME系列是一个针对互联网上优秀医药卫生和生命科学资源的搜索引擎系列。服务对象是学生、研究人员、大学教师和执业医师。该网站由诺丁汉大学Greenfield BIOME核心工作组创立并维护。该工作组得到了联合信息系统委员会的资助，后由英国七所大学资源进行整合，共同构成综合性网络资源搜索门户"Intute"，包含科学技术、人文艺术、社会科学、健康与生命科学（BIOME）4个服务模块。BIOME系列搜索引擎由BIOME（即Health and Life Sciences）本身、6个专业引擎和3个附属搜索引擎（BioethicsWeb、MedHist和psci-com）组成。

Intute: Health and Life Sciences是一个针对网上优秀生物医学信息资源的综合引擎。主页提供医学（medicine）、护理学/助产士（nursing, midwifery and allied health）、兽医学（veterinary medicine）、生物研究（bioresearch）等内容选择，使用高级检索（advanced search）可进行篇名词（title）、关键词（keyword）和主题词（description）的检索。同时还可选择资源类型，如电子图书（E-Book）、图像（Images）、临床实践指南（Practice Guideline）等。用户也可以通过浏览的方式查找所需文献。

（6）Achoo：Achoo是由加拿大MNI公司创建并维护的医学专业搜索引擎，内容涉及医药卫生各学科领域。其目标是成为提供最完备医药卫生信息的网站。该搜索引擎得到了越来越多用户的青睐，成为医学专业引擎中的佼佼者，它不仅吸引了医学专业人员，同时有大量的消费者及商业机构成为它的用户。Achoo提供关键词（Search Achoo）、分类（Topical Search）、互联网、MEDLINE等多种检索途径。使用关键词检索，用户在检索框中输入检索词后，还可选择检索方式（Search Method）、检索区域（Search Area）、地理位置及主要内容，后者包括公司/产品/服务、诊断、治疗、统计与数值数据库等近二十类。

（7）Scirus：Scirus曾是互联网上最全面、综合性最强的科技文献门户网站之一，由Elsevier开发。Scirus除收录大量（超过3亿）科技相关网页（其中包括4300万个edu站点、580万个org站点、570万个ac.uk站点、450万个com站点和200万个gov站点及1700万个其他信息源）外，还包括MEDLINE、PubMed、PubMed Central BioMed Central、ScienceDirect、MD Consult等几十家数据库服务商、出版商及大学拥有的数字化信息。Scirus已于2014年初停止服务，但作为科学搜索领域的先驱，其技术框架和数据整合模式对后续工具（如Google Scholar）产生了深远影响。

（8）瑞士网上健康基金会及其搜索引擎：网上健康基金会（Health On the Net Foundation，HON基金会）是一个非营利性的国际组织。该组织于1995年创建于瑞士，是为了提高网上医学健康信息的质量，方便患者和医学专业人员快速地检索到最新的相关医学研究成果。HON基金会制定了医药卫生网站开发者的道德规范。HON网站有英文版、法文版、德文版、西班牙文版。

HON网站提供了相当丰富的资源和服务，其中最重要的是网上资源搜索引擎（MedHunt和HONselect）、医学图像资源（HONmedia）和专题档案（HON Dossier）。此外，还有新闻、医学会议消息等内容。

1）MedHunt：是致力于医药卫生领域、全文匹配的搜索引擎，它使用网际"机器人"技术自动从网上搜索医药卫生资源并进行处理。该搜索引擎有英文、法文、德文和中文版本。检索方法遵从以下规则：检索式对字母大小写不敏感；一些虚词（冠词、介词、代词、连词及网页中的导航词back、top、up等）由于没有实际意义而被忽略，医学术语中的虚词除外。

2）HONselect：是一个多语种、智能型、功能强大的针对医药卫生领域中不同种类网络资源的搜索引擎，它具有英文、法文、德文、西班牙文、葡萄牙文、意大利文和荷兰文等7个版本。HONselect检索的核心是NLM的33 000多个医学主题词（MeSH）。HONselect不仅允许读者查访医学主题词的等级结构和释义，而且通过MeSH系统将四个分散异构的数据库整合到一起。检索方法：HONselect提供了分类目录式检索和关键词检索方法。分类目录式检索有4个入口：Diseases（疾病）、Viruses & Drug（病毒和药物）、Anatomy（解剖）、Psychiatry and Psychology（精神病学和心理学）。关键词检索可以在表单中输入单词和词组，其中的虚词一般会被忽略，另外可通过下拉菜单进一步限定。

二、常用医学网站

1. 国际医学网站

（1）世界卫生组织（World Health Organization，WHO）：其主页左侧提供了WHO各会员国、健康主题、WHO出版物、数据与统计数字、规划与项目五个主要链接；右侧为疾病暴发、紧急事件及WHO综合信息等链接。右上方的检索框可输入检索内容进行检索。除此之外，还有世界卫生情况的最新报道。

WHO的194个成员国（Countries），按国名字母排序，每个成员国都有其主页，包括该国的人口统计、平均寿命、儿童及成人死亡率、WHO办事机构的地址等，也有该国卫生情况的最新报道等；健康主题（Health Topics），是按字母顺序排列的全部与健康有关的卫生专题，如疾病、出版物、各类计划和政策等；WHO出版物（Publications），包括1948年以来的所有公开出版物，包括网上书店、图书馆数据库等；数据与统计数字（Data & Statistics），收集了各国有关疾病流行病学和统计学方面的信息，如疾病统计、发病率、死亡率、卫生人员数目等方面的详细资料。用户可以分类浏览，也可使用检索词进行检索。

（2）美国国立卫生研究院（National Institutes of Health，NIH）：NIH是美国医学信息资源的中心，也是世界一流的生物医学研究中心，拥有世界上收集医学信息最全的国家医学图书馆和20多个医学研究所。NIH网上医学信息资源丰富多样，可直接在主页的检索框中输入检索词进行基本检索或高级检索。主页还有健康信息（Health Information）、基金（Grants & Funding）、新闻与事件（News & Events）、研究（Research & Training）、机构（Institutes at NIH）等内容的链接。用户可以根据自己的需要选择不同的资源类型与检索方式。

"Health"页面左侧为常见问题如"Child & Teen Health""Seniors' Health"的快速链接，下方为检索框和按照字母排序的各类健康题目。右侧主要区域内为供用户浏览的健康目录，包括机体部位/系统、机体状况/疾病、环境、食品、营养等。"Institutes"页面为下属27个研究所的网页链接，如NCI（国家癌症研究所）、NHLBI（国家心肺血液研究所）等。这些研究所的网页中蕴藏着丰富的专业医学信息资源，如NCI，收录了与癌症有关的大量信息，包括癌症的治疗、诊断、分类、临床试验、预后等，这些信息是用户获得专业信息资源不容忽视的。

数据访问限制（2025年4月）：禁止中国、俄罗斯等国的机构访问受控生物医学数据

（如人类基因组、健康记录），涉及NCBI（国家生物技术信息中心）下属的dbGaP、SRA等数据库。限制措施依据美国第14117号行政令，旨在保护"敏感个人数据与政府数据"。

（3）美国国家医学图书馆（National Library of Medicine，NLM）：NLM是世界上最大的生物医学图书馆，信息资源丰富，包括有MEDLINE在内的上百个免费数据库和大量的生物医学信息。主页提供健康信息（Health Information）、图书馆目录与服务（Library Catalog & Services）、人类基因组资源（Human Genome Resources）、环境卫生与毒理学（Environmental Health & Toxicology）等链接；每一链接都有大量的信息供用户使用，如Health Information页面提供MEDLINE/PubMed、MedlinePlus、Tox Town等8个NLM主要检索系统链接，用户可快速进入相关检索系统进行查找。

（4）美国医学院协会（Association of American Medical Colleges，AAMC）：由美国144所、加拿大17所医学院及400多所教学医院和卫生部门组成，其目标是通过提高医学院教育和教学医院水平来提高国民健康。其主页左侧有医学教育（Medical Education）、医学研究（Medical Research）及患者保健（Patient Care）栏目。医学教育（Medical Education）提供美国、加拿大医学教育的详细信息，包括医学院网页链接、医学教育与住院医师问题、课程管理与评价数据库、医学教育研究、国际医学教育等；右侧提供医学院校入学申请（AMCAS）、电子住宿服务（ERAS）、入学测试（MCAT）等链接，此处还提供医学院校（Medical Schools）与医学信息资源（More Resources）的链接。

2. 国内医学网站

（1）中国医学生物信息网（Chinese Medical & Biological Information，CMBI）：CMBI是由北京大学心血管研究所、北京大学人类疾病基因研究中心、北京大学医学部信息中心共同开发研制的综合性医学生物信息网站。其目的在于结合我国实际情况，全面、系统、严格和有重点地搜集、整理国际医学和生物学的研究信息，并加以分析、综合，为我国医学和生物学的教学、科研、医疗和生物高技术产业的开发提供信息服务。

CMBI的信息部分主要由医学新闻、最新文献、特别报道、见解、专题网页、今日临床、数据库等八部分内容组成，每一类下又有若干细类。例如，专题网页里包括近期热点内容，内容丰富新颖；而数据库里则包括心血管病、生物活性多肽等多个医学数据库。用户可以由此直接找到自己需要的相应文献信息。主页的左侧有多个网络工具的链接，如导航系统、网络资源及友情链接等，不仅为用户提供了许多通用、生物医学专用的搜索引擎，还提供了MEDLINE、中国生物医学文献数据库（CBMdisc）等多个医学文献数据库的链接。

（2）中国医药信息网：是由国家药品监督管理局信息中心主办的医药行业权威性专业网站。自1997年建立以来，不仅为医药管理部门、医药企事业单位、科研院所、医疗机构等相关单位提供医药政策法规、科技、经济、市场等信息服务，而且在我国医药发展和监督管理、规范医疗机构药品招标采购和医药供需市场等方面发挥了重要作用，尤其是医药信息专业数据库，已成为国内外医药卫生领域不可缺少的重要信息来源。该网站还提供中国药学文摘数据库的题录检索。

3. 基础医学主要网络资源

（1）Tufts大学人体解剖学指导（Gross Anatomy Guides at Tufts）：该网站由位于美国波士顿的Tufts大学医学院解剖学与细胞生物学系主办，提供有关解剖学的站点链接，其中包含丰富的参考资料。主要内容有：Tufts大学解剖学系头颈部解剖学课程、断面解剖学、Tufts大学解剖学系人体解剖过程指导、3D解剖学图片、解剖学相关网址。

（2）美国解剖学家协会（American Association of Anatomists，AAA）：AAA是美国最大的解剖协会，1888年始建于美国华盛顿，初始目的在于促进解剖科学的发展。其成员来自世界各国的相关专业，包括医学基础教育、医学图像工作、细胞生物学、遗传学、分子发育学、内分泌学、组织学、神经科学、法医学、显微镜、自然人类学等。今天它已成为致力于解剖学形态、功能研究及教育人员的家园。

（3）美国生理学会（American Physiological Society，APS）：APS成立于1887年，是FASEB的成员之一，其宗旨是通过最新的有价值的生理学信息促进生理学信息交流及科研与教育的快速发展。APS提供的出版物包括16种涉及生理学各个方面的学术性期刊，其中包括美国生理学期刊（AJP）的8个分册。普通用户可以阅读出版后一年之前的全文资源，部分新资源可以在线全文阅读。

（4）美国病理医师学会（College of American Pathologists，CAP）：CAP是世界上最大的由病理医师组成的联合会，包括世界各国1.8万余个会员及实验室团体。学会致力于临床实验室步骤的标准化和改进，被公认为是实验室质量保证的领导者。CAP的电子出版物《病理与实验室医学杂志》（*Archives of Pathology and Laboratory Medicine*）刊载病理学及医学实验相关的文章，该电子版杂志不仅可浏览论文摘要，还可免费浏览全文。

（5）美国药理学与实验治疗学学会（ASPET）：ASPET成立于1908年，目前拥有4800名成员，其中包括来自药学研究领域、医药工业和政府的代表，以对抗疾病、致力开发新药与制剂为宗旨。该网站的内容主要包括会议与产品、出版物、药理学教育资源、药学资源链接、培训计划、政府与公共事务等，其中出版物包括该学会的5种期刊。

（6）美国生物化学与分子生物学会（American Society for Biochemistry and Molecular biology，ASBMB）：ASBMB成立于1906年，是一个非营利性的科学与教育组织，拥有来自学院、大学、政府研究室及研究机构的会员1.1万余人。学会的目标是通过出版物、学术会议和人才培养促进生物化学与分子生物学的发展。

4.临床医学主要网络资源

（1）内科医学网（Internal MDLinx）：MDLinx由近40个专业网站组合而成，Intenal MDLinx只是其中的一个关于内科学的网站。该网站由内科医师自发组织创建，其目的是为内科医师提供最集中的专业信息资源：各种内科疾病的诊断、治疗等临床信息。其主要读者对象为临床医师、护士。该网页定期更新，用户可在网页左侧的目录中选择所需内容来查看最新的消息、文摘或全文（部分全文是免费的），同时还可输入关键词进行检索。

（2）美国医师学会-美国内科学会（American Society of Internal Medicine，ACP-ASIM）：ACP-ASIM成立于1915年，是美国最大的医学专业协会。其宗旨是培养医师高超的行业水平和职业道德，促进国民的健康水平。该网站的主要读者对象为内科医师和内科各专业医务人员，包括心血管学、胃肠病学、肾病学、肺病学、内分泌学、血液病学、风湿病学、神经病学、肿瘤学、传染病学、变态反应和免疫病学、老年病学等学科的医务人员。该网站提供的服务很多，内容涉及临床、科研和教育各方面。

（3）《默克诊疗手册》（*The Merck Manual of Diagnosis and Therapy*）：《默克诊疗手册》主网站（https://www.merckmanuals.com/professional），作为默克公司对医疗界提供的非营

利性服务,自1899年出版第一版《默克诊疗手册》以来至今已更新至20版,也是连续出版的最古老的英文医学参考书。读者可免费阅读全文,可输入关键词对该书进行检索。

(4)美国心脏协会(American Heart Association,AHA):美国AHA为全美性的非政府卫生机构,是国际学术影响较大、历史悠久的心血管学术团体,目的是降低心血管疾病的致残率和死亡率。该协会网站提供了丰富的科研、医疗、教学资源等信息。

(5)美国心脏病学会(American College of Cardiology,ACC):ACC网站的主要功能是为心血管专业人员提供高质量的继续教育机会,并为心血管疾病的治疗提供权威的临床实践指南、治疗标准和最新信息,以促进心血管疾病的基础和临床研究。该网站提供的主要服务包括三个方面,即临床实践、继续教育和信息服务。

(6)美国国家心肺血液研究所(National Heart,Lung and Blood Institute,NHLBI):NHLBI是美国国立卫生研究院的下属机构之一,是世界最大的心肺血液研究机构,为患者和专业医学人员提供关于心脏、血管、肺脏、血液、血液研究和睡眠障碍的内容。另外,还有链接到关于NHLBI基础研究、临床试验和教育计划等的内容。NHLBI提供的信息资源包括会议消息、临床诊疗指南、临床试验、最新信息、NHLBI下属各实验室的科研情况等。

(7)心胸外科网(The Cardiothoracic Surgery Network,CTSNet):心胸外科网由心胸外科专业的三个主要学会,即胸外科医师学会(The Society of Thoracic Surgeons)、美国胸外科协会(The American Association for Thoracic Surgery)、欧洲心胸外科协会(The European Association for Cardio-thoracic Surgery)主办,其他30多个心胸外科组织协办。该网站的主要用户为临床心胸外科医师及其相关专业人员,同时也向患者及家属介绍心、肺、食管等疾病的诊治信息。

(8)胸外科医师学会(The Society of Thoracic Surgeons,STS):STS是一个非营利性组织,成立于1964年,目前由全世界7000多名会员,包括外科医生、研究员及专家等组成,该学会的目的是通过教育、科研及倡导以提高医学的水平,该网站在促进学科发展方面起着举足轻重的作用。

(9)美国胸外科协会(The American Association for Thoracic Surgery,AATS):AATS成立于1917年,该协会由来自解剖、生理、病理、内科、外科、放射、麻醉等专业的成员组成,AATS重视其教育职能,举办的年会、学会等在专业领域内享有较高声誉。在网站首页提供了此方面的大量信息,如在华盛顿举行的第82届、第81届年会网络出版物等。在第81届年会出版物中设7个专题列出相关文献,即成人心脏外科、先心病、胸外科总论、科技全会、住院医师论坛、急症抢救与技术论坛和争鸣。

三、专项内容检索

1. 医学引文检索

引文(citation)是指论文的参考文献,即作者在科研和论文撰写过程中引用过的论文。从一篇高质量文献入手,通过论文之间引用与被引的关系,不仅可以回溯前期研究,还可及时跟踪研究发展轨迹,掌握最新动态及进展。文献评价、科学家评价、研究机构评价、期刊评价、职称评定等,都需要引文检索,它是科技文献检索、文献计量研究和科学活动定量分析评价的强力工具。

（1）中国科学引文数据库（Chinese Science Citation Database，CSCD）：该数据库创建于1989年，1999年起作为中国科学文献计量评价系列数据库之A辑，由中国科学院文献情报中心与中国学术期刊（光盘版）电子杂志社联合主办，并由清华同方光盘电子出版社正式出版。通过清华大学和中国科学院资源与技术的优势结合和多年的数据积累，CSCD已发展成我国规模最大、最具权威性的科学引文索引数据库——中国的《科学引文索引》（SCI），为中国科学文献计量和引文分析研究提供了强大工具。

CSCD来源期刊每两年遴选一次。每次遴选均采用定量与定性相结合的方法，定量数据来自中国科学引文数据库，定性评价则通过聘请国内专家对期刊进行评审。2023～2024年度CSCD收录来源期刊1340种，其中中国出版的英文期刊317种，中文期刊1023种。CSCD来源期刊分为核心库和扩展库两部分，其中核心库996种（备注栏中标记为C），扩展库344种（备注栏中标记为E）。

（2）中国引文数据库：该数据库是基于CNKI源数据库文献的文后参考文献和文献注释为信息对象建立的一个规范的引文数据库，收录1979年至今中国学术期刊（光盘版）电子杂志社出版的源数据库产品中的文献和参考文献，学术资源类型涵盖期刊（中外文）、博硕士学位论文、国内/国际会议论文、图书、中国专利、中国标准、年鉴、报纸及外文题录库。数据库提供了被引文献篇名、作者、机构、基金来源、关键词等十多条检索途径，以及年限、排序方式、模糊/精确检索等限制，是目前我国内容最全的引文库。通过揭示各种类型文献之间的相互引证关系，为科学研究提供新的交流模式，同时作为一种有效的科研管理及统计分析工具，提供引文分析过程中的引证报告、文献导出、计量可视化、数据分析器等特色功能。引文数据已超4.3亿条，并以每年4000万条的速度扩增。

（3）中文科技期刊数据库（引文版）：该数据库以全文版为基础开发而成，主要收录了1989年以来国内14 000多种期刊发表论文的参考文献，也是目前国内检索期刊种类较多的引文数据库。该库可独立实现参考文献与源文献之间的切换检索。用户若同时购买了全文数据库和引文数据库，还可以通过开放接口将引文检索功能整合在全文数据库中，实现引文检索与全文检索的无缝链接操作。引文检索平台包括两个检索界面：源文献检索和参考文献检索，用户可根据课题需要选择使用，两个检索界面可互相切换。

（4）Web of Science：Web of Science是美国科学信息研究所（ISI）2001年推出的网络版学术信息资源整合体系（Web of Knowledge）中的核心资源。Web of Science数据库收录了9000多种世界权威、高影响力的学术期刊，内容涵盖自然科学、工程技术、生物医学、社会科学、艺术与人文等领域，还收录了论文中所引用的参考文献，并按照被引作者、出处和出版年份编制成索引。通过独特的引文检索，用户可以用文章标题、专利号、会议文献或书名作为检索词，检索这些文献的被引用情况，了解引用这些文献的论文所做的研究工作。通过该平台用户可以同时检索多个数据库，如科学引文索引扩展版（Science Citation Index Expanded，SCI-E）、社会科学引文索引、艺术与人文科学引文索引、会议文献、专利文献等。

SCI-E收录科技期刊9400多种，最早回溯至1945年，是查找医学科技引文的最佳工具。该系统平台上的数据库可以单独检索，也可以跨库检索。其引文检索是从被引用文献查到引用文献的过程。在引文检索页面上提供被引著者（Cited Author）、被引刊物缩写（Cited Work）和被引文献出版年份（Cited Year）三个检索提问框。可单项检索，也可进行二项或三项检索，其逻辑关系为AND。

2.医学会议文献检索

会议文献（conference literature）一般指各种学术会议上发表的学术报告、会议录和论文集。科技学术会议是传递和交流科技信息的途径之一，其文献具有针对性强、内容新、信息传递快、学术价值高等特点。因此，医学会议文献是获取最新医学信息、掌握学科前沿动态的重要信息源。

（1）中国学术会议论文数据库：万方数据资源系统的中国学术会议论文库是国内收集学科较全面、数量较多的会议论文数据库，属国家重点数据库。收录由国际及国家级学会、协会、研究会组织召开的各种学术会议的论文，每年涉及上千个重要的学术会议。是目前国内收集学科最全、数量最多的会议论文数据库，专业覆盖自然科学、社会科学等领域。数据库以《汉语主题词表》为主题标引语言，以《中图法》为分类标引语言，30%的记录附有论文摘要，提供会议名称、会议时间、会议地点、主要内容、规模、主办单位、承办单位等检索途径，每周更新。

（2）国家科技图书文献中心（NSTL）：国家科技图书文献中心具有多个数据库，其中提供会议信息的有中文会议论文数据库及外文会议论文数据库。中文会议论文数据库主要收录了1985年以来我国国家级学会、协会、研究会及各省、部委等组织召开的全国性学术会议论文160多万篇。数据库的收藏重点为自然科学各专业领域，每年涉及600余个重要的学术会议，年增加论文超4万篇，每季度或每月更新。外文会议论文数据库主要收录了1985年以来世界各主要学协会、出版机构出版的学术会议论文760多万篇，部分文献有少量回溯。学科范围涉及工程技术和自然科学各专业领域。每年增加论文约30万篇，每周更新。

该系统的多个数据库使用同一个检索界面，使用时须选择数据库。检索途径有普通检索、分类导航检索、期刊检索、单位（机构）检索、文献类型检索等。不论使用何种途径，用户都可使用逻辑运算符进行逻辑运算检索。

（3）中国重要会议论文全文数据库（CPFD）：是中国知识基础设施工程（CNKI）中的一个数据库，截至2025年5月，CPFD累计收录国内重要会议论文275万篇（中文会议）和国际会议论文94万篇，合计369万篇。涉及自然及社会学科多个领域，如化学、医药、工业技术、农业、经济政治与法律、电子技术与信息科学等。

3.医学学位论文检索

学位论文指博士、硕士研究生在导师指导下为获得学位而独立完成的学术研究论文。学位论文中包含了许多新技术、新见解、新内容，有较高学术价值。

（1）中国优秀博硕士学位论文全文数据库：简称CDMD，是中国知网（CNKI）的系列产品之一，其结构与中国学术期刊全文数据库基本一致。收录的论文来源于全国300多家高等院校、科研院所等部门所属博、硕士培养点2000年以来的优秀博士、硕士学位论文，每年收录论文约39.8万篇。学科覆盖理工、农业、医药卫生、文史哲、经济政治与法律、教育与社会科学、电子技术与信息科学等领域，是目前国内资源最完备、收录质量最高的博士、硕士学位论文全文数据库。

（2）中国学位论文数据库：简称CDDB，是万方数据资源的数据库之一，收录了各高等院校、研究生院及研究所向该机构送交的我国自然科学及社会科学领域的硕士、博士及博士后论文。

（3）国家科技图书文献中心——中文学位论文库：提供中文学位论文数据库及外文学位论文数据库，收录了480多万篇中文学位论文及70多万篇外文学位论文。检索时用户须勾选相应数据库选项，然后在检索输入框中直接输入检索内容，可进行多项内容的逻辑组配检索。

（4）CALIS高校学位论文数据库：CALIS学位论文中心服务系统面向全国高校师生提供中外文学位论文检索和获取服务。目前博硕士学位论文数据逾1000万条，涵盖全国数百所高校的博士、硕士及部分优秀学士学位论文。数据库还整合了部分外文学位论文资源（如NDLTD和PQTD数据），但仍以中文论文为主。该系统采用e读搜索引擎，检索方式便捷灵活，提供简单检索和高级检索功能，可进行多字段组配检索，也可从资源类型、检索范围、时间、语种、论文来源等多角度进行限定检索。系统能够根据用户登录身份显示适合用户的检索结果，检索结果通过多种途径的分面和排序方式进行过滤、聚合与导引，并与其他类型资源关联，方便读者快速定位所需信息。

（5）ProQuest博硕士学位论文库：由ProQuest公司开发，即ProQuest Digital Dissertation，简称PQDD，收录全球4100余所大学1861年以来各个学科专业领域的约630万篇博士、硕士论文的摘要及索引，每年约增13万篇论文摘要，可看到1997年以来论文的前24页。是检索世界范围内博士、硕士论文的重要数据库。

4. 医药专利文献检索

专利文献（patent literature）主要指各国专利局的正式出版物，记录有关发明创造信息，如专利说明书、专利公报、专利索引、专利文摘、专利分类表等。其中专利说明书是专利文献的核心部分，是申请人向政府递交说明其发明创造的书面文件，上面记载着发明的实质性内容及付诸实施的具体方案，并提出专利权范围。它所报道的发明内容具体、可靠，附图详细，对制定设计方案和技术路线，解决具体技术问题很有参考价值。

（1）中国国家知识产权局（CNIPA）专利数据库：CNIPA提供了多个官方专利数据库，用于检索、查询和分析中国专利信息。内容涵盖了1985年以来我国公布的全部中国专利信息，包括发明、实用新型和外观设计三种专利的著录项目及摘要，并可浏览各种说明书全文及外观设计图形。比如使用"专利检索及分析系统"，点击"高级搜索"进入检索界面。该检索系统提供了申请（专利）号、名称、摘要、地址、分类号等字段的检索入口，并且在多个检索字段支持模糊检索。其中，模糊字符"?"（半角问号），代表一个字符；模糊字符"%"（半角百分号），代表0～n个字符。专利名称和专利摘要的键入字符数不限，而且可实行模糊检索，模糊部分位于字符串中间时应使用模糊字符"?"或"%"，位于字符串起首或末尾时模糊字符可省略。而字段内各检索词之间可进行AND、OR、NOT的逻辑运算。

（2）中国专利信息网：1998年5月建立，收集了我国1985年至今的全部专利，注册后可免费检索题录。检索全文须注册交费。点击"专利检索"进入检索界面，用户可在页面左侧选择检索方法。可供选择使用的检索途径有简单检索、菜单检索及逻辑运算符组配检索。也可在系统提供的检索框中直接输入检索词并选择相应字段进行检索。

（3）万方数据资源系统——专利技术数据库：在其"科技信息系统"页面中点击"专利技术"进入"专利技术数据库"检索页，包括中国发明专利库、失效专利库等四个数据库。检索收录1985年至今受理的发明专利、实用新型和外观设计专利数据信息，主要有国内的科技成果与专利，以及国家级科技计划项目。内容涉及化工、生物、医药、机械、电子等自然学科各领域的高新技术及实用技术。

（4）美国专利商标局网站：美国专利商标局向用户免费提供美国专利全文和页面图像数据库，包括授权专利数据库和申请专利数据库两部分，可提供1790年至今的全文图像说明书及1976年至今的全文文本说明书。用户可免费检索专利首页的内容，其中包括著录项、文摘、专利权项。如需要专利说明书，则需另付一定费用。此专利数据库容量大，检索性能优越，开放性好。

（5）德温特（Derwent）检索工具：由科睿唯安运营，1951年建立。开始时按国别，1963年后增加了按专业的方式提供多种载体的英文专利题录和文摘（全技术领域）。其中主要有化学专利索引（简称CPI）、电子专利索引（简称EPI）、世界专利索引（简称WPI）和世界专利文摘（简称WPA）等，1978年开始提供联机检索服务。数据库主要由以下两种文档组成：WPI文档收录1963～1980年世界20多个国家、地区和国际组织专利局公布的专利文献记录，每月更新同族专利数据；WPIL文档收录1981年以后世界40余国专利局公布的数据，每周更新一次。上述两种文档收录专利文献记录3000万条。通过美国的书目情报分时联机检索系统（ORBIT Ⅳ）和"戴罗格"系统Ⅱ（DIALOG Ⅱ）、东京的系统发展公司日本情报中心（SDC-J）、伦敦的德温特-系统发展公司（Derwent-SDC）和法国远程通信公司的Telesystemes-Questel系统等检索系统提供联机检索服务，可使用国别和专利号、优先权项目、专利权人、发明人、主题词、国际专利分类号、德温特分类号、德温特细分码、德温特登记号等多种检索途径。1987年起新增生物技术文档，内容包括20世纪80年代以来千余种书刊中有关文章和各国、地区、国际组织有关专利的文献记录，每月更新一次。1987年起数据库中增加中国专利文献记录。

5. 循证医学文献检索

（1）概述：循证医学（evidence-based medicine，EBM）是指对病患者诊治必须是在基于当前可以得到的最佳临床研究结果，结合医生的经验，考虑和尊重患者的实际情况和意愿前提下所制定的治疗决策。当前以计算机网络技术为核心的现代信息技术飞速发展，为EBM的开展提供了保障手段。EBM证据即最佳临床研究证据有多种类型，根据其可靠性分为五个级别。其中以系统评价（systemic review）、临床实践指南（practice guideline）为最佳。大量的随机对照试验（RCT）也是EBM的证据，但可靠性不如系统评价、临床实践指南。实施循证医学实践步骤：①确定临床实践中的问题；②检索有关医学文献；③严格评价文献；④应用最佳证据，指导临床决策；⑤通过实践，提高临床学术水平和医疗质量。

（2）检索方法：EBM证据的检索是多方面的，在常用医学数据库如PubMed、CBMDisc、EMbase等都可进行EBM证据的检索。网络EBM资源更加丰富，包括多个EBM网站、期刊和检索系统。

1）国际Cochrane协作网（https://www.cochrane.org）：国际Cochrane协作网是一个制作、传播、保存EBM证据的机构，而Cochrane图书馆则是其产品的存放地。其主要数据库有：①系统评价资料库（Cochrane Database of Systematic Review，CDSR）；②疗效评价文摘库（Database of Abstracts of Review of Effectiveness，DARE）；③临床对照试验资料库（Cochrane Controlled Trials Register，CCTR）；④方法学数据库（Cochrane Methodology Database，CMD）；⑤卫生技术评估数据库（Health Technology Assessment，HTA）；⑥NHS

经济评估数据库（NHS Economic Evaluation Database）等。用户可以直接在其主页右上方检索区进行检索，或选择主题索引（A-Z Index）浏览。使用Cochrane图书馆的网络数据库（http://www.thecochranelibrary.com）进行检索更为方便。该系统具有上述全部数据库，提供篇名词、关键词、著者、文献类型等检索入口，还提供MeSH主题词、高级检索等途径。

2）EBMR（EBM Reviews, http://gateway.ovid.com）：EBMR由美国OVID技术公司研制开发，不仅收录了CDSR、DARE、CCTR三个主要数据库的内容，还收录了美国医师协会主办的EBM期刊"ACP Journal Club"1991年以来的全部信息，弥补了Cochrane图书馆的不足。OVID系统检索途径多，功能强大，EBMR已成为我国医务人员获取EBM证据的主要来源。

3）NGC（National Guideline Clearinghouse）：NGC是美国著名的EBM临床实践指南数据库，它提供的上千个指南涵盖了临床医学的全部学科，是一个证据全、功能强的综合性数据库。每周更新一次。NGC提供四种检索方式：基本检索（search）、高级检索（detailed search）、浏览检索（browse）与定题检索（frequent search）。检索支持逻辑运算符、截词符和词组加引号等方式。此外，系统还提供了比较功能（compare），如果检索出多个同一内容的指南，使用该功能可快速地比较其中的不同，便于用户选择使用。

4）SUMSearch：SUMSearch是由美国得克萨斯大学及圣安东尼奥Cochrane中心联合开发的能够快速、准确地查找EBM证据的综合检索系统。其最大的优点是可同时检索多个EBM系统，如DARE、NGC及PubMed等。检索结果分类排列，还可针对病因学、诊断、治疗及预后进行限制。系统支持布尔逻辑运算符"AND, OR, NOT"和截词符"*、$"的使用。为了获得更好的检索结果，系统还提供MeSH主题词链接（Check my Strategy），以帮助用户选择检索词。

5）中国循证医学中心（中国Cochrane中心，https://china.cochrane.org/）：中国循证医学中心1999年经国际Cochrane协作网指导委员会正式批准注册成为国际Cochrane协作网的第15个中心。中国循证医学中心的主要任务：①负责收集、翻译本地区发表的和未发表的临床试验报告，建立中国循证医学临床试验资料库，并提交至国际临床试验资料库，为中国和世界各国提供中国的临床研究信息。②开展系统评价，并为撰写系统评价的中国协作者提供支持和帮助，为临床医生、临床科研和教学、政府的卫生决策提供可靠依据。③培训循证医学骨干，提供高质量、全方位的骨干人才，推动循证医学在中国的发展。④翻译循证医学知识、宣传循证医学学术思想，使之成为一个卫生技术评价、临床研究及教育的中心。⑤组织开展高质量的随机对照试验及其他临床研究，并进行相应的方法学研究，提供培训咨询、指导和服务，促进临床医学研究方法学的改善和质量的提高。

6）循证医学期刊：循证医学期刊专门收录EBM证据，随着EBM的发展而逐渐增多，如英国医学会出版的EBM Online、美国出版的ACP Journal Club等。这些期刊不仅收录的EBM文献多，且质量高，检索方便。很多重要的证据可从这些期刊中获得。

A. *EBM online*（https://ebm.bmj.com/）：由英国医学会编辑出版，是较早介绍EBM的权威期刊，提供各医学学科的EBM证据。收录了大量EBM文献，可以浏览也可使用基本检索和高级检索查找所需文献。

B. *ACP Journal Club*：由美国内科医师协会编辑出版，创刊于1991年。主要目的是通过筛选和提供大量研究报道和综述文献，使医务人员及时掌握治疗、预防、诊断等方面的最新进展。

C. *Bandolier*：1994年2月由牛津几位科学家撰写的EBM文章成为Bandolier的创始篇章，目前它已成为世界各国医学专家及患者获取EBM信息的主要来源。它也是一个提供卫生健康及医疗保健方面证据的网站，包括了大量的高质量全文资源，使用方便。

D.《中国循证医学杂志》：由中国循证医学中心编辑出版，创刊于2001年6月。设有述评、论著、方法学、循证病案讨论等栏目。以国内临床医师、医学科研工作者、高校教师及卫生管理人员为读者，是国内最早的有关EBM的刊物。

7）TRIP（Turning Research Into Practice）数据库：TRIP数据库由Jon Brassey和Chris Price博士于1997年创立，收录70多个高质量医学信息资源，并与相关期刊和电子教科书进行链接。其中有Cochrane系统评价摘要，也有循证医学方面的杂志和相关网站上的系统评价、相关问题问答、在线高质量医学专业杂志的原始研究和评价性文章、指南、电子教科书等，因此既可直接检索出二级研究杂志上的系统评价等，也可对一些在线的高质量的原始研究杂志进行检索。检索时可一次打开多个数据库，每种数据库及其检索结果用不同的颜色加以区别，十分方便选择性浏览相关内容。

8）Clinical Trials（https://clinicaltrials.gov/）：Clinical Trials数据库是由美国国立卫生研究院提供的临床研究信息数据库，记录了患者使用新药及新的治疗方案的信息。它是美国最大的临床试验数据库，目前拥有170多个国家的约20万种试验记录，信息量大，更新迅速。检索方法包括分类浏览和关键词检索。其中分类浏览按照疾病名称（Conditions）、药物干扰（Drug Interventions）、发起者（Sponsors）、试验地点（Locations）分成四大类别，在每个类别分别按字顺进行排列，检索者点击"Study Topics"进入分类浏览界面，根据需要点击相关主题即可找到所需信息。

（何深一）

第3节　医学外文文献全文的获取途径

医学外文文献是医学工作者从事医学研究和医学科技创新工作的重要基础，在申请科研项目、研究生选题、实验及临床研究中常需要参考论文全文，尤其是材料与方法部分。有些单位图书馆因经费所限，在购置外文期刊及全文数据库时，只能保证一些重点学科的需要，馆藏外文期刊种类明显下降，使外文全文的获取更加困难。随着计算机及网络的普及，除传统手工检索外，还可通过互联网查找外文文献。但是，网上数据库多数只提供文摘，全文数据库所占比例有限，完全免费的论文全文较少。一些读者由于缺少获取免费全文的途径，仅有的免费全文资源也得不到充分利用。本节介绍了几种免费获取医学外文文献全文的方法。

一、利用图书馆获取全文

高等医药院校、信息中心、医学情报研究所及医院等单位的图书馆或资料室，常是获取外文文献全文的首选，因为读者对馆藏文献更熟悉、更了解，使用方便、耗时少、成本低。

1. 馆藏外文期刊

各单位收藏的外文期刊各有其专业特色，可利用当地图书馆的联合外文期刊目录查找不同图书馆的馆藏资源，互相补充各自馆藏期刊的不足。在这些图书馆，读者可按外文期刊目录的期刊名称排序进行查找，找到所需要的期刊后即可复印全文。

2. 馆际外文文献资源共享

近年来网上开通的文献传递服务，拓展了文献资源共享范围，提高了馆藏文献利用率，受到读者欢迎。各文献服务机构编制了一些联合期刊目录或馆藏目录，如中科院文献情报中心编制的全国中西日俄文期刊联合目录、馆际互借与文献传递系统（CALIS）联机公共书目、国家图书馆联机公共目录等。利用这些联合目录和馆藏目录，可了解所需文献全文的收藏单位，进而索取原文。

CALIS管理中心建有"CALIS馆际互借/文献传递服务网"，简称"CALIS文献传递网"或"文献传递网"，CALIS面向全国读者提供馆际互借/文献传递服务。该文献传递网由众多成员馆组成，包括利用CALIS馆际互借与文献传递应用软件提供馆际互借与文献传递的图书馆（简称服务馆）和从服务馆获取馆际互借与文献传递服务的图书馆（简称用户馆）。读者以馆际互借或文献传递的方式，通过所在成员馆获取CALIS文献传递网成员馆丰富的文献馆藏。读者直接在网上提交馆际互借申请，并且可以实时查询申请处理情况。这种途径的缺陷是受制于馆藏单位的服务时间，并收取一定的服务费用。

3. 馆订数据库

近年来各单位的图书馆订购了一些医学外文期刊数据库，读者可用本单位订购的数据库检索外文文献全文。常用数据库参见本章第1节。

二、从互联网上免费获取全文

随着互联网的飞速发展，国内外的多数医学期刊发行了网络版，为用户在网上获取期刊资源提供了极大的方便。

1. 从免费全文期刊信息网站中获取

（1）免费医学期刊网（free medical journals，http://www.freemedicaljournals.com）：由美国Amedeo小组建立，该网站提供了本网站编辑发现的全部免费的生命科学及医学相关期刊的全文链接，目前共列出英、法、德、西班牙、葡萄牙等9个语种的5088种免费生物医学全文期刊。网站首页列出了部分免费期刊的名称、影响因子、滞后时间，并提供期刊主页的链接，读者可按字母顺序或学科分类浏览全部免费期刊及大部分期刊的影响因子，便于读者评价期刊的水平，点击期刊名称可直接进入其主页阅读和检索。对于部分限制类期刊，还列出了所限制的时间范围，以方便读者利用。多数期刊在出版后半年或1年即可在网上免费获得，也有些期刊的滞后时间很短，如 *Mol Biol Cell* 出版后2个月即可免费使用；*Genetics* 出版后3个月即可免费阅读或下载。该网站收集了许多重要、影响因子高的外文核心期刊，如 *CA-Cancer J Clin*、*New Engl J Med*、*Brit Med J*、*JAMA*（*the Journal of the American Medical Association*）、*J Cell Biol*、*Am J Hum Genet*、*Clin Infect Dis* 等，这些期刊有很大的参考价值。

该网站可通过学科主题、字母顺序、语种进行浏览，但无关键词检索功能。网站主页左侧为导航信息,右侧是主要内容,由上而下依次是:免费期刊的影响因子;出版后1~6个月、出版后1年、出版后2年免费的期刊等。现将免费的英文版医学期刊按出版后免费的时间及期刊影响因子高低介绍如下:

1)无时间限制的免费医学期刊: *CA-Cancer J Clin*、*J Clin Invest*、*Nucleic Acids Res*、*MMWR*(*Morbidity and Mortality Weekly Report*)、*Endocr-Relat Cancer*、*Biochem J*、*Emerg Infect Dis*、*PLoS Med* 及 *PLoS Biol* 等。

2)出版后1~6个月免费的医学期刊:*New Engl J Med*、*JAMA*、*J Exp Med*、*J Cell Biol*、*Am J Hum Genet*、*Mol Cell Biol*、*Ann Int Med*、*PNAS*(*Proceedings of the National Academy of Sciences*)、*Mol Biol Cell*、*Diabetes*、*J Virol*、*Genetics*、*Radiology*、*J Clin Microbiol*、*Infect Immun*、*J Bacteriol*、*Antimicrob Agents Ch*、*Nucleic Acids Res* 及 *Diabetes Care* 等。

3)出版后1年免费的医学期刊:*Cell*(1996年以来)、*Science*、*Endocr Rev*、*Pharmacol Rev*、*Physiol Rev*(1997年以来)、*Gene Dev*、*Mol Cell*、*Circulation*、*Blood*、*J Clin Oncol*、*Clin Microbiol Rev*、*CircRes*、*AIDS*、*J Neurosci*、*J Am Coll Cardiol*、*J Biol Chemist*、*Am J Pathol*、*J Immunol*、*Mol Endocrinol*、*Arch Intern Med*(论著1年后免费)、*Genome Res*、*Arterioscl Throm Vas*、*Mol Biol Evol*、*J Infect Dis*、*Am J Clin Nutr*、*Mol Pharmacol*、*Hypertension*、*BMJ*(*British Medical Journal*)及 *Am J Trop Med Hyg* 等。

4)出版后2年免费的医学期刊:*Alcohol Alcoholism*、*Brain*、*Clin Microbiol Rev*、*Int J Epidemiol*、*J Biol Chem* 及 *Obesity Res* 等。

该网站还包括以下内容:①免费医学书籍(Free Medical Books),提供可在网上免费得到的重要医学教科书的全文链接,如 *Hepatology—A Clinical Textbook*(Fifth Edition)等。此外,读者在Book Alert注册后,可通过电子邮件得到最新的免费医学教科书的信息。②期刊预警(Journal Alert),该网站还可方便地进入免费文献服务,只需先选择专题,并在其提供的期刊表中挑选所需期刊,注册后每周即可通过E-mail收到有关该专题的文摘快报,并能得到最新的免费医学期刊的信息。③提交(Submit),读者可向该网站提交网站编辑尚未发现的新的免费生命科学及医学相关期刊的全文链接。

(2)PubMed Central(PMC):是2000年由美国国立卫生研究院建立、国家医学图书馆下属的国家生物技术信息中心管理的生物医学与生命科学期刊文献的免费数字化档案库,保存有生物医学与生命科学期刊中原始的研究论文全文,用户可免费使用。PMC不仅具有免费获取论文全文的功能,还可将不同数据库中的相关文献整合在一起供读者使用。目前,PMC档案库收藏有几个世纪(18世纪末至目前)以来的1030多万篇生物医学与生命科学研究的论文全文,包括在学术期刊上正式发表的文章、经过同行评审已被接受将在期刊上发表的作者手稿,以及在同行评审前公开的文章的预印本。PMC中的所有论文在PubMed中都有相应的记录,出版商可将其出版的期刊自愿加入PMC(需要满足一定的编辑标准,具体可点击http://www.pubmedcentral.nih.gov/about/pubinfo.html查看),一旦加入,必须承诺期刊出版后一定时期内(最好6个月,最长不超过1年)将其全文提交给PMC,由PMC提供免费全文检索和访问。

PMC目前已收录了4354种期刊,其中出版后立即免费的期刊3823种,12个月内免费的期刊37种,12个月免费的期刊489种,12个月后免费的期刊5种。

（3）HighWire Press（https：//www.highwirepress.com）：是全球最大的免费提供自然科学文献全文的学术文献出版商，于1995年由美国斯坦福大学图书馆创立。收录电子期刊约710种，文章总数已达230多万篇，其中超过77万篇可免费获得全文。这些数据仍在不断增加。

HighWire Press提供两种免费获取论文全文的方式。

1）免费期刊（free Issue）：表示在某个时间之前的所有论文全文均免费，时间为论文发表后4～24个月，少数期刊还限定最早的论文为1996年1月1日发表的，目前有280种期刊提供这种免费方式，如*Am J Neuroradiol*、*Acad Psychiatry*、*Adv Dental Res*、*Am J Epidemiol*、*Am J Pathol*、*Ann Clin Lab Sci*、*Ann Rheum Dis*、*BMJ Mental Health*、*Cancer Discov*及*Clin Cancer Res*等。

2）免费站点（free site）：表示可以完全免费获取论文全文，目前有107种期刊提供这种完全免费方式，如*Adv Physiol Educ*、*BMJ Global Health*、*BMJ Oncol*、*BMJ Open Diab Res Care*、*BMJ Open Gastroenterol*、*BMJ Open Ophthalmol*、*Can J Surg*、*Cancer Biol Med*、*CA-Cancer J Clin*、*Can Med Assoc J*及*Eur Respir Rev*等。

在所有期刊列表中，标注"Free back issues"表示在特定时期内论文是免费的；"Free trial period"表示在限定时间内论文是免费的；标注"Free site"表示所有论文均是免费的。

（4）Biovisa（http://www.biovisa.net）：是神经科学研究人员利用业余时间建立的，目前共收集1616种在线生物医学期刊。在主页上点击"Journal"可进入期刊分类页面，目前共有19个大类，如Biochemistry、Cell & Molecular Biology（276种期刊）、Medical Research（383种）、Neurosciences & Neurology（223种）等。点击"A Collection of Free Journals"可进入免费期刊列表，目前共有194种期刊免费提供全文。该网站可免费注册，注册用户对有兴趣的期刊作标志，即可把期刊保留在"MY BIOVISA"。

此外，该网站另收集有80部免费的电子版医学专著。按学科分类如下：Anatomy（2），Animal and Plant Sciences（7），Biochemistry and Molecular Biology（16），Bioinformatics（2），Biotechnology（4），Career Development（6），Cell Biology（7），Development Biology（6），Evolution and Ecology（9），General Biology（3），Genetics（7），Immunology（2），Medical Research（5），Microbiology（1），Neuroscience（23），Pharmacology and Toxicology（1），Psychology and Psychiatry（4），Public Interest（1）等。

（5）Hardin MD（http://www.lib.uiowa.edu/）：由美国艾奥瓦州立大学（University of Iowa）的Hardin Library for the Health Sciences建立并管理，汇集了医学期刊5000多种，多数是电子期刊，读者可点击刊名链接进入期刊的主页。该网站还可按主题词对疾病进行检索，另有大量的医学和疾病图片（Medical Pictures/Disease Pictures）供读者检索和使用。

（6）电子卫生科学期刊目录（Directory of Electronic Health Science Journals）：原网址为http://www.med.monash.edu.au/，现已更新为https://www.monash.edu/medicine/，由澳大利亚Monash大学医学院于1999年建立，收录了主要以英文出版的临床医学、生物医学研究、护理学及卫生学方面的电子期刊，所有期刊均按刊名排序，读者可点击刊名链接进入期刊的主页，也可对某种期刊进行检索。

2. 从期刊出版商网站中获取

（1）生物医学中心网站（https://www.biomedcentral.com）：生物医学中心（BioMed

Central，BMC）是一个独立出版商，提供网上即时免费查阅经过同行评议的生物医学研究资料，是世界上最早的论文开放获取出版机构，隶属于Springer出版集团，该集团出版的所有论文均是即刻、永久地向读者在线免费开放。目前共有300多种经同行评审的开放获取学术期刊，涵盖生命科学和医学各个领域。生物医学中心中国站（BioMed Central in China，https://gateways.biomedcentral.com/china/）致力于提供由中国科研人员撰写或共同撰写的最新论文，介绍来自中国的科研成果，并发布BMC在中国的最新动态和活动。

众多的在线刊物组成了刊物集群，包括与医学有关的Biomedicine、Dentistry、Life Sciences、Medicine & Public Health、Pharmacy及Psychology等学科。BMC领先的研究性期刊包括*BMC Biology*、*BMC Medicine*、*Genome Biology*、*Genome Medicine*及*BMC Global and Public Health*等，学术性期刊包括*Journal of Hematology & Oncology*、*Malaria Journal*及*Microbiome*等。

BMC生物医学（Biomedicine）系列期刊包括*Acta Neuropathol Com*、*Alzheimer's Res Ther*、*Antimicrob Resist Infect Control*、*Behav Brain Funct*、*Bioelectron Med*、*Biol Sex Differen*、*Biomark Res*、*BMC Cancer*、*BMC Immunol*、*BMC Med Genomics*、*BMC Neurosci*、*BMC Pharmacol Toxicol*、*BMC Res Notes*、*Breast Cancer Res*、*Malaria J*、*Mol Brain*、*Mol Cancer*、*Mol Cytogenet*、*Mol Med*、*Mol Neurodegener*、*Neural Dev*、*Parasite Vector*及*Virol J*等，均可免费获取论文全文。

BMC生命科学（Life Science）系列期刊包括*Ann Microbiol*、*Biol Res*、*BMC Bioinformatics*、*BMC Biol*、*BMC Genomic Data*、*BMC Genomics*、*BMC Microbiol*、*BMC Mol Cell Biol*、*BMC Zool*、*Cell Biosci*、*Cell Commun Signal*、*Cell Division*、*Cell Mol Biol Lett*、*Clin Proteomics*、*Genome Biol*、*Hereditas*、*Skelet Muscle*、*Stem Cell Res Ther*等。

医学与公共卫生（Micine & Public Health）包括206种期刊，主要有*BMC Anesthesiol*、*BMC Cardiovasc Disor*、*BMC Digital Health*、*BMC Emerg Med*、*BMC Endocr Disord*、*BMC Gastroenterol*、*BMC Geriatrics*、*BMC Global Public Health*、*BMC Infect Dis*、*BMC Med Imaging*、*BMC Med Res Methodol*、*BMC Med*、*BMC Nephrol*、*BMC Neurol*、*BMC Nursing*、*BMC Nutrition*、*BMC Ophthalmol*、*BMC Palliat Care*、*BMC Pediatrics*、*BMC Primary Care*、*BMC Psychiatry*、*BMC Public Health*、*BMC Rheumatol*、*BMC Surgery*、*BMC Urology*、*BMC Womens Health*、*Gut Pathog*、*Head Face Med*、*Infect Dis Poverty*等。

目前，这些BMC系列期刊包括三大类：①可以免费阅读全部全文；②需要先注册，然后可免费试用，注册后可免费阅读部分全文；③需注册付费才能阅读全文。所有发表在BMC刊物上的研究论文可随时在网上免费任意查阅，无其他任何限制。此外，BMC还提供快速检索与高级检索功能，但要求读者在使用此项功能前进行免费注册。

（2）英国医学杂志出版集团网站（https://bmjgroup.com）：英国医学杂志出版集团［British Medical Journal（BMJ）Publishing Group］目前已出版65种医学专业杂志，涵盖30个医学相关专业。BMJ系列期刊包括*BMJ Open Diabetes Res Care*、*Emerg Med JBMJ Open Gastroenterol*、*eGastroenterology*、*Front Gastroenterol*、*Gut*、*BMJ Case Rep*、*BMJ Medicine*、*BMJ Open*、*Drug The BMJ*、*J Med Genet*、*BMJ Health Care Inform*、*BMJ Military Health*、*BMJ Neurology Open*、*J Neurol*、*Neurosurg Psychiat*、*Pract Neurol*、*BMJ Nutr Prev Health*、*Occup Environ Med*、*Int J Gynecol Cancer*、*J ImmunoTher Cancer*、*BMJ Oncology*、

BMJ Open Ophthalmol、*Brit J Ophthalmol*、*World J Pediatr Surg*、*J Clin Pathol*等。

其中国际著名的综合性医学杂志 *The British Medical Journal*（*BMJ*）从1995年开始部分上网，1998年全文正式上网，其网络版与印刷版的内容并不完全相同，用户可免费阅读和下载网络版全文，另有60多种期刊也向读者免费提供全文（https://authors.bmj.com/open-access/transformative-journals/）。BMJ系列期刊影响较大的分别是：*Ann Rheum Dis*，在风湿病期刊中排名为2/34，2023年影响因子27.4；*Brit J Sport Med*（*BJSM*），在运动医学期刊中排名1/87，2023年影响因子18.4；*J NeuroInterv Surg*（*JNIS*），在神经外科学期刊中排名2/17，2023年影响因子4.8；*Gut*，在胃肠病学与肝病学期刊中排名5/93，2023年影响因子24.5；*J Med Ethics*，在医学伦理学期刊中排名2/16，2023年影响因子4.1。*BMJ*在全科医学（普通内科，General Medicine）期刊中排名4/167，2023年影响因子105.7。部分期刊对当年的订户或注册者免费提供了自创刊以来的所有论文，但新出版的期刊需要出版后12个月才免费提供。

（3）世界卫生组织网站（WHO网站，http://www.who.int）：WHO网站有英文、法文、西班牙文、俄文及中文5种版本，其资源特色主要体现在预防医学、世界卫生事业、热带病研究、全球卫生统计数据等方面。WHO出版的内部刊物有 *World Health Report*、*Int Travel Health*、*Int Health Regulat*、*Int Classification Dis*、*Int Pharmacopoeia*及 *TDR News*等，这些内部出版物均可免费在线阅读或下载全文。

WHO出版的公开刊物有 *The African Health Monitor*、*Bulletin of the World Health Organization*（*Bull WHO*）、*Eastern Mediterranean Health Journal*、*Pan American Journal of Public Health*、*Public Health Panorama*、*The Weekly Epidemiological Record*（*WER*）、*WHO Drug Information*及 *The WHO South-East Asia Journal of Public Health*（*WHO-SEAJPH*）等；其中以 *Bull WHO*影响最大，这些期刊均可免费浏览。此外，WHO在各地区的办事处也有出版物，如在非洲地区办事处出版有 *AFRO News*、*Epidemiological Report*、*African Health Monitor*、*Malaria Bulletin*、*Vaccine*等，这些出版物均可免费在线阅读或下载全文。

（4）美国疾病预防控制中心网站（http://www.cdc.gov）：美国疾病预防控制中心（CDC）网站的资源特色是预防指南、传染病、性病及遗传疾病的预防与控制，出版有3种影响较大的期刊：*Emerging Infectious Diseases*（*EID*），*Morbidity and Mortality Weekly Report*（*MMWR*），*Preventing Chronic Disease Journal*（*PCD*）。这3种期刊可免费在线阅读与下载全文。

（5）PLoS出版集团（http://plos.org）：PLoS为美国科学公共图书馆（the Public Library of Science，PLoS）的缩写，该机构由生物医学科学家哈罗德·瓦尔缪斯（Harold E.Varmus）等创立于2000年，是由众多诺贝尔奖得主和慈善机构支持的非营利性学术组织，致力于使全球范围的科技和医学领域文献成为可以免费获取的公共资源。

2002年成立了期刊编辑部，目前PLoS出版了14种生命科学与医学期刊，包括 *PLoS Biol*、*PLoS Med*、*PLoS Comput Biol*、*PLoS Genet*、*PLoS Pathog*、*PLoS ONE*、*PLoS Neglect Trop Dis*、*PLoS Climate*、*PLoS Digital Health*、*PLoS Global Public Health*、*PLoS Sustainab Transform*、*PLoS Water*、*PLoS Complex Syst*、*PLoS Mental Health*等。这些期刊均已成为国际相关专业的权威期刊，其中 *PLoS Biol*、*PLoS Med*为该机构的旗舰期刊。在开放资源模式下，PLoS期刊均可直接在网上看到，免费获取全文。

（6）Hindawi 出版集团（http://www.hindawi.com）：是覆盖多学科（科学、技术、医学，以及社会科学的几个领域）的同行互审期刊组成的出版集团。该集团成立于1997年，目前出版了400多种开放获取的期刊，所有论文均可免费浏览与下载。其中生物学与医学期刊占绝大部分，如 *Adv Anat*、*Adv Androl*、*Adv Anesthesiol*、*Adv Biol*、*Adv Emerg Med*、*Adv Endocrinol*、*Adv Epidemiol*、*Adv Geriatr*、*Adv Hematol*、*Adv Hepatol*、*Adv Med*、*Adv Mol Biol*、*Adv Nephrol*、*Adv Neurosci*、*Adv Nursing*、*Adv Orthop*、*Adv Otolaryngol*、*Adv Pharmaceut*、*Adv Pharmacol Sci*、*Adv Prev Med*、*Adv Psychiat*、*Adv Public Health*、*Adv Radiol*、*Adv Urol*、*Adv Vasc Med*、*Adv Virol*、*BioMed Res Int* 等。

（7）Frontier 出版社（https://www.frontiersin.org/）：是由瑞士主办的开放获取出版社，目前已出版47种期刊，多数与生命科学与医学相关，均可免费下载全文。Frontier 系列期刊有 *Front Immunol*、*Front Cell Infect Microbiol*、*Front Pharmacol*、*Front Cell Dev Biol*、*Front Cell Neurosci*、*Front Endocrinol*、*Front Microbiol*、*Front Public Health*、*Front Mol Biosci*、*Front Nutr*、*Front Mol Neurosci*、*Front Aging Neurosci*、*Front Oncol*、*Front Psychiatry*、*Front Physiol*、*Front Neurosci*、*Front Med*、*Front Psychol*、*Front Genetics*、*Front Cardiovasc Med*、*Front Integr Neurosci*、*Front Neuroinform*、*Front Neural Circuit*、*Front Neurol*、*Front Neurorobotics*、*Front Syst Neurosci*、*Front Human Neurosci*、*Front Neuroanat*、*Front Pediatrics* 及 *Front Surg* 等。

（8）MDPI（Multidisciplinary Digital Publishing Institute，https://www.mdpi.com/）：多学科数字出版机构目前拥有230多种开放获取期刊，涵盖科学、技术、医学等几乎所有领域。MDPI期刊均完全采用开放获取模式出版，所有国家和地区的读者均可免费阅读与下载。MDPI出版的医学期刊主要有 *Antioxidants*，*Biomolecules*、*Biosensors*、*Cells*、*Foods*、*Int J Mol Sci*、*Marine Drugs*、*Microorganisms*、*Molecules*、*Toxins*、*Vaccines*、*Viruses* 等。

3. 从学会网站中获取

（1）美国医学会（AMA）网站（http://www.ama-assn.org/ama/）：AMA网站的内容非常丰富，包括AMA的介绍、临床实践工具、医学教育、医学会议、医学新闻、公共卫生、医学书店及出版物等。该学会主办的期刊有 *JAMA Network*、*JAMA*（*The Journal of the American Medical Association*）、*JAMA Cardiol*、*JAMA Dermatol*、*JAMA Facial Plastic Surg*、*JAMA Int Med*、*JAMA Neurol*、*JAMA Ophthalmol*、*JAMA Oncol*、*JAMA Otolaryngol Head Neck Surg*、*JAMA Pediatrics*、*JAMA Psychiatry*、*JAMA Surgery* 等。其中以 *JAMA* 的影响最大，注册会员可获得全文信息。

（2）美国营养学会（ASN）网站（https://www.nutrition.org）：ASN主办的刊物有 *Advances in Nutrition*（*AN*）、*The American Journal of Clinical Nutrition*（*AJCN*）及 *The Journal of Nutrition*（*JN*）等，均为免费全文期刊。

4. 利用搜索引擎获取

（1）PubMed（https://www.ncbi.nlm.nih.gov/）：美国国家医学图书馆通过PubMed提供免费医学文献搜索，其内容包括20世纪50年代至今，来自MEDLINE、生命科学刊物及电子书籍上的3800多万篇文献。PubMed在网上免费开放，它具有收录范围大、更新速度快、检索系统完备、链接广泛的特点。读者可以利用PubMed获取论文及相关资源。PubMed系统包含三个数据库：MEDLINE、PreMedline 和 Record Supplied by Publisher。

MEDLINE 是 PubMed 的最大组成部分，拥有 960 多万条记录，是当今世界最权威的综合性生物医学数据库。MEDLINE 包含提供期刊全文的出版商网址的链接、来自第三方的生物学数据、序列中心的数据等，提供与综合分子生物学数据库的链接与接入服务，MEDLINE 数据库归 NCBI 所有，其内容包括 DNA 与蛋白质序列、基因图数据、3D 蛋白质构象、人类孟德尔遗传在线。

MEDLINE 收录的文献来自医学索引（Index Medicus，IM）、牙科文献索引（Index to Dental Literature）及国际护理索引（International Nursing Index）3 种检索工具，收录了 1966 年以来 70 多个国家和地区用 40 多种语言出版的 5200 多种生物医学期刊文献，其中我国有 100 多种期刊。年报道量 40 多万条，75% 的文献为英文。1975 年以后，开始收录文献摘要。内容涉及基础医学、临床医学、护理学、牙科学、兽医学、药物学、营养卫生、卫生管理、生物学、人文科学、情报科学等领域。PubMed 是免费的网上 MEDLINE 数据库，它还包含一些最新的尚未被索引的文献。

在 PubMed 主页的搜索框（Search）内选择 "PubMed"，然后在检索框 "For" 内输入关键词、论文题目或作者姓名进行查找，找到论文题目后在展示框内选择 "Abstract"（若选 "Summary" 仅显示作者姓名、论文题目、期刊名及年、卷、期）即可显示该论文的摘要；如果有免费的全文提供，则期刊名和论文题目之间将显示 "free full-text" 或 "full text article" 及该论文的出版商，点击链接后可直接获得该论文电子版，可在线阅读，也可下载论文 PDF 格式。此外，在论文题目的右侧还显示有相关论文及其链接，点击后可查看相关论文。

如果用 PubMed 检索到的文献没有提供全文链接，请点击期刊名称，则可出现 3 个链接 "PubMed" "Journals" "Add to Research" 供选择，选择并点击 "Journals"，则可链接到该期刊的电子版，有时可获得免费的论文全文。也可在 PubMed 主页的搜索框内选择 "Journals"，然后在检索框内输入需要检索的期刊名称（缩写或全称），可找到该期刊的电子版网址。

（2）Medscape（https://www.medscape.com）：该检索站点成立于 1995 年，为世界著名的医学专业搜索引擎。用户首次使用时需免费注册。其免费的全文数据库检索系统包含 25 000 多篇临床医学全文文献，涉及 36 个临床医学专业。Medscape 是免费提供临床医学全文和继续医学教育资源（CME）的最大网点，可选择 Fulltext、MEDLINE、DrugInfo、AIDSLine、Toxline、Whole、Web、News、Medical Images、Dictionary、Bookstore 等十多种数据库进行检索，可浏览每日医学新闻，免费获取 CME 资源。190 种期刊免费提供全文，每种期刊名称后附有出版商。用户可根据 Medical Journals 列表中的期刊名称查找所需期刊，点击刊名链接，进入该刊主页，即可查找全文。此外，还可获得其他医学资料，如教科书等信息。

（3）网上公共图书馆（Internet Public Library，http://www.ipl.org）：网上公共图书馆是一个专业的期刊检索站点，收录有 30 000 多种期刊，按学科分为 Arts & Humanities、Business、Computers、Education、Leisure、Health、Law & Government、Regional、Science & Technology 及 Sociology 等 20 个大类。查找生物医学期刊时，选择 "Health"，再逐级展开，直至查到所需期刊为止。读者看到的信息主要有期刊的网址、报道内容、出版商、语种及出版周期等。点击期刊名的链接，进入该刊主页，即可获取摘要或全文。此外，

Internet Public Library还将所有期刊按刊名首字母顺序排列,用户可通过刊名直接检索和查询。

三、直接向论文作者索取全文

1. 通过电子邮件索取

目前,外文期刊每篇论著的首页或结尾均有作者单位和第一作者或通信作者的E-mail地址。当读者需要该篇论文全文,但本单位未订购此期刊且从网上又不能免费下载全文时,可给作者发送E-mail索取全文。因论文作者常可免费获得(25～100份)或订购(50～500份)论文的单行本(offprint),论文作者常乐意将其发表的论文赠予同行交流并扩大影响,有时还可收到作者赠送的一些相关论文。然而,近年来多数期刊不再给作者赠送论文单行本,而是免费提供发表论文的PDF文件,因此可向作者索取PDF格式全文。

如果论著首页上没有标注作者的E-mail地址(如早期的文献),可通过搜索引擎检索第一作者或通信作者的个人信息。国外的很多教授均建有自己的个人主页,从其主页上可获取E-mail地址。有些作者还将以往发表的论文题目(含链接)放在自己的主页上,点击后可直接阅读或下载。一些研究机构也会将本单位的研究课题、成果及论文放在单位的主页上,免费供同行交流。

2. 通过信件索取

如果通过各种方法均找不到作者的E-mail地址,则可给作者写信,通过邮局以航空信件寄去。写信时应说明所需文献的题目、期刊名称、年、卷(期)及起止页码,并留下自己的E-mail及详细通信地址。如果是近年来发表的论文,作者常用E-mail将PDF格式论文发出;如为早期发表的论文,则会将论文的单行本或复印件寄出,或扫描或拍照后以E-mail附件发出。

(崔　晶　王中全)

参 考 文 献

顾萍, 2002. 网上医学全文获取技术. 图书馆论坛, 22 (1): 89-90.
郭继军, 2008. 医学文献检索. 3版. 北京: 人民卫生出版社.
沈光宝, 谢月儿, 2005. 网上外文医学期刊全文信息的免费获取. 广东药学院学报, 21 (1): 83-85, 88.
盛梅, 顾萍, 2001. 网上医学文献全文获取技术. 江苏图书馆学报(6): 40-42.
徐萍, 李振玲, 2005. 科技文献全文获取的方法与途径. 科技情报开发与经济(22): 69-70.
殷国荣, 郑金平, 2015. 医学科研方法与论文写作. 3版. 北京: 科学出版社.
张艳英, 朱婕, 2006. 国外全文电子期刊数据库检索平台比较研究. 图书馆学研究(1): 69-71, 78.
赵文龙, 吕长虹, 2001. 医学文献检索. 北京: 科学出版社.

第5章 医学文献的积累与综述撰写

科技写作是科研工作者的基本功，再杰出的科研工作也需要诉诸文字传播而得以为众人所知，成果的交流使得众多小小的进展集腋成裘，推动科学的不断进步，汇集成改变世界的辉煌成就。纵观那些获得诺贝尔奖的著名科学家，无一例外也是写作的高手。好的作品引人入胜、逻辑清楚、条理分明、有理有据，而差的作品思维混乱、文字含糊、缺乏依据，有损其科学价值，犹如再好的食材也需要名厨调理而终成珍馐，科研写作能力是任何一个有志于科研事业者不可或缺的。

科研作品不同于文学艺术作品，强调简洁平实而甚少修饰，其类型包括学术论文、会议摘要、综述评论、项目标书、研究报告、专利文献等，各有其特色及格式要求。对于大多数科研人员尤其是初学者而言，最重要的是研究论文、文献综述和项目标书三种，其中综述的撰写常作为科研者入门的技能。本章主要介绍医学文献的积累与撰写文献综述的流程、格式要求和技巧。

第1节 医学文献的查阅与积累

一、查阅和积累文献资料的意义

科技文献是科技知识赖以记录、保存、交流和传播的一切著作的总称。医学文献是既往医学家在探索和研究疾病规律中所积累的宝贵经验的总结，是先辈们的智慧结晶和留给后人的精神财富及科学遗产。文献里记录着无数科学家的发现、意见、理论、启示及工作方法，也包括他们成功的经验和失败的教训。因此，它是科学研究和科学论文写作必不可少的资料来源。

1. 积累资料是科学研究和论文写作的必经之路

从事科学研究，撰写科技论文，需查阅文献和积累资料，这是科研工作的性质所决定的。科学研究贵在有所发现、有所发明和创造，要在继承和探索的基础上创新。科研的这种发展性和创造性，没有前人的文献支持是不可能实现的。

首先，选定科研课题或论文题目要查阅文献，以寻求选题的依据和价值，从而才能避免重复，才能完善科学的假说，选择恰当的手段并判断可能达到的预期结果。一些初涉科研者或基层工作者，往往会提出这样的问题：申报什么样的科研课题？写哪方面内容的文章呢？他们之所以提出这样的问题，是因为他们尚未积累足够的资料，不了解前人在这方面做了哪些工作，尚有哪些问题需要解决。对于长期在基层工作的人来说，虽然他们有较丰富的实践经验，但由于不掌握文献资料，加之缺乏写作能力的锻炼，不知道自己的经验是否有价值，写出来的文章是否可以发表。这些问题的解决有赖于日常的文献阅读和总结思考。

其次，在进行实验设计时，查阅文献有助于确定实验对象（如病例纳入标准或实验动物品系选择），适当的抽样方法和样本大小，施加干预因素的种类、剂量及给予方式，测定指标的选择，数据的统计分析方法等。只有占有充分的文献资料，才能提出合理的设计方案，少走弯路，达到事半功倍之效。

最后，撰写论文也需引用文献资料来分析、讨论实验结果，从广度和深度两个方面来加深理论认识，提出新的见解，提高论文质量。一些作者在撰写论文时，由于缺乏充分的文献资料，常常无法把自己所观察到的现象和实验结果上升到理论来解释，即使勉强拼凑成文也难以发表。

总之，从科研工作的准备到最后论文的提交，每个环节都要借助于文献资料。这是承前启后、继往开来、温故知新的过程，是科学研究和论文撰写的必经之路。

2. 文献资料是论点形成的基础

一篇学术论文必须有正确、鲜明的论点。论点从哪里来呢？它是从对资料进行反复、深入、细致的研究中得来的。从实践和理论上分析已有资料的价值，区分优劣，判定正误，找出缺欠，方可选出自己思想得以发展之处，深入探索进而形成自己的独特见解。研究已有资料的目的是在综合他人见解的基础上，最终提出自己的见解。没有足量且优质的资料，研究就无从着手，论点也无法形成。

有些作者在写论文时，苦于自己提不出新的见解，其原因很多，但很重要的一点就是资料准备工作做得不好，或对待资料的态度不正确。有的占有不足，匆忙支出；有的弃之一旁，主观臆想；这样所形成的论点当然免不了偏颇、片面、平庸，甚至是武断。事实上，科学无止境，任何一个学科都有许多亟待解决的问题，任何研究成果都不可能已经尽善尽美。也就是说，科学上的盲点是客观存在的，我们的任务就是发现并搞清这些盲点，科学盲点的不断解决就是科学发展的历史。解决盲点的金钥匙就蕴藏在以大量事实为依据的文献中，蕴藏在科学实验研究中。只要我们有了资料的充分准备，有敢于进取的开拓精神，肯下一番锐意求新的研究工夫，就可以找到金钥匙。

3. 文献资料是论文的血肉

资料是论文的血肉，这是一种很形象的比喻。当我们读了一篇好的论文时，常情不自禁地说，这篇论文有血有肉，谓之好也。这是因为资料不仅是论文形成的基础，同时也是雄辩力量产生的源泉。论文中的论点只有引入大量的具有说服力的资料，才能获得有力的论据支撑，与作者的思想融贯合一，形成一种力量，这就是论文的血和肉。否则，作者只能无端地（无资料）空发议论，就缺乏说服力，即便使用了许多华丽的辞藻，也不能令人信服。

二、如何搜集和积累文献资料

资料的搜集和积累是科学研究与论文写作的必备条件和基本功之一。资料包括直接资料和间接资料两种。直接资料是作者在科学实验中观察的结果，间接资料则为文献记载的资料。

1. 实验资料的搜集和积累

科学实验是积极干预被研究的过程，以暴露现象中的特性，即根据研究目的，利用科学仪器和设备，人为地控制或模拟自然现象，排除干扰因素，突出主要因素，在有利的条件下研究与观察事物的内部联系。

实验观察必须抱着客观的态度，保持冷静的头脑，不仅要观察每一个细节变化的显著特点，而且要注意隐藏在背后的微妙变化，这些易被忽略的细节问题或反常现象，有时就是问题的关键所在。巴甫洛夫在他的实验室的墙壁上写着："仔细观察，再仔细观察！"同时，他又指出，问题不在于实验的数量，而在于观察的质量。不学会观察，你就永远当不了科学家。贝弗里奇说："在研究工作中养成良好的观察习惯比拥有大量学术知识更为重要，这种说法并不过分。"

在科学实验中，不正确的观察方法往往会带来错误的结论。那么，错误的观察是怎样造成的呢？一是无意过失，二是先入为主。即使是最熟练的科学家，也往往会在观察中产生谬误。这是为什么呢？其一是观察中有错觉或是观察的角度和使用的仪器有误差；其二就是先入为主。法国生理学家贝尔纳说："过于相信自己的理论或设想的人不仅不适于做出新的发现，而且会做很坏的观察。"亦即在进行搜集实验资料时，决不能带着框框，单凭主观想象取舍资料，要以事实为依据。

从实验或实践工作中观察到的资料是撰写论文的基础，如何记录积累这些资料至关重要。医学工作者平时就应注意搜集、记录和积累资料，把它们写成笔记或工作日记，其中也包括简单的工作记录或文摘。把感想、见解随时记录下来，就有了论文的半成品。临床医生则可将典型病例、某些流行病学调查、病例（案）讨论等及时整理在案，一旦需要，就可以在更高的理论观点和思想指导下，将这些素材加以系统化、理论化，使之成为有重要价值的学术论文。

在专门设计的实验中要善于观察，并随时把客观现象、观测数据、形态结构、机体反应等用设计好的表格或专用记录本记录下来，不要等实验结束或做完必要的工作后才做记录，否则容易遗漏或记录谬误。当然，实验观测不仅是借助人的感官，也包括使用各种现代仪器进行的精密观测。观察记录要客观准确、简明扼要、抓住重点，不要主观臆断、歪曲事实，对某些意料之外或不是特地寻找的现象视而不见，只记录符合自己想法的资料，把观察结果硬拉来为某种目的服务，这种做法是十分有害的。

凡是观测数据或重复性实验，均应以文字、列表作图等方式记录在实验记录本上，有些耗材试剂等的使用说明书可以贴在记录本上，若完全重复之前的操作可以标注引用位置，若有新的变化则务必要注明。不要用铅笔等不易保存的方式记录，因其易被擦掉而无法恢复，也不要随手记在纸片上。出现记录差错时，不要将原记录全部涂掉，而应将其轻轻划去并在旁边改正，以便核查。简单的实验是这样，重大科研项目更应如此，这是搜集资料、积累素材的基本途径。

2. 查阅文献资料的基本原则

科技论文数量猛增，给读者选择文章带来了极大的困难。据中国知网统计，2020年我国作者发表的论文就超过220万篇。根据Web of Science数据库统计，2020年中国发表SCI收录论文57万篇以上。因此，即使一名科学工作者夜以继日地工作，也只能阅览本专业有关论文很小的一部分，不可能真正做到面面俱到和广征博引。对于初学者，或是新进入一个研究领域的科学工作者，为了节省时间和精力，提高积累文献资料的效率，一般应遵循先内后外、先近后远、先综述后单篇、先图书后期刊、先专题后广泛的原则。

（1）先内后外：先查阅国内相关资料，后查阅国外的资料。特别是对于国内的学生，一是国内资料易懂，查阅速度快，很容易理解其中包含的信息，也能留下较深刻的记忆，同时也应了解国内本领域的研究水平和主要研究团队。二是国内文献本身也引证了大量国外资料，特别是往往包含一些核心文献，为进一步查阅国外文献提供了基础。在查阅国内文献的过程中，可以对所研究课题的专业术语、专业理论和实验方法等有所了解，为后期阅读国外资料提供专业上的支持。

（2）先近后远：即先从最新的资料开始，再追溯以往的文献。通常先查阅最近3～10年的资料（视研究热度和文献数量而定），这样可以迅速了解当前本专业的发展水平、最先进的理论观点及方法手段。特别是近期文献也都附有引用的既往文献，可供选择和扩大文献线索。

（3）先综述后单篇：先查阅有关的综述文章，可以迅速了解课题的历史和现状，以及存在的问题和展望。加之，综述所引用的文献本身就已经过遴选和梳理，对其重要论点进行归纳提炼，查阅有关综述之后，对所研究的问题就会有深刻而全面的认识。在此基础上，可根据需要，有目的地查阅有关的单篇实验研究论文，对感兴趣的内容进一步深化或补充综述未涉及的内容。

（4）先图书后期刊：对于有些不是太新颖前沿的内容，可以先查阅有关教科书、专著、会议论文集、学会或相关管理部门的指南、年报等图书资料，可以较快地了解有关课题的研究深度，对选题的意义进行客观的评价。因为图书为三次文献，论述问题比较集中，对进一步查阅期刊有指导意义。

（5）先专题后广泛：文献资料不一定只在自己所熟悉的专业期刊内查到，有的发表在其他专业和综合性期刊。因此，除本专业期刊外，也要查阅其他相关学科或边缘学科的资料。要先查本专业资料，后查相关学科资料。因为本专业资料较熟悉，查阅较快，掌握准确，能迅速搜集到所需资料，专业刊物也引证了相关期刊上的文献，为进一步广泛查阅提供了线索。查阅和分析本专业的资料之后，可更清晰和明确还需要搜集哪些边缘资料及其他学科领域的资料。

3. 文献检索的基本方法

文献检索是整个科研工作的一部分，是科研工作的前期劳动。文献检索已成为一门学科，有很多书籍甚至课程专门讲述文献检索的方法与技巧，介绍相关的数据库。目前文献主要通过在线数据库检索，不同的学科领域有不同的专业文献数据库，如美国国立卫生研究院建立与维护的适用于医疗卫生领域和生物学领域的 PubMed 数据库、适用于心理学及相关学科的 PsycINFO 和适用于人文社会学科的 Social Sciences Citation Index 等。此外，也有涵盖各学科的综合文献数据检索系统如 Web of Science、WorldCat，以及知网、万方、维普数据库等。文献的计算机检索方法详见本书第4章。

常用检索方法可归纳为普查法、追溯法和分段法。

（1）普查法：是利用现有各种检索工具，特别是在线检索系统进行文献检索的方法，也是目前最常用的文献检索方法。其过程是：分析课题的要求与范围→确定文献检索的范围→选定检索工具→确定检索主题词或关键词→确定检索途径→实际检索→获取原文。此法检索文献全面系统，不易遗漏。检索结果与关键词或主题词的选择密切相关，可能因检索词宽泛而得到太多不相关的文献，也可能因检索词限定太窄而遗漏一些重要文献。

（2）追溯法：是以文献末尾所附参考文献（文献著录）为线索，逐一追踪查找的方法。其优点是在缺乏检索工具的情况下，也能借助原始文献追踪查到一定数量的所需文献。其缺点是检索效率不高，容易出现漏检与误检。因为文献著录中仅为作者的主要参考文献，加之原文写作角度不会与我们选题的角度相同，不可能达到自己的全部目的，所以在查阅资料时不宜只用这一种方法。

（3）分段法：亦称循环法，这种方法实际是前两种方法的综合运用。在查找文献时，既要利用文献末尾所附参考文献来追溯，又要利用检索工具分段分期查找，直至查到所需文献为止。这种方法多适用于一些获得文献量较少的课题的检索。这是一种稳妥可靠的方法，它既规避了普查法和追溯法各自的缺点，又可使所搜集的资料既有深度也有广度，相对省时省力，还能获得较多的全面性的资料，便于课题深入研究。

三、如何阅读文献资料

在医学论文和综述的撰写中，重要的一环就是检索和浏览与研究课题相关的资料和数据。有的研究者匆匆检索到一些文献、著作就开始埋头写作，这种方法是错误的。只有尽可能全面地搜集课题相关的文献资料，大量浏览阅读，对课题相关内容有一个整体的且较为清晰的认识之后，才能撰写出高质量的文章。在此过程中，文献的检索范围、文献的选择都会影响作者的观点，从而对作品的科学性和质量产生影响。文献的阅读、整理和记录也有一定的规则和技巧，值得学习和关注。

通过检索及初筛，我们会下载大量的文献准备阅读，这些文献就是后期撰写文献综述的基础。可想而知，即便经过初筛，这些原始文献仍然是良莠不齐的。有的文章与选择的主题密切相关，内容丰富，需要认真细致地阅读，并分析理解其思想；有的则有部分内容相关，在阅读时需要将这部分内容从全文中摘出来，对剩余的部分可仅作大致浏览，了解其与我们所关注部分之间的相互关系；有的与主题关系不大，或者其阐述内容已在前期其他文献中介绍过（而且更为清晰完整），这类文章仅稍作浏览，或者略作标注后即可放弃。

撰写不同类型的医学论文，需要阅读的文献数目多少不等。一篇研究论文，一般参考文献在30~50篇，而撰写一篇文献综述，涉及的原始文献数目往往比较大。一般说来，为国外期刊撰写一篇文献综述，阅读的相关文献在百篇以上，仅综述后标注的参考文献就达到七八十篇甚至数百篇；因此必须对不同贡献的文献给予相应的处理对策，合理分配投入的精力。国内综述的撰写标准较低，但是要想写出一篇优秀的文献综述，阅读的原始文献必须达到一定的水准，建议不少于70篇，其中必须有大量原始研究论文。千万不要仅仅阅读几篇国外的综述，简单翻译堆砌就匆匆成文，这样的文章不仅缺乏独立思考，学术水平不高，同时也使自己失去了熟悉相关领域知识、锻炼明辨思维、夯实研究基础、学习科研思维和研究思路、培养文献阅读和论文写作能力的大好机会，无法支持后续的科学研究。

良好的阅读习惯可以事半功倍，在阅读文献时应该注意以下几点：

1. 要持之以恒，保持关注

每个人都似乎很忙碌，制订的工作计划总是很容易被各种各样的突发事件所打乱，但是养成良好的阅读习惯非常重要，这里的阅读习惯实际上说的是"习惯阅读"。未知的知识每天都在爆炸式地增长，作为一名科研工作者，稍有停顿就无法跟上本领域的最新进展，这种无知的感觉让人恐慌。每天坚持阅读1~2小时，不仅可以不断补充获取新的知识，同时也可使原有的记忆更加条理清晰。我们大家都有这种感觉，长时间不读书，感觉什么都不知道、不清楚了，这就说明了坚持阅读的重要性。

在综述或者论文写作的准备阶段，持续不间断的阅读更为重要，而且要注意保持一定的进度，一旦间隔的时间太长，就会读新忘旧，前后的知识信息无法产生共鸣，也就很难发现其中的异同和联系，失去信息碰撞甚至提炼和升华的机会。所以，一定要养成每日阅读的习惯，不要轻易拖延放弃，要做时间的主人，而不要被其拖着被动前行。在写作的准备阶段，要把阅读的重心放在这些筛选出来的文献上，保持对这一主题的注意力。

2. 养成标注和记录的良好习惯

在阅读文献的过程中，不要只是阅读而已，因为这不是看小说、漫画，只追求心理、精神的享受和放松，读者需要从文献中攫取其探索的关键问题、解析路径、主要的结果和阐述的理论或结论。因此，在阅读中要对关键的内容、结果、结论和图表予以标注，添加注释，或者专门记录下来。这样不仅可以准确地把握文献的重要内容，为后续的综述撰写提供素材，也可以评述其亮点或不足，留下一瞬而过的智慧火花，而且在日后再次看到这篇文献时，也可以很快找到关键的语句，不必再通读全文而耗费宝贵的时间。

这里推荐在阅读文献时使用PDF阅读器，可以使用高亮、画线工具标记重点内容，用不同颜色区分出等级，还可以添加注释框和文字对段落进行总结和批注，这在阅读英文文献的时候尤为重要。

3. 不同的文章要区别对待

如前所述，检索下载的文献在其研究水平、学术价值和与主题的关系上是存在差别的，在阅读时也要区别对待。与主题关系密切、学术价值高的文献，需要认真细致地通读，准确分辨其研究的内容、获得的结果、分析路径，以及阐述的理论和结论，投入的时间精力也较大，属于精读的范围。对于相关的一般文献，主要采用泛读的方式，重点阅读其与研究主题相关或者创新的部分，其他部分可以一目十行略微扫过。对于一些不大相关、水平较低、陈旧或价值不大的研究文献，则只要快速浏览一下，看看有无重要内容即可，有的标记出来，若没有，这篇文献就可以删去。这样才可以合理投入时间精力，提高效率，避免在大量无价值的文献及内容上耗费时间。

4. 阅读中要保持头脑清醒，注重思考和质疑

有则读书谚语说：知疑灵犀通，善思出睿智。可见，读书贵在知疑善思，多疑多思，熟读精思。小疑则小思小进，大疑则大思大进，不疑则不思不进，这是读书的要诀。

知疑善思，就是要以批判的精神去阅读文献，敢于提出问题，善于思考问题，"学起于思，思源于疑"。读书要不断"生疑—质疑—释疑"，读而无疑，读而不思或不善思，仅仅是为读而读，为积累资料而读，虽苦读了许多，记了许多，到头来只不过是资料罗列而已，成为资料的储存库。提不出有价值的问题，找不到研究的盲点和不足，缺乏科研的求新创新灵魂，就无法凝练出有价值的科研课题，并以此为起点做出优秀的研究成果。因此，在阅读文献时，切忌打疲劳战，以完成任务为目的，需有安静的环境、清醒的头脑，手头备好阅读记录的工具，不设时间、字数目标，平静且认真地阅读。

此外，在阅读资料时，要以严肃、公正的态度而不凭一时的感情对待资料，不要被某一作者、某一资料或资料中某些内容所左右而轻视其他。高影响因子期刊的论文固然质量较高，但也不能遮盖其他研究者的不同见解，只有包容不同见解，才能多方求证、去伪存真。要注意权威的文章也可能时过境迁，或者存在谬误，也可能由于阅读者的认识不足而主观臆断。要将自己的主观想法汇集升华于客观实际，并不断接受检验，逐步得以修正明晰。不要带任何框子，随心摘取资料的内容。要实事求是地对待他人的研究成果，不要轻易否定他人或自己，特别是当他人的见解与自己不同时，更应慎重。

四、如何记录文献资料

俗话说"好记性不如烂笔头"。徐特立的读书原则是"不动笔墨不读书"。记录资料是搜集资料、阅读资料过程中随时进行的工作，是积累资料的基础。有了系统积累的资料，才能摸出专业发展的趋势，从而确定自己的工作方向，才能在撰写文章时思路开阔、落笔贯通。做笔记可以帮助记忆，锻炼思考力，提高文字表达能力，有利于研究新的问题。

有的人不愿意手抄笔录，认为这是一件麻烦的事，结果在拟定课题或在动笔写论文时，头脑中空白很多，理不顺思路、形不成论点、找不到依据，不得不"再吃回头草"。也有的人不善于记录，不懂得怎样记、记些什么，用纸零零碎碎，无法理清，或是将所有问题都记于一个本子上，使整理困难。

1. 记录的内容

（1）摘录式：资料中具有独创性的观点、见解和看法，具有说服力的事实材料、数据或新颖的论据资料，资料中所引述的争议性意见或作者与他人进行争议的内容，资料中优美的词汇和语句，要完整准确地摘录下来，以便在形成和阐述自己的观点时参考。这种记录法称为摘录式。要确实抓住资料中的重点关键，不要不分主次，认为什么都重要，眉毛胡子一把抓，等于资料搬家。出现这种现象，一是读者对论文所阐述的问题理解得不透彻，二是对所选的课题掌握的资料太少。要避免资料搬家的现象发生，要多阅读，最好先阅读综述类的文献，甚至是专著或者教科书，以充实基础知识。

（2）摘要式：对于通篇内容和整体结构都很新颖的文献资料，要以提纲的形式记录其中心论点、各个分论点和小论点等，以了解全文的轮廓，学习其论证方法。这种记录法称为摘要式。用摘要式记录时，一要避免有骨无肉，内容空洞，二要避免篇幅过长，失去提纲的作用。如原资料的内容不便摘录，就要在理解资料的基础上自己归纳。

（3）批注式：对资料的某些内容、观点有不同的认识或看法时，在摘录的同时加以批注。这种记录法称为批注式。批注的内容不要与摘录的内容相混，应有明显标志或加"批注"字样。

（4）心得式：在阅读资料的过程中，随时形成自己的认识、体会，得到的启发与收获随时记录，这种记录法称为心得式。这种资料极为宝贵，虽然它是零零散散的，但对形成自己的完整看法、观点很有启发。

2. 记录的方式

记录资料的方式很多，常用的有以下几种：

（1）卡片：卡片记录资料有许多优点，其质地硬、体积小，便于随身携带，卡片为单张使用，便于重新编排、归类、整理与查找，被广为采用。一位留学生回国后发表文章说，他在国外看到许多学者都有长柜，他们从大学时代起就摘抄卡片，不嫌麻烦，许多人到三四十岁时，积累的卡片数量已相当惊人。尽管国外的图书馆已经借助计算机使卡片资料的储用现代化，但还是不能代替每个人按自己的需要和选择积累卡片。据说我国著名的动物营养学家许振英教授，在十年动乱中，最痛心而又无法弥补的损失是失去了两麻袋资料卡片。法国大作家儒勒·凡尔纳一生写了一百多部小说，传说有一个"写作公司"为他写作。好奇的记者登门采访发现，"写作公司"竟然是放满卡片的柜子。

用卡片记录资料，要按一定的格式：作者、书名（刊名）、题目、年代、卷期、页码、出版地、出版社、版次，译著则需注明译者。由于这些著录对阅读和理解资料无帮助，初做卡片者往往忽视遗漏，待写论文需要著录参考文献时还得重新查找原文，浪费时间，而且有些资料已无从查找。市售的卡片，有的将所需著录项目印刷好，并印有横格，便于读者使用；有的是全白卡片，可根据自己的习惯记录，不受格式的限制，记录文字资料可疏可密，列表和画图都很方便。卡片的规格大小不同，建议适度，一篇文献的关键内容能够记录在 1～2 张卡片上，太大或太小不方便收藏和整理。

卡片最好单张使用，一张卡片只记一篇资料或一个问题，便于使用。既然是文摘，内容就不能多。再者，如确实记不下，也可以用多张卡片，按一定的方式编排序号或从边上钉起来。当你外出时看到有价值的资料，没带卡片，资料又不便借阅时，可用一般的纸按卡片的格式记录，回来再贴在卡片上。有的期刊论文附有摘要，但一般不要直录其摘要，应在理解全文的基础上自拟摘要，这样帮助会更大。

（2）专题本：为完成某一阶段性写作任务进行的短期文献探索，如完成学位论文、撰写一篇投稿论文、短期研究项目申请、简单基础性综述、教材或专著部分内容的撰写等，也可以使用专题笔记本记录。用笔记本记录具有携带方便、内容集中、不易散失、篇幅不受限制等优点，对于完成某一专门任务来说还是可行的。但若要用于长期积累、经常检索，使用起来就很不方便。初作资料记录的研究者都有这样的体会：虽然笔记本上记了很多资料，但待使用时却不方便，前寻后找、翻来掀去，要想把同类内容的资料归在一起，真是"撕不开、剪不舍"，既不容易查找，更不容易分类。补救的方法是用专题本，把要记录的内容按类归纳，分别记录在不同的专题本上，但查找起来也不太方便，而且若经常要阅读不同选题的文献，换来换去，携带也不太方便。建议在每页的右边或下边空出约 1/3 空间，便于以后添加心得体会等。

（3）剪贴与复印：资料中的某些重要内容可以打印或者复印后剪裁下来，贴在卡片上或专用记录本上。重要的整篇文献也可以打印后分类装盒或装袋单独存放，这样不仅可节省摘录抄写时间，还可保证内容无误。剪贴与打印的资料一般是阅读时印象强烈，可能没有完全消化理解了的，故剪贴时在纸面上要留有余地，以便再次阅读时记下读后的感受。还应注明资料的出处，便于回溯或标注。

（4）专业软件：随着计算机和电子阅读设备的广泛使用，以及文献资源的电子化，文献管理和笔记软件已经成为常用的文献记录方法。专业的文献管理软件有 Reference

Manager、EndNote、NoteExpress、医学文献王等。这些软件常嵌入了主要在线检索系统或数据库，方便检索和文献收藏入库，并制作了几乎涵盖所有主要期刊参考文献标注格式的样式文件，可嵌入word等文字处理软件，方便生成论文的参考文献标注。其缺点主要是欠缺笔记功能，不适合阅读整理。目前有新一代的文献阅读和管理软件，如Mendeley、Zotero、CNKI E-study等，可将PDF文献直接导入，并有笔记、翻译等功能，方便、实用。

也有人使用Excel表格软件记录管理文献，可以自由设定题名、作者、期刊名、年卷期页码、关键词、doi号、主要亮点、实验模型、结论等不同字段，还可扩充出几乎无限的备注或标注字段，方便复制、粘贴、修改和查找，文件很小，不需要安装专用的文献管理软件，方便跨平台在不同的终端上查看补充，也是一种值得推荐的方法。

总体来说，采用哪种记录方式并无固定统一的要求，研究者可根据自己的习惯灵活运用。但有一点必须明白，把散见于他人的著作或文章中的精华挑选出来，并非容易之事，需要有眼力，有细致认真的求实精神。切忌急于求成，为了尽快形成自己文章的观点，就匆匆忙忙地翻阅资料，在没有弄懂他人著述原意的情况下，就断章取义、乱摘乱录。也有人为了装点门面，一时心血来潮，买来几大盒卡片，随意搬来一堆资料，不看文章的内容，只录文章标题。这种记录资料法通常徒劳无功。

五、如何整理文献资料

通过阅读，我们已经对搜集到的每篇文献有了一定的认识，并且标注出文献中需要引起注意的核心思想、关键内容或可供后期参考的重要信息，也已经剔除掉那些无关的文献，接下来要对计划使用的文献进行归类和整理。

鉴于现今文献已经以电子版为主，因而主要阐述电子文献的归类整理方法。

1. 文献的命名

最初下载的电子文献原文文件名五花八门，使用极不方便，需要对其重新命名以方便辨识。中文文献在下载时，一般文件名已经是其标题名称，而英文文献则不然，建议在阅读时就将文件名改为论文的标题，这样不仅便于查找，也避免了重复阅读和下载。

在保存文献时，最好保存加以标注的阅读后版本。鉴于研究者经常辗转于办公室和家庭之间，在不同地点阅读文献，因此，建议将更名后的原始文献统一备份在硬盘同一位置，而将准备阅读的文献拷贝至U盘上，每篇文献都在U盘上打开阅读，阅读完毕后在文件名上加一后缀如"阅读"，予以标注，待全部阅读完毕，再拷贝回硬盘原储存位置。为避免存贮介质丢失或损坏，应每隔一定时间（每周或每月）备份一次到电脑硬盘，同时覆盖上一次的备份。以后阅读时只要打开标记有"阅读"字样的含有标注的文献即可。对综述性文献或者重要文献，也可以在文件名上加注适当的标记，以方便快速找到。鉴于硬盘也有一定损坏概率，可将重要文件备份于多个硬盘，或者上传至网盘存储。请切记，硬盘U盘有价，而文献资料无价。

2. 文献的分类

对搜集阅读的文献也应该进行适当的分类，依据分类的结果分配至不同的文件夹，文件夹的名称就是分类依据的关键词，随文件夹内文献的增加，可以增加二级分类甚至三级分类。如研究糖尿病时，可先将收集的文献全部放在"糖尿病"文件夹内，随着文献的增加,可以在文件夹内设立二级文件夹,例如将其命名为"1型糖尿病""2型糖尿病""其他",还可以在二级文件夹内再设立三级文件夹如"病因""发病机制""诊断""治疗"等。

3. 文献管理工具的使用

目前已有专门的文献管理工具软件,常用的如Reference Manager、EndNote等,管理中文文献的软件如NoteExpress、医学文献王等。使用文献管理软件可以很方便地对参考文献进行管理。

文献管理软件基本上都有以下功能:

(1)建立属于自己的参考文献数据库。各种文献管理软件均有多种参考文献导入方式,可以通过在线数据库如PubMed等导入,也可以手动导入。后续也可以进行编辑修改。在导入的数据中包含文献基本信息,如题名、著者、收录期刊、年、卷、期、页码、关键词及摘要等,可以方便地查找和浏览参考文献库,而且便于携带和备份。

(2)方便阅读和编辑参考文献信息,可与电脑硬盘中的PDF原文建立关联,对其进行管理。

(3)方便在撰写论文、综述等时,在word中插入相关的参考文献,并可以依据欲投稿期刊的不同规定样式,自动调整文后参考文献的著录格式。如果在文章中间插入或删除了引用的文献,软件将自动更新编号,并将引用的文献插入文章最后参考文献中的适当位置。

第2节 什么是文献综述

一、文献综述的定义

文献综述(literature review)是文献综合评述的简称,其中"review"有复习、评审之意。所以,文献综述是指研究者针对某一课题,通过对既往文献进行广泛的检索和搜集,经过认真阅读、整理和分析,对所研究问题的研究历史、已取得的研究成果、目前存在的问题及未来发展趋势等给予全面系统的叙述、讨论和评价,进而撰写形成的学术作品。"综"即尽可能全面地收集不同研究小组的研究成果,对其进行综合分析,分类整理,理清其相互关系和逻辑顺序,使材料条理清楚;"述"则指作者在大量阅读文献的基础上,结合自身的专业知识和学术背景,对所整理出来的文献观点、结论加以叙述,给予评论,以去伪存真、明晰事实,确认当前的研究进展,并发现问题,引导未来的研究方向。"综"是基础,而"述"为提升。

撰写文献综述是积累、理解和传播科学资料,培养组织材料、科学思维能力的极好方法,是做好科研工作的必由之路,它有助于科研工作的各个环节。因此,科研工作者在查阅文献之后和实验设计之前,最好写一篇有关问题的文献综述。在硕士和博士研究生的培养过程中,导师也经常要求学生就拟研究的课题先认真撰写一篇文献综述,以对课题相关的背景知识有较全面的认识。

就文献的层次而言,可分为一次文献、二次文献、三次文献和零次文献。

一次文献也称原始文献,是作者以自己研究的科研成果、科研实验的总结和新产品的设计为依据创作的原始论文,作为新技术、新知识、新发明、新创造进行报道,如期刊论文、专利文献、科技报告、会议摘要、学位论文等，其记载的知识信息比较新颖、具体、详尽，具有创新性、实用性和学术性等明显特征。一次文献在整个文献系统中是数量最大、种类最多、使用最广、影响最大的，是科技查新、综述撰写中进行文献对比分析的主要来源和依据。

二次文献又称检索工具，主要包括目录、索引和文摘等，它将大量分散、零乱、无序的一次文献进行整理、浓缩、提炼，并按照一定的逻辑顺序和科学体系加以编排存储，使之系统化，以便于检索利用，具有明显的汇集性、系统性和可检索性。二次文献的重要性在于使查找一次文献所花费的时间大大减少，是检索文献的主要工具。

三次文献包括综述、评论、评述、进展、动态、图书专著等，它通常是围绕某个专题，在利用二次文献的基础上，选用大量有关的一次文献，经过综合、分析、研究而编写的文献。三次文献是对一次文献进行加工整理后获得的，可以使阅读者在短时间内了解某课题的研究历史、发展动态、研究水平等，具有较高的实用价值。

零次文献是指在形成一次文献之前的信息、知识，即尚未形成文字记载的知识或未公开发表的文字材料或非出版型文献，如书信、手稿、笔记、记录等。也有人认为是科技人员口头交谈及直接作用于人的感观的非文献知识，如操作技能、诊疗经验等也属于零次文献。也可以说，零次文献是以文献所有者本身为载体的未公布于世的科技知识。

从一次文献、二次文献到三次文献，是一个由分散到集中、由无序到有序、由博而精的对知识信息进行不同层次加工的过程。它们所含信息的质和量是不同的，对于改善人们的知识结构所起到的作用也不同。一次文献是最基本的信息源，是文献信息检索和利用的主要对象；二次文献是一次文献的集中提炼和有序化，是文献信息检索的工具；三次文献是把分散的零次文献、一次文献、二次文献，按照专题或知识的门类进行综合分析加工而成的成果，是高度浓缩的文献信息，它既是文献信息检索和利用的对象，又可作为检索文献信息的工具。

二、文献综述的作用和意义

撰写文献综述一般有两种目的：一是公开发表，为同行提供经归纳提炼的相关课题的大量医学信息。它可以帮助读者在较短的时间内了解、掌握相关研究课题的历史背景、研究现状、争论焦点、已解决和尚未解决的问题、前景展望等，是选择研究方向、寻找科研课题的重要线索。二是研究课题论证，通过广泛查阅文献，从他人的研究中吸取经验、教训，为开展新的课题研究进行选题论证，做必要的知识准备。

任何一个研究课题，都不可能"前无古人"，当前的研究成果都是在前人研究的基础上取得的。一篇优秀的文献综述其实就是一幅学术谱系图。撰写文献综述不仅仅是为了陈述以往的相关研究，也不仅仅是为了表示对前辈、同行或知识产权的尊重，更是为了"认祖归宗"，对自己的研究进行定位。

写好一篇文献综述，会在学术思想上有所启发，对科学实验方法有所借鉴，对自己从事的研究课题的水平有所衡量，对要取得的结果有所预见。初接触科研者，在写综述上多投入些精力是值得的，这也是科研基本功的训练过程。

文献综述的作用主要包括以下方面：

1. 掌握最新的研究成果

通过阅读和撰写综述，可了解有关领域的新动态、新技术、新成果。科学技术的发展一日千里，新知识、新技术和新方法不断涌现，如果不及时跟踪了解，我们的知识就会老化，就会落后，从而影响我们要开展的研究和技术工作。综述可以帮助我们不断更新知识，紧跟时代的发展，提高业务水平。同时，通过对最新成果的介绍，给读者提供借鉴，并引导读者查阅原始资料，进行深入分析与学习。也有利于节省科技人员阅读专业文献资料的精力，是科技人员获取有关领域进展信息的"快捷方式"。

2. 提供科研选题线索

文献综述有助于为科研选题提供理论依据，提供选题线索，扩大选题来源。撰写文献综述的过程可以帮助作者了解、整合某个领域内已知的研究成果，通过向他人学习发现研究的空白与盲点，并激发新观念的产生，使研究者预测未来可能的发展趋势；为后续的研究者提供思考的方向与内容，即未来的研究是否可以找出更有意义或更显著的结果，从而有意识地改变科研课题的组成，挑选出新的选题；或引用边缘科学资料，合成新的课题。

通过撰写文献综述，作者可以认真分析思考自己所研究课题中的理论，对其中的假说进行深入的理解和分析，为选题打下较坚实的理论基础。同时，在实验手段和指标选择上也可有所参考和借鉴。

3. 避免重复研究，提高科研创新性

创新性是科研选题的重要原则之一，要有很好的创新性，就不能重复他人的研究。虽然文献综述内容上是叙述前人所做的工作，但是任何创新都是建立在前人已有成就的基础上的。缺乏文献综述作为参考依据，就无法判断选题是否创新。综述通过对新成果、新方法、新技术、新观点的综合分析和评价，有利于科研人员选取新的科研课题，找出合适的点位进行科技攻关。因此，很多科研管理部门在受理科研课题申报时，需附上简要的课题相关文献综述作为研究背景或立题依据。

4. 完善研究计划，扩展研究方法

文献综述可以为研究者提供该领域有关的客观全面的背景资料。这种背景资料既是研究者在选择研究问题时的参考依据，同时也是研究者对自己的研究结果和研究发现进行分析时所需要的论证、论据工具。系统的文献回顾，可以帮助研究者了解和熟悉相关课题的研究现状和已有的研究成果，同时将自身的研究放到已有的研究背景中去比较，确定在国际国内相关研究领域中的位置和地位，从而认识到自己所做的研究是否具有学术意义，帮助构思和完善课题研究计划。通过文献综述，还可以了解前人研究时所使用的各种研究方法、研究角度及研究策略，为研究者提供借鉴和参考。

5. 科研基本功的训练

撰写文献综述是对科研人员的综合性训练，是培养和提高科研人员能力的重要方法。通过文献综述的撰写，能从四个方面提高科研工作者的能力：对研究课题相关知识的熟悉程度，对文献尤其是外文文献的阅读和理解能力，对研究结果和结论的综合分析能力，以及科研文章的写作和文字表达能力。对于有志从事科学研究的本科生、研究生及青年科研人员，撰写综述是十分重要的环节。

三、文献综述的种类

文献综述有多种分类方法，常见的分类方法如下：

1. 按照文献综述的目的划分

（1）基本文献综述：是对某个研究课题的现有知识进行总结和评价，其目的是陈述现有知识的状况，写作时不掺杂作者的观点，将原始文献中有价值意义的资料展现给读者，一般适用于本科及硕士研究阶段。

（2）高级文献综述：比基本文献综述更进一步，研究者首先陈述有关研究问题的现有知识，在此基础上提出进一步研究的问题，从而开展深入研究，这个研究将有新的发现和得出新的结论。高级文献综述是确立原创性研究问题的基础，高级的硕士论文和所有的博士论文都应进行高级文献综述，这是寻找研究课题中未知领域的基础。

2. 按照文献信息的加工深度划分

（1）叙述性综述：是围绕某一问题，广泛搜集相关的文献资料，对其内容进行分析、整理和综合，并以精练、概括的语言对有关方法、结果、观点和发展概况等作综合、客观描述的综述文章。叙述性综述最主要的特点是客观，即必须客观地介绍和描述原始文献中的各种观点与方法。一般不提出撰写者的评论、观点，只是系统地罗列。叙述性综述的特点使得读者可以在短时间内花费较少的精力了解到本学科、专业或课题中的各种观点、方法、理论、数据，把握全局，获取资料。

（2）评论性综述：是在对某一问题或专题进行综合描述的基础上，从纵向或横向上作对比、分析和评论，提出作者自己的观点和见解，明确取舍的一种综述文章。评论性综述的主要特点是分析和评价，可以启发思路，引导读者寻找新的研究方向，因此有人也将其称为分析性综述。评论性综述的作者应该是某一学科领域具有较高水平、严谨的治学态度和准确表达能力的专家。在撰写的难度、论述的深度和学术水平的高度上，一般都超过叙述性综述。

（3）专题研究报告：是就某一专题，一般是涉及社会和学科发展方向的重大课题，进行深入的分析与评价，并提出发展对策、趋势预测，是一种现实性、政策性和针对性很强的情报分析研究成果。其最显著的特点是预测性。专题研究报告对于科研部门确定研究重点和学科发展方向，管理部门制定各项决策、有效实施管理起着参考和依据的作用。

3. 按照内容的组成因素和特点划分

（1）成就性综述：专门介绍某一方面、某一项目的新成就、新技术和新进展。这种综述文章颇有实用价值，对当前工作有一定的指导意义。

（2）动态性综述：就某一专题，按年代和学科本身发展的历史阶段，由远及近地进行综合分析，反映研究工作的进展概况。内容安排上严格遵循时间顺序，着重介绍历史阶段性成就，关键要把发展阶段划准确，每一个阶段要有其代表性文献。

（3）争鸣性综述：系统地总结某一专题在研究上的几种学术观点，进行分类、归纳和总结，按不同的观点安排材料，分别叙述。此类综述在时间顺序和具体成果上不作重点要求，但是在原文的引用上要求严格，"综"与"述"都要用原文中的事实和观点，尽量少用作者的概括和分析。

4. 按照综述报道的时空范围划分

可分为纵向综述和横向综述。纵向综述按时间发展的顺序展开叙述，可揭示综述主题的发展速度；横向综述不分时序，而是按照主题或地域、国家等展开叙述，有利于在同一水平上对比。

四、文献综述的特点

文献综述是一种特殊的科研文体，与研究论文、教材、专著等都有很大不同。就其整体而言，综述的写作实际上都是回顾性的，因而有别于强调创新性、原创性的学术研究论文。但与教材和专著相比，综述又具有一定的时效性，更加关注研究的热点问题而非成熟的理论，且内容虽也有相对稳定的研究结论或已验证成型的理论，但常更多阐述近年的研究进展和研究者的不同观点。主要体现为以下几个特点：

1. 综合性

文献综述的"综"反映了综合性。综述要"纵横交错"，既要以某一专题的发展为纵线，通过全面介绍一定范围的学者在某一历史阶段对某一特定问题的研究状况和已取得的成果来反映当前课题的进展；又要从国内到国外，进行横向的比较，阐释各家之间观点的异同。只有综合分析、归纳整理、消化吸收这些纵横交错的文献，才能全面而且准确地把握本专题的发展规律并预测发展趋势。同时也要注意焦点集中，应能够紧紧围绕中心论题旁征博引，做到放得开、收得拢。

2. 系统性

综述是作者根据自己所选的专题，搜集阅读了大量的一次文献，对其重新分类整理，跨越学科界限寻找内在联系，打破自然时间顺序，依据研究发展过程重新排序，梳理其相互关系，对文献充分加工提炼，重新组织布局编写而成的。既反映专题的历史背景，又反映其科研现状，既有综合归纳，又有比较分析，既有发展脉络，又有前景展望，因而将汇集的大量某一专题的资料信息系统化、有序化、逻辑化，有助于科研人员特别是新跨入该领域的研究人员获得系统性的较全面的认识，从而短时间内获得大量珍贵的信息。

3. 前沿性

综述不是写学科发展的历史，而是要搜集最新资料，获取最新内容，将最新的信息和科研动态及时传递给读者。因此，一般引用最近5年内发表的文献数应达70%左右。但对每一主题的综述，可能都要涉及专题的来龙去脉和历史沿革，所以也不排除引用一些重要的老文献。

4. 评述性

综述不是简单地堆砌和罗列一次文献中的材料，而是基于自己的学识和实践经验，对所整理出来的文献观点、结论进行叙述和评论，反映作者的观点和见解，并与综述的内容构成整体。尽管作者在选取文献时应秉持客观、无偏见的态度，但也会按照自己的理解和意图来组织材料，将个人的观点添加于客观内容的叙述之中。只有在"综"的基础上，进行客观的"述"，才能提升综述价值，体现研究者的学术水平，并对读者起到指导作用。

5. 素材的间接性

综述就其本质来看是作者对大量文献进行阅读、整理、分析后写成的专题性的综合述评文章。对文献的查阅、筛选和鉴别是综述撰写的基础。因此，作者的学术水平，搜集、阅读、理解文献的能力，对待文献的客观公正态度，都会对综述的质量造成影响。选择的文献过于陈旧，或引用的研究报道科学性和可信性较差，或间接引用转述他人最新知识成果的文献资料等均会影响综述的可靠性。应尽可能阅读论文原文，确实读懂原意，以免以讹传讹或断章取义；既要注意引证与自己的观点相同的文献，也要引证与自己的观点不同的文献；发表观点和见解时要做到论据充足、分析客观，决不臆断、拔高。

6. 读者的广泛性

由于科学技术的迅速发展，每天都会产生大量的医学文献，受精力限制，阅读文献综述成为科研人员获取相关领域进展信息的最为快捷有效的途径。其读者数往往超过研究性论文，且读者的专业领域也较宽泛，不仅包括本专业领域，还包括相关领域。因此，文献综述应把重点放在介绍新内容上，把学科最新的发现和成果介绍给读者，使文献综述成为具有更高阅读价值的学术文章，同时要用比较通俗的语言来表述，并对生僻或过于专业的概念加以诠释。

第3节 撰写文献综述的基本过程

一、撰写文献综述前的准备

文献综述的写作不是对他人研究数据或结果的简单堆砌，其中应包含大量深入细致的文献阅读记录，以及分析整理过程，要对大量文献进行比较，从杂乱无章中理出头绪，找出它们之间的相关联系，从混乱甚至对立的结果中辨识异同，判断可信的部分，需要消耗大量的时间精力，也需要不断深入思考，逐步提高自身认识，需要细致扎实和耐心工作，在开始工作之前也应有所准备。

1. 创造安静不被干扰的工作环境

需要寻找一个相对独立的工作空间，能够铺开各种资料，也没有过多的访客；空气清新，光照充足，能够长时间头脑清醒地工作；有一台稳定运行的计算机，运行速度满足要求，不使人烦躁；能够联通互联网，并可访问常用的论文数据库和搜索引擎，能够方便地获取原始文献（全文）；计算机连接打印机，可以打印文献；手头备有电子版的翻译软件，保证阅读理解准确、顺畅；备好记录卡片、纸质的笔记本、笔等，及时记录所知所得。

2. 腾出时间，集中注意力

要想写出好的文献综述，需要身心的双重准备，需要有集中的时间。因此，需要重新调整和安排日常工作和生活，保证能够有一段相对空余、稳定的时间。文献综述的写作不该用挤出来的时间完成，而是用特意安排的时间，如此方能避免成文仓促、内容肤浅。在工作中，应适当舒解压力，集中注意力，保持关注，将全部身心浸入文献，静心思考，逐渐积累，从而才能使吸收的知识凝练和升华，激发出真知的火花，最终撰写出高质量的文章。

3. 有写作计划和进度安排

充分合理的计划可以提高工作的效率，同时也有助于厘清主次，避免将精力分散。不同人有不同的计划习惯，但一般可以分为三级。首先，制订一个整体的计划，按照各段的任务确定目标和时间分配，时间上可稍留余地以备意外，同时提供适度的灵活性；其次，将整体的时间按照每月或每周分解，列出执行的步骤和规划，使工作任务进一步明确并有章可循；最后，制订每天的工作计划，每天都有明确的目标，这样不仅有助于及时完成工作，还能使作者对综述课题给予持续有效的关注，避免遗忘。

二、撰写文献综述的一般过程

撰写文献综述是一个推进性的连续过程，它包括六个基本的阶段，其中每一步的工作都是下一步工作的基础。

1.选择主题

（1）选题来源：撰写文献综述通常出于某种需要，如受邀为某期刊就某主题撰写综述、从事某课题研究为开题积累文献资料、撰写项目申请书、研究生学位论文中的综述等。所以，在进行文献综述时，选题往往已经相对明确，不像科研课题选题那么困难。对学生来说，文献综述的选题通常有两种来源：一种是由导师指定，属于命题作文；另外一种是由学生在导师的研究方向或指导下，根据自己的研究兴趣和能力选题。如果是自己选题，由于知识和经验限制，这个题目往往是不规范的，只能算是一个写作方向，所以应该和导师推敲选定。

（2）选题要点

1）问题意识：一个好的研究课题通常是从对某一实践问题的强烈关注或兴趣中产生的，这种兴趣会驱动研究者，成为其开展研究的动因，即"为什么研究"。而从研究的兴趣转为可供研究的问题，则需要找到研究的切入点，解决"研究什么"的问题。这不仅需要使用专业的学术语言提炼明确的研究兴趣，也需要通过初步的文献阅读了解已有的研究成果，发现并提出尚未解决并有研究价值的问题。有了这些问题，才有必要对以往的文献进行充分综述进而寻求解决问题的思路和方案，这是建立研究课题的必经之路。这些任务完成后就可以得出一个确定的研究课题，从而为后续工作指出方向。

2）范围适宜：文献综述选题范围广，题目可大可小，大到一个领域、一个学科，小到一个方法、一个理论，可根据自己的需要而定。对于初次撰写文献综述的人来说，选题的范围不宜过于宽泛，这样查阅文献的数量相对较少，撰写时易于归纳整理。否则，题目选得过大，查阅文献花费的时间太多，而且归纳整理困难，最后写出的综述不是大题小作、空泛一般，便是顾此失彼、文不对题。

3）与专业相关：选择的题目最好与自己的学科领域及研究方向相关，这样既有利于加强自己的专业背景知识，为后期的课题研究夯实基础，也可以及时获得导师和课题组成员的指导，保证综述的科学性和学术价值，初步选定的题目也应及时与导师交流并获同意。

2.文献搜索

选定题目后，下一步就是要围绕题目搜集与研究主题相关的文献资料，从而对研究对象有一个整体的认识。文献搜索的关键是选择适当的检索工具和检索词，检索工具应能基本涵盖拟探索的学科领域绝大部分的重要文献。如医学或生物学领域的研究适合使用PubMed，若仅使用Elsevier（Sciencedirect）、Wiley、SpringerLink等期刊出版商的数据库，可能无法覆盖所有主流期刊，使用Web of Science存在未收录最新文献的问题。而要包含中文文献，就必须同时使用知网或者万方、维普等中文期刊数据库。

检索词的选择也十分关键，需要尝试不同的检索词，或加以组合、补充，以得到数量最适合且具有一定广度的满足综述需求的文献。如研究心肌重构（myocardial remodeling），可能还需要补充检索心肌纤维化（myocardial fibrosis）的文献。若初步检索得到的文献过多，一种策略是进一步缩小选题，限制综述的范围，如心肌重构的发生机制、心肌重构与转化生长因子β（TGF-β）的关系等，避免综述涉及问题过大无法深入；另一种策略就是缩小综述文献的时间范围，如检索近3～5年的文献，以展现最新的认识。事实上，这两种策略常结合使用，以使综述既深入且更有效率，突出呈现最新的认识。

文献搜索的任务是选择合适的信息，一般来说搜集文献越全越好，以避免遗漏信息或失之偏颇。但也可以通过阅读摘要舍弃不相关的文献。对影响因子较低、质量不高的期刊论文，也可以适当忽视，而不至于显著影响综述的学术价值。对我国的研究者来说，除英文、中文外，其他语言的文献，若非特殊需求，一般也可不予纳入。

3. 文献调查和整理

本环节要对检索到的文献资料进行阅读、提炼和分类，对资料的价值和有效性进行评估。对文献的阅读分为预览、粗读和精读几种。通过阅读摘要或简单浏览，发现与选题无关或学术价值不大的文献，可以直接放弃，从文献文件夹中删除，或是在文件名上专门标注（如"无用"），暂时保留；有的文献中部分结果或论点值得关注，建议对重要内容在文献上明显标注，并在文献记录本上记下提炼出的重要结果、特色或论点，以便后期使用；有些内容丰富、价值很大的文献需要细心阅读，充分标注，深入思考总结，提炼出重点内容形成读书笔记，并在其文献名上特殊标注（如"重要"），方便后期重点查阅。

这里特别强调，记笔记是十分重要的，不可能在撰写综述时对涉及的文献反复打开阅读，多数情况下仅笔记中的内容就足够了。在文献的使用上，也要对其科学性、有效性进行评估，主要看选择的研究对象效力如何、实验的分组方法是否科学合理、测定的指标是否充分可靠、统计分析是否得当、结果描述是否准确、结论是否符合逻辑且有效恰当；当然，期刊的等级也可作为适度的参考，但不绝对。对存在重大缺陷的论文，要对其结果、结论有清醒的认识，引用时要注意其效力。

4. 文献论证和评论

文献论证就是通过对已有资料的整理、按照一定的逻辑顺序进行排列组织，形成证据链条，从而依据证据，证明中心论点，建立一系列可信的结论和论断。一般可以通过两种论证来建立论证方案：其一是发现式论证，通过陈述事实来回答"你对研究对象了解些什么"；其二是支持式论证，回答"依据已知情况，我们能就研究问题得出什么样的结论"。这些结论就是阐释研究问题的基础。

文献评论是对前期文献调查获得的证据进行阐释，依据这一系列组织起来的具有逻辑性的证据，以证明或回答最初确立的研究课题或问题，即回答"基于已有的知识，提出的研究问题的答案是什么"。硕士阶段的文献综述一般只要求达到这个程度，而博士阶段则要求研究者超越已有知识，进一步延伸提出新的未知问题或假设，从而提出原创性的研究课题，拓展研究领域。

5. 绘制核心观点图

在基本完成文献的阅读、分析，准备撰写综述之前，可以绘制核心观点图作为综述撰写的引导，目前的一些思维导图制作软件如 GitMind、XMind、MindMaster 等可以方便绘制。首先根据综述的标题或主题确定欲撰写综述的几部分中心主题，每个主题可以绘制一张核心观点图。在每个主题下，列出计划表达的几个核心观点，按照其逻辑关系依次排列，对这一中心主题进行阐述。

在核心观点之下，依次列出支持和论证这一核心观点的研究证据及见解，并在旁边标注相关的参考文献名称及主要内容。在标注完成后，仔细审视这一核心观点图，调整顺序或参考文献，检查逻辑关系，多余的文献要剔除，而感觉欠缺的内容或证据链不充分的部分，需要通过进一步的文献检索、阅读，予以补充和完善。当这些核心观点图表述清楚后，就可以开始撰写文献综述。

6. 综述撰写

综述的撰写是按照文献综述的规定格式写作，通过构思、塑造、资料提炼、写作、修改，使研究项目转变成为一份可以准确传递研究内容，让目标读者明白研究问题的书面资料。文献综述的格式不同于一般研究性论文，研究性的论文注重研究的方法和结果，而文献综述是介绍与主题有关的详细资料、动态、进展、展望及对以上方面的评述。因此，文献综述的格式相对多样，但总的来说，一般都包含前言、主体（正文）、总结和参考文献，撰写文献综述时可按这四部分拟出提纲，再根据提纲进行撰写。

第4节 撰写文献综述的方法

一、文献综述的格式

文献综述可细分为8项内容：①题目；②作者及其所在单位的名称；③摘要；④关键词；⑤前言；⑥主体部分；⑦总结；⑧参考文献。撰写文献综述时可以按照这几个部分先拟出提纲，再根据提纲进行撰写。

下面重点介绍题目、前言、主体部分、总结和参考文献的写作要求。

1. 题目

题目的要求：准确得体、简短精练、外延和内涵恰如其分、醒目。题目要能准确表达文章内容，恰当反映所研究的范围和深度。题目的字数应尽量少，用词需要精选。至于多少字算是合乎要求，并无统一的"硬性"规定，一般不要超出20个字。

2. 前言

要用简明扼要的文字说明写作的目的、必要性、有关概念的定义、综述的范围，阐述主要问题的现状和动态，以及目前对主要问题争论的焦点等，使读者对全文要叙述的问题有一个初步的概念。前言以200～300字为宜，不宜超过500字。

3. 主体部分

本部分是综述最关键的内容，它的写作关系到整个综述的质量。其写法多种多样，并没有固定的格式。可以按照年代顺序综述，也可以按照不同的问题进行综述，还可以按照不同的观点进行比较综述。但是，不论采用哪一种格式进行综述，都要将所搜集到的文献资料进行归纳、整理和分析比较，阐明有关主题的历史背景、现状和发展方向，扼要地指出不同研究结论的相互支持和相互矛盾之处，并分析其原因，写明综述者对这些问题的个人观点和评述。主体部分应该特别注意对代表性强、具有科学性和创造性的文献的引用和评述。

4. 总结

这部分要对综述正文部分的主要观点、结论、研究水平、存在问题和发展趋势等进行概括总结。作者应对各种观点进行综合评价，提出自己的看法，指出当前尚存在的问题和不足，描绘今后研究的方向和展望，从而使读者得到启发，起到指导研究工作、激发研究热情的作用。

5. 参考文献

参考文献应按正规格式要求依次列出，编排应条目清楚、便于查找，内容准确无误。其目的：一是为本综述提供依据，提高可信度；二是为读者深入探讨有关问题提供文献查找线索；三是体现对前人研究成果的尊重。因此，应该认真对待。参考文献的数量无特殊的规定，国外刊出的综述常有100篇左右的参考文献，国内的综述列出的参考文献常为40～60篇。少数中文期刊限制参考文献的数量是为了节省版面，其实是不科学的。参考文献一般应以外文期刊文献为主（中医中药等本土为主的研究例外），近5年内的文献要占一定比例，如50%以上。

二、撰写文献综述的步骤

在前期完成选题及文献搜索、阅读和整理归纳后，接下来的就是如何将阅读的文献、作者的理解、评价和感悟，恰当地体现到文字中去。这要求用心去创造、塑造和提炼材料信息。良好的写作过程通常需要经历两个阶段：在第一阶段，作者通过写作来加深自己对研究问题和材料的理解，弄清楚自己想要说些什么；第二阶段，作者通过写作使他人理解自己的观点，弄清楚该怎样去说。

一般而言，文献综述的撰写要经过以下几个环节：

1. 拟定提纲

通过对收集到的资料进行归纳、整理、分析，并根据研究题目，拟定一个详细的写作大纲，列出大标题，注意把主要论点放在前、次要论点放在后，通过顺序上的安排突出重点。有的大标题下面再安排若干个小标题，做到层次清楚、前后呼应。拟定提纲后，把材料安排到各标题下，最后再全面检查材料是否充分、论点和材料是否一致、各部分是否匀称，如有问题，再进行调整、调换和补充。这样就把整篇综述的"架子"搭起来了。

2. 尝试性写作，形成初稿

拟定大纲后，就可以根据大纲的要求进行写作了。按照大纲的顺序，依次阐述各个主题及主题下的论点，按照时间和逻辑顺序罗列支持论点的实验证据和参考文献材料。写作中用到某篇文献的观点时，注意按顺序标上参考文献的角码，并与文章后面的"参考文献"部分相对应。有一种经验性写法可供借鉴，即在撰写初稿时暂不编号，只在所引用文献的后面用括号标出作者姓氏和文献发表年代，待定稿时再整理编号。

可先写重要的、权威的论点，这样说服力会强一些。一般采用"夹叙夹议"的方法进行写作，比较正反两方面的观点及其依据，可适当提出自己的观点和对文献的评论，避免用"剪贴式"的写作方法，即生搬硬套原文的内容和观点，就像剪贴下来的一样。通过写作初稿，可以确立文章的写作思路；然后将思路和腹稿转化为具体的文字，初步构造文章内容。通过初稿的写作可以评估对研究课题相关内容的理解程度，还可以发现文献和研究资料的疏漏之处，不断补充完善。

3. 审核修改

在完成初稿后，不要急于修改，可以先把文稿搁置两三天。这样在修改时，可以有一个冷静的头脑重新认识审视初稿，同时尝试切换角色，以读者甚至是初学者的角度去认识和理解。通过这种方式，就可以发现其中混乱的思路、摇摆不定的观点、无意义的语句、含糊不清的语言，以及逻辑层次上的错误。原来自我感觉非常良好的一篇文章就会发现许多疏漏、粗糙之处。记下这些不足，接下来认真修改。

这样的修改需要重复2～3次，最后感觉基本满意后就要进行语法、文字、修辞和表达方式等的审查、修改和优化，检查语言是否准确精练，文字是否流畅通顺，引述内容是否准确，参考文献标注是否完整无误。最后再将全文通读几次，最好能念出来，检查是否还有其他疏漏，修改之后才算初步定稿。

初步定稿后，接下来就是将稿件交给选择的读者，如领域内的专家、课题组的同事、非本领域的人员或者学生，请他们阅读后提出意见。根据他们发现的问题，对文稿进一步修改完善。

4. 定稿提交

经过以上多次修改后，文章就大致成型，可以交给导师修改、审核和定稿。将定稿提交编辑部审核，此后还可能会根据导师或审稿专家的意见再做多次修改，直至最终形成终稿。

三、撰写文献综述的技巧

了解了文献综述的组成因素、格式特点，撰写综述并不困难，关键是掌握文献资料和运用写作技巧。

1. 拟定综述的标题

标题要画龙点睛，概括全文的中心问题，并反映说明问题的程度与角度。标题包括文章涉及的对象和对这个对象的说明语，如"研究进展""研究概况""现状与展望""机遇与挑战"……这些用语都有一定的含义和侧重，标题如《新中国炭疽防治成果与研究进展》《冠心病起源于胎儿时期的学说》。

2. 资料分组、提炼观点

收集的文献资料有许多是分散的，是从不同侧面阐明一个问题。作者要将其归纳概括，按综述格式的层次归类，将同类性质问题的文献归到一组。文献上已有标注的字句和段落，为综述待用的内容。其中有的是原著的语言，有的是作者理解后的记录。在资料已分组、内容已充实的基础上，可对各组文献进行提炼，概括观点。这种观点如有原文则用原文，如无原文则用作者的语言。归纳的这些观点和问题在综述主体部分成为牵头引路的语言，即所谓"问题开头，观点引路"。

3. 运用连接性语言

综述主要使用既往文献资料，这部分越接近原文越好或引用原文。因此，作者在综述文章中需要增加的多半是承上启下、牵头引路的语言，通过概括和综合把各个文献资料的观点、事实等资料融为一体，添加适度的评述、总结，从而形成一篇简明、和谐、流畅的论文。

4. 安排必要的铺垫性资料

有的综述内容较深、专业性极强，一般读者不易理解，需要在文章开头介绍一些基础资料，作为读者进入这个知识领域的铺垫。这些资料可放在文章前部，也可放在中间的一个过渡段中。这部分内容不是某篇文献中记述的，而是作者归纳整理后写成的。内容不宜多，只限于需要的部分。

5. 选出核心文献

综述所用文献虽然很多，但每一段落的内容应选出有代表性的文献加以详述；而其他次要的文献只引用一两句内容，有时许多同类的文献可由作者加以概括，在综述中只给一串文献的序号即可。

6. 尽量引用一次文献

写综述时尽量多引用原始的单篇研究论文，即一次文献，其次是综述、文摘、简报，再次是教科书、专著、专集等（三次文献）。如果一篇综述的大部分资料来自三次文献，则提炼的观点和介绍的事实就缺乏直接证据，不足以令人信服，而且会导致片面的结论。当然，教科书和专著可为有关问题提供基本知识和基础材料，也可以适当使用。

四、撰写文献综述应注意的问题

1. 搜集文献应尽量全面

掌握全面、大量的文献资料是写好综述的前提，随意搜集少量资料就急于动笔撰写是不可能写出好的综述的，甚至写出的文章根本不能称之为文献综述。

2. 按照问题来组织文献综述

在看过一些文章后，或许我们会有很强烈的愿望要把自己看到的东西都陈述出来，洋洋洒洒，蔚为壮观。但是，撰写文献综述就像是在文献的丛林中开辟道路，这条道路本来就是要指向我们所要解决的问题，当然是直线距离最短，最省事。因此，在撰写文献综述时，要时刻保持清醒：我要解决什么问题，其他人是怎么解决的，说的有无道理？通常围绕这些关键内容阐释清楚就足够了。

3. 注意引用文献的代表性、可靠性和科学性

在搜集的文献中可能出现观点雷同，有的文献在可靠性及科学性方面存在着差异，因此在引用文献时应注意选用代表性、可靠性和科学性较好的文献。

4. 引用文献要如实反映文献内容

由于文献综述有作者自己的评论分析，因此在撰写时应分清作者的观点和文献的内容，不能篡改曲解文献的内容。

5. 参考文献不能省略

文献综述绝对不能省略参考文献，文中引用的文献必须是作者亲自阅读过的，文后必须按期刊要求的格式著录参考文献。

五、文献综述中的常见错误

1. 内容不新

许多作者在撰写综述时常常喜欢将文章标为"××新进展""××研究进展",但因文献收集不全、不新,而使该专题的最新研究成果得不到确切、及时的反映,有时甚至造成重要观点和发现的缺失。还有的作者喜欢用"最近的研究发现""最新的文献表明"等,但其引用的却是5年前的文献,降低了作品的可信度。

2. 罗列原始文献

综述是文献的"综合评述",作者应先理清思路,将搜集的大量文献分析归纳,把分散在各篇文献中的论点、论据提炼出来,并按一定的思路加以组织和阐述。然而,有些综述只是简单地将原始文献中的观点罗列在一起,没有分析、归纳和提炼,将综述写成了论点的堆砌,即有"综"无"述"。

3. 论点不定、层次不清

论点是文章的核心和灵魂,有明确的论点才可开始撰写,切忌论点不定、主题不明。综述的结构和层次是围绕论点自然展开和形成的,应具有严谨的逻辑性。

4. 参考文献质量不高或过于陈旧

参考文献的质量直接决定综述的价值,应多查阅和引用国内外影响力大的核心期刊论文,多引用权威或知名学者发表的文献,应注意收集和综合不同的学术观点,这样发表的综述才具有导向意义。一般来说,引用文献的来源期刊水平不应低于本综述将要投稿的期刊,引用文献尽可能来自有较高级别基金资助的项目。尽量引用近2～3年的新文献,避免观点陈旧。如果一篇综述所引用的文献很少有近几年的文献,可能有两种原因:一是该课题的研究因某种原因被中断,无人继续研究;二是撰写综述所引用的文献为"二次引用",即引用了相关文献引用的文献,而自己并未检索和阅读。如果是前者,应该在综述中明确表述;若为后者,则涉嫌造假,应该被摒弃。

(焦向英)

参 考 文 献

阿琳·芬克, 2014. 如何做好文献综述. 3版. 齐心, 译. 重庆: 重庆大学出版社.
昌兰, 2003. 医学综述的写作. 国外医学. 生理、病理科学与临床分册, 23 (1): 109-111.
昌兰, 陈丽文, 2003. 医学综述撰写中的常见问题. 中国医师杂志 (3): 430-432.
何塞·L. 加尔万, 梅丽莎·C. 加尔万, 2022. 文献综述写作. 7版, 齐心, 译. 北京: 世界图书出版有限公司.
劳伦斯·马奇, 布伦达·麦克伊沃, 2020. 怎样做文献综述: 六步走向成功. 2版, 高惠蓉, 陈静, 肖思汉, 译. 上海: 上海教育出版社.
刘润兰, 李俊德, 史明忠, 2007. 文献综述的特点及写作要领. 世界中西医结合杂志, 2 (7): 428-431.
陶立新, 2003. 谈谈医学文献综述的写作. 广西医学, 25 (8): 1461-1463.
薛绍莲, 2003. 怎样提高医学文献综述的写作水平. 国外医学. 生理、病理科学与临床分册, 23 (2): 219-220.

第6章 医学科研课题的申请

第1节 医学科研课题申请的主要渠道

我国医学科研课题申请的主要渠道有国家自然科学基金、科技部归口的科技计划、教育部归口的科学研究计划和人社部归口的留学人员科技活动项目择优资助计划等。省级医学科研课题申请的主要渠道有省级自然科学基金、科技厅归口的科技计划、教育厅归口的科技计划等。本节主要介绍国家自然科学基金和国家部委归口的科技计划。

一、国家自然科学基金

国家自然科学基金委员会（National Natural Science Foundation of China，NSFC）是我国支持基础性研究的主要部门，它面向全国，是国家创新体系的重要组成部分。其主要任务：根据国家发展科学技术的方针、政策和规划，按照与社会主义市场经济体制相适应的自然科学基金运作方式，运用国家财政投入的自然科学基金，资助自然科学基础研究和部分应用研究，发现和培养科技人才，发挥自然科学基金的导向和协调作用，促进科学技术进步和经济、社会发展。

国家自然科学基金的主要资金来源是中央财政拨款，同时依法接受国内外社会团体、机构和个人的捐赠。该基金主要用于资助《中华人民共和国科学技术进步法》规定的基础研究，重点支持具有良好研究条件、研究实力的高等院校和科研机构中的研究人员。国家自然科学基金聚焦基础、前沿、人才，注重创新团队和学科交叉，为全面培育我国源头创新能力做出了重要贡献，是我国支持基础研究的主渠道。

目前，国家自然科学基金资助体系包含了研究类、人才类和环境条件类三个项目系列，其定位各有侧重，相辅相成。其中，研究项目系列以获得基础研究创新成果为主要目的，着眼于统筹学科布局，突出重点领域，推动学科交叉，激励原始创新，从而提高基础研究水平；该系列主要包括面上项目、重点项目、重大项目、重大研究计划、联合基金项目和国际（地区）合作与交流项目等。人才项目系列则立足于提高未来科技竞争力，着力支持青年学者独立主持科研项目，扶植基础研究薄弱地区的科研人才，培养领军人才，造就拔尖人才，培育创新团队；该系列主要包括青年科学基金项目、优秀青年科学基金项目、国家杰出青年科学基金项目（包括外籍）、创新研究群体项目、地区科学基金等。环境条件项目系列主要着眼于加强科研条件支撑，特别是加强对原创性科研仪器设备研制工作的支持并促进资源共享，引导社会资源投入基础研究，优化基础研究发展环境；该系列主要包括数学天元基金、科学仪器基础研究、重点学术期刊、科普、青少年科技活动等专项。以下简要介绍医学相关的主要基金项目。

1. 面上项目

面上项目是研究项目系列中的主要部分，是NSFC资助项目数最多、学科覆盖面最广的类型，占各类项目资助总经费的45%以上，其定位是全面布局，瞄准科学前沿，促进学科发展，激励原始创新。支持从事基础研究的科技人员在NSFC资助范围内自由选题，开展创新性的科学研究，促进各学科均衡、协调和可持续发展。面上项目鼓励开展具有前瞻性、勇于创新的探索性研究工作，并注重保护非共识项目，支持探索性较强、风险较大的创新研究。其资助领域涉及数理科学、化学科学、生命科学、地球科学、工程与材料科学、信息科学、管理科学、医学科学等。

（1）资助范围：NSFC根据基金发展规划、学科发展战略和基金资助工作评估报告，在广泛听取意见和专家评审组论证的基础上制定年度项目指南，提出各领域优先支持的项目范围。

（2）资助对象：具有承担基础研究课题或者从事基础研究的经历、具有高级专业技术职务（职称）或者博士学位，或者有两名与其研究领域相同、具有高级职称的科技人员推荐的科研人员均可通过依托单位提出申请；无工作单位或者所在单位不是依托单位的，经与依托单位协商，并取得该依托单位的同意可以申请，但申请时应在申请书中如实填写工作单位信息，并与依托单位签订书面合同；书面合同无须递交基金委，但需留在依托单位备查。正在攻读研究生学位的人员不得申请面上项目，但在职人员经导师同意可在其受聘依托单位申请。

（3）限项规定：申请人同年只能作为项目主持人申请1项面上项目。上年度作为项目主持人获得面上项目者（包括1年期项目），本年度不得作为项目主持人申请。高级职称的人员，申请（包括申请人和主要参与者）和正在承担（包括负责人和主要参与者）以下类型项目总数合计限为2项：面上项目、重点项目、重大项目、重大研究计划项目（不包括集成项目和战略研究项目）、联合基金项目、青年科学基金项目、地区科学基金项目、优秀青年科学基金项目（申请时不限项）、国家杰出青年科学基金项目（申请时不限项）、重点国际（地区）合作研究项目、直接费用大于200万元/项的组织间国际（地区）合作研究项目（仅限作为申请人申请和作为负责人承担，作为主要参与者不限）、国家重大科研仪器研制项目（含承担国家重大科研仪器设备研制专项项目）、基础科学中心项目，以及资助期限超过1年的原创探索计划项目、专项项目（特别说明的除外，其中的科技活动项目除外）。不具备高级职称的人员作为申请人申请和作为项目负责人正在承担的上述类型项目数合计限1项，作为主要参与者申请和作为主要参加者正在承担的上述类型项目数合计限2项。晋升高级职称后，原来作为负责人正在承担的项目计入申请和承担项目总数范围，原来作为主要参与者正在承担的项目不计入。

（4）受理时间与资助期限：每年集中受理申请1次，通常受理时间为每年自3月2日开始，3月20日截止。资助期限一般为4年。

（5）申请程序：①申请者在仔细阅读自然科学基金申请通告、项目指南、管理办法等文件后，在线填写《国家自然科学基金申请书》，完成申请书撰写后，在线提交电子申请书及附件材料，下载打印最终PDF版申请书，并保证纸质申请书与电子版内容一致。申请人需按依托单位规定时限向依托单位提交签字后的纸质申请书原件及有关证明信、推荐信、承诺函和其他特别说明要求提交的纸质材料原件等附件。如有外单位合作者，合作单位必须加盖单位公章（必须是单位公章，而不是职能部门或二级单位公章）。②申请人所提交的电子申请书及附件材料经依托单位进行真实性、完整性和合规性审核后，由依托单位在规定时间内在线提交，并由依托单位统一将经单位签字盖章后的纸质申请书原件及要求报送的纸质附件材料报送NSFC。

2. 重点项目

重点项目是研究项目系列中的一个重要类型，是根据我国经济建设和社会发展的需要、科学发展的趋势和基础性研究工作的特点而设立的，其定位是在促进学科均衡协调和可持续发展的基础上，根据国家自然科学基金优先发展战略，通过指南引导，更集中地瞄准国际前沿，整合创新资源，孕育重点突破。

（1）资助范围：主要支持从事基础研究的科技人员，针对已有较好基础的研究方向或学科生长点开展深入、系统的创新性研究，促进学科发展，推动若干重要领域或科学前沿取得突破。支持科技人员结合国家需求，把握世界科学前沿，针对我国已有较好基础和积累的重要研究领域、对学科发展具有重要推动作用的领域或新学科"生长点"开展深入、系统的创新性研究工作，特别是：①学科布局中的关键问题及对学科发展有重要推动作用的学科前沿；②对国民经济、社会发展有重要应用前景和带动作用的研究领域；③能充分发挥我国资源或自然条件特色的研究领域。

NSFC每年按照重点项目经费额度和项目数控制指标，根据学科发展战略、优先资助领域、已获得重要进展、深入研究可望取得突破性成果的科学基金面上项目，以及科研人员根据科学技术发展趋势和国内已具优势的工作基础提出的建议，提出次年度拟设立重点项目的研究领域。每年向社会发布的国家自然科学基金项目指南中均单列出了各领域重点项目资助的研究内容。

（2）资助对象：主要资助自然科学基础研究和部分应用研究，重点支持具有良好研究条件、研究实力的高等院校和科研机构的研究人员。凡符合《国家自然科学基金条例》要求并具有高级职称的科技人员，均可根据NSFC当年发布的申请通告和项目指南，通过项目依托单位提出申请。申请者必须是项目实际主持人，限为1人。正在博士后工作站内从事研究、正在攻读研究生学位的科技人员不得申请。

（3）限项要求：同面上项目。

（4）资助特点：体现有限目标、有限规模和重点突出的原则，重视学科交叉与渗透，强调有效利用国家和部门现有重要科学研究基地的条件，积极开展实质性的国际合作与交流。项目一般由一个单位承担，确有必要时，合作研究单位不超过2个；研究期限一般为5年。

（5）申报程序：同面上项目。

3. 重大项目

NSFC从2000年开始试点设立重大项目，其定位是面向国家经济建设、社会可持续发展和科技发展的重大需求，选择具有战略意义的关键科学问题，汇集创新力量，开展多学科综合研究和学科交叉研究，充分发挥导向和带动作用，进一步提升我国基础研究源头创新能力。目的是引导科学家在关系国家经济社会和科技长远发展的战略领域开展创新研究。侧重支持在科学基金长期资助基础上产生的"生长点"，期望通过较高强度的支持，在解决关键科学问题方面取得较大突破。

（1）组织实施方式：按统一规划、分批立项，指南引导、定向申请，同行评议、逐项论证，动态管理、专家验收等方式组织实施。

（2）资助范围：①科学发展中具有战略意义，我国具有优势，可望取得重大突破，达到国际先进或领先水平的前沿性基础研究。②国家经济发展亟待解决的重大科学问题、对开拓发展高新技术产业具有重要影响或有重大应用前景的基础性研究。③围绕国家可持续发展战略目标或为国家重要宏观决策提供依据的基础性研究，以及具有广泛深远影响的科学数据积累等基础工作。④基金面上、重点项目多年资助基础上凝练出来的、加大资助力度可望取得重大突破的重大科学问题。

（3）资助对象：主要资助自然科学基础研究和部分应用研究，重点支持具有良好研究条件、研究实力的高等院校和科研机构中有能力、有条件承担重大项目的研究人员。申请人须有承担基础研究课题的经历，有高级职称。正在博士后工作站内从事研究、正在攻读研究生学位及无工作单位或者所在单位不是依托单位的科学技术人员不得申请。

（4）申报条件：①有明确的研究目标、创新的学术思想、合理可行的研究方案、厚实的研究工作基础和良好的研究条件，以及有近期可望取得重大突破的研究前景。②针对一个综合性科学问题，由紧密围绕项目总体目标、相互配合、有机联系的课题组成。课题设置不宜过宽，参加单位和人员不宜过多。③有学术造诣高、组织能力强、能率领研究队伍开拓创新的学术带头人和相应的研究梯队，形成国家水平的研究队伍，有利于促进人才培养及中青年学术带头人的成长。

（5）资助特点：遵循有限目标、稳定支持、集成升华、跨越发展的原则，强调顶层设计，凝练科学目标，促进学科交叉；注重营造多学科和启迪新思路的交流与合作平台，突出战略性，以项目群的方式，围绕整体目标实施相对长期稳定的支持。

（6）申报要求：只受理整体申请，要分别撰写项目申请书和课题申请书，注意项目各课题之间的有机联系，不受理针对指南某一部分研究内容或一个课题的申请。项目整体申请课题设置不超过5个（部分重大项目的课题设置和承担单位数有特殊要求，以相关重大项目指南为准），每个课题一般由一个单位承担，最多不超过2个，项目承担单位数合计不多于5个；项目主持人必须是其中一个课题的负责人。

（7）限项要求：同面上项目。

（8）注意事项：申请人应当按照基金委发布的指南中相关重大项目的要求和重大项目申请书撰写提纲撰写申请书，申请书的资助类别选择"重大项目"，亚类说明选择"项目申请书"或"课题申请书"，附注说明选择相应的重大项目立项领域名称，选择不准确或未选择的项目申请将不被受理。

（9）申报程序：同面上项目。

4.重大研究计划

为进一步加强基础和应用基础研究，提高我国科技持续创新能力，针对自然科学领域核心科学问题，整合与继承不同学科背景、不同学术思路和不同层次的项目（包括面上、重点和重大项目），形成具有统一目标的项目群，实施相对长期的支持，以促进学科交叉和学术争鸣，激励创新，NSFC实施了国家自然科学基金重大研究计划。

（1）资助特点：遵循有限目标、稳定支持、集成升华、跨越发展的总体思路，针对国家重大战略需求和前瞻性的重大科学前沿两种类型的核心基础科学问题，结合我国具有基础和优势的领域进行重点部署，凝聚优势力量，形成具有相对统一目标或方向的项目群，并加强关键科学问题的深入研究与集成，以实现若干重点领域和重要方向的跨越发展。

（2）资助范围：实行决策、执行与评估相对分离，专家学术指导与项目资助管理相结合的管理模式；强调顶层设计的目标导向与科学家自由探索相结合，遴选新项目与整合集成在研项目相结合，并注意与国家其他重大科技计划的协调与衔接。

（3）执行年限和合作单位：目前分为培育项目、重点支持项目和集成项目三类。培育项目的资助期限一般为3年，重点支持项目的资助期限一般为4年，集成项目的资助期限由各重大研究计划指导专家组根据实际需要确定。培育项目和重点支持项目的合作研究单位数量不得超过2个；集成项目的承担单位数合计不超过4个，主要参与者必须是集成项目的实际贡献者，合计不超过9人。

（4）申请条件：申请人需有承担基础研究课题的经历，有高级职称。正在博士后工作站从事研究、正在攻读研究生学位及无工作单位或者所在单位不是依托单位的科技人员不得申请。

（5）限项要求：同面上项目。

（6）申请程序：同面上项目。

申请人应当按照指南中相关重大研究计划的要求和项目申请书撰写提纲撰写申请书，体现学科交叉研究特征，强调对解决重大研究计划核心科学问题及实现总体目标的贡献。申请书的资助类别选择"重大研究计划"，亚类说明选择"培育项目"、"重点支持项目"或"集成项目"，附注说明选择相应的重大研究计划名称。

5.青年科学基金项目

青年科学基金项目是科学基金人才项目系列的重要类型，是申报量和批准量最大的项目类型之一。该项目支持青年科技人员在科学基金资助范围内自主选题，开展基础研究工作，培养青年科技人员独立主持科研项目、创新研究的能力，激励青年科技人员的创新思维，培育基础研究后继人才。

（1）资助对象：申请人应当具备以下条件：具有从事基础研究的经历；具有高级职称或者博士学位，或者有两名与其研究领域相同、具有高级职称的科技人员推荐；申请当年1月1日男性未满35周岁，女性未满40周岁。

符合上述条件、在职攻读博士学位的人员，经导师同意可通过其受聘单位申请，但在职攻读硕士学位者不得申请。作为负责人正在承担或者承担过青年科学基金项目的（包括资助期限1年的小额探索项目及被终止或撤销的项目）人员，不得再次申请。

（2）资助特点：该项目申请、评审和管理机制与面上项目基本相同。该项目重点评价申请人本人的创新潜力。

（3）资助期限：一般为3年。

（4）注意事项：该项目无须填写项目组成员。实行经费包干制，资助经费不区分直接费用、间接费用。

（5）申请程序：同面上项目。

6.优秀青年科学基金项目

优秀青年科学基金作为科学基金人才项目系列中的一个类型，主要支持在基础研究方面取得较好成绩的青年学者，面向世界科学前沿和国家重大需求，加强科学问题凝练，自主选择研究方向开展创新研究。其定位是与青年科学基金项目和国家杰出青年科学基金项目之间形成有效衔接，促进创新型青年人才的快速成长，培养一批有望进入世界科技前沿的优秀学术骨干。

（1）资助对象：申请人应当具备以下条件：遵守中华人民共和国法律法规及国家自然科学基金的各项管理规定，具有良好的科学道德，自觉践行新时代科学家精神；申请当年1月1日男性未满38周岁，女性未满40周岁；具有高级职称或者博士学位；具有承担基础研究课题或者其他从事基础研究的经历；与境外单位没有正式聘用关系；保证资助期内每年在依托单位从事研究工作的时间在9个月以上。

无工作单位或者所在单位不是依托单位的、获得过国家杰出青年科学基金或优秀青年科学基金项目资助的、当年申请国家杰出青年科学基金项目的、正在博士后流动站或工作站内从事研究的人员，不得申请。

（2）资助特点：该项目重点考察申请人的工作基础和创新潜力，撰写申请书时应注意两方面并重。其中，工作基础方面，重点阐述申请人所取得的研究成果的创新性和科学价值；创新潜力方面，重点阐述申请人拟开展的研究工作的科学意义和创新性，研究方案的可行性等。该项目强调申请人本人的科研能力及创新潜力，申请书不需要填写"主要参与者"；该项目名称栏目填写"研究领域"，而不是具体的研究课题名称。

（3）资助期限：3年。

（4）注意事项：该项目实行经费包干制，资助经费不区分直接费用、间接费用，每项资助经费200万元。另需注意，在同层次及上一层次国家科技人才计划任何一类项目支持期内和支持期结束后，均不得申请该项目。

（5）申请程序：同面上项目。

7. 国家杰出青年科学基金

国家杰出青年科学基金项目于1994年设立，定位于支持在基础研究已取得突出成绩的青年学者，面向世界科学前沿和国家重大需求，加强科学问题凝练，自主选择研究方向开展创新研究，促进青年科技人才的成长，吸引海外人才，培养造就一批进入世界科技前沿的优秀学术带头人。该项目坚持海外延揽与本土培育并重，着眼于遴选和培育学术领军人才，为建设科学强国积累智力资本。

（1）资助对象：申请人应当具备以下条件：遵守中华人民共和国法律法规及国家自然科学基金的各项管理规定，具有良好的科学道德，自觉践行新时代科学家精神；申请当年1月1日男性未满45周岁，女性未满48周岁；具有良好的科学道德；具有高级职称或者博士学位；具有承担基础研究课题或者其他从事基础研究的经历；与境外单位没有正式聘用关系；保证资助期内每年在依托单位从事研究工作的时间在9个月以上。正在博士后流动站或工作站内从事研究或正在攻读研究生学位者、当年申请优秀青年科学基金项目者、正在承担优秀青年科学基金项目者（但结题当年可以提出申请）、获得过国家杰出青年科学基金项目资助者不得申请。

（2）资助期限：5年。

（3）注意事项：实行经费包干制，资助经费不区分直接费用、间接费用，每项资助经费400万元。另需注意，在同层次及上一层次国家科技人才计划任何一类项目支持期内和支持期结束后，均不得申请该项目。

（4）延续资助：为加强对优秀青年的持续培养，构建长周期稳定的资助机制，NSFC自2024年起开展国家杰出青年自然科学基金项目延续资助工作。申请人条件为遵守中华人民共和国法律法规及国家自然科学基金的各项管理规定，具有良好的科学道德，自觉践行新时代科学家精神；与境外单位没有正式聘用关系；保证资助期内每年在依托单位从事研究工作的时间在9个月以上；申请上一年底资助期满的国家杰出青年科学基金负责人。每项资助经费800万元，资助期限为5年。

（5）试点推进临床科学：为遵循医学科学的属性和临床医学人才的成长规律，国家杰出青年基金项目试点推进临床医师科研评价体系改革，鼓励青年临床医师立足临床实践，以解释疾病本质、改善临床结局为研究目标，开展创新性科学研究和技术探索，培养和造就一批具有国际影响力的临床科学研究领军人才。国家杰出青年基金项目增加了"临床科学"辅助说明选项，具有执业医师资格和卫生系列高级职称且满足国家杰出青年科学基金项目其他申请条件的申请人可以选择申报，由医学科学部组织专门评审。

（6）申请程序：同面上项目。

8. 创新研究群体项目

科学基金创新研究群体项目于2000年设立。该项目定位于支持优秀学术带头人自主选择研究方向、自主组建和带领研究团队开展创新性的基础研究，面向世界科学前沿和国家重大需求，攻坚克难，培养和造就在国际科学前沿占有一席之地的研究群体。

（1）资助对象：该项目的申请人和参与者应当具备以下条件：具有承担基础研究课题或者其他从事基础研究的经历；保证资助期限内每年在依托单位从事基础研究工作的时间在6个月以上；具有在长期合作基础上形成的研究团队，包括学术带头人1人，研究骨干不多于5人；学术带头人作为项目申请人，应当具有正高级职称、较高的学术造诣和国际影响力，申请当年1月1日未满55周岁；研究骨干作为参与者，应当具有高级职称或者博士学位；项目申请人和参与者应当属于同一依托单位。

（2）限项要求：作为项目负责人承担过创新群体项目的，不得作为申请人提出申请；正在承担创新群体项目的项目负责人和具有高级职称的参与者不得申请或者参与申请；具有高级职称的人员，同年申请或者参与申请创新群体项目不得超过1项；同年申请和参与申请创新研究群体项目、基础科学中心项目和国家杰出青年科学基金延续项目合计不得超过1项；退出创新群体项目和基础科学中心项目的参与者两年内不得申请或者参与申请。正在承担获资助期满的国家杰出青年科学基金延续项目负责人不得申请或者参与申请。

（3）资助特点：该项目的评审侧重以下几个方面：研究方向和共同研究的科学问题的重要意义；已取得研究成果的创新性和科学价值；拟开展研究工作的创新性构思及研究方案的可行性；申请人的学术影响力，把握研究方向、凝练重大科学问题的能力，组织协调能力及在研究群体中的凝聚力；参与者的学术水平和开展创新研究的能力，专业结构和年龄结构的合理性；研究群体成员间的合作基础。在组织创新群体，准备申报时应充分考虑上述侧重点。该项目申请书摘要部分填写申请人和参与者的"主要学术成绩"。申请书项目名称栏目填写"研究方向"，而不是具体的研究课题名称。申请书中关于论文被收录与引用情况仅需提供统计表。

（4）资助期限：作为负责人限获得1次资助，资助期限为6年；资助期满后，项目负责人可以根据研究工作的需要提出延续资助申请；延续资助期限为3年。

（5）申请程序：同面上项目。

9. 地区科学基金项目

地区科学基金项目是国家自然科学基金申报量最大的三类项目之一，支持特定地区的部分依托单位的科技人员在科学基金资助范围内开展创新性研究，培养和扶植该地区的科技人员，稳定和凝聚优秀人才，为区域创新体系建设与经济、社会发展服务。

（1）地区范围：可以申请该项目的地区为内蒙古自治区、宁夏回族自治区、青海省、新疆维吾尔自治区、新疆生产建设兵团、西藏自治区、广西壮族自治区、海南省、贵州省、江西省、云南省、甘肃省、吉林省延边朝鲜族自治州、湖北省恩施土家族苗族自治州、湖南省湘西土家族苗族自治州、四川省凉山彝族自治州、四川省甘孜藏族自治州和四川省阿坝藏族羌族自治州、陕西省延安市和陕西省榆林市。

（2）申请条件：以上述地区单位为依托单位的具有高级职称或者博士学位，或者有两名与其研究领域相同、具有高级职称的科技人员推荐者可申报该项目。由中共中央组织部派出正在进行3年（含）期以上的援疆、援藏科技人员，可以作为申请人申请该项目（需提供相关证明材料并上传）。上述地区的中央和中国人民解放军所属的依托单位及上述地区以外的科技人员，不得作为申请人申请，但可以作为主要参与者。正在攻读研究生学位的人员不得申请，但在职人员经导师同意可在其受聘单位申请。

（3）申报程序与限项：该项目申请、评审和管理机制与面上项目基本相同，其限项规定亦同面上项目。申请人应当按照地区科学基金项目申请书撰写提纲撰写申请书。该项目的合作研究单位不得超过2个，资助期限为4年。

10. 国际（地区）合作研究与交流项目

科学基金国际（地区）合作研究与交流项目资助科技人员立足国际科学前沿，有效利用国际科技资源，本着平等合作、互利互惠、成果共享的原则，创造合作机遇，密切合作联系，开展实质性国际（地区）合作研究与学术交流，以提高我国科学研究水平和国际竞争能力。

资助体系包括重点国际（地区）合作研究项目、组织间国际（地区）合作与交流项目、外国青年学者研究基金项目和在华召开的国际（地区）学术会议项目。

（1）重点国际（地区）合作研究项目：资助科技人员围绕科学基金优先资助领域、我国迫切需要发展的研究领域、我国科学家组织或参与的国际大型科学研究项目或计划，以及利用国际大型科学设施与境外合作者开展的国际（地区）合作研究。

1）资助特点：申请人应根据各科学部在指南中发布的鼓励研究领域，围绕重要科学问题提出创新性国际（地区）合作研究项目。合作研究项目应当充分体现合作的必要性和互补性。合作双方应具有长期而稳定的合作基础（如已合作发表研究论文、较长期的人员互访交流等），对方应对合作研究给予相应的投入。合作研究过程中要注重成果共享和知识产权的保护。

2）资助对象：申请人应当具有高级职称并作为项目负责人正在承担或承担过3年期以上科学基金项目，且与国外（地区）合作者具有良好的合作基础。合作者应在境外从事科学研究，并独立主持实验室或重要的研究项目且具有所在国（或所在地）相当于副教授级以上的职称。

3）注意事项：申请人还需提供英文申请书、合作协议书、合作者在所在国（或所在地）主持与申请项目内容有关研究项目的有效证明材料或近3年发表的与申请项目内容有关的论文、外方合作者针对英文申请书的确认函（当外方合作者无法在英文申请书上签字时，可由一封本人签名的确认函代替）。

4）限项要求：该项目属于限项申报项目，限项要求同面上项目。

5）申报程序：同面上项目。

（2）组织间国际（地区）合作与交流项目：该项目是NSFC与境外资助机构（或研究机构和国际科学组织）共同组织、资助科技人员开展的双（多）边合作研究与学术交流项目。NSFC与对口资助或研究机构就合作与交流方式、领域、资助项目类型、资助强度和评审程序等进行商议并达成一致，由双方同时在各自的网站上发布《组织间项目指南》，组织科技人员进行申请和评审。该项目包括组织间合作研究项目、组织间合作交流项目和组织间学术会议项目。

1）组织间合作研究项目：是NSFC在组织间协议框架下，与境外基金组织（或学术机构和国际科学组织）共同组织和资助科技人员开展的双（多）边合作研究项目。

2）组织间合作交流项目：是NSFC在组织间协议框架下，鼓励科学基金项目承担者在项目实施期间开展广泛的国际（地区）合作交流活动，加快在研科学基金项目在提高创新能力、人才培养、推动学科发展等方面的进程，提高在研科学基金项目的完成质量。其目的在于通过这类交流活动，与国外合作伙伴保持良好的双边和多边合作交流关系，为今后开展更广泛、更深入的国际合作奠定良好基础。

3）组织间学术会议项目：是NSFC在组织间协议框架下，支持科技人员在华举办或出国参加双（多）边国际（地区）学术会议，以加强国内人员对国际学术前沿和研究热点的了解，建立和深化国内外同行间的合作关系，加强科学基金研究成果的宣传，增强我国科学研究的国际影响力。

有关组织间国际（地区）合作与交流项目的申请资格、资助领域、资助期限、申报要求等参照NSFC网站上发布的《组织间项目指南》。

11. 联合基金项目

该项目由NSFC与有关部门、地方政府和企业共同投入经费设立，旨在发挥科学基金的导向作用，引导社会资源，共同资助若干特定领域和方向的基础研究。其特点在于面向国家需求和科学重点发展方向，吸引全国范围内科研人员在相关鼓励领域开展基础研究，解决关键科学问题，促进产学研合作，培养科学与技术人才，推动我国相关领域、行业（企业）或区域自主创新能力的提升。

与医学有关的联合基金有NSFC-广东联合基金、NSFC-云南联合基金、NSFC-新疆联合基金、NSFC-河南人才培养联合基金、促进海峡两岸科技合作联合基金等。该项目按照科学基金运行机制和相关管理规定遴选与管理。应按照年度指南相关联合基金的要求和联合基金申请书撰写提纲撰写申请书。

12. 基础科学中心项目

该项目旨在集中和整合国内优势科研资源，瞄准国际科学前沿，围绕国家重大需求，超前部署，充分发挥科学基金制的优势和特色，依靠高水平学术带头人，吸引和凝聚不同领域与不同学科方向的优秀科技人才，着力推动学科深度交叉融合，相对长期稳定地支持科研人员潜心研究和探索，致力科学前沿突破，产出一批国际领先水平的原创成果，抢占国际科学发展的制高点，形成若干具有重要国际影响的学术高地。从2024年起，该项目分为A类和B类两个亚类，其中A类申请条件与往年一致，B类专门用于资助优秀青年科研人员团队，给予其更多挑大梁、担重任的机会，推动其早日脱颖而出。

（1）申请条件：申请人和骨干成员应具备以下条件。①具有承担基础研究课题或者其他从事基础研究的经历。②申请团队应当是在科学前沿领域形成的优秀多学科交叉科研团队，包括学术带头人1人，骨干成员不多于4人。③学术带头人作为项目申请人，应当是本领域国际知名科学家，具有正高职称；具有较高的学术水平和宏观把握能力、较强的组织协调能力和凝聚力，能够汇聚不同学科背景的优秀科研人员组成跨学科研究团队。骨干成员应有高级职称，在相关科研领域取得过出色的研究成果并具有持续发展的潜力。④A类项目申请人当年1月1日未超过60周岁，骨干成员以中青年为主。B类项目申请人和骨干成员申请当年1月1日均未超过55周岁，平均年龄不超过50周岁。依托单位及合作单位数量合计不得超过3个。

（2）限项要求：该项目（限学术带头人和骨干成员）与重大项目（限项目负责人和课题负责人）、国家重大科研仪器研制项目（限部门推荐项目的项目负责人和高级职称的主要参与者）、国家重点研发计划项目（不含青年科学家项目、科技型中小企业项目、国际合作类项目，限项目负责人和课题负责人）、科技创新2030—重大项目（不含青年科学家项目，限项目负责人和课题负责人）实施联合限项，科研人员同期申请和承担的项目（课题）数原则上不得超过2项。申请当年资助期满的项目（课题）不计入统计范围。

（3）基础科学中心项目的资助期限为5年。资助直接费用6000万元（数学和管理科学5000万元）。

13. 国家重大科研仪器研制项目

该项目面向科学前沿和国家需求，以科学目标为导向，资助对促进科学发展、探索自然规律和开拓研究领域具有重要作用的原创性科研仪器与核心部件的研制，以提升我国的原始创新能力。

（1）项目类别：包括部门推荐和自由申请两个亚类。自由申请亚类可通过依托单位自行申请，直接费用小于1000万元/项；部门推荐亚类应经教育部、中国科学院、自然资源部、工业和信息化部、生态环境部、农业农村部、国家卫生健康委员会、中国地震局、国家市场监督管理总局、中国气象局、中国工程物理研究院、中央军委装备发展部和后勤保障部推荐申请，直接费用大于或等于1000万元/项。

（2）申请条件：申请人应具有承担基础研究课题的经历，具有高级职称。在站博士后研究人员、正在攻读研究生学位人员，以及无工作单位或者所在单位不是依托单位的人员不得作为申请人进行申请。

（3）限项要求：该项目（限部门推荐项目的负责人和高级职称的主要参与者）与基础科学中心项目（限学术带头人和骨干成员）、重大项目（限项目负责人和课题负责人）、国家重点研发计划项目（不含青年科学家项目、科技型中小企业项目、国际合作类项目；限项目负责人和课题负责人）、科技创新2030—重大项目（不含青年科学家项目；限项目负责人和课题负责人）实施联合限项，科研人员同期申请和承担的项目（课题）数原则上不得超过2项。申请当年资助期满的项目（课题）不计入统计范围。具有高级职称的人员，申请（包括申请人和主要参与者）和正在承担（包括负责人和主要参与者）国家重大科研仪器研制项目（含承担国家重大科研仪器设备研制专项项目），以及科技部主管的国家重点研发计划"重大科学仪器设备开发"重点专项和"基础科研条件与重大科学仪器设备研发"重点专项（科学仪器方向）项目总数合计限1项。

二、科技部归口的科技计划

1. 国家重点研发计划

国家重点研发计划（National Key Research and Development Program of China）是当前我国最高级别的研发项目，由原来科技部管理的国家重点基础研究发展计划（973计划）、国家高技术研究发展计划（863计划）、国家科技支撑计划、国际科技合作与交流专项，发改委、工信部共同管理的产业技术研究与开发基金，农业部、卫计委等13个部门管理的公益性行业科研专项等整合而成。

（1）类别层次：该计划按照重点专项、项目分层次管理。重点专项是国家重点研发计划组织实施的载体，聚焦国家重大战略任务，以目标为导向，从基础前沿、重大共性关键技术到应用示范进行全链条创新设计、一体化组织实施。项目是该计划组织实施的基本单元。项目可根据需要下设一定数量的课题。课题是项目的组成部分，按照项目总体部署和要求完成相对独立的研究开发任务，服务于项目目标。

（2）组织实施原则：该计划的组织实施遵循"战略导向，聚焦重大；统筹布局，协同推进；简政放权，竞争择优；加强监督，突出绩效"的原则，由科技部牵头组织管理，各相关部门和地方通过联席会议机制推动组织实施。

（3）申报单位资格要求：具有较强科研能力和条件、运行管理规范、在中国大陆境内注册、具有独立法人资格的科研机构、高校、企业等，可根据申报指南申报。境外科研机构、高校、企业等在中国大陆境内注册的独立法人机构，可根据指南要求牵头或参与项目申报；受聘于在中国大陆境内注册的独立法人机构的外籍科学家及港、澳、台地区科研人员，符合指南要求的可作为项目（课题）负责人申报。国家机关不得牵头或参与申报。项目牵头申报单位、参与单位及团队成员须诚信状况良好，无在惩戒执行期内的科研严重失信行为记录和相关社会领域信用记录。同一项目不得多头申报和重复申报。

（4）申报人员资格要求：申报单位根据指南方向以项目形式组织申报，项目可下设课题。项目应整体申报，须覆盖相应指南方向的全部考核指标。项目设1名负责人，每个课题设1名负责人，项目负责人可担任其中1个课题的负责人。项目（课题）负责人须具有高级职称或者博士学位，年龄不超过60岁，每年用于项目的工作时间不得少于6个月。港澳申报人员应爱国爱港、爱国爱澳。项目（课题）负责人原则上应为该项目（课题）主体研究思路的提出者和实际主持研究的科技人员。中央和地方各级国家机关的公务人员及港澳特别行政区的公务人员（包括行使科技计划管理职能的其他人员）不得申报项目（课题）。参与重点专项实施方案或本年度项目指南编制的专家，原则上不能申报该重点专项项目（课题）。申报项目受理后，原则上不能更改申报单位和负责人。

（5）执行期限：重点专项实行目标管理，执行期一般为5年，执行期间可根据需要优化调整。重点专项完成预期目标或达到设定时限的，应当自动终止；确有必要的，可延续实施。

（6）申报流程：申报过程分为预申报、正式申报两个环节。具体工作流程如下：①填写预申报书。项目申报单位根据指南相关申报要求，通过国家科技管理信息系统（简称国科管系统）公共服务平台填写并提交3000字左右的项目预申报书，详细说明申报项目的目标和指标，简要说明创新思路、技术路线和研究基础。从指南发布日到预申报书受理截止日不少于50天。②预申报书须经相关单位推荐。各推荐单位加强对所推荐的项目申报材料审核把关，按时通过国科管系统统一报送。③专业机构受理预申报书，组织形式审查，并组织首轮评审。首轮评审不需要项目负责人答辩。根据专家的评审结果，遴选出3～4倍于拟立项数量的申报项目，进入答辩评审。对于未进入答辩的项目，及时将评审结果反馈申报单位和负责人。④写正式申报书。对于通过首轮评审和直接进入答辩评审的项目，通过国科管系统填写并提交项目正式申报书，正式申报书受理时间为30天。专业机构受理正式申报书，进行形式审查并组织答辩评审，择优立项。

（7）推荐单位：推荐单位可以为国务院有关部门科技主管司局；各省、自治区、直辖市、计划单列市及新疆生产建设兵团科技主管部门；原工业部门转制成立的行业协会；纳入科技部试点范围并且评估结果为A类的产业技术创新战略联盟，以及纳入科技部、财政部开展的科技服务业创新发展行业试点联盟；特别项目可由香港创新科技署、澳门科学技术发展基金按要求组织推荐。

2. 国家科技重大专项

《国家中长期科学和技术发展规划纲要（2006—2020年）》要求在重点领域中确定一批优先主题的同时，围绕国家目标，进一步突出重点，筛选出若干重大战略产品、关键共性技术或重大工程作为重大专项，充分发挥社会主义制度集中力量办大事的优势和市场机制的作用，力争取得突破，努力实现以科技发展的局部跃升带动生产力的跨越发展，并填补国家战略空白。国家科技重大专项便是为了实现国家目标，通过核心技术突破和资源集成，在一定时限内完成的重大战略产品、关键共性技术和重大工程，是我国科技发展的重中之重。

（1）资助原则：①紧密结合经济社会发展的重大需求，培育能形成具有核心自主知识产权、对企业自主创新能力的提高具有重大推动作用的战略性产业；②突出对产业竞争力整体提升具有全局性影响、带动性强的关键共性技术；③解决制约经济社会发展的重大瓶颈问题；④体现军民结合、寓军于民，对保障国家安全和增强综合国力具有重大战略意义；⑤切合我国国情，国力能够承受。

（2）资助范围：根据上述原则，国家确定了核心电子器件、高端通用芯片及基础软件，极大规模集成电路制造技术及成套工艺，新一代宽带无线移动通信，高档数控机床与基础制造技术，大型油气田及煤层气开发，大型先进压水堆及高温气冷堆核电站，水体污染控制与治理，转基因生物新品种培育，重大新药创制，艾滋病和病毒性肝炎等重大传染病防治，大型飞机，高分辨率对地观测系统，载人航天与探月工程等16个重大专项，涉及信息、生物等战略产业领域，能源资源环境和人民健康等重大紧迫问题，以及军民两用技术和国防技术。

（3）申报条件：课题负责人需符合以下基本条件和要求。①中华人民共和国国籍。②年龄60周岁以下。③为课题实际承担人，具有副高级及以上职称，或获博士学位两年以上并有固定单位（不包括在站博士后）。④课题执行期间，每年（含跨年度连续）离职或出国时间不超过6个月；用于本课题的研究时间不少于本人工作时间的50%。⑤过去3年内在申请和承担国家科技计划项目中无不良信用记录。⑥港澳台和海外科技人员（包括取得外国国籍和永久居留权）：满足上述2～5项条件；正式受聘于课题责任单位，聘期覆盖课题执行期，每年在课题责任单位工作6个月以上。⑦每一个五年计划中，每人最多可参与2项本专项课题，作为课题负责人只能承担1项。中央和地方各级政府公务员不得作为课题负责人和主要研究人员。

（4）推荐主体：专项领导小组成员单位；各省、自治区、直辖市相应领域主管部门，计划单列市及新疆生产建设兵团相应领域主管部门。

（5）申报程序：通过国家科技重大专项门户网站下载统一申报软件填报。课题申报书填报结束后，课题申报书及有关资料由法定代表人（或委托授权人）签字并加盖公章报送推荐主体。经推荐主体审核后，由推荐主体将推荐函（包括课题清单和各课题专家论证意见）、国家科技重大专项项目（课题）可行性研究报告（申报书）及附件纸质版、相应电子版（光盘形式，与纸质材料确保一致）报送相应领域主管部门。

3. 科技创新2030—重大项目

科技创新2030—重大项目是在已有国家科技重大专项基础上，面向2030年，再选择一批体现国家战略意图的重大科技项目和工程，力争有所突破。根据实际需求，在原先提出的15项重大科技项目和重大工程的基础上增加了1项，目前为"15＋1"。

（1）重大科技项目范围：包括航空发动机及燃气轮机、深海空间站、量子通信与量子计算机、脑科学与类脑研究、国家网络空间安全、深空探测及空间飞行器在轨服务与维护系统六类。

（2）重大工程范围：包括种业自主创新、煤炭清洁高效利用、智能电网、天地一体化信息网络、大数据、智能制造和机器人、重点新材料研发及应用、京津冀环境综合治理、健康保障九类。

（3）医学相关项目：脑科学与类脑研究和健康保障。"脑科学与类脑研究"以脑认知原理为主体，以类脑计算与脑机智能、脑重大疾病诊治为两翼，搭建关键技术平台，抢占脑科学前沿研究制高点。"健康保障"项目系围绕健康中国建设需求，加强精准医学等技术研发，部署慢性非传染性疾病、常见多发病等疾病防控，生殖健康及出生缺陷防控研究，加快技术成果转移转化，推进惠民示范服务。

（4）申报条件：①申报单位应为在中华人民共和国境内登记注册1年以上、过去5年内在申请和承担国家科技计划项目中无不良信用记录的企事业法人单位，包括大学、科研机构等事业法人、中方控股的企业法人。申报单位须拥有结构合理、具专业资质的科技人员团队和良好的相关工作基础。②课题负责人应具有中华人民共和国国籍，具有高级职称或者取得博士学位，年龄不超过55周岁。课题负责人投入课题研究的时间不少于本人工作时间的60%，在国内年度工作时间不少于9个月。

4. 国家重大科学研究计划

科技部于2006年开始实施国家重大科学研究计划，围绕国家重大战略需求，着眼解决能引领未来发展、对科学和技术发展有很强带动作用的重大科学问题，包括蛋白质研究、量子调控研究、纳米研究、发育与生殖4个重大科学研究计划。2010年开始，新增加了气候变化领域。

（1）申报资格：中国大陆境内具有法人资格的单位、港澳地区科研单位在内地设立（或与内地单位联合设立）的科研机构可根据申报指南提出项目申请。每个项目只能推荐一位项目首席科学家。申报单位在申报项目时应推荐项目首席科学家。项目首席科学家年龄不得超过60周岁。此外，973计划专家顾问组成员、领域专家咨询组成员，国家重大科学研究计划专家组成员，中央和地方各级政府公务员、专职科研管理人员，承担国家科技计划项目总工作时间已达满负荷的人员，中途退出目前尚在研的973计划和国家重大科学研究计划项目的人员，因违规被取消申报资格和其他不能保证履行规定义务者不得申报该项目。

（2）申报程序：申报单位首先需向国家科技计划项目申报中心进行单位信息注册。单位注册通过审核后，申报单位登录申报中心网站，创建申报项目账号，并完成项目授权操作。申报人提交申报书后由单位审核，报上级主管部门（包括部委、省市科技主管部门等）备案，由部门出具推荐公函，报送国家科技计划项目申报中心。

三、教育部归口的科学研究计划

1. 长江学者奖励计划

为贯彻落实《国家中长期教育改革和发展规划纲要（2010—2020年）》和《国家中长期人才发展规划纲要（2010—2020年）》，加强高等学校高层次人才队伍建设，吸引和培养造就一批具有国际影响的学科领军人才，教育部从2011年起实施新的"长江学者奖励计划"。支持高等学校聘任长江学者特聘教授、讲座教授、青年学者（2015年起新增），面向海内外公开招聘，经教育部组织专家评审通过后，由高等学校聘任，实行合同管理。

（1）长江学者特聘教授申报条件：①申报当年1月1日，自然科学类、工程技术类人选年龄不超过45周岁，人文社会科学类人选年龄不超过55周岁。②一般具有博士学位，在教学科研一线工作；海外应聘者一般应担任高水平大学副教授及以上职位或其他相应职位，国内应聘者应担任教授或其他相应职位。③胜任核心课程讲授任务；学术造诣高深，在科学研究方面取得国内外同行公认的重要成就；具有创新性、战略性思维，具有带领本学科赶超或保持国际先进水平的能力；具有较强的领导和协调能力，能带领学术团队协同攻关。④恪守高等学校教师职业道德规范，具有拼搏奉献精神。⑤聘期内全职在受聘高校工作。应在签订聘任合同后一年内全职到岗工作。

（2）长江学者讲座教授申报条件：①在海外教学科研一线工作，一般应担任高水平大学教授职位或其他相应职位；②学术造诣高深，在本学科领域具有重大影响，取得国际公认的重大成就；③诚实守信、学风严谨、乐于奉献、崇尚科学精神；④每年在国内受聘高校工作2个月以上。

（3）青年长江学者（长江学者奖励计划青年项目）申报条件：①自然科学、工程技术领域人选年龄不超过38周岁，人文社会科学领域不超过45周岁。②一般具有博士学位，在教学科研一线工作；国内应聘者一般应担任副高级及以上专业技术职务。③在学术上崭露头角、创新能力强、发展潜力大，恪守学术道德和教师职业道德的优秀青年学术带头人。④聘期3年，在聘期内，青年学者须全职在受聘高校工作。

注意：在同层次及上一层次国家科技人才计划任何一类项目支持期内和支持期结束

后，均不得申请该项目。即国家海外高层次人才引进计划、国家杰青、国家万人计划领军人才获得者不得申报长江学者特聘教授、讲席教授；国家海外高层次人才引进计划、国家优青、国家"万人计划"青年拔尖人才，以及国家杰青、长江学者（特聘教授、讲席教授）、国家万人计划领军人才获得者均不得申报青年长江学者。推荐人选如为高校现职校级领导或担任相当职务的，推荐学校党委应按照干部管理权限事先征得上级干部主管部门同意并提供书面意见，若明确该人选受聘为特聘教授，则在聘期内不再担任相应领导职务。

（4）申报程序：候选人将推荐表和相关证明材料及代表作报送学校后，由高校组织相关专家或校学术委员会对候选人进行遴选，择优推荐。学校严格审核推荐材料、学术道德和政治倾向情况，确保推荐材料的真实性、学校党委对所有推荐人选研究提出书面意见后，将人选推荐材料在校内公示1周，教育部直属高校直接将书面材料和电子材料报送至教育部科技发展中心，其他高校经由各省（自治区、直辖市）教育厅、新疆生产建设兵团教育局、有关部门（单位）教育司（局）、解放军总政治部干部部统一报送。

2. 创新团队发展计划

为进一步发挥高等学校创新平台的投资效益，凝聚并稳定支持一批优秀的创新群体，形成优秀人才的团队效应和当量效应，提升高等学校科技队伍的创新能力和竞争实力，推动高水平大学和重点学科建设，特设立创新团队计划，有计划地在高等学校支持一批优秀创新团队。

创新团队的申报条件如下：

（1）创新团队的研究方向：属于国家和教育部中长期科学和技术发展规划的重点领域或国际重大科技前沿热点问题。主要从事以探索未知世界、认识自然现象、揭示客观规律为目的的开创性、探索性研究；对经济增长、社会进步和国家安全有重要战略意义的基础性、前瞻性研究；自然科学与社会科学交叉的前沿研究；有明确的技术路线、能产生重大经济或社会效益的关键技术创新和集成创新。

（2）创新团队实验室：一般应以国家实验室或近5年内经过国家评估且结果为优良的国家重点实验室（国防科技重点实验室）、教育部重点实验室及业绩优秀的国家或教育部工程化基地和国家重点学科为依托，承担国家重大科技任务，具备良好的工作氛围和环境条件，团队带头人及成员有充分的时间和精力从事本计划资助的研究工作。

（3）创新团队带头人：应具有高深的学术造诣和创新性学术思想，品德高尚，治学严谨，具有较好的组织协调能力和合作精神，在研究群体中有较强的凝聚作用，一般应为在本校科研教学第一线全职工作的两院院士、长江学者、国家杰青、"百人计划"入选者、国家重大项目主持人或首席科学家等中青年专家。

（4）创新团队的学术水平：学术水平在高等学校同行中应具有明显优势，研究工作已取得突出成绩，或具有明显的创新潜力。

（5）创新团队人员结构：应是在长期合作基础上形成的研究集体（10人以上），具有相对集中的研究方向和共同研究的科技问题，以及合理的专业结构和年龄结构。

创新团队由教育部根据高等学校"985工程"科技创新平台建设布局和国家、教育部重点实验室评估的结果和工程化基地的发展情况下达申报名额，所在高等学校根据教育部的要求和上述基本条件进行遴选推荐，填写《长江学者和创新团队发展计划创新团队申请书》，连同高等学校推荐函一并报送教育部科技司。

3. 教育部留学回国人员科研启动基金

为贯彻国家留学方针，充分发挥广大留学回国人员在社会主义现代化建设中的作用，支持其回国后的教学、科研工作，教育部特设立留学回国人员科研启动基金。

（1）申请条件：①凡获得国内、外博士学位，出国留学（含高访）1年（365天）以上。②年龄45周岁（含）以下。③回国后在教学科研单位从事教学科研工作。④需在回国后2年内提出申请。

（2）申请程序：符合条件的留学回国人员，回国前向所在国的中国大使馆、领事馆教育处开具的"留学回国人员证明"，回国后向所在单位科研管理部门提出申请，经确认并给予分配账户，可凭单位分配的用户名和密码直接登录"留学回国人员科研启动基金"网上申请系统，填写并提交申请材料，随后将由本单位盖章的申请单位意见表原件，连同博士学位证书复印件、驻外使（领）馆出具的"留学回国人员证明"复印件、本人身份证复印件各一份寄往教育部留学服务中心回国处。

4. 教育部科学技术研究项目

教育部科学技术研究项目是为贯彻落实国家中长期科学和技术发展规划纲要，鼓励高校科技工作者加强基础研究、开展原始性创新与前沿探索，培养科研学术骨干，以促进高校科学技术水平与创新能力不断提高，带动学科建设和发展，提升高校的科技竞争力而设立。

（1）资助类别：该项目分为科学技术类项目和战略研究类项目两类，科学技术类项目以支持各类教育部重点实验室和工程研究中心为重点，同时兼顾教育部基础研究改革试点中心、高校新农村发展研究院、教育部科技资源平台和联合研究中心等科研机构。战略研究类项目重点支持科研管理部门和从事科研管理理论与实践研究的相关机构。

（2）申报条件：项目选题应在每年公布的指南确定的领域范围内进行，需符合国家科技发展需求和经济建设需要，鼓励交叉学科和前沿学科探索。项目应以关键性科学问题为牵引，有创新的学术思想、合理可行的研究路线或技术方案，目标明确、重点突出，提交成果具有可考核性，鼓励多学科研究人员开展合作研究。科学技术类项目申请者必须为各类教育部基地平台固定研究人员，且具有高级职称和前期研究基础，年龄一般不超过45周岁。战略研究类项目申请者年龄一般不超过50周岁，并熟悉科研管理实践，具有科研管理理论与实践研究基础。项目申请者需具有完成课题的良好信誉，且不得同时承担1项以上教育部科研项目；依托单位和主管部门有相应的配套措施。

（3）申报程序：符合限额条件的申请者根据当年的申报通知，登录教育部科技管理平台进行填报，按要求提交电子文件和纸质文件。

5. 高等学校博士学科点专项科研基金

为进一步促进高级专门人才的培养，加强博士学位点的建设和高校科研的发展，稳定高校博士学科点的主要研究方向，1982年开始，国务院批准对中央有关部门所属重点高等学校增拨科研经费，并从1985年起列为高等学校博士学科点专项科研基金。

该基金来源于中央财政专项拨款，用于资助高等学校博士学科点的基础研究和应用基础研究。其优先资助三类课题：①学术思想新颖、创新性强，有重要科学意义或重要应用前景的研究课题；②促进新学科、新专业的形成与发展，以及加速高等学校重点学科点建设和国家重点实验室建设的研究课题；③促进学科间渗透，开拓边缘学科和交叉学科的研究及有利于发挥高等学校优势的跨学科联合研究的课题。

（1）资助对象：原则上该基金资助对象为博士学科点一线工作的博士生导师、协助指导博士生的教授或副教授，以及在博士学科点、国家重点实验室、国家重点学科中工作的45周岁以下的教授或副教授，但具体资助对象条件需参照每年申报通知的具体要求执行。

（2）基金资助类型：该基金分为博导类课题、新教师类课题、优先发展领域课题，以及与香港研究资助局研究用途补助金合作项目四类。

1）博导类课题：以基础性研究为主，凡在高校科研第一线工作、经正式批准具有指导博士生资格的教授（正高）均可申请资助（不含已退休者）。为使博士点基金与人才培养密切结合，申请课题必须有在读博士生参加。国家重点学科、国家重点实验室等国家研究基地的课题申报优先。国家重点学科、国家重点实验室等国家研究基地指导博士生的教授可同时承担2项博士点基金课题研究工作（包括参加研究的课题），但不得在同一年度内同时申请2项课题，已承担2项课题的受资助者，须等其中一项课题完成后，方可再次提出申请。

2）新教师类课题：以基础性研究为主，在具有博士点基金申报资格的学校，在自然科学博士点工作并具有博士学位的正式教师，年龄不超过40岁，在本博士点上工作不超过3年，未作为课题负责人承担过国家级各类科研课题者可申请资助。凡获得过新教师基金资助的教师，不得作为课题负责人再次申请。

3）优先发展领域课题：应在每年申报通知公布的优先发展领域内申报，以基础性研究为主。凡在高校科研第一线工作、经正式批准具有指导博士生资格的教授（正高）均可申请资助（不含已退休者）。申请课题必须有博士生参加。申请人必须作为项目负责人获得过博士点基金博导类课题资助并均已结题。优先保证国家重点学科、国家重点实验室等国家研究基地的课题申报。国家重点学科、国家重点实验室指导博士生的教授若有已结题的博士点基金博导类课题并且目前只有一项博导类在研课题，仍可申报本课题。本年度申请博士点基金博导类课题者（包括课题参加人）不可申报本课题（包括课题参加人）。

4）与香港研究资助局研究用途补助金合作项目：必须由内地高校与香港教资会资助院校共同申请（香港教资会资助8所院校，每校最多提交10份申请），内地高校的申请人为在高校科研第一线工作、经正式批准具有指导博士生资格的教授（正高），已退休者不得申请。为使本项目与人才培养密切结合，申请课题必须有在读博士生参加。教育部直属高校和其他部委所属的高校可以申报本项目课题，省属高校暂时不能申报，需在公布的合作资助领域范围内申报；作为课题负责人或者参加人申报同年度博士点基金其他类别课题（博导类课题、新教师类课题、优先发展领域课题）的，不得申报本课题。每位申请人作为项目负责人或者参加人最多申报一项此类课题。内地高校申请人与香港地区高校申请人分别提交的申请书的题目和内容应保持一致，如提供的资料不全或者不一致，教育部科技发展中心和香港研究资助局可取消申请资格。

（3）申请受理时间：博士点基金申请的受理工作每年1次，受理时间为当年3月。

（4）申报程序：申请者填写《高等学校博士学科点专项科研基金申请书》，由所在学校对申请资助的必要性、内容的真实性、研究方案的可行性、经费预算的合理性及是否保证其基本工作条件等予以审查，签署意见后报教育部科技管理中心基金处。

6. 高等学校全国优秀博士学位论文作者资助项目

根据《面向21世纪教育振兴行动计划》，全国每年评选出100篇优秀博士学位论文。为鼓励、支持全国优秀博士学位论文作者在高校不断做出创造性成果，教育部设立"高等学校全国优秀博士学位论文作者资助项目"，主要资助教学和科研项目，由教育部学位管理与研究生教育司负责管理。

（1）资助额度：每个项目年平均经费为5万～15万元，资助期为5年，具体经费按申请项目的性质、申请经费预算和专项资金资助能力确定，由教育部和申请人所在高校按1∶1比例配套支持。

（2）申报条件：①全国百篇优秀博士学位论文作者。②申请者在国内高校工作（包括在高校博士后工作站作博士后研究工作）。③申请有效时间是在申请者获得全国优秀博士学位论文后5年内（含批准当年）。申请者所在高等学校同意对项目所需经费给予配套支持。

（3）申报程序：申请人应按照《高等学校全国优秀博士学位论文作者专项资金资助办法》填写《全国优秀博士学位论文作者资助项目申请书》，经所在高校审查同意并填写推荐意见，报送教育部学位与研究生教育发展中心。

7. 霍英东教育基金会高等院校青年教师基金

霍英东教育基金会成立于1986年，由霍英东先生出资1亿港元，与教育部合作建立，旨在鼓励中国高校青年教师脱颖而出和出国留学青年回国内高校任教，资助和奖励从事科学研究和在教学与科研中做出优异成绩的青年教师。基金会设立高等院校青年教师基金和青年教师奖。

（1）资助额度：高等院校青年教师基金分为青年教师基金基础性研究课题和青年教师基金应用研究课题。基础性研究课题主要资助基础研究和应用基础研究，资助额不超过2万美元，申请和推荐名额由上一届获得资助项目数加上基数确定。应用研究课题主要资助在指定领域内具有应用价值或能产生经济和社会效益的应用研究，资助额为2万美元，各校无申请名额限制。申请基础性研究课题，无须交纳评审费；申请应用研究课题每项交纳评审费500元人民币。

（2）申请院校范围：申请人须为在基金会公布的261所高校（具体参见申报通知）中担任教学、科研任务的青年教师；未列入上述261所高校的教师，如需申请基金会的项目或奖项，须由261所高等院校中的一所大学审核，并向霍英东教育基金会推荐。

（3）申请条件：①现在国内高校从事教学或研究工作（不包括兼任教师）。②年龄在35周岁（含35周岁）以下。③具有博士学位或具有副教授以上职称。④热爱祖国，有高尚的社会公德及职业道德，积极为祖国建设服务。⑤在教学、研究工作中作出显著成绩。在国外申请青年教师基金，必须符合下列条件：具有中国国籍；年龄在35周岁（含35周岁）以下；具有博士学位或具有副教授以上职称；决定不迟于6个月内（自申请或被推荐之日算起）回到国内高等院校任教；热爱祖国，有高尚的社会公德及职业道德，积极为祖国建设服务；具有独立进行教学和研究的能力，研究工作已有明确目标，成绩优异。

（4）申请程序：基础性研究课题在规定学科中按名额申报，应用研究课题不限额。霍英东教育基金会每2年公布一次基础性研究课题学科设置、名额分配及应用研究课题申报指南。申请人填写《霍英东教育基金会高等院校青年教师基金项目申请书》，由国内2名以上教授（至少1名本校教授）推荐并填写《霍英东教育基金会高等院校青年教师基金项目推荐书》，经申请人所在学校审核同意，报送教育部港澳台事务办公室转霍英东教育基金会北京办事处。国外申请人可在回国前提出申请，申请办法与国内申请基本相同，但2名以上教授中至少1名在国内高校任教，推荐、审核的学校应是申请者即将回国工作的高校。

四、人社部归口的留学人员科技活动项目择优资助计划

为鼓励留学人员回国工作或为国服务，提高科技创新效益，国家人社部设立了留学人员科技活动项目择优资助计划。

1. 项目类型

该资助计划分为以下5种类型：

（1）重点项目资助：资助回国留学人员从事国家重点攻关项目、重大技术改造项目、具有广泛应用前景的新技术研究开发等项目。额度为10万～20万元。

（2）优秀项目资助：资助回国留学人员主持省部级重点科技攻关或技术改造项目，或某一学科领域具有领先水平的研究开发项目。额度为5万～10万元。

（3）项目启动资助：资助新近回国或即将回国的留学人员，从事某一学科或技术领域的研究，研究课题学术思想新颖，具有重要科学价值或较好应用开发前景。额度为2万～5万元。

（4）为国服务活动资助：资助海外留学人员短期回国开展合作研究、学术技术交流、考察、讲学等活动。额度视项目情况确定。

（5）小额资助：资助留学回国人员出国参加国际学术会议、购买科研必需的仪器零部件、化学试剂、药品、耗材和图书资料等。额度视项目情况确定。

重点项目、优秀项目和项目启动经费资助一般每年审批2次，批准有效期为1年。为国服务经费和小额资助经费由人社部根据申请者具体情况及有关地区和部门留学工作开展的情况确定资助额度。

2. 申报条件

各类留学人员，重点是回国的留学人员；在外留学1年以上，学有所成，取得硕士以上学位或获得中级以上专业技术职称；能独立主持研究开发工作，有培养发展前途；申报项目属于领先水平，具有应用开发前景，可产生良好经济效益。

3. 申报程序

申请重点项目、优秀项目或项目启动资助经费，由本人填写《留学人员科技活动项目择优资助经费申请表》；申请为国服务资助经费，由国内合作单位填写《留学人员短期回国服务资助经费申请表》。所在单位或国内合作单位签署意见后报省（区、市）及副省级市人社部门或部委主管部门审核、筛选，将审核通过的项目报人社部。根据工作需要，有关地区和部门可向人社部申请小额资助经费，申请时应提交地方财政或部门财务同意按照至少1∶2比例匹配相应经费的函。留学人员申请小额资助的具体办法由有关地区和部门自行制定。留学人员申请出国参加会议国际旅费资助，一般在小额资助中列支，需要向人社部直接申请国际会议旅费资助的，有关地区和部门应在会议前2个月，将审核同意的申请表、国外邀请函及书面报告一并报人社部。

第2节　医学科研课题申请书的撰写

申请书是表达申请者科研思想的主要形式。申请者必须通过申请书将研究设想、学术思路及工作能力充分表达出来，获得同行专家和主管部门认可，才有可能得到资助。所以，申请书的撰写质量是课题申报的关键。一份好的申请书应充分表达所申报研究项目的必要性、先进性、可行性，反映申请人对学术问题的思考缜密、科学，分析问题深入，准备充分等，体现申报者具有较高的学术水平、严谨的科研作风、完成项目应具备的科研能力和综合分析能力。对于大部分科研课题申请，申请书是唯一能促使同行专家和主管部门决定支持申报项目的材料，必须高度重视申请书的撰写，任何一个环节的疏忽都可能导致申请失败。由于各类计划项目的要求不同，申请书的格式也不完全相同，一般应包括以下几方面内容。

一、课题名称的拟定

课题名称是申请课题内容的高度总结，是作者在对所研究问题的理论、内容及方法，经过全面细致的思考，反复酝酿后拟定的。课题名称应简明、具体、新颖、醒目，并能确切反映课题的研究因素、研究对象、研究内容、研究范围及它们之间的联系。课题名称所反映的内容必须与申报内容相符。如申请课题"AGGF1在肝细胞肿瘤血管生成中的作用及其分子机制"，其研究因素是AGGF1，研究对象是肝细胞肿瘤，研究内容是AGGF1对肝细胞肿瘤血管生成的作用及相关分子机制，研究层次是分子水平，属基础研究。拟定课题名称时应注意以下几点。

1. 简明

课题名称是以最简明、最准确的词语反映课题重要内容的逻辑组合。一个好的题目应当用词规范，简单明了，高度概括。用较少文字反映丰富内涵，不烦赘冗长，注意根据申报指南和填表规范的要求限制字数，一般不超过25个字。在初步确定题目后，要反复推敲，试着删掉多余的词，如"关于""探索"等。需注意使用准确的专业术语，避免口语化。课题名称一般不用标点符号。大部分申报书要求写课题的英文名称，需注意英文翻译的准确性及其与中文名称的对应。

2. 具体

明确清晰，不抽象笼统，题目能具体反映研究的问题，包括研究对象、研究内容、研究方法、创新点及独特之处。例如"直接作用于细胞缝隙连接通道的药物筛选及其作用机制研究"，这个题目就很具体、清楚。应避免题目过大，内容不具体，如"作用于细胞缝隙连接的药物研究""脑血管硬化的分子机制""日本血吸虫病的发病机制"等。

3. 新颖

即创新性，所申报研究课题中蕴含的创新之处及特点，应尽可能在题目上体现出来，读后给人留下深刻印象。

4. 醒目

课题名称是课题的总纲，是印入读者脑海的第一信息，是评阅者决定是否认真阅读全文的关键，要尽可能做到文字传神，引人入胜。

二、简表的填写

简表不单单是一个基本信息表，而是对整个申请书主要内容和特征的概括表达。目前大多数计划项目的简表是通过网络在线填写的，以便组成科研课题管理的数据库。简表的填写看似比较简单，但非常重要，它反映申请人对申报渠道的了解程度，也反映申请人的科研态度、科研作风，是给评审专家的第一印象，填写时一定要认真仔细。简表的内容一定要真实可靠，一般包括研究项目的基本特征、申请者基本情况、项目组成员的构成及分工和摘要等。

1. 研究项目的基本特征

（1）项目名称：应确切反映研究内容和范围，最多不超过25个字（包括标点符号），主题要明了，在有限的字数内让人明白申请者所研究的对象、方法及拟解决的问题。项目申请书简表中通常要求填写项目的英文名称，应按中文名称准确翻译，对应一致。

（2）研究属性：指研究课题的性质，包括基础研究、应用基础研究、应用研究、发展或开发研究。基础研究：指以认识自然现象、探索自然规律为目的，不直接考虑应用目标的研究活动。应用基础研究：指有广泛应用前景，但以获取新原理、新技术、新方法为主要目的的研究。需注意，国家自然科学基金自2024年起进一步优化分类申请与评审模式，将四类科学问题属性简化为"自由探索类基础研究"和"目标导向类基础研究"两类研究属性；"自由探索类基础研究"是指选题源于科研人员的好奇心或创新性学术灵感，且不以满足现阶段应用需求为目的的原创性、前沿性基础研究；"目标导向类基础研究"是指以经济社会发展需要或国家需求为牵引的基础研究；申请人需在填写简表时根据拟申报项目的研究内容选择一类研究属性填写。

（3）资助类别：指各归口部门所公布的计划项目类别。国家自然科学基金申请书中有多种选项，如面上项目、国家杰出青年科学基金、青年科学基金、优秀青年基金、地区基金、重大项目、重点项目等，填写时只需选择确认所属项目的类别即可。

（4）申报学科：应根据所申报项目的内容确定申报学科，填写申请项目所属的最基础学科，即申请指南中所列学科的末级学科。申报学科填写不准确可能会影响申报项目的获批。根据申报项目渠道的不同，可填写的申报学科数目不同，多数渠道可填写两个申报学科，如国家自然科学基金渠道。但即使允许填报两个申报学科，也应注意这两个申报学科是有区别的，以学科1为主，学科2为辅，应注意重点选择好第一个学科。因为基金的评审要根据申报学科进行学科分组，并选择同行专家评审，通常是按照填报的第一个学科选送评审专家。

选择第一个学科时必须慎重，一方面，申报学科一定要与申报课题的内容相符；另一方面，一定要了解申报学科当年的重点资助方向（主要资助内容和资助对象），权衡所报课题的学术水平在该学科领域所处位置，以及在该学科组可能被重视或感兴趣的程度和被认可的情况，初步了解其在该学科组的竞争力，看哪一个学科更契合指南的重点方向、更能体现项目的创新性和价值、更能引起专家的兴趣和重视、更具有竞争力。也需要注意考虑避开竞争激烈的学科，尤其是本单位申报的课题。

（5）学科代码：目前，各类项目申报渠道规定的学科分类及学科代码尚不统一，填写时要参照该渠道的具体要求。如国家自然科学基金的学科代码应查阅NSFC网站当年公布的最新学科分类代码。

（6）申请金额：应注意根据申报渠道的资助强度，在可能的资助额度内，结合上一年度资助强度和本次申报通知的精神合理确定申请经费金额。以万元为单位，用阿拉伯数字表示，注意小数点。申请金额必须遵循实事求是的原则，根据具体研究开支而定。

（7）起止年月：不同渠道不同类型的项目执行的期限有所不同，如国家自然科学基金重点项目研究年限为5年，面上项目为4年，青年项目为3年。起始时间应严格按要求填写，一般从申请的次年1月算起，终止时间为完成年度的12月。但需注意不是所有的基金项目均如此，如有的省份的科研项目起始时间自申请当年7月算起，终止时间为完成年度的6月。

（8）依托实验基地：指研究项目将依托的实验室，主要填写科技部批准的国家重点实验室或部门批准的开放实验室或省部级重点实验室，依托学科一般只填写教育部批准的国家重点学科。

2. 申请者的基本情况

（1）所在单位名称及代码：按单位公章填写全称。全称中的数字一律写中文。单位代码根据有关部门规定的代码或编码原则填写。

（2）隶属关系：指该单位所属省（直辖市、区）或部委。

（3）通信地址：指有申报权的一级单位所在地。如蚌埠医科大学第一附属医院的申请者，必须通过蚌埠医科大学科研处申报，单位所在地应为蚌埠医科大学所在地址。近年来，各医科大学非直属附属医院的申报项目，不同类型的项目申报要求有所不同。以申报国家自然科学基金为例，如非直属附属医院已经注册为依托单位，则可以非直属附属医院为依托单位进行申报；如非直属附属医院没有注册为依托单位，则可以大学为依托单位申报。

3. 项目组成员的构成及分工

（1）参加单位：指研究项目组主要成员所在单位，包括主持单位和合作单位（合作者所在单位，一般不超过两个），有合作单位的科研项目必须出具盖章生效的合作协议。

（2）项目组主要成员：指在项目组内对学术思想、技术路线的制订与理论分析及对项目的完成起重要作用的研究人员。一般项目组成员以6～8人为宜，重点重大项目组成员可根据具体研究内容适当增加，多单位多部门多学科合作项目的人员应更多一些。项目组成员必须形成合理的科研团队，既有设计指导者，又有实验操作者，还应有必要的辅助人员，分工必须明确，工作不互相重复。成员中若高层次人员过多，会缺乏具体承担者；若低层次人员过多，不能保证技术的可靠性，均会被认为无法完成预定任务。如某申请书中项目组成员为7人，其中教授5人，副教授2人，虽然成员学术层次很高，但同行专家会认为教授、副教授一般很少承担具体操作，此课题组缺乏具体承担者，难以完成预定任务。事实上，很多研究项目兼有培养人才任务，故在项目组加入研究生是可取的，最好配备2～3名博士生和（或）硕士生。

目前，国家和各高校都在鼓励本科生积极参加科研创新活动，有的基金项目鼓励项目组中有本科生参与；但也需注意，本科生的主要任务是学习专业基本知识与技能，学业负担较重，是否有足够的时间、精力作为主要成员，项目申报者需权衡。此外，基金管理部门是否支持认可本科生作为主要成员,也需要申报者考量。需注意的是,国家自然科学基金项目明确要求主要参与者不列入学生(包括研究生、本科生),只需将参与项目的学生人数填入总人数统计表中即可。

(3)项目中的分工:指项目组成员具体承担的工作和时间。它可反映出课题负责人对整个研究工作的安排是否合理,对研究中涉及的技术方法准备是否充分,对研究工作的顺利进行有无保证。所以,在分工时要体现其特长,在填写时应写明承担工作的名称,如"动物饲养""基因克隆""蛋白表达、纯化"等,而不要只填"负责"或"参加""参与"。

(4)签章:是项目组成员知情同意参加该项目并承担相应研究任务的依据,必须由项目组成员本人在申请书上亲笔签名,其他人不得代签。如特殊原因导致项目组成员无法在申请书上亲笔签名,可以提供由该成员亲笔签名的授权委托书,委托其他人员代签。委托书须作为附件上报基金评审机构,这是学术道德要求,也是法治社会的要求。任何私自代签名等作弊行为,一经查出,将被作为违规处理,取消当年的申请资格,且今后两年内不得申请。由于高级职称人员承担项目(如国家自然科学基金)有项目总数限制,私自代签将可能导致该人员在不知情的情况下超项,导致该年度以该人员作为项目组成员(包括作为项目主持人)的所有申请书做超项处理,不予评审。从2015年开始,国家自然科学基金所有项目均进行在线申报,申报系统即具有超项查重功能。

(5)身份证号码:国家自然科学基金要求填写身份证号码,以便进一步证实成员的身份。对于军队系统的申请者,可填写军官证、文职干部证号码。现阶段有部分高校聘请了海外特聘教授或客座教授,亦可作为申请者申报国家基金,已取得外国籍、无国内身份证的申请者可填写护照号。

4. 摘要

各类研究计划的申请书对摘要的字数要求不同,一般为200～400字。摘要内容应包括研究背景、科学问题、研究内容、理论意义及应用前景(或预期的经济效益)等。关键词用分号分开,一般3～5个,不宜过多,中英文关键词应一致。

摘要是申请书重要的组成部分,是整个申请书的总纲,是最精华的部分,需给予足够的重视,这也是申请者容易忽视的地方。摘要是对研究项目的概括性介绍,评阅人看到课题名称只能得到申请者想做什么的信息,但摘要可以传递给评阅人较为全面的研究项目的核心信息。阅读完摘要,评阅人应该可以较为清楚地理解申请人的思想,甚至可以做出初步判断。所以,摘要的撰写一定要简洁、清楚,一字千金,千锤百炼,以引起评阅人注意,激发评阅人的兴趣,否则可能使评阅人对申请书做出不良的初步判断。

常用的摘要撰写模板:研究背景(50～60字)—科学问题(50～60字)—前期工作基础(50～60字)—科学假设(50～60字)—拟开展的研究内容(100～150字)—研究价值(30～50字)。

科学问题、前期工作基础、科学假设的顺序根据具体情况可作适当调整;科学问题与科学假设亦可合并在一起撰写。前期工作基础并非摘要必需内容,但如加有前期工作,则更体现出申请者具有研究基础,摘要也更加完善。

下面为两份从NSFC网站获取的已批准项目的摘要,供参考。

例1 课题名称:花色苷类植物化学物抗动脉粥样硬化效应及分子机制研究

摘要:动脉粥样硬化(AS)是严重危害人体健康的疾病,目前缺乏有效防治措施。存在于植物食物中的天然化学物如花色苷的疾病防治作用已展示出良好的应用前景（**研究背景**）。本课题组以往的研究表明花色苷有明显的抗AS效应（**前期工作基础**）。本项目拟利用不同的细胞和AS动物模型，进一步明确花色苷结构与抗AS效应的关系；阐明花色苷在血管壁细胞的摄入、分布及生物利用；围绕在AS发生中起关键作用而又相互关联的氧化应激、炎性反应、脂代谢紊乱及胆固醇逆向转运等特征改变，在细胞、生物膜、分子和基因水平寻找花色苷抗AS作用的敏感生物标志物（**阐述研究内容**）。通过研究花色苷与核受体配体的相互作用及相应的信号转导通路的调控模式，揭示花色苷调控细胞功能和抗动脉粥样硬化的分子机制；明确花色苷在人群预防和抗AS中的作用（**提出科学问题**）。该研究将为花色苷类植物化学物防治AS的临床应用奠定理论基础，对推动植物化学物促进健康和防治疾病的研究，以及对指导我国居民合理膳食将起到积极的作用（**研究意义与价值**）。

例2　课题名称：沉默 *VEGF-C* 基因抑制膀胱癌淋巴转移及其机制研究

摘要：淋巴转移是膀胱癌转移的重要方式，是影响其预后的重要危险因素（**研究背景**）。我们前期研究发现肿瘤淋巴转移基因 *VEGF-C* 的高表达与膀胱癌淋巴结转移密切相关（**前期工作基础**），但目前国内外研究对 *VEGF-C* 促膀胱癌淋巴转移的具体作用机制并不清楚（**提出科学问题**）。因此，本项目拟应用RNAi技术打靶人膀胱癌T24细胞的 *VEGF-C* 基因，建立原位裸鼠膀胱肿瘤移植模型，观测沉默 *VEGF-C* 基因后细胞生物学特性及肿瘤淋巴转移的变化。然后采用比较蛋白质组学技术分析沉默与未沉默模型的瘤灶肿瘤细胞的蛋白质组分，筛选出 *VEGF-C* 基因调控的蛋白质；同时采用基于免疫共沉淀的质谱鉴定技术，进一步寻找与VEGF-C相互作用的蛋白质。再对上述蛋白质进行特异性验证，最终筛选出 *VEGF-C* 基因相关蛋白（**阐述研究内容**）。本项目研究不仅有助于阐明 *VEGF-C* 基因的促膀胱癌淋巴转移的分子机制，而且能为膀胱癌淋巴转移的防治提供新线索，具有重要的临床意义（**研究意义**）。

三、立项依据的撰写

立项依据是项目申请书中最重要的部分，是申请书的灵魂，包括研究目标、研究意义、国内外研究现状分析及参考文献等内容。申请者通过该部分内容的叙述，可反映其对该研究领域现状及进展的熟悉程度，是否真正理解这些研究问题，资料掌握得是否全面，学术思想是否宽广，立项是否可靠，从而明确地告诉同行专家你想做什么，为什么要这么做，使专家认识到进行该研究的价值和资助该课题的必要性和可行性。所以，要填好立项依据，必须充分查阅相关文献资料，掌握本领域的国内外最新进展，并结合自身特点，提出研究目标；必须充分重视所提问题的创新性。立论依据一般应包含以下内容。

（1）国内外研究现状分析：这是立论依据中需重点阐述的内容。通常需先简要介绍本课题研究背景，对于新的研究领域，应做一些必要的科普介绍，以使评审者能对课题背景先有一个初步的、入门级的了解，以便作出客观的判断；然后分析介绍本课题研究的现状、水平和最新技术成就，必要时包括不同学派的观点及其比较，并介绍本课题当前国内外研究的动向和趋势，从而引出未解决的科学问题。

（2）科学问题与假说：在国内外研究现状分析的基础上，引出并着重阐述未解决的科学问题，分析未能解决的原因，在分析存在问题的基础上，找出本课题研究领域中的空白点、未知数、焦点、难点、技术关键，确立本课题的着眼点，形成清晰严密、合乎逻辑的科学假说和设想，阐明准备在哪方面展开研究，或在既往问题的研究中遇到了什么新问题、发现了什么新现象而需要进一步研究；使整个拟开展的研究有充分的逻辑依据，即阐明拟开展的研究可以解决该领域亟须解决的问题。提出问题的理论依据、推测和假设必须科学、严谨、合乎逻辑。

（3）提出研究目标：在科学问题与假说的基础上，结合自身的学科背景、工作基础、研究条件等提出研究目标。研究目标需恰当、合理，不能过于庞大，需避免目标分散，应突出有限的目标。并简要概述拟使用何种技术条件和实验手段研究哪些内容来实现研究目标，来解决所提出的问题，证实该假说或设想。篇幅不宜长，但应清晰明确。

（4）研究意义：应简明扼要地叙述申请项目的研究意义。需表达清楚本研究工作将会在理论或实际应用中解决什么问题，将会给本领域贡献什么，增加哪些新的认识，对学术理论或国民经济和社会发展起到什么样的作用及具有多大价值。基础研究项目应结合本学科领域的国际发展动态，重点论述项目的科学意义及创新学术思想；应用基础研究项目应在结合学科发展的同时，重点围绕我国国民经济和社会发展中重要科技问题，论述其潜在的应用前景；推广应用或开发项目则应重点论述该项目可带来的经济效益和社会效益。在申报课题动笔之前，申报者必须充分查阅国内外相关文献，掌握最新的、足够的资料，充分了解课题相关研究领域国内外的最新进展和趋势，只有这样才能撰写好项目的研究意义。

（5）参考文献：参考文献的数量不要过多，一般控制在20～30条。引用文献一定要按正式发表论文的要求（作者、题目、期刊、年、卷、期、页），正确引用，以免评审专家核查不到此文献时，对申请者产生"弄虚作假"的误会。引用文献应涵盖国内外文献，尽量引用权威期刊，也可引用自己的文章（3～4条），但不宜过多。引用文献应注意时效性，主要引用近10年内的文献，特别是近3～5年的文献，要特别注意引用当年发表的相关进展的文章。另需注意，不要过于排斥国内中文文献，如国内中文文献在该方向有发表，应加以适当引用，以免给评审专家造成申请者不了解国内研究进展的误会。

（6）注意事项：立项依据是申请书的前部分内容，评议人将会仔细阅读。因此，填写时一定要注意：①层次分明、格式清晰、逻辑性强、文笔流畅，能让评议专家对你要阐明的项目的研究意义、国内外研究现状和研究目标一目了然；②对研究意义的叙述要简明扼要、实事求是、避免夸大，杜绝使用"填补空白""首创""领先"等词语；③对国内外研究现状的分析要全面、透彻，提出的研究目标要合理、适当，避免太分散；④对理论依据的推测和假设必须严谨、科学，特别是对创新性内容的提出和分析，必须考虑到其理由的充分和合理；⑤语言要科学、准确，切忌含糊。

四、研究方案的撰写

研究方案是申请书的核心内容，包括五个方面：研究目标、研究内容和拟解决的问题；拟采取的研究方法、技术路线、实验手段及可行性分析；本项目的创新之处；年度研究计划及预期进展；预期研究成果。

1.研究目标、研究内容和拟解决的关键问题

（1）研究目标：是本研究要解决的所有科学问题，即通过研究要达到的具体目的，是

项目的精髓。研究目标可分为阶段目标和最终目标。阶段目标是将整个课题的研究周期分解成若干阶段，每一阶段拟达到的目标，也包括不同研究任务拟达到的目标。最终目标是指整个课题研究完成后，将达到的目标。研究目标主要阐述本项研究将达到什么目标，其理论意义、学术价值、直接或潜在的应用价值及可能产生的社会和经济效益。

1）研究目标的表达：表达要准确、具体、明确、新颖、可行，要与题目相呼应，将课题要做什么、希望解决什么问题清晰准确地传递给评议人，切忌写成诸如"本课题的研究目的是探讨……的机制""为……疾病的诊断提供依据"等空洞、无实质内容的大条目。应采用概括性文字、准确的用语、有根据的推断，不用夸张性词语、不切实际的预测。

2）研究目标要恰当：研究目标是课题的核心及靶子，目标一定要具体，不能过大空泛，应根据所申请课题的预期资助强度合理地确定研究目标。对于预期经费较少的课题，研究目标应小一点、少一点，而对于预期经费较多的重点课题，研究目标可以大一点、多一点。目标一定要与招标指南和选题相吻合。阶段目标及分题目标都要围绕最终目标来制定。

3）常见表述问题：目标概念不准确，目标与选题脱节，目标内容不明确；目标过多而无的放矢，目标过大无法实现，预期水平笼统、达到此目标的依据不足；忽视科学价值的阐述，社会效益空泛，经济效益计算不确切等。

（2）研究内容：包括课题研究的范围、内容和可供考核的指标等。主要叙述为完成本课题目标而进行的研究（论证假说），从不同方向（角度、层次）进行的研究。研究内容要具体、完整，切忌内容分散、涉及面大而庞杂；要紧紧围绕研究目标，重点突出、层次分明、逻辑性强，不要面面俱到，要使评审者了解拟做哪些工作，是否值得做，这样做是否能达到申请者提出的目标。

1）阐述的问题：①准备从哪几个方面的研究来论证提出的问题，即本课题由哪些分题深入扩展；②明确从何种角度、哪些范围、什么水平进行研究；③每个方面或分题计划选择什么样的可供考核的技术或经济指标。

2）写作方法：研究内容的多少应根据申报科研项目的资助力度合理把握，一般而言，如国家自然科学基金青年基金项目有2～3条研究内容即可，而面上项目可有4～5条研究内容。研究内容在本质上是围绕研究目标，对所提出的科学假说的论证。每一条研究内容论证科学假说的一个环节，完成所有的内容，则有效论证了科学假说，实现了研究目标。研究内容分条目撰写时，每条内容可以用一句话高度概括作为标题，然后用100～200字（根据内容具体情况字数可适当增加或减少）进行阐述。

3）注意事项：撰写时要注意语言规范、流畅、易懂，逻辑清晰，以使审阅人能够顺利理解和把握研究者打算做什么、如何做、如何论证与支撑科学假说，以达到研究目标。

（3）拟解决的关键问题：指已经分解的科学问题中的研究难点或重点问题。一般选择理论、技术的关键点，即完成本研究在理论和技术方面的"瓶颈"。这些"瓶颈"是整个研究过程中的核心理论问题或关键技术环节，关系着整个研究的成败。如果难点问题选得准，并得以解决，其他问题就可迎刃而解，整个项目就可完成。

1）"关键问题"的正确理解：在项目申请中，拟解决的关键问题是申请者最难填写的部分之一，因为通常的关键问题包括关键科学问题和关键技术问题。有很多申请者对"关键问题"理解得不够准确，将其仅仅理解为完成项目需解决的技术难点，即关键技术问题，但在项目申请中更应该写清楚的是拟解决的关键科学问题。这不仅能反映申请者对整个申请项目的总体把握程度，还能反映申请者的科学素养和科学能力，因此，申请者需特别注意，要准确、认真地撰写。现阶段国家基金申请中已明确要求填写"拟解决的关键科学问题"。关键问题把握得不准确，可能直接导致项目申请的失败，故应给予足够重视。

2)"关键科学问题"的撰写要求：拟解决的关键问题不能太多，通常2~3条即可。关键问题要准确、具体，紧紧围绕研究目标。在撰写关键问题时，不但要提出问题，还应简述相应的对策，即解决相应关键问题的策略。如该类基金项目已明确要求填写"拟解决的关键科学问题"，仅阐述关键科学问题及其解决策略即可；如无明确要求，则可在一份申请书中将拟解决的关键科学问题和技术问题分别阐述。

3)"关键技术问题"的撰写要求：阐述关键技术问题时，需说明关键技术的主要技术特征和指标，控制条件和掌握程度，可能出现的问题及处理措施。关键技术不能太多，一般为1~2条。主要关键技术和技术诀窍不能等同，后者不宜说明。如果关键技术与技术保密有关，对于保密部分可简明概述，必要时可附函向主管单位说明。中医药临床和新药开发研究中，中医药处方一般不能列为关键技术，提取制剂工艺若有必要可列为关键技术。

2. 拟采取的研究方法、技术路线、实验手段及可行性分析

这些是指导整个研究过程的重要手段，是申请书的主体，也是科研设计和评审的主要内容。它是研究内容确定后，为完成该内容而对整个研究所做的理论分析、总体思路及实施方案。主要阐述为达到研究目标、完成研究内容而设计的研究方案、具体方法，包括选取什么标准的研究对象，观察哪些内容，通过什么方法和指标进行观察，对实验数据如何统计处理，将采取的技术路线或工艺流程，重点解决的科学和技术问题，将要达到的技术考核指标等内容。要求设计周密、方法科学、路线合理、技术可行，以及措辞具体、明确。

(1) 研究方法：主要是阐述申请者的研究思路，不涉及具体的研究细节，目的是体现申请者在学术上的创新性。应将研究方案的内容逐项写出，每一步研究解决什么问题应表述清楚。研究方法撰写应紧扣研究目标和研究内容，可以与研究内容逐条对应，即采用何种方法来研究什么内容以解决什么问题。撰写要注意整体逻辑清晰、语言规范、简洁易懂。

(2) 技术路线：是完成本项研究的总体思路的集中描述，包括具体实验中的技术路线及进行实验的程序和操作步骤。按实验过程依次简要叙述，每一步骤关键点要讲清楚，要具有可操作性。医药制剂和药物的合成等要注明主要工艺流程路线和框图。对于步骤明确、连贯，相互关系紧密的技术路线的书写也可采用流程图或示意图，其中要说明可能遇到的问题和解决办法。特别是"按一般人的了解，此技术路线是行不通的"或"前人曾经使用并遇到挫折而放弃的"部分，却是申请者的独到之处时，申请者必须表明自己的学术思想，提出处理和解决的措施。目前，在撰写技术路线部分时多采用技术路线图形式，配合文字叙述和解释，图文并茂。

(3) 实验手段：根据技术路线中的实验内容分段说明，详细介绍拟选用的实验方法和技术。实验名称，所用仪器名称、厂家、型号及稳定性；具体实验方法的依据，制剂名称、厂家、批号、规格、纯度、剂量；明确处理因素的数目、水平与强度，并探讨因素间的"相互关系"；实验条件，操作程序和步骤，中间质控标准，实验数据的记录和样本的保存。若采用的是通用的方法，可不必写明详细步骤，但应写明按××法，并将出处列于参考文献；若有改进或使用创新性的研究方法或手段，一定要详细叙述，并注明改进点、改进依据及原因，采用新方法的优势，改进后的效果及标准和评价；若操作复杂，在方法上不是主要创新点的，可列为附录内容。

撰写时应注意：对在申报者既往发表论文中未使用过的方法要着重介绍（常规实验方法除外），为使评委相信申请者对该方法熟悉和了解其掌握的程度，申请者应附上使用该方法所做的工作或论文等；注意描述重要的细节，如药物浓度、暴露时间、仪器参数等；介绍资料分析、统计方法；关键实验材料和试剂的来源、关键技术的出处。最终目的是让评阅人相信申请者掌握了进行该研究的全部技术、方法，能够顺利完成研究。

（4）可行性分析：指对所申请项目的研究是否能顺利进行的分析与评价，以向评审者表明该研究项目是可以实施并完成的。需进行评价分析的内容包含以下方面。

1）学术思想是否科学可行：分析论证立项依据是否充分，表明所申请的项目在学术理论上是否合乎逻辑，是否科学，是否理论上可以实现。可行性分析，首先就是学术思想的科学性分析，从科学性角度对研究方案进行可行性分析，突出申请人的学术思路，阐明设计方案、研究方法、技术路线理论上能否实现预期的研究目标。

2）客观条件是否可行：包括与项目相关的文献资料、各种先进的工作条件、高级别的研究平台、实验设备、技术（包括技术路线的关键步骤、新的或关键的技术方法、实验涉及的动物模型的建立等技术问题，以及对可能出现问题的解决措施及实施方案）、已有的研究基础、时间、经费、学术信誉等方面的条件。

3）主观条件是否可行：项目主持人和整个研究团队的人员结构（职称、专业及年龄等）、知识结构、科学品格、献身精神、学术专长等。要求主持人不仅具有深厚的专业知识、宽广的相关知识，还应具有良好的科学品德、组织协调能力和战略远见，整个课题组要有良好的研究能力、足以支撑研究顺利完成的技术储备。

需注意，学术思想、研究队伍和研究条件的综合优势是基金项目取得成果的关键，三者缺一不可。

"拟采取的研究方法、技术路线、实验手段及可行性分析"部分的内容反映了课题设计是否科学、严谨。写作上应力求表达清楚、条理清晰。具体内容上要抓住设计的主要环节，对标准、对照、指标、方法进行叙述。立意上突出一个"新"字、一个"实"字，研究思路新，技术路线新，实验方法先进可靠。工作扎实，内容真实，让评委放心。这实际上也是科学精神在科研设计和申请书填写中的具体体现。

（5）常见的写作问题：标准陈旧或缺失，对照组设置不合理，不具有可比性；观察效应指标针对性不强，技术路线缺项或过于简单，或不具有可操作性；研究方案与研究目标不一致；借口保密，不讲技术关键，或故弄玄虚，以假充真；方法陈旧、无创新或不适于研究内容；对新方法、新技术或改进的方法叙述不详细，或不能提供可靠的信息使评委相信申报人对该技术或知识掌握的熟悉程度；掩饰可能出现的问题或提不出解决措施或缺乏科学性。

3. 本项目的创新之处

主要指学术思想的创新（不是追新）、技术方法的创新（不是引进）和研究的新模式。

（1）创新点应在充分查阅资料的基础上提出，简要说明既往（文献）的观点，引出自己的新观点。应着重介绍与他人研究的主要不同之处和本项目的自身特点，切忌想当然提出。

（2）创新可以分为原始创新、跟踪创新和集成创新。原始创新是指填补空白或颠覆传统的理论和新技术、新方法的发明创造；而跟踪创新是指在前人工作基础上补充、完善现有理论，对原有技术、方法进行改进后产生 $1+1>2$ 的效果。原始创新的意义巨大，有可能革命性地推动学科发展甚至社会进步，是比较困难的；而跟踪创新则相对简单一些，虽然其意义没有原始创新大，但也是可以提出的，而且包括国家自然科学基金项目在内的绝大部分科研项目的创新属于跟踪创新，所以不用妄自菲薄，认为没有达到原始创新，项目创新性不够，而不敢实事求是地填写创新之处。

（3）创新点应具有必要性和可行性，不可为创新而创新。创新点不可过多，一般为 $2\sim4$ 条，创新点过多会失去真实性或被认为实施困难。在撰写创新之处时需注意避免使用"率先、首先、填补空白"等词语，避免"综合研究、多层次研究"等空洞的提法。

4. 年度研究计划及预期进展

根据课题技术路线对研究内容做出阶段性的安排，给出完成整个研究的时间表。

（1）一般以年度为单位，也可以根据课题研究中具有代表性的研究内容预期完成的时间来分段，如以 $3\sim6$ 个月为一个工作单元安排计划，一个工作单元可以并列安排不同分题任务。每一工作单元的研究内容应翔实、可行，并有明确、客观的进度考核指标，如观察病例的例数及病案等，每个单元给出预期进展。

（2）对有特殊要求的实验内容的安排，时间应合理，如观察某种昆虫的生态，观察时间应与该昆虫的季节消长相一致。各工作单元之间应具有连续性。

（3）研究计划要尽可能详细撰写，以便于评审专家了解申请人安排的研究进度是否合理。如果是基础研究，预期进展可给出一个大致的设想。由于基础研究不同于攻关项目，研究进度是可以根据研究进展情况进行修改的，而攻关类项目或应用类项目预期进展则应明确。

（4）不要安排专门的时间"查阅文献、整理资料、结题或撰写论文"。

5. 预期研究结果

预期研究结果应包括预期可得到的主要实验结果、预期的研究结论和预期的研究成果。基础研究主要是在学术上预期解决什么问题，得到什么技术成果或理论成果等。应用性研究课题，则侧重推广应用的前景及其间接的经济效益和社会效益预测。医学应用性研究课题着重体现临床和现场应用价值，包括提高治愈率、降低发病率及环境保护等效益的分析和预测。开发性研究则侧重体现直接获得的经济效益或社会效益。

各类基金项目都兼具人才培养的责任与功能，因此人才培养也应是各类基金项目研究成果的重要内容，如通过完成申请课题培养若干研究生等。预期结果应与预期目标相呼应，不同类型的课题，成果的体现侧重不同。基础研究或应用基础研究可以将拟发表何种水平论文若干篇，或获什么专利、成果等列为预期成果。预期结果要言之有据，切忌夸夸其谈、无法实现。

五、研究基础及工作条件的撰写

该部分要求客观地介绍申请人以往的科研工作背景，在相关领域取得的成绩及本项研究具备的实验条件。主要包括三方面：

1. 研究工作基础

指申请人及主要成员已有的与本项目相关的工作积累和主要成果。特别是为本项目立项、顺利实施而做的前期工作，包括必要的预实验、实验方法的建立、动物模型的建立等，以及开展本课题研究以来已做的工作和取得的初步成绩。必要时附上相关论文或材料。

工作积累和已取得的研究成绩应该是申请人及其合作者的，而不是所在的单位、研究集体或者导师的工作和成绩。曾有些申请人把导师从事过的工作说成自己的工作；有人刚到一个新单位工作，就把该单位过去的工作成绩作为自己的工作积累，这些做法很不妥当。对于刚毕业的研究生，一般在新的研究领域不会有很多积累，但应详尽地介绍自己过去的工作，让评审专家能够判断自己的研究能力。

现阶段，基金评审越来越强调申请人及课题组的研究工作基础，借此判断承担者的学术水平和研究能力。因此，在撰写此部分内容时要给予足够的重视，撰写时应充分展示相关的前期成果、预实验结果，做到图文并茂，以使评阅人认识到申请人已经做了充分的前期准备，并且有足够的学术能力完成申请项目、获得预期结果。撰写前期研究基础时要注意，不要让评审专家产生所申请项目已经大部分完成或基本完成，申请人有套取经费的嫌疑，从而认为没有必要再给予资助。

2. 实验条件

这里的实验条件是指该课题实施已具备的基本实验条件，包括仪器设备、关键性的试剂药品、合格的实验动物（来源、品系和等级）等；已有的协作条件、原材料及加工条件；已经从其他渠道得到的经费支持等；尚缺少的实验条件和拟解决的途径，包括利用国家重点实验室（要有证明）和部门开放实验室的计划与落实情况。国际合作项目要有合作方的证明材料，并简要介绍合作实验室和专家的情况，说明合作方提供哪些实验内容、方法或材料方面的帮助。

3. 申请人简历

用于展示申请者及主要成员的专业水平和能力，以证明其对本课题能胜任。准确提供申请者及主要成员的学历及工作简历，提供近期发表的与本项目有关的论著目录和获得学术奖励情况及在本项目中承担的任务。论著最好是近三年内发表的，且应包括论著中的全部作者名单和顺序，论文题目，发表年月，期刊名称，卷、期和起止页，著作应提供出版社名称和出版年月；已被接受的论文应提供编辑部正式接受的证明材料。未发表的论文不必列出。

必要时申请者提供由国家指定单位出具的论著被收录、引用情况报告。申请国家青年科学基金还应注明学位论文名称及导师姓名与工作单位等。

撰写申请人简历时应突出学术积累（特别是与申报课题相关的学术积累），尤其是作为高水平的通信作者或第一作者发表的论文（包括SCI论文），切忌虚夸和遮掩。需要注意的是国家自然科学基金申报要求仅列5份代表性成果。由于有数量限制，申请人需注意筛选最能够代表学术能力且与申报项目相关的成果。

目前，国家自然科学基金申请书对申请人简历的撰写有明确的格式要求，需按照要求认真撰写。特别是必须列出论著中的全部作者名单和顺序，而且，如为并列第一作者或并列通信作者，必须按要求将并列第一作者或并列通信作者全部标出。因为如果不标注其他并列第一作者或并列通信作者，易传递给评审专家错误信息，误认为被标注者是唯一第一作者或通信作者。NSFC已将不标注其他并列第一作者或并列通信作者的行为列为学术不端行为，一经发现，申请者将面临严重处罚。

六、经费预算的填写

经费预算是指完成本项目所需的必要的经费支持。申请的经费需实事求是、额度适中，切忌漫天要价，否则会被认为缺乏信誉或对课题的整个过程和方法缺乏了解，或对课题准备不充分而被否决。要根据项目的类型和以往项目的资助强度确定申请经费，同时要列出计算的依据与使用说明。经费预算部分包括直接经费和间接经费。

1. 直接经费

直接费用是指在项目实施过程中产生的与之直接相关的费用，主要包括设备费、业务费和劳务费。

（1）设备费：指在项目实施过程中购置或试制专用仪器设备，对现有仪器设备进行升级改造，以及租赁外单位仪器设备而产生的费用。计算类仪器设备和软件工具可在设备费科目列支。应当严格控制设备购置，鼓励开放共享、自主研制、租赁专用仪器设备及对现有仪器设备进行升级改造，避免重复购置。

（2）业务费：指项目实施过程中消耗的各种材料、辅助材料等低值易耗品的采购、运输、装卸、整理等费用，测试、化验、加工、燃料动力、出版/文献/信息传播/知识产权事务、会议/差旅/国际合作交流等费用，以及其他相关支出。

（3）劳务费：指在项目实施过程中支付给参与项目研究的研究生、博士后、访问学者及项目聘用的研究人员和科研辅助人员等的劳务性费用，还包括支付临时聘请咨询专家的费用等。劳务费应结合当地实际及相关人员参与项目的工作时间等因素合理确定。需说明各种聘用人员在研究中承担的任务，以及聘用人数、支付标准的预算依据。项目聘用人员的劳务费开支标准参照当地科研和技术服务业人员平均工资水平，根据其在项目中承担的工作确定，其由单位缴纳的社会保险补助、住房公积金等纳入劳务费科目列支。支付给临时聘请的咨询专家的费用，不得支付给参与本项目及所属课题研究和管理的相关人员，其管理按照国家有关规定执行。

2. 间接费用

间接费用是指依托单位在组织实施项目过程中产生的无法在直接费用中列支的相关费用，主要包括依托单位为项目研究提供的现有仪器设备及房屋，水、电、气、暖消耗，有关管理费用的补助支出，以及绩效支出等。间接费用实行总额控制，按照项目直接费用扣除设备购置费后的一定比例核定，具体比例如下：500万元及以下的为30%；500万元至1000万元的为25%；超过1000万元的为20%。绩效支出安排应当与科研人员在项目工作中的实际贡献挂钩。依托单位可将间接费用全部用于绩效支出，并向创新绩效突出的团队和个人倾斜。

注意：依托单位和课题组不得在间接费用以外，再以任何名义在项目资金中重复提取、列支相关费用。

本部分常出现的问题：经费额度过高，经费预算项目过于简单或不全面，无计算根据和理由或叙述笼统、不清楚或计算错误，经费安排不当，如有的申请书经费预算中仪器设备的费用占申请金额大部分，或购买的仪器设备、药品、试剂盒等非实验所需或数量过多等，会使评委认为申请者难以完成任务。

目前，包括国家自然科学基金的部分项目类型在内的科研项目资金采用"包干制"管理，如国家自然科学基金杰出青年基金项目等。项目经费不再分为直接费用和间接费用，项目资助强度为两者之和。项目申请人提交申请书和获批项目负责人提交计划任务书时，均无须编制项目预算。在经费使用中，明确了使用范围限于设备费、材料费、测试化验加工费、燃料动力费、差旅/会议/国际合作与交流费、出版/文献/信息传播/知识产权事务费、劳务费、专家咨询费、依托单位管理费用、绩效支出及其他合理支出。

项目结题时，项目负责人根据实际使用情况编制项目经费决算。需注意，科研经费"包干制"的目的是将科研人员从烦琐的经费预算管理中解放出来，把更多的精力投入到科研中，并非将科研经费一发了之。"包干制"是尊重、信任、鞭策和激励，科研人员需根据各自研究项目的实际情况，潜心向学、创新突破，用好包干经费，努力让其发挥更大的效益。

（方　强）

参 考 文 献

财政部，国家自然科学基金委员会，2021. 国家自然科学基金资助项目资金管理办法. [2024-12-10]. https://www.nsfc.gov.cn/publish/portal0/zfxxgk/04/04/01/info82719.htm.

国家自然科学基金委员会，2022. 国家自然科学基金"十四五"发展规划. [2024-12-10]. https://www.nsfc.gov.cn/publish/portal0/tab1392/.

国家自然科学基金委员会，2024. 2024年度国家自然科学基金项目指南. [2024-12-10]. https://www.nsfc.gov.cn/publish/portal0/tab1503/.

国家自然科学基金委员会，2024. 关于2024年度国家自然科学基金项目申请与结题等有关事项的通告. [2024-12-10]. https://www.nsfc.gov.cn/publish/portal0/tab442/info91506.htm.

国务院，2024. 国家自然科学基金条例. [2024-12-10]. https://www.nsfc.gov.cn/publish/portal0/tab471/info93942.htm.

国务院，2015. 国务院印发关于深化中央财政科技计划（专项、基金等）管理改革方案的通知. [2024-12-10]. https://www.gov.cn/zhengce/zhengceku/2015-01/12/content_9383.htm.

科技部，财政部，2024. 国家重点研发计划管理暂行办法. [2024-12-10]. https://www.gov.cn/zhengce/zhengceku/202404/content_6947028.htm.

苏虹，2021. 医学科研方法. 2版. 合肥：安徽大学出版社.

第7章　医学研究中实验动物的选择与应用

第1节　常用医学实验动物及选择原则

临床研究和实验室研究是医学科学研究的两个基本途径，它们均离不开实验动物。尤其是实验室研究，实验动物是主要研究对象。因此，选择实验动物是医学科学研究的一个重要环节。实验动物选择得合适与否，直接关系到医学研究的质量和成败。

一、常用医学实验动物简介

实验动物（laboratory animal）是指经人工培育，遗传背景明确或者来源清楚，对其携带的微生物、寄生虫进行了控制，用于科学研究、教学、医药、生产和检定及其他科学实验的动物。广义的实验动物称为"实验用动物"，泛指用于科学实验的各种动物。医学研究常用的实验动物主要有小鼠、大鼠、豚鼠、地鼠、兔、犬和非人灵长类动物等。

1. 小鼠

小鼠（mouse，*Mus musculus*）属啮齿目、鼠科。小鼠的生长周期短，繁殖力强，性情温驯，体型小，易捕捉，饲养方便，价格低，是目前研究最详尽、应用最广泛的实验动物，常用于药理学、基因工程模型制备、生理学、免疫学、肿瘤学、毒理学等方面的研究。常用品系有BALB/c、C57BL/6、ICR、DBA、裸小鼠等。

2. 大鼠

大鼠（rat，*Rattus norvegicus*）属啮齿目、鼠科。大鼠喜居安静，性情较温顺，对噪声敏感，受惊后表现出一定的攻击性，操作者需注意防护。大鼠繁殖力强，易饲养，抗病力强，给药和采样方便，被广泛应用于药学、抗炎及抗肿瘤等实验。常用品系有SD、Wistar、F344、BN、裸大鼠等。

3. 豚鼠

豚鼠（guinea pig，*Cavia porcellus*）又称荷兰猪、天竺鼠等，属啮齿目、豚鼠科。豚鼠是草食性动物，喜群居，性情温顺，胆小易惊，耳蜗管发达，听觉灵敏，对外界声音反应灵敏，常用于研究听力、平喘药、抗组胺药、抗结核药、心律失常药物及药物全身主动过敏性试验等。实验用豚鼠多为短毛豚鼠，包括荷兰种、Hartley系、近交系2、近交系13等。

4. 地鼠

地鼠（hamster）又称仓鼠，属啮齿目、仓鼠科。地鼠行动不敏捷，生殖周期短，繁殖力强，生长发育快，广泛应用于肿瘤、生殖生理、遗传学等研究。中国地鼠易产生真性糖尿病，其血糖比正常地鼠高2～8倍，胰岛退化，β细胞呈退行性变，易培育成糖尿病模型。常用品系有金黄地鼠、中国地鼠、欧洲黑腹地鼠。

5. 兔

兔（rabbit）属啮齿目、兔科。兔性情温顺，耐寒怕热，耐干不耐湿，对环境反应灵敏，胆小易惊。兔对温度敏感，可用于解热药和检查致热原等研究。兔耳缘清晰，便于静脉注射和采血，常用于制备高效价免疫血清和溶血性研究，以及血压调节、心力衰竭、生殖生理、中枢神经系统等领域的研究。常用品系有中国白兔、青紫蓝兔、日本大耳白兔、新西兰兔等。

6. 犬

犬（dog）属食肉目、犬科。广泛用于实验外科学（心血管外科、脑外科、器官移植等）、基础医学（失血性休克、急性心肌梗死、肾性高血压等）、人类传染性疾病、药理学和毒理学研究。常用品系有比格（Beagle）犬、四系杂交犬、黑白斑点短毛犬、拉布拉多（Labrador）犬、大猎犬等。

7. 猕猴

猕猴（*Macaca mulatta*）又称恒河猴，属灵长目、猴科。作为灵长类动物，其组织结构、生理和代谢功能等与人类相似，在研究人类某些感染性疾病方面具有不可替代的地位。常用于传染病、营养代谢与老年病、生殖生理、行为学和精神疾病及神经生物学、环境卫生公害等研究。主要品种有猕猴、熊猴、豚尾猴、短尾猴、台湾猕猴等。

8. 小型猪

小型猪（minipig, *Sus scorfa domestica*）属偶蹄目、野猪科，一般生物学特性与普通家猪基本相同。小型猪体重较轻，在解剖学、生理学、发病机制等方面与人类极为相似，常用于肿瘤、外科、口腔科、皮肤烧伤、代谢性疾病、新药评价、异种移植、转基因克隆等研究。主要品种有哥廷根小型猪、明尼苏达霍麦尔小型猪、西藏小型猪、广西巴马小型猪、五指山小型猪、版纳微型猪、贵州小香猪等。

9. 猫

猫（cat）属食肉目、猫科。猫的神经系统、循环系统和肌肉系统发达，神经系统极其敏感，神经反射机能与人相似。猫的头盖骨和脑的形状固定，大、小脑比猪、兔、大鼠等动物发达，结构也更接近于人脑。猫主要用于生理学、药理学、免疫学、毒理学和神经科学等领域的研究，是脑神经生理学研究的标准实验动物、脊髓损伤研究的首选动物，常用于构建中枢神经系统疾病的模型动物，也是《中华人民共和国药典》2020年版第四部中降压物质检查法指定用的实验动物。目前尚无标准化实验用猫品种，常用于实验研究的主要品种有家猫、中华田园猫、虎皮猫、英国短毛猫、暹罗猫等。

二、选择实验动物的基本原则

实验动物的选择应遵循3R原则，即减少（reduction）、优化（refinement）、替代（replacement）。选择实验动物应符合实验目的和要求，注意其种类（species）、品种（breed）或品系（strain）、质量和健康状态，还要考虑其易获得性、经济性及是否易饲养和管理等。在动物福利得到保障的前提下，需考虑动物对实验处理方法的反应及其代谢与人类的一致性，便于将实验结果外推于人。因此，选择实验动物时，应遵循以下基本原则。

1. 机能、代谢、结构及疾病特点与人类相似

医学研究的根本目的是保障人类健康，因此在可能的条件下，实验研究应尽量选择那些机能、代谢、结构与人类相似的实验动物。一般来说，实验动物越高等，其机能、代谢、结构越复杂，疾病特点与反应就越接近人类。灵长类动物，如猴、狒狒、猩猩、长臂猿等最近似于人类，是研究人类脊髓灰质炎、脑炎、痢疾、肝炎、麻疹等疾病的理想动物，也是放射医学、牙科学、病毒学、妇产科学、胚胎学、生理学、免疫学、营养学、行为学等研究的理想动物模型。

（1）灵长类动物：猕猴对痢疾杆菌和结核杆菌最易感，是复制肠道杆菌病和结核病的极好动物；其生殖生理与人类非常接近，是研究避孕药的理想动物，也是制备和鉴定脊髓灰质炎疫苗的唯一实验动物。然而，大型灵长类动物由于数量少、价格高昂、不易获得，而且遗传背景和微生物控制较难，在生物医学实验中尚未普及使用。近年来发现，一种小型灵长类动物树鼩（*Tupaia Belangeri*），其体型与啮齿动物相近，体重仅20～250 g，新陈代谢与人类相似，在乙型肝炎、动脉粥样硬化、睡眠生理、疱疹病毒等研究中有重要作用。

（2）犬：犬具有发达的血液循环和神经系统，以及与人类相似的消化过程，在毒理方面的反应与人类接近，适用于实验外科学、营养学、毒理学、生理学和行为学等研究。

（3）猫：猫具有发达的神经系统和循环系统，血管坚韧，血压稳定，适宜神经和循环方面的研究。猫作为弓形虫的唯一终宿主，是弓形虫病研究的理想模型。猫也是研究白化病、聋病、脊柱裂、婴儿猝死综合征等人类疾病的良好动物模型。

（4）猪：猪的皮肤组织结构与人类相似，烧伤后内分泌及代谢也与人类相似，愈合较快，无排异现象，是烧伤研究的理想动物模型。小型猪作为异种器官移植最可能的供体，其研究和开发利用也受到生物医药界的普遍关注。

（5）蛙类：蛙和蟾蜍的大脑很不发达，不能用于高级神经活动的研究。但由于其最简单的反射中枢位于脊髓，且结构简单，易于分析，适合进行简单的反射弧实验。

2. 遗传背景清楚、已知菌明确、模型性状显著且稳定

医学实验研究的一个关键问题就是怎样使动物实验结果精确可靠、有规律性，不受遗传、病菌病毒等因素的影响，得出正确的结论。

（1）遗传背景清楚：要选用经遗传学控制培育的近交系动物、突变系动物、封闭群动物、F_1代动物等标准实验动物，尽量不选用随意交配的杂种动物，排除因实验动物杂交、遗传不均质、个体差异导致的反应不一致。

（2）已知菌明确：要选用经微生物学、环境卫生学控制培育的无菌动物、悉生动物、无特定病原（SPF）动物等，不要使用在开放系统下饲育的带菌、病毒和寄生虫的普通动物，排除因实验动物携带细菌、病毒、寄生虫和潜在疾病对实验结果的影响。

（3）模型性状显著、稳定：许多突变品系动物具有与人类相似的疾病或缺陷，如糖尿病伴肥胖症小鼠、自身免疫病小鼠、高血压大鼠、癫痫大鼠、侏儒症小鼠、青光眼兔等，是研究人类相应疾病的重要动物模型。

3. 解剖、生理特点符合实验要求

实验动物的某些解剖、生理特点可为器官或组织等实验观察提供很多便利条件，降低操作的难度，易于达到实验目的。选用解剖、生理特点符合实验要求的动物，是保证实

成功的关键。

（1）犬：犬的甲状旁腺位于甲状腺的表面，大多数在两个甲状腺相对应的两端。家兔的甲状旁腺分布比较分散，位置不固定，除甲状腺周围外，有的甚至分布到主动脉弓附近。因此，甲状旁腺摘除实验应选用犬而不能选用兔，但要在摘除甲状腺之后还保留甲状旁腺的功能，则应选用家兔而不能选用犬。犬是红绿色盲，不能以红绿色作为条件刺激物进行条件反射；犬的汗腺不发达，不宜做发汗实验；犬的胰腺小，适宜做胰腺摘除手术；犬的胃小，相当于人胃长径的一半，容易做胃导管，便于进行胃肠道生理的研究。

（2）兔：家兔颈部的交感神经、迷走神经、减压神经是分别存在、独立走行的，而人、猪、犬等减压神经并不单独走行，如要观察减压神经对心脏的作用，选择家兔更为合适。家兔和猫是典型的刺激性排卵动物，适宜做药物对排卵的影响和避孕药物的研究。家兔胸腔纵隔独立，做心脏手术时无须人工呼吸。

（3）小鼠、大鼠：小鼠性成熟早、性周期短，孕期20天左右，有产后发情，便于繁殖，且其子宫生长较快，适于雌激素和避孕药的研究。小鼠和大鼠在动情周期的不同阶段，阴道黏膜可发生典型的变化，根据阴道涂片的细胞学改变，可进行卵巢功能测定实验。大鼠无胆囊，适于胆道插管收集胆汁，研究消化功能。

（4）地鼠：地鼠的颊囊是缺少组织相容性抗原的免疫学特殊区，可在此区域进行组织培养、肿瘤移植、微循环研究等。

（5）雄鸡、乌贼：雄鸡头上有很大的红鸡冠，为雄鸡重要的性特征，适于雄性激素的研究。乌贼有一条巨大的神经纤维，能允许微电极插入其纤维内，尚保留接近正常的活动机能，常用于神经纤维的膜电位和功能电位实验。

4. 实验动物对刺激反应的差异

各种动物在基因型、组织型、代谢型、易感性等方面的差异也是实验可比性的内容。当实验要求以某种差异为指标或特殊条件时，应选用具有某些特殊反应的实验动物。

（1）犬、猴、鸽、猫的呕吐反应敏感，适于进行呕吐实验；5岁以上的雌性犬自发乳腺肿瘤，可用孕激素诱发，同时会出现贫血，这在其他动物中是很少见的。

（2）家兔的体温反应十分灵敏，适于发热、解热和检查致热原等实验研究；家兔、鸡、鸽和猴食用高脂、高胆固醇饲料易形成动脉粥样硬化，可用于构建动脉粥样硬化动物模型。

（3）大鼠垂体-肾上腺系统功能发达，应激反应灵敏，适宜应激反应及垂体、肾上腺、卵巢等内分泌实验研究。大鼠肝脏再生能力很强，切除60%～70%的肝叶仍有再生能力，适于肝外科实验研究。大鼠对炎症反应灵敏，特别是踝关节对炎症反应更灵敏，适于多发性关节炎和化脓性淋巴腺炎研究。大鼠也是致畸最敏感的动物。

（4）豚鼠的耳蜗对声波变化十分敏感，可用于听觉实验研究；豚鼠体内不能合成维生素C，适于维生素C的实验研究。金黄地鼠和豚鼠对各型钩端螺旋体很敏感，最好选用体重55～75 g幼年金黄地鼠或120～180 g幼年豚鼠做相关实验。

（5）蚯蚓背纵肌不存在毒蕈碱-乙酰胆碱受体（M-AChR）和烟碱1-乙酰胆碱受体（N_1-AChR），仅有烟碱2-乙酰胆碱受体（N_2-AChR），适于胆碱能受体的研究。水蛭背肌或青蛙腹直肌对乙酰胆碱具有极高的敏感性，适于乙酰胆碱测定试验。

（6）青蛙和蟾蜍的腓肠肌与坐骨神经易于获得和制作标本，适于观察药物对外周神经、横纹肌或对神经肌肉接点的作用；它们的心脏在离体情况下仍可有节律地搏动很久，适于研究药物对心脏的作用。蝌蚪缺乏甲状腺素不能很快变成蛙，如给予适量甲状腺素则可加速其变成蛙，故常用蝌蚪的发育来做甲状腺素功能的实验。

三、转基因动物在医学研究中的应用简介

转基因（transgene）是指从某种生物中提取所需要的基因，将其转入另一种生物中，使两种生物的基因进行重组，从而产生特定的具有优良遗传性状的生物体。将外源重组基因转染并整合到动物受体细胞基因组中，从而形成在体内表达外源基因的动物，称为转基因动物（transgenic animal）。

1. 转基因动物的基本原理与技术

转基因动物的基本原理是将经分子生物学技术处理过的目的基因（或基因组片段）用不同的基因转移方法注入实验动物的受精卵（fertilized egg）或着床前胚胎细胞，将此受精卵或着床前胚胎细胞植入受体动物的输卵管或子宫中，使其发育成携带有外源基因的动物，并通过分析转基因动物中外源基因的整合状况及转基因动物的表型，揭示外源基因的功能，在此基础上经过常规遗传育种方法培育出品种优良的基因工程动物。培育转基因动物常用技术和方法包括显微注射技术、胚胎干细胞法、反转录病毒载体法、精子载体法、定点整合法、CRISPR/Cas基因编辑技术等。

2. 转基因动物的应用

转基因动物在医学研究中的应用主要有以下几个方面：

（1）神经退行性疾病：如 *APP/PS1* 双转基因阿尔茨海默病小鼠、α突触核蛋白转基因帕金森病小鼠。

（2）代谢性疾病：如在心血管疾病研究中使用低密度脂蛋白受体（LDLR）转基因LDLR-Tg小鼠、人清道夫受体转基因SR-A1-Tg小鼠、载脂蛋白E（ApoE）转基因ApoE-Tg小鼠、胆固醇脂转运蛋白（CETP）转基因CETP-Tg小鼠；在糖尿病的研究中常用db/db小鼠、ob/ob小鼠、KK小鼠；甲状腺刺激性抗体（TSAb）转基因小鼠为研究甲状腺功能亢进病因和病理生理提供了一种新型且有价值的动物模型。

（3）传染病和肿瘤：如HBV转基因小鼠、COVID-19人源化转基因小鼠；在肿瘤研究中使用转 *ras* 基因小鼠等。

（4）其他疾病：如凝血因子Ⅸ基因剔除小鼠为乙型血友病的研究提供了更接近临床实际的动物模型；在毒理学研究中，人芳烃受体（human aryl hydrocarbon receptor，hAHR）转基因小鼠模型可以更好地反映多环芳烃和卤环芳烃等化学物质对人的毒性机制和效应。

此外，转基因动物技术还可应用于基因表达调控的发育学研究、基因产品的制备、免疫学研究等方面。

第2节 免疫学研究中实验动物的选择与应用

一、影响实验动物免疫反应的因素

免疫反应是随着动物的进化而变得复杂、精密和完善的，不同品种和品系动物的免疫反应有很大差异。因此，免疫学研究中选择动物要特别注意动物遗传因素的影响，还要注意动物的年龄、感染、营养、药物、母源、应激、免疫抑制剂等因素对动物免疫反应的影响。

1. 动物的遗传因素

动物免疫反应的基因决定着动物对疾病的易感性，以及自身免疫和对感染的免疫反应。这种免疫反应的基因紧密连接在动物体内主要组织相容性系统上，如带等位基因 H-2b 的小鼠（C57BL、C57L、129/J）比带等位基因 H-2k 的小鼠（C58、AKR、C3H）的抵抗力强，后者对小鼠白血病病毒和致瘤病毒十分易感。研究Ⅲ型变态反应（Arthus反应），家兔是一种较好的实验动物，而不能采用豚鼠和大鼠。

2. 动物的年龄因素

年龄影响动物的免疫功能。一般来说，幼龄动物的免疫功能发育不完善或功能很弱，在青年期达到高峰，之后随着年龄增大而渐渐减弱，主要表现为血清免疫球蛋白含量降低，细胞免疫功能下降，恶性肿瘤和自身免疫性疾病的发病率增高等。研究表明，小鼠、大鼠和豚鼠随年龄增加免疫反应也减弱，老龄鼠产生 IgG 和 IgM 的能力仅为青年鼠的 10% 左右，细胞免疫功能同样也减弱。因此，老龄鼠对诱发肿瘤极为敏感。

3. 动物的母源因素

各种哺乳类动物的胎儿和初生幼仔的免疫功能获得途径不同。在初乳中主要为 IgA，初生动物血清中的母源抗体大部分为 IgG，对幼仔预防病毒和细菌感染有一定的免疫保护作用。大部分 IgA 在黏膜表面起着局部保护作用，而 IgG 则提供全身性的保护作用。但是母源抗体也有不利作用，它能诱发新生动物的溶血病和抑制初生动物的主动免疫功能。雌性动物将母源抗体转移给胎儿或幼仔的途径和特异性不同，这与动物胎盘的结构和类型有关。有的经绒毛膜尿囊胎盘转移，有的经卵黄囊上皮和卵黄循环转移，还有的是通过初乳经肠道吸收。前两者被认为是胎儿期获得抗体的途径，后者为出生后抗体转移的途径。免疫球蛋白的转移是有选择性的，有些种类的抗体易转移，同种（系）抗体转移比异种抗体快。例如，灵长目的 IgG 易通过胎盘屏障，IgM、IgA 和 IgE 则不能。家兔的 IgG 和 IgM 易通过胎盘转移到胎儿。

4. 动物的感染因素

病毒、细菌、真菌或寄生虫的感染都能改变动物的生理功能，这种改变无疑会影响动物的免疫系统。动物感染常可继发营养不良，从而影响其免疫反应。一般实验动物常可能有病毒的隐性感染，可影响以下几方面免疫功能：抗体产生的方式，免疫球蛋白的数量，免疫耐受性的产生，植皮排斥，植皮对宿主的反应，迟发型变态反应，淋巴细胞转化和吞噬作用等。动物感染病毒引起的免疫抑制表现有干扰正常免疫系统的功能、影响抗原的提呈与处理、破坏抗体形成细胞和浆细胞（如白血病病毒）。病毒感染后也可引起免疫增强的表现，有些感染病毒的细胞能产生微量核苷酸，起着佐剂的作用；病毒还能促进免疫细对抗原的处理，增加产生抗体细胞的数量。因此，免疫学研究中所用实验动物的级别至少为SPF级，确保无病毒感染。

二、免疫学研究常用实验动物

1. 大鼠

不同品系大鼠对绵羊红细胞和牛γ球蛋白的免疫反应不同。蠕虫感染大鼠可诱发高水平IgE抗体，百日咳杆菌免疫大鼠主要产生IgE，如在此抗原中加入弗氏完全佐剂（CFA），免疫大鼠则产生IgGa。免疫学研究常用的品系有近交系F334、LEW、Lou、BN、WAG大鼠，封闭群Wistar、SD大鼠和突变系裸大鼠等。Lou大鼠主要用于制备单克隆抗体，LEW大鼠极易感染诱发自身免疫性心肌炎、过敏性脑炎和药物诱发的关节炎，BN大鼠对实验过敏性脑脊髓炎和自身免疫复合性肾小球肾炎有抗性，WAG大鼠也对实验过敏性脑脊髓炎有抗性。裸大鼠先天无胸腺，因此存在T细胞功能缺陷，同种或异种皮肤移植的生长期可达3～4个月或更长，目前裸主要用于人源肿瘤的移植研究。

2. 小鼠

小鼠是免疫学研究最常用的实验动物，可产生IgM、IgA、IgE、IgG1、IgG2a和IgG2b。小鼠很少出现典型的迟发型变态反应，也不像其他动物那样有规律。常用近交系小鼠有C57BL/6、C3H/He、BALB/c、DBA/2等。BALB/c小鼠常用于制备单克隆抗体，C57BL/6小鼠常用于分离特异T淋巴细胞。异种骨髓移植耐受诱导、异种皮肤移植耐受诱导研究常用C57BL/6和BALB/c小鼠为受体动物。T细胞缺陷的裸鼠、严重联合免疫缺陷病（SCID）小鼠、T和B细胞功能联合缺陷小鼠，以及T和NK细胞功能联合缺陷小鼠等都是研究免疫机制的良好模型，也是肿瘤或组织接种常用动物。

3. 豚鼠

豚鼠血清补体含量是实验动物中最高的，其补体非常稳定，是免疫学实验中补体的主要来源。豚鼠对结核杆菌、钩端螺旋体、白喉杆菌、马耳他布鲁菌、Q热病毒、淋巴细胞性脉络丛脑膜炎病毒等都很敏感，易引起变态反应，多被用于结核菌素的皮内试验和接触过敏物质的迟发型变态反应研究。豚鼠的迟发型变态反应在24～48 h达到高峰，人的迟发型变态反应在48～96 h达到高峰。

4. 兔

家兔在免疫学研究中常用于生产抗体、制备高效价和特异性强的免疫血清，其制品广泛应用于人、畜抗血清和诊断血清的研制，如病原体血清、间接免疫血清、抗补体抗体血清和抗组织免疫血清等。新西兰白兔常用于实验室抗体制备及过敏反应研究。

5. 犬

犬是对气溶胶出现变态反应的实验动物，是研究变态反应和哮喘的适宜模型。犬对颗粒性抗原能较好地产生抗体，新生犬初次免疫反应主要产生IgM，成年犬产生IgM和IgG，这两种Ig的量与初生犬的IgM几乎相等。新生犬再次免疫应答能产生IgG和IgM。犬在犬花粉病或多种蠕虫感染时产生IgE。犬由豚草花粉致敏后，血液和皮肤中可出现IgE抗体。

6. 猪

猪的母源抗体不能通过胎盘屏障，只能通过初乳进入仔猪体内，剖宫产仔猪体内γ球蛋白和其他免疫球蛋白很少。无菌猪体内没有任何抗体，一旦接触抗原，能产生极好的免疫反应，可利用这些特点进行免疫学研究。无菌猪在肠道菌群与生长发育及疾病发生发展等研究中发挥着重要作用，也是以肠道菌群为靶点的预防、诊断及治疗新技术研究的特殊动物模型。利用无菌猪作为自体器官体外培养工厂，将是未来器官移植供体的重要研究方向。猪凭借其与人相似的解剖学和生理学特征，将成为优质的移植器官供体。2022年，首次成功实施了将转基因猪的肾脏、心脏移植到患者的手术。美国Sinclair小型猪中有80%可自发皮肤黑色素瘤，是研究人类皮肤黑色素瘤的成因及免疫治疗的理想实验动物。

三、自身免疫性疾病动物模型

自身免疫性疾病的主要发病机制是免疫复合物造成的损害，如系统性红斑狼疮（SLE）、肾炎、类风湿关节炎等；也有抗体起作用的疾病，如重症肌无力、甲状腺功能亢进症等；还有一些机制尚不清楚的自身免疫性疾病。

1. 系统性红斑狼疮

系统性红斑狼疮（systemic lupus erythematosus，SLE）是一种累及多系统、多器官并有多种自身抗体的自身免疫性疾病。由于体内出现大量致病性自身抗体和免疫复合物而造成组织损伤，可有多个系统和器官如皮肤、关节、浆膜、心脏、肾脏，以及中枢神经系统、血液系统等损伤的表现。

（1）自发性SLE模型：长期以来一直使用有自发类似狼疮性肾炎疾病的NZB/WF$_1$（NZB×NZW）F$_1$小鼠为动物模型。目前至少有十几个品系的小鼠可以自发产生与SLE类似的自身免疫性疾病，其中主要有四个品系，它们有各自不同的表现（表7-1）。四种小鼠都是到一定年龄时发生SLE，表现为抗体上升、免疫复合物增多、肾炎，而后逐渐死亡。但是它们有不同的发病特点。例如，NZB小鼠主要有较多的抗红细胞抗体，而MRL/L小鼠基本没有；MRL/L小鼠有类风湿因子、关节炎、淋巴组织增生，而其他小鼠没有。所以，NZB小鼠可作为研究免疫性溶血性贫血的较佳实验动物，而MRL/L小鼠是研究类风湿的实验动物。遗传学分析发现，（NZB×NZW）F$_1$小鼠由于主要组织相容性复合体（MHC）决定的抑制性T细胞功能丧失或减退，能自发地发生与人类SLE十分相似的自身免疫病，因此这类小鼠通常被认为是研究人类自身免疫性疾病的较佳天然实验动物。

表7-1 四种SLE品系小鼠的表现

指标	MRL/L小鼠	BXSB小鼠	NZB小鼠	NZB/W小鼠
去胸腺	抗病		加重	加重
抗自身红细胞抗体	−	+	++++	++
类风湿因子	+	−	−	−
关节炎	+	−	−	−
淋巴组织增生	+++	++	+	+
T、B细胞	T↑	B↑	B、T↑	B、T↓

注：−表示阴性；+、++、+++、++++表示阳性，+越多，表示相对阳性强度越大。

（2）诱导型SLE模型：此类模型以同种异体淋巴细胞诱导的小鼠SLE模型为主。将同种异体淋巴细胞输注到F_1代小鼠体内使其产生移植物抗宿主病（GVHD），其病理变化与人类SLE极为相似。常用的方法是将亲代鼠DBA/2的T细胞输注到纯系鼠杂交（C57BL/10×DBA/2）F_1代体内，其发病特点是淋巴样增生，产生与人类SLE患者相似的自身抗体及严重的免疫复合物介导的肾脏疾病。该模型具有性别相关性，雌性小鼠更适合做模型。其优点主要有两方面：一是发病快，诱导后4周即可出现SLE样病变，并由于是诱导模型，其实验条件易控制，适合实验研究；二是以肾脏损伤为主要表现，其病理形态学改变能够按照WHO标准进行形态分类。

近年也有学者通过给树鼩腹腔内注射脂多糖和降植烷成功建立SLE模型。树鼩模型表现为肝脏、脾脏、肾脏、肺脏、心脏的多脏器损害，肝脏病理表现为弥漫性肝细胞坏死、粒细胞浸润、肝细胞大量变性。诱导型SLE小鼠、大鼠模型多表现为单一或少数脏器受累，而SLE树鼩模型可能更能反映人类疾病的组织学特点全貌。

（3）转基因小鼠SLE模型：将突变基因Faslpr导入不同品系的小鼠，产生具有不同自身免疫性疾病临床表现的品系，如MRL/MpJ-Faslpr/J、B6.MRL-Faslpr/J、C3.MRL-Faslpr/J、NOD.MRL-Faslpr/Dvs等。纯合子MRL/MpJ-Faslpr/J可自发产生系统性自身免疫性疾病，淋巴结肿大、T细胞异常增生、关节炎和免疫复合物型肾小球肾炎，是很好的SLE模型。

B细胞激活因子（B-cell activation factor，BAFF）属TNF家族，支持B细胞的存活和分化。利用基因编辑技术将人源BAFF序列引入B6小鼠基因组，获得B6-hBAFF转基因小鼠。该小鼠能够过表达人源BAFF，使抗-dsDNA等自身抗体水平和B细胞数量显著升高，同时，小鼠肾脏出现肾小球肿大、新月体形成及免疫复合物（如C3）的沉积，可作为狼疮肾炎研究模型。也有研究将EB病毒膜抗原BLLF1转基因雌性小鼠作为SLE的模型。

2. 类风湿关节炎

类风湿关节炎（rheumatoid arthritis，RA）是一种以慢性、对称性、多关节病变为特征的自身免疫性疾病，主要表现为滑膜炎、软骨及骨破坏。患者血清中类风湿因子呈阳性，细胞因子和抗体也发生变化，还会出现滑膜细胞增生及纤维化、血管翳形成、骨和软骨损害等一系列病理损伤过程。目前，RA动物实验主要以大鼠、小鼠为研究对象，其优势在于遗传背景稳定，操作方便且经济。RA动物模型分为诱导型和转基因型。

（1）诱导型RA动物模型：常见的有外源性抗原佐剂诱导型（adjuvant-induced arthritis，AIA）、内源性抗原Ⅱ型胶原诱导型（collagen Ⅱ-induced arthritis，CIA）、胶原抗体诱导型（collagen antibody-induced arthritis，CAIA）、非免疫原性物质降植烷诱导型（pristane-induced arthritis，PIA）及链球菌胞壁诱导型（streptococcal cell wall-induced arthritis，SCWIA）。不同诱导型RA动物模型的RA特征和免疫机制也有所不同。

1）AIA模型：是较早使用的经典RA动物模型。在大鼠尾根部或足跖部皮下注射含有灭活分枝杆菌或减毒卡介苗的弗氏完全佐剂（CFA）可诱导RA，常用近交系Lewis大鼠。2006年报道，选择结核分枝杆菌（*Mycobacterium tuberculosis* H37Ra，Mtb），采用手工研磨制备CFA，在雄性SD大鼠尾根部皮下注射诱导RA，建模成功率达100%。将甲基化牛血清白蛋白（mBSA）和CFA混合液注入C57BL/6小鼠股骨头对应的外部皮肤和尾根部皮肤及关节腔内，可免疫诱导RA，该模型成功率高但维持时间较短。

2）CIA模型：是一种内源性自身抗原介导的自身免疫性疾病模型，主要特征是自身胶原的耐受性破坏和自身抗体的产生，是研究RA的金标准体内模型。用Ⅱ型胶原蛋白（collagen type Ⅱ，CⅡ）与弗氏不完全佐剂（IFA）（大鼠）或弗氏完全佐剂（CFA）（小鼠）等量混合制备成乳剂进行免疫诱导，可出现与RA相似的滑膜炎和骨破坏等特征，但该模型不存在类风湿因子（rheumatoid factor，RF）。一般采用异源性Ⅱ型胶原（来源于鸡、小牛和大鼠等），对Lewis、SD和Wistar大鼠及敏感性DBA/1（H-2Q）和B10.RⅢ（H-2R）小鼠有很高的致炎作用。DBA/1（H-2Q）小鼠是CIA的经典模型，C57BL/6小鼠对鸡CⅡ较敏感，但发病率低于高敏感品系DBA/1小鼠。

3）CAIA模型：是用靶向Ⅱ型胶原蛋白的多种表位的抗体混合物诱导小鼠发生关节炎的模型，其发病关键在于免疫复合物的形成和补体的激活，快速出现与RA相似的临床特征。在抗体混合物诱导后，给予脂多糖（LPS）可增强关节炎的免疫效果。CAIA几乎可以在大多数小鼠品系（DBA/1、BALB/c、C57BL/6、B10等）诱导关节炎，易感品系为C57BL/6小鼠。该模型的成模时间短、发病率高。

4）PIA模型：是用近交系BALB/cJ小鼠建立的一种由降植烷（非免疫原性致炎物质）诱导产生的类似RA的慢性复发性关节炎模型。DA大鼠对降植烷高度敏感，易形成PIA模型。一次性尾根部皮内注射降植烷后2～3周发生急性关节炎，可见四肢足趾、趾间及踝关节红肿，关节活动障碍，6～8周出现反复发作和慢性关节炎，破骨细胞大量形成和炎症细胞浸润，骨侵蚀及新骨形成，发病率接近100%。

5）SCWIA模型：是将链球菌胞壁（SCW）片段直接注射到兔的膝关节中诱发的关节炎模型，之后在啮齿动物中也成功建模。SD大鼠单次腹膜注射SCW水悬浮液可诱发急性关节炎。雌性Lewis大鼠通过腹腔注射A群链球菌与其他细菌的肽聚糖-多聚糖（PG-PS）混合液可诱导大鼠多关节炎，诱导后期可演变成慢性关节炎。在小鼠关节腔一次或多次注射SCW片段，也可诱导出小鼠慢性关节炎，易感品系有BALB/c、DBA/1和C3H小鼠，而C57BL/6是抵抗品系。由于小鼠模型的炎症表现没有大鼠模型理想，因此常采用大鼠制作模型。该模型的特点是出现类风湿关节炎的症状，但不产生类风湿因子（RF）。

（2）转基因型RA动物模型：以小鼠作为转基因受体动物。K/BxN、人TNF-α和SKG小鼠转基因模型是研究分子靶向免疫制剂和发病机制的良好模型。K/BxN小鼠是一种自发性关节炎模型，该小鼠在出生后3～5周即能自发产生关节炎。TNF-α转基因小鼠是植入人的TNF-α的动物模型，可高表达人TNF-α，呈现关节炎的临床特征。SKG小鼠依赖于BALB/c背景，由ZAP-70基因位点发生突变培育而来，是高度依赖IL-17及其他细胞因子的表达、具有隐性突变基因的自发性关节炎模型。此外，还有IL-1受体拮抗剂敲除BALB/c的小鼠模型，5～8周龄小鼠会自发产生关节炎，常有炎性细胞浸润和生成血管翳等特点。

3. 自身免疫性溶血性贫血

纯系新西兰黑小鼠（NZB）在4～6月龄时，大多数发生自身免疫性溶血性贫血。免疫学检查表明，其红细胞表面有自身抗体，血清中有抗核抗体，病鼠的淋巴结、胸腺、脾脏及胰腺内可以查到C型RNA肿瘤病毒（此病毒还能引起白血病）。

4. 重症肌无力

重症肌无力（myasthenia gravis，MG）是一种由神经肌肉接头处突触后膜上乙酰胆碱受体（AChR）自身抗体介导的神经-肌肉接头传递功能障碍的自身免疫性疾病。动物模型常采用SPF级的近交系Lewis大鼠和C57BL/6小鼠，采用主动免疫法和被动免疫法造模。主动免疫法以AChR全蛋白（电鳗电器官提取纯化AChR）或合成AChR多肽片段为免疫原造模。被动免疫法采用MG患者血清中AChR抗体或AChR单克隆抗体（单抗mAb35、mAbA7、mAbG10）建立动物模型，或用基因疫苗（pcDNA-AChR α 211）免疫小鼠造模。

5. 格雷夫斯病

格雷夫斯病（Graves disease，GD）是一种常见的自身免疫性甲状腺疾病，典型临床表现为高代谢综合征，甲状腺弥漫性肿大，部分患者可伴有格雷夫斯眼病或局限性胫前黏液性水肿（又称甲状腺毒性黏蛋白沉积症）。GD的发病机制主要是促甲状腺激素受体（TSHR）与促甲状腺激素受体抗体（TRAb）结合，刺激甲状腺激素大量释放，甲状腺滤泡增生，从而导致甲状腺功能亢进。其中，TRAb是一种自身免疫性抗体，分为刺激性抗体（TSAb）及阻断性抗体（TBAb）。GD患者以TSAb表达为主。鉴于TSHR与GD发病相关，目前GD造模多以此为切入点。目前主要采用表达TSHR的细胞（hM12、mM12）、质粒DNA（pcDNA3.1-TSHR、pcDNA3.1-T289、pcDNA3.1-TSHR268、pBacMam-2或pTriEx-1.1）以及重组腺病毒（Ad-TSHR289）接种小鼠造模，采用腹腔注射、股四头肌肌内注射、尾静脉注射及电穿孔注射等多种给药途径。BALB/c小鼠是GD造模的主要动物。

四、其他免疫性疾病动物模型

1. 免疫缺陷

（1）补体C5功能缺乏症：又称家族性C5功能缺陷，特征是血清中C5含量正常，但功能缺陷，血清中趋化素生成障碍，导致中性多核粒细胞的趋化、吞噬及杀菌作用减弱，对病菌的易感性增加，并容易继发自身免疫性疾病。AKR/N和BIO、DZ/DSaN小鼠的补体C5缺失，易发生先天性补体C5功能缺乏症。DBA/2N小鼠的补体C5活性低，相反，BALB/cAaN小鼠的补体C5活性高。

（2）X连锁免疫缺陷：CBA/N小鼠有X连锁免疫缺陷（X-linked immunodeficiency），血清IgE水平很低，对某些抗原缺乏反应，如B细胞对胸腺依赖性抗原（TD-Ag）诱导的IgE和IgG缺乏应答等。CBA/N小鼠的这种X连锁对多糖抗原反应缺陷具有重要意义，是研究X染色体对免疫功能的影响和B细胞发生、功能、异质性的较佳的动物模型。

（3）获得性免疫缺陷综合征：是人类免疫缺陷病毒（human immunodeficiency virus，HIV）感染而引起的一种获得性免疫缺陷综合征，即艾滋病。用于该病研究的实验动物除灵长类外，转基因小鼠和免疫缺陷猫使用较多。

1）灵长类动物模型：①HIV-1黑猩猩模型，用HIV-1感染可复制急性感染模型；②猴免疫缺陷病毒（SIV）模型，SIV与HIV-1部分同源，可传染亚洲猴，呈现与艾滋病患者相似的症状；③人猴免疫缺陷嵌合病毒（SHIV）模型，即将HIV与SIV重组，构建含HIV与SIV的新型毒株，用以感染猕猴造模。

2）鼠模型：鼠白血病病毒模型，目前常用的有L6565鼠、LP-BM5鼠和Friend鼠白血病病毒模型三种；SCID鼠模型为最适合研究HIV潜伏感染的动物模型，通过将人淋巴细胞注入小鼠体内培养所得，感染小鼠可出现与艾滋病患者类似的症状。

3）转基因鼠模型：①tat转基因小鼠；②LTR转基因鼠；③Nef转基因鼠；④全病毒基因转基因鼠。

4)猫模型:猫免疫缺陷病毒和人类免疫缺陷病毒一样,不管是在体内还是在体外,对中和抗体介导的免疫反应都有抵抗力,对抗病毒药的敏感谱基本一致,可用于免疫缺陷病毒疫苗和药物的疗效评价研究。

2. 超敏反应

(1)迟发型超敏反应:迟发型超敏反应包括结核菌素超敏反应、Jones-Mote型皮内过敏反应和接触性过敏症等。不同近交系小鼠的反应性有很大差异,如用纯蛋白衍生物(PPD)作抗原,其足垫反应明显的有ICR、BALB/c、C57BL/6、DBA/2、C3H/He,反应稍弱的有CFW、CDF_1;如用绵羊红细胞(SRBC)作抗原,SWM/Ms、ddN和DDy是高反应,ICR、DDD、BALB/c(雌性)为较高反应,C57BL/6J、C3H/He、DBA/2(雄性)是低反应。

(2)其他超敏反应:LEW大鼠对实验过敏性脑脊髓炎敏感,极易感染诱发自身免疫性心肌炎,对诱发自身免疫复合物性肾小球肾炎敏感,易感染实验过敏性脑炎,并且药物易诱发关节炎。AS大鼠易感染实验过敏性脑脊髓炎,对自身免疫性肾小球肾炎敏感。AUG大鼠对实验过敏性脑脊髓炎易感,对自身免疫性甲状腺炎有抵抗力。

3. 自身免疫性甲状腺炎

9月龄雄性BUF大鼠有自身免疫性甲状腺炎,12月龄以上大鼠有26%出现自发性自身免疫性甲状腺炎和甲状腺单核细胞浸润。大鼠食入3-甲基五环碳氯化合物后能自发产生自身免疫性甲状腺炎,而切除胸腺的新生期大鼠的发生率几乎达100%。DA大鼠易患自身免疫性甲状腺炎。PVG大鼠对诱发自身免疫性甲状腺炎有抵抗力,但易感染溶组织内阿米巴。

第3节 单克隆抗体和肿瘤研究中实验动物的选择与应用

一、用于淋巴细胞杂交瘤技术的实验动物

1. BALB/c小鼠

目前用于细胞融合的小鼠骨髓瘤细胞系几乎都来源于BALB/c小鼠,其杂交瘤可接种于BALB/c或它们的F_1杂交小鼠,从带瘤动物取血清或腹水制备单克隆抗体。

2. Lou大鼠

Lou大鼠又称Lou/Ws1大鼠,是来自Wistar大鼠的近亲系。约1岁龄时,其回盲部淋巴结产生一种自发性肿瘤,发展迅速,大鼠在可触及肿瘤后的1个月内死亡。其发生率超过10%,为极低分化的淋巴细胞,称为大鼠回盲部免疫细胞瘤(IR),此肿瘤可移植于同系大鼠或其F_1杂交大鼠。1979年Bazin等在发生IR的大鼠中培育出28个不同品系,其中Lou/c系IR发生率最高,Lou/m系IR发生率最低。Lou/c系IR发生率雄性达30%~31%,雌性为15%~17%,好发年龄是12~15个月。发生IR后,其血、尿、腹水中可检测出单一免疫球蛋白。不同的IR分泌不同的Ig,包括8种不同类型和亚型的Ig,如IR202分泌IgM,IR731分泌IgD,IR1060分泌IgA,IR162分泌IgG,IR595分泌IgG1,IR418分泌IgG2a,IR863分泌IgG2b,IR1148分泌IgG2c等。用Lou大鼠制备单克隆抗体,其腹水产量是BALB/c小鼠的数十倍,适于单克隆抗体的大量制备。大鼠Y_3-$Ag_{1.2.3}$骨髓瘤细胞系是Lou大鼠骨髓瘤体外培养所获,故Lou大鼠也适用于B细胞杂交瘤技术。

二、自发性和诱发性骨髓瘤动物模型

1. 自发性骨髓瘤

据报道，除大鼠、小鼠可发生能合成免疫球蛋白的肿瘤外，在其他动物少有发生。在小鼠中，与Ig产生相关的肿瘤包括浆细胞瘤（骨髓瘤）和淋巴瘤。浆细胞瘤是至今研究最广泛的能产生Ig的小鼠肿瘤，其来源为单克隆性，小鼠自发性浆细胞瘤最常发生于回盲部黏膜固有层，晚期肿瘤转移至肠系膜淋巴结。目前，已建成移植性瘤株的小鼠有产生IgG的×5563，产生IgA的×5647、SPCI和DPCI（均来源于C3H/He小鼠）及YPCI（来源于BALB/c×A的F_1杂交小鼠）。

2. 诱发性骨髓瘤

1959年，Mervin首先报道，将装有C3H小鼠乳腺癌组织的微孔扩散盒植入BALB/c小鼠腹腔，植入后6个月腹膜下结缔组织发生浆细胞瘤或纤维肉瘤，并有血性腹水。后来发现，BALB/c小鼠腹腔注入弗氏佐剂或矿物油也可诱发浆细胞瘤。1962年Potter报道，向小鼠腹腔注入矿物油0.5 ml，2个月1次，共3次，40%～60%的雌性鼠可诱发浆细胞瘤。BALB/c小鼠有独特的敏感性，浆细胞瘤诱发率很高，其他纯系小鼠少见。BALB/c与其他品系F_1杂交小鼠，注射矿物油的诱发率较低，但例外的是（BALB/c×NZB）F_1的诱发率高达60%。另一有关因素是激素，BALB/c小鼠注射矿物油时，雄性比雌性诱发率高，雌鼠注射睾酮可提高诱发率。

注射纯的链烷化合物Pristane（2,6,10,14-四甲基十五烷）可诱发BALB/c小鼠浆细胞瘤，诱发率大致与注射量成正比。注射总量为1.5 ml（分3次，每次0.5 ml）的诱发率为61%；剂量1 ml，一次注射的诱发率为42%，分两次注射的诱发率为39%。鼠龄对诱发率也有影响，比较2个月、8个月和1年龄小鼠，其诱发率以1年龄小鼠最低。

三、用于融合的动物骨髓瘤细胞系

已建立的用于B细胞杂交瘤技术的小鼠和大鼠骨髓瘤细胞系主要有下列几种：

1. 小鼠骨髓瘤细胞系

（1）小鼠P_3-$NS_{1/1}$-Ag_{4-1}（Kohler，1976）：简称NS-1，染色体数为57，是常用的骨髓瘤细胞系。其来源$NS_{1/1}$是小鼠骨髓瘤P_3（$MOPC_{21}$）细胞系的亚系，P_3细胞分泌IgG1（K）。$NS_{1/1}$细胞不合成免疫球蛋白重链（rl），只合成而不分泌免疫球蛋白轻链（κ）。NS-1细胞是$NS_{1/1}$的亚系，既不合成免疫球蛋白重链，也不分泌免疫球蛋白轻链。NS-1细胞增殖速度很快，融合率很高，抗8-AG（8-氮杂鸟嘌呤，20 μg/ml），在HAT培养液中NS-1细胞死亡，可于液氮中保存。

（2）小鼠P_3-X_{63}-Ag_8：是Kohler和Milstein首次获得的产生McAb杂交瘤所用的骨髓瘤细胞系。

（3）小鼠P_3-X_{63}-$Ag_{8.653}$：是P_3-X_{63}-Ag_8的亚克隆。

（4）小鼠P_3-X_{63}-Ag_8-U_1：是P_3-X_{63}-Ag_8骨髓瘤细胞系的突变系。

（5）小鼠Sp_2/O-Ag_{14}：Kohler等将P_3-X_{63}-Ag_8骨髓瘤细胞系与具有抗绵羊红细胞活性、

产生 r_2b 重链和 κ 链的 BALB/c 小鼠脾细胞融合得到杂交瘤细胞系 Sp_2/HLGK，从后者得到的 Sp_2/HL-Ag 进行再克隆，得到 Sp_2/O-Ag_{14}。

（6）小鼠 $45.6TG_{1.7}$：是来源于小鼠 MPC-11 骨髓瘤的细胞系。

（7）小鼠 $45.6TG_{1.7.5}$：是 $45.6TG_{1.7}$ 骨髓瘤细胞系的亚系。

（8）小鼠 PuBul-Ou：是分泌 IgG2α（κ）的骨髓瘤细胞系。

2. 大鼠骨髓瘤细胞系

在细胞融合技术中，使用大鼠骨髓瘤细胞系的优点：从带瘤大鼠得到的血清和腹水量比小鼠高约 10 倍，适于大量生产 McAb 或同种异型的抗大鼠抗体。

（1）大鼠 Y_3-$Ag_{1.2.3}$：Lou 大鼠的骨髓瘤经体外培养获得细胞系 R_{210}，从它得到抗 8-AG 的亚系 210.RCr_3-Ag_1（分泌 κ 轻链）。后者经两次克隆，选获 Y_3-$Ag_{1.2.3}$，Y_3-$Ag_{1.2.3}$ 经 5 个月连续培养后，与脾细胞的融合率可达到小鼠骨髓瘤细胞系水平。

（2）大鼠 $YB_{2/O}$：此细胞系不分泌 κ 轻链，$YB_{2/O}$ 产生的杂交瘤不分泌骨髓瘤抗体链。接种杂交瘤的大鼠血清浓度可达 $1:10^6$。

四、肿瘤动物模型

1. 自发性肿瘤模型

实验动物种群中未经有意识的人工实验处置而自然发生的一类肿瘤称为自发性肿瘤。自发性肿瘤发生的类型和发病率可因动物的种属、品系而异。肿瘤实验研究中，应选用高发病率的肿瘤动物模型作为研究对象，将低发病率的肿瘤动物模型作为对照。特定近交品系动物在一定年龄内，可出现一定比例的某种自发性肿瘤。如 C3H 小鼠出生后有较高的乳腺癌发生率，A 系小鼠出生后 18 个月内有 90% 的肺癌发生率，AK 小鼠和 C57 小鼠有较高的白血病发生率等。新药研究中自发性肿瘤模型应用最多的是小鼠自发乳腺癌，常用高自发率的 C3H 小鼠或 BALB/c 雌鼠与 DBA/2 雄鼠杂交 1 代 CD_2F_1 小鼠（自发乳腺癌），于生后 10.5 个月可摸到肿瘤，之后 20~35 天小鼠死亡。大量繁殖此类小鼠，自发性肿瘤发生率可高达 70%。近年有人应用 AKR 小鼠自发白血病和淋巴瘤的模型，对药物的治疗反应类似儿童急性淋巴细胞性白血病。

2. 诱发性肿瘤模型

用化学致癌物、射线或病毒均可在多种动物中诱发不同类型的肿瘤。强化学致癌物二甲基苯蒽（DMBA）和甲基胆蒽可诱发乳腺癌，二苯苄芘可诱发纤维肉瘤，均已列为美国国立癌症研究所（NCI）第二轮筛选抗肿瘤药物的瘤株（二筛瘤株）。将二乙基硝胺（DEN）0.005% 掺入饮用水中，供大鼠饮用 8 个月可诱发肝癌。α-萘胺可诱发田鼠和犬膀胱癌，N-甲基-N-硝基-N-亚硝基胍（MNNG）可诱发大鼠胃癌。用 1% DEN 皮下注射，每天 50 mg/kg，连续 3 周，观察半年内小鼠肺癌发病率可达 94%。大鼠每日以 200 μg/kg 剂量黄曲霉素（AFB1）灌胃，连续 4 周，肝癌诱发率高达 96%。用含 0.06% 二甲基氨基偶氮苯（3′-Me-DAB）的饲料喂养 SD 大鼠 20 周，可诱发肝癌。

动物实验已明确，乙硫氨酸可诱发大鼠肝癌；乌拉坦（氨基甲酸乙酯，C_2H_5O-$CONH_2$）、氯乙胺可诱发小鼠肺癌；一些卤代烃，如四氯化碳、氯仿等可诱发大鼠或小鼠肺癌。目前也采用多因素联合诱发肿瘤模型，如用藻毒素 MC-LR 联合 DEN 诱导肝癌，用四氯化碳（CCl_4）、乙醇与DEN联合诱导肝癌，可降低药物剂量和动物死亡率，提高肿瘤诱发率。

3. 移植性肿瘤模型

目前，全球保存有约500种的动物移植瘤，但常用于药物筛选的不到40种，多数为小鼠肿瘤，其次是大鼠和仓鼠移植瘤。主要肿瘤模型有小鼠L1210淋巴白血病、艾氏腹水瘤、Friend病毒白血病、肉瘤180、Lewis肺癌、腺癌755、白血病615、白血病P388、Walker-256、吉田肉瘤、肉瘤45、Dunning白血病、白血病L5170Y、P1534淋巴白血病、P1798淋巴肉瘤、LPC-1浆细胞瘤、淋巴瘤8、Gardner淋巴肉瘤、B_{16}或Cloudman黑色素瘤、Ridaway骨肉瘤、肉瘤37、P315白血病、Murhy-Sturm淋巴瘤、Jensen肉瘤、Geurin癌、仓鼠十二指肠腺癌和人体肉瘤HSL F_1杂交鼠移植瘤。

4. 人体肿瘤的异种移植性肿瘤模型

将人体肿瘤移植于免疫缺陷动物，可保持其生物学特性，用于研究人体肿瘤对药物的敏感性。近年来，将人体肿瘤移植于免疫缺陷动物或无胸腺小鼠（裸鼠），取得了较大进展，NCI于1977年提出将人体肿瘤移植于裸鼠的二筛实验模型。

将人的癌组织移植入裸鼠肾囊膜内，观察肿瘤生长，在显微镜下测量肿瘤直径，比较给药组和对照组的差异，在11天左右可得到动物疗效的结果。此方法比皮下接种快速，用正常小鼠代替裸鼠进行类似实验，在6天或更短的时间内也可获得有价值的资料，因为6天内免疫功能还不可能发挥作用，这样可以节省繁育裸鼠的工作量，有较大的实际意义。

5. 人源化小鼠肿瘤模型

（1）免疫系统人源化小鼠模型：是在重度免疫缺陷小鼠（如B-NDG小鼠、NSG小鼠等）体内移植人的造血细胞、淋巴细胞或组织，获得具有人源免疫系统的小鼠模型，如huPBMC-NDG和huHSC-NDG小鼠。huPBMC-NDG小鼠是将人外周血单个核细胞（PBMC）移植到重度免疫缺陷B-NDG小鼠体内，从而获得重建人免疫系统的B-NDG小鼠模型。huHSC-NDG小鼠是将人造血干细胞（$CD34^+$ HSC）移植到辐照清髓的重度免疫缺陷B-NDG小鼠体内，并分化产生各类造血或者免疫细胞，如T细胞、B细胞及NK细胞等，从而获得免疫系统人源化的模型。免疫重建后，皮下接种肿瘤细胞（实体瘤），每天观察小鼠状态并确认是否成瘤，肉眼观察肿瘤的长短径及走向，通过如下公式计算肿瘤体积：肿瘤体积（mm^3）= 0.5×长径×短径^2。

（2）肝脏人源化小鼠模型：是在小鼠体内构建人的肝脏系统。人源化肝脏的构建需具备两个条件，一是受者小鼠必须是严重免疫缺陷，以避免免疫排异；二是受者小鼠必须有肝损伤，从而为异源肝细胞的生存及增殖提供空间和条件。

目前有两种肝脏人源化小鼠模型。一种是Tet-uPA小鼠与免疫缺陷小鼠$Rag2^{-/-}$ $\gamma c^{-/-}$交配，获得免疫缺陷的诱导型肝损伤模型。该模型借助Tet-on基因表达调控系统，通过多西环素（Dox）诱导小鼠肝脏特异表达尿激酶型纤溶酶原激活物（urokinase plasminogen activator，uPA），引起小鼠肝脏损伤。该小鼠通过Dox诱导肝损伤，在移植人的原代肝细胞后4~6周，可以获得肝脏人源化小鼠模型。在此模型的基础上，尾静脉给予从患者外周血分离的T细胞，可获得T细胞/肝细胞双人源化小鼠模型。

另一种肝脏人源化小鼠模型是延胡索酰乙酰乙酸脱氢酶（FAH）模型。FAH是酪氨酸代谢途径中的一种酶，它的缺失会引起代谢毒物在肝细胞中积累，从而引起肝细胞损伤。

2007年，研究报道采用FAH敲除与Rag2$^{-/-}$γc$^{-/-}$杂交技术，获得淋巴细胞缺陷的FAH缺陷小鼠（FRG）。随后，用该小鼠进行人源化肝脏重建，获得重建率为80%的小鼠。该小鼠可感染乙型肝炎病毒（HBV）和丙型肝炎病毒（HCV）。肝脏人源化小鼠模型可发展为肝癌。

6. 转基因动物肿瘤模型

建立转基因动物肿瘤模型的方法主要有：①直接将癌基因及促进肿瘤发生发展的基因转入动物体内；②转入肿瘤血管生成调控基因；③转入肿瘤转移促进基因，主要是金属基质蛋白酶类；④转入肿瘤细胞耐药基因。啮齿类（大鼠、小鼠、土拨鼠等）、家畜（家兔、犬、羊、猪等）、禽类（鸡、鸭、鹌鹑等）、鱼类（斑马鱼等）、非人灵长类（猴、猩猩、狒狒等）及树鼩等都可作为模型动物。

HBsAg-Tg小鼠是将HBV部分基因，包括S、pre-S、X基因特异性地在B6小鼠肝细胞中高表达；HBV-Tg小鼠则是将全长的HBV基因组导入BALB/c小鼠，该模型12～14个月出现肉眼可见的肝癌，给予CCl_4、乙醇、DEN等可使肝纤维及肝癌发生时间缩短。K-rasLA转基因小鼠可以发展出多种肿瘤（包括肺恶性转化），联合转基因小鼠CCSP-rtTA/tetO-KrasG12D/Twist1-tetO7-luc（CRT）增加了肺肿瘤发生的数量和体积。p53与Ink4A联合突变转基因小鼠，用苯并（a）芘处理7周，全部发生肺癌。表7-2总结了常见肝癌转基因动物模型。

表7-2 常见肝癌转基因动物模型

分类	分子	类型	成瘤时间	成瘤比例（%）
病毒	HBV	敲入	52～104周	70～85
			＋DEN：30～32周	67～85
	HCV核心蛋白	敲入	80～105周	32
	SV40抗原	敲入	20周	100
原癌基因	c-Myc	过表达	36～65周	100
	c-Myc＋TGF-α	过表达	40～70周	50～100
	β-Catenin＋H-ras	过表达	8～26周	100
	c-Met	过表达	4～12周	60
生长因子	EGF＋c-Myc	过表达	12～18周	100
	IGF2	过表达	18～24周	＜10
	FGF19	过表达	52周	50
肿瘤微环境	PTEN	敲除	40～44周	30～66
	PTEN＋p53	敲除	3个月	100
	PDGF	过表达	48～52周	46～100
	甘氨酸-N-转移酶	敲除	8个月	100

摘自：赵颖华，孙薇.2015.生物技术通报.31（12）：56-62。

7. CRISPR-Cas9基因编辑技术构建肿瘤模型

CRISPR-Cas9基因编辑系统由具有核酸内切酶活性的Cas9蛋白和单链向导RNA（single

guide RNA，sgRNA）组成。CRISPR-Cas9技术在构建动物模型中的应用主要有两种途径：①应用CRISPR-Cas9技术编辑肿瘤细胞内的一个或多个基因，再用基因编辑后的肿瘤细胞建立移植性肿瘤动物模型；②动物尾静脉注射CRISPR-Cas9系统或者在动物组织注射病毒包裹的CRISPR-Cas9系统，实现动物体细胞或组织特异性的基因编辑，从而建立肿瘤动物模型。如通过尾静脉高压注射技术，将表达Cas9和sgRNA的CRISPR质粒导入小鼠肝脏，它们结合后可以靶向抑癌基因*PTEN*和*P53*（又称*TP53*和*Trp53*），诱发肝肿瘤。

应用CRISPR-Cas9技术使抑癌基因*TP53*、*APC*、*SMAD4*，以及癌基因*PIK3CA*和*KRAS*发生突变，发现表达全部5种突变基因的结直肠类器官都出现了明显的肿瘤样变化，在体外不依赖于干细胞归巢因子就能快速生长，在裸鼠肾包膜下移植癌细胞会形成肿瘤。有学者构建了一种Cas9蛋白条件性表达的小鼠模型，用腺相关病毒（AAV）载体向Cas9小鼠中导入*p53*和*LKB1*基因的sgDNA，通过同源重组介导的修复引入*RASG12D*基因突变，在基因突变后的小鼠肺组织中出现了明显的肿瘤结节，且随着时间的延长瘤体显著增大，成功构建了肺癌小鼠模型。也有学者基于CRISPR-Cas9技术建立了靶向编辑E6、E7基因的系统，并将该系统转染HPV-16阳性的宫颈癌SiHa细胞株，在裸鼠皮下接种肿瘤细胞，构建了皮下宫颈癌移植瘤的动物模型。此外，还利用CRISPR-Cas9基因编辑系统成功构建了白血病、脑瘤等肿瘤动物模型。

第4节　药理学研究中实验动物的选择与应用

一、中枢神经系统药理实验

1. 镇静催眠和抗精神病药物实验

实验常用动物：一是实验操作较方便的动物，如大鼠、小鼠；二是非啮齿类动物，最好选用猴或猩猩。选择动物时应注意其特点，如大鼠适于做刺激研究（注意：大鼠对多种药物易产生耐药性），猫和犬常用于神经药理、神经生理及行为观察实验，大鼠、小鼠用于研究中枢神经抑制药，在夜间进行较好。

2. 抗精神病药物的行为实验

阿扑吗啡能增强大鼠舔、嗅、咬等定向行为，这是药物增强黑质-纹状体内多巴胺（DA）能系统功能的缘故。常选用体重150～200 g的大鼠，皮下注射阿扑吗啡2 mg/kg，做定向运动强度实验。阿扑吗啡引起的攀爬行为是动物黑质-纹状体内DA能功能增强的表现。安定剂抑制大鼠定向运动的强度与其抑制脑内DA能受体功能相关。

3. 抗惊厥和抗震颤麻痹药物实验

（1）化学药物引起惊厥法：采用戊四唑诱导惊厥法，给小鼠皮下注射（85 mg/kg）或腹腔注射（100 mg/kg）戊四唑。进行药物活性比较实验时，应选用同一品系的动物。

（2）听源性发作法：某些敏感动物（主要是鼠类）在受到强铃声刺激时，能产生一种定型的运动性发作，称为听源性发作，是研究抗癫痫药物的一种常用模型。选用DBA/2J系小鼠（听源阳性鼠），也可给予某些药物以提高大鼠听源性发作阳性率，如在给予亚惊厥剂量的戊四唑（16 mg/kg）或士的宁（1 mg/kg）或咖啡因（150 mg/kg）的基础上，给予铃声刺激，阳性发作率分别为40.7%、66.5%和18.1%。

（3）慢性实验性癫痫模型：各种动物的大脑皮质感觉运动区是致痫敏感区之一，特别是猴，极易在此区形成癫痫病灶。将铝剂注入中央前回和中央后回比单注入中央前回易于形成；将铝剂注入猴和猫的颞叶前部，可引起运动性和精神运动性发作，也有报道注入杏仁壳核也可引起发作。病理模型的形成以猴最为敏感，猫次之，其他动物不敏感。因此，常选用猴做实验，麻醉后在无菌条件下将灭菌后的4%氢氧化铝乳剂用皮内针头注射到前脑和后脑皮质感觉运动区，注射两点或数点，注意勿使药液外流于软脑膜内，可在注射后35～60天作为实验动物出现自发性癫痫发作。

点燃效应（kindling effect，KE）引起的发作是一种较好的慢性实验性癫痫模型，包括电刺激点燃模型和化学点燃模型。前者是由对大脑特定区域反复给予低于惊厥发作阈值的电刺激引起的，后者常用的化学物有戊四氮、士的宁、海人酸、青霉素、马桑内脂等。常选用大鼠、猫、猴、兔等作为实验动物。

（4）抗震颤麻痹药物筛选：常采用药物诱发震颤，或损伤锥体外系的某些核团以诱发震颤。豚鼠按0.3 mg/kg剂量右侧颈动脉注射0.02%水杨酸毒扁豆碱溶液，注射时间要严格控制在20～25秒，并在注射时暂时夹住左侧颈动脉。小鼠腹腔注射0.25%槟榔碱溶液（25 mg/kg），或0.5%毛果芸香碱（50 mg/kg），或0.0014%氯化震颤素（0.14 mg/kg），均可诱发明显震颤。

4. 镇痛药物实验

常用动物有小鼠、大鼠、豚鼠、家兔、犬、猴等。由于猴对镇痛药物的依赖性表现与人接近，戒断症状明显且易于观察，以猴为模型研究镇痛药物的依赖性较为理想，已成为新镇痛药物进入临床试验前必需的实验。

5. 解热、抗炎药物实验

发热和炎症均为常见临床症状。实验室常用病毒、细菌、细菌产物、内毒素和抗原抗体复合物引起发热，也有用微量前列腺素E直接注入动物脑室或丘脑下部致热。实验性炎症应选用哺乳类动物，如足跖水肿模型需选用大鼠，过敏性炎症首选豚鼠，而家兔则最易产生发热反应。白毛兔比有色毛兔对刺激的炎症反应的强度和炎症经过均更剧烈。但需注意，20～30日龄的家兔不产生发热反应，而体重在2 kg左右者，实验结果最为满意；大鼠则以体重150～200 g最适宜。

6. 中枢兴奋药物实验

引起食欲抑制的药物大多为中枢兴奋药，常以猫为模型研究食欲抑制药物有无耐药性及其发生速度。也可采用金硫葡萄糖（aurothioglucose）喂饲的小鼠建立肥胖模型来研究食欲抑制药物。

7. 骨骼肌松弛药物实验

不同种属动物对神经-肌肉接点阻断药物反应的差异不仅表现在作用强度上，而且反映在作用性质上。如猫对琥珀酰胆碱、十烃季胺的反应与人相似，呈单纯去极化型阻断作用，而兔、豚鼠、大鼠表现为双相阻断作用。

二、传出神经药理实验

1. 心血管实验

血压实验是检验传出神经药物极其敏感的方法,多采用急性血压实验,常用动物有犬、猫、兔和大鼠。离体主动脉环实验宜选用兔,兔的主动脉上含有α受体,因此兔是测定作用于α受体药物的较佳动物,已被广泛用于鉴定和分析拟交感药物及其拮抗药物的作用。

2. 消化道平滑肌实验

一般多用离体豚鼠及兔的肠段。离体豚鼠回肠可用于观察乙酰胆碱(ACh)和拟胆碱药物的剂量-反应关系。离体兔空肠有节律性收缩活动,可观察肾上腺素、去甲肾上腺素、异丙肾上腺素、酚妥拉明、普萘洛尔、毒扁豆碱等药物对空肠摆动的影响。大鼠胃底条是鉴定儿茶酚胺类药物和5-羟色胺(5-HT)最敏感的标本,主要观察药物对胃纵肌的作用。

3. 影响传出神经递质的药物实验

(1)猫瞬膜实验:猫的瞬膜大且反应灵敏,所以猫是瞬膜实验首选和最适合的动物。瞬膜内存在α受体,用猫的瞬膜标本鉴别神经节阻滞药和α受体阻滞药,是最常用的方法之一。

(2)兔肠系膜神经-回肠实验:选用兔的回肠较为合适,刺激肠系膜神经(系肾上腺素能神经)可抑制回肠的摆动运动。如受试药物能阻断这一抑制反应,而不影响甚至增强去甲肾上腺素或肾上腺素对回肠摆动运动的抑制作用,则推断该药物是肾上腺素能神经阻滞药。

(3)兔耳血管灌流法:是筛选肾上腺素能神经阻滞药和α受体阻滞药常用的方法之一。在实验设计中,用阿托品8μg阻断其毒蕈碱样作用,使其不干扰肾上腺素能神经阻滞药的研究。

(4)猫脾神经-脾标本:在肾上腺素能神经阻滞药或α受体阻滞药的研究中脾神经-脾标本是常用的标本。前一类药物使用后,可使脾静脉血中去甲肾上腺素含量降低,后一类药物则使去甲肾上腺素含量升高,以此鉴定两类药物。此实验常选用猫作为实验动物。

(5)豚鼠下腹神经-输精管标本:下腹神经是交感神经节后纤维,支配输精管或子宫。豚鼠下腹神经-输精管标本常用于研究肾上腺素能神经阻滞药和α受体阻滞药。若受试药物能阻滞刺激下腹神经引起的输精管或子宫收缩作用,却不能影响去甲肾上腺素或肾上腺素的反应,甚至可增强其作用,则可确定该药为肾上腺素能神经阻滞药。豚鼠的输精管对拟交感胺的收缩反应较子宫迅速,洗去后恢复也较快,因此常选用豚鼠制备标本进行实验。

(6)兔交感神经-心房标本:主要用于观察肾上腺素能神经阻滞药的作用。刺激交感神经引起心率加快,心肌收缩力加强。使用这类药可阻断上述反应,但不能拮抗去甲肾上腺素或肾上腺素对心脏的兴奋作用。此标本制备主要选用兔,也可用幼龄猫(体重1~2 kg)和豚鼠。

(7)大鼠血压实验:在大鼠血压实验中发现,毒扁豆碱能引起血压升高反应,利血平能阻断大鼠对毒扁豆碱的升压作用。切除两侧肾上腺,不会影响其升压反应,横断脊柱,其升压反应立即消失。据此认为,大鼠对毒扁豆碱的升压反应可能是中枢性的,通过外周交感神经表现出来。毒扁豆碱引起的大鼠升压反应的实验模型可用来研究影响肾上腺素能神经递质释放的药物。如使用某药物后，再注射毒扁豆碱，其升压作用消失，但去甲肾上腺素或肾上腺素的升压作用仍不变，甚至增强，则可能提示该药物为肾上腺素能神经阻滞药。

三、胆碱受体和肾上腺素受体的药理实验

1. 胆碱受体实验

胆碱受体有M和N两种类型，当M受体兴奋时，表现为心率减慢，心肌收缩力减弱，血压下降，胃肠道平滑肌收缩，瞳孔缩小，唾液分泌增加，支气管平滑肌收缩等。典型的M受体阻滞药阿托品能阻滞上述作用。欲确定一个未知药是否作用于M胆碱受体，其作用性质是兴奋、抑制还是阻断，可选离体豚鼠回肠、兔瞳孔、兔唾液腺分泌、大鼠或猫血压、离体蛙心和离体兔右心房等实验，用已知药毛果芸香碱或阿托品作为对照，即可获得明确结论。N胆碱受体分为N_1和N_2两种亚型，N_1胆碱受体兴奋时，自主神经节兴奋及肾上腺髓质分泌。在阿托品化猫，凡不具有血管收缩作用而能使血压升高的药物，初步可认为其作用部位在N_1胆碱受体。N_2胆碱受体兴奋时骨骼肌收缩，可采用水蛭背肌或蛙腹直肌标本进行实验，即可得到结果。

2. 肾上腺素受体实验

肾上腺素受体有α受体和β受体两种。当α受体兴奋时，表现为皮肤、黏膜及内脏血管收缩，胃肠道平滑肌松弛，瞳孔散大，瞬膜收缩，子宫收缩等。典型的α受体阻滞药酚妥拉明和妥拉唑林等能阻断上述作用。未妊娠兔的离体子宫对α受体兴奋药十分敏感，可用于鉴定α受体兴奋药或阻滞药。β受体兴奋时，表现为心率加快，心肌收缩力加强，骨骼肌血管和冠状动脉扩张，胃肠道平滑肌松弛，支气管扩张，糖原和脂肪分解等。β受体有$β_1$受体和$β_2$受体两种，一般以心脏效应作为观察$β_1$受体作用的指标，而以气管、支气管效应作为观察$β_2$受体作用的指标。常选用离体蛙心、兔心灌注，以及离体兔（豚鼠）心房、离体大鼠子宫、离体豚鼠气管片等进行β受体实验。

四、心血管系统药理实验

1. 实验性高血压

急性实验性高血压模型常选用犬、猫、大鼠、家兔和猴等动物。引起急性实验性高血压的方式很多，如直接刺激中枢神经系统、通过神经反射、注射外源性儿茶酚胺类或其他体液性加压物质等。

（1）直接刺激中枢神经法：采用埋藏电极或借助立体定位器，电刺激大鼠或猴的侧下丘脑防御警觉区，可使动物血压明显升高、心率加快和心输出量增加等。

（2）神经反射性隔离性高血压：大鼠正常平均收缩压±标准差为（15±1.07）kPa，噪声刺激3个月，收缩压可升高到17.3～18.7 kPa，约40%大鼠的收缩压可达21.3 kPa，适于降压药的筛选。

（3）去抑制性高血压：常选用家兔，切断其主动脉的降压神经，或选用犬，切断颈动脉窦区神经引起高血压。

（4）肾性高血压：常选用犬、家兔、大鼠，使一侧肾动脉狭窄，肾动脉血流量减少50%以上，或同时使两侧肾动脉狭窄，将致血压长期升高。

（5）内分泌型高血压：选用犬或大鼠注射垂体前叶提取物，或给家兔静脉注射垂体后叶升压素 0.5～0.7 mg，数周后动物血压可上升。

2. 心肌缺氧缺血实验

垂体后叶素能使冠状动脉痉挛，造成急性心肌供血不足；同时外周阻力增加，导致心脏负荷加重，在心电图上可见心肌缺血变化。药物若能防止这种心肌缺血变化，被认为可能有抗心肌缺血的价值。常选用家兔，从耳静脉注射垂体后叶素 2.5 μg/kg（用生理盐水稀释为 3 ml），注射后 30 秒可造成心肌缺血。异丙肾上腺素为强 β 受体兴奋药，能通过加快心率、增强心肌收缩力等环节增加心肌耗氧量，造成心脏负荷过重，心肌微循环障碍，连续应用可形成心肌梗死样变化。常选用豚鼠、大鼠、犬和家兔，皮下或腹腔注射异丙肾上腺素建立心肌梗死动物模型。

心肺灌流是分析药物对心脏作用的经典方法，一般用犬或猫。研究强心苷可选用豚鼠，而研究心肌缺氧宜选用大鼠。

五、消化系统药理实验

1. 消化系统分泌实验

（1）胃液分泌实验：胃液收集常选用犬和大鼠。由犬右侧口角插入胃管收集胃液。大鼠则剖腹，从幽门端向胃内插入一直径约 3 mm 的塑料管，在幽门处结扎固定，收集胃液。

（2）胰液分泌实验：胰液收集可选用犬、兔或大鼠。

（3）胆汁分泌实验：可分别给动物做胆囊瘘和胆总管瘘收集。胆囊瘘以犬为最佳，胆总管造瘘手术常选用大鼠。

2. 消化器官运动实验

（1）离体实验：标本制备多选用兔、豚鼠、大鼠等，可用手术摘取或在猝死动物剖检时取消化器官。取禁食 24 小时的动物，通常用击头致毙法处死，立即常规剖腹，取出所需胃、肠、胆囊等器官，去除附着的系膜或脂肪等组织，迅速置于充氧（或含 5% CO_2）的 37℃保温液中，并用注射器吸取保温液将食物残渣洗净。

（2）在体实验：观察胆管系统的运动以雌犬为佳，禁食 12～24 小时，静脉或腹腔注射乌拉坦（1.0～1.5 g/kg）麻醉。胆道口括约肌部胆管内压测定实验选用犬、猫，也可用兔。

3. 催吐、镇吐、厌食实验

（1）催吐和镇吐实验：常选用犬、猫。给犬皮下注射盐酸阿扑吗啡（1 mg/kg）后 2～3 分钟，可引起恶心、呕吐。用 1% $CuSO_4$ 或 1% $Al_2(SO_4)_3$ 溶液 50 ml 给犬灌胃，灌胃后 2～3 分钟也可引起呕吐，但无恶心现象。

（2）厌食动物模型：常用大鼠，亦可用犬、猪、小鼠。用多种矿物质及多种维生素含量低下的合成饲料饲喂幼龄大鼠，可出现类似小儿厌食症的表现，且状态稳定，模型大鼠的摄食量明显低于对照组，体重增长缓慢，下丘脑和血浆八肽胆囊收缩素水平显著升高。

六、呼吸系统药理实验

1. 镇咳药物筛选

豚鼠对化学刺激或机械刺激都很敏感，两种方式刺激呼吸道均能诱发咳嗽，刺激喉上神经亦能引起咳嗽，是镇咳药筛选最常用动物。犬对反复化学刺激引起的咳嗽反应的变异比其他动物少，特别适用于观察药物的镇咳作用及持续时间。兔对化学刺激或电刺激不敏感，刺激后诱发打喷嚏的概率较咳嗽多，故兔很少用于筛选镇咳药。小鼠和大鼠用化学刺激虽能诱发咳嗽，但打喷嚏和咳嗽动作很难区别，变异较大，特别是反复刺激时变异更大，实验可靠性较差。

2. 平喘药物筛选

离体气管法是筛选平喘药物的常用实验方法，豚鼠的气管对药物的反应较其他动物敏感，且更接近人的支气管，因此豚鼠的气管可作为常用的标本。肺支气管灌流法是测定支气管肌张力的研究方法之一，常选用豚鼠和兔，也可用小鼠。药物引喘实验常选用豚鼠，最常用的引喘药物是组胺和乙酰胆碱，实验时必须选用体重不超过200 g的幼龄豚鼠，其引喘潜伏期不超过120秒。

七、泌尿系统药理实验

1. 利尿药及抗利尿药筛选

要判断药物是否有利尿作用，可选用大鼠、小鼠、猫或犬进行实验，其中以大鼠较为常用。对人体有利尿作用的药物均可在大鼠实验中获得较好的利尿效果，但汞撒利（Mersalyl）的作用较差。因此，筛选利尿药的首选动物虽多为大鼠，必要时还应选用其他实验动物加以验证。

2. 肾清除率实验

肾清除率实验是评估肾功能的重要方法，它表示肾脏对血液中某物质的清除能力，通过实验还可了解肾血流量、游离水的生成和重吸收等情况。犬和大鼠均可用于肾清除率实验。菊粉清除率实验常选用大鼠，它的清除率就是肾小球滤过率；游离水清除率实验常选用健康成年犬，此方法可以衡量肾对尿液浓缩和稀释的能力，分析利尿药对尿液浓缩和稀释机制的影响，从而推测利尿药的作用部位。对氨基马尿酸清除率实验常选用大鼠，其清除率可作为有效肾血浆流量的客观指标。

3. 截流分析实验

截流分析实验是一种分析肾小管各段运转功能的方法，可对利尿药作用部位进行初步分析，常选用10 kg以上健康犬做实验。

4. 肾小管微穿刺实验

常选用大鼠或犬。如欲穿刺集合管，可用幼龄大鼠或金黄地鼠；如穿刺肾小球，常用Munich Wistar大鼠，体重以200～250 g为宜。

第5节 口腔医学和皮肤病研究中实验动物的选择与应用

一、口腔医学研究常用实验动物

1. 龋病、牙周病动物

猕猴是研究龋齿病因、发病和治疗等的首选动物。猕猴食用加糖食物可诱发乳牙和恒牙龋齿，其变化与人的龋齿相似。鼠类的品种、品系、年龄不同，对龋齿易感性也不同。如幼年NIH大鼠的敏感性低于SD大鼠；变形链球菌所致的龋变范围，小鼠远不如地鼠和大鼠，而变形链球菌诱发地鼠的平滑面龋比大鼠更广泛。龋齿实验宜选用17～24日龄鼠，鼠类的门齿不适于龋齿研究。

猕猴是牙周病研究的理想动物，其牙周组织对一般的代谢改变极为敏感。老龄猕猴的牙周膜改变类似于老年人，猕猴牙周炎的发生过程及组织病理学改变也类似于人。犬牙周膜的组织学、牙周炎的病理学及牙周病的流行病学与人相似。

2. 先天性腭裂、唇裂

家兔是研究腭裂和唇裂病因（如遗传、药物、环境等）与其他先天缺陷（如脑水肿、脊柱裂、呆小症、软骨发育不良等）关系的极好的实验动物。小鼠的唇裂和腭裂与人相似，其遗传情况也相似，适合做唇裂和腭裂的动物模型。

3. 口腔黏膜病、口腔癌

慢性机械损伤、烟酒刺激金黄地鼠的硬腭后部及软腭前部，可成功诱发与人类相似的口腔黏膜白斑。金黄地鼠颊囊部涂抹致癌剂二甲基苯并蒽（DMBA），可诱发上皮异常增生性白斑。大鼠舌部涂抹DMBA诱发白斑形成的潜伏期短、比例高，但应设法通过人工方法减少大鼠对所涂药物的清洁作用，这样可诱发大鼠口腔黏膜癌。大鼠是研究念珠菌性白斑变化的适宜模型动物。念珠菌感染与某些类型白斑，特别是颗粒型白斑的产生有一定关系。家兔也可作为口腔黏膜溃疡病的模型动物。

金黄地鼠可用于舌癌的研究。1973年Fujita等采用根管拔髓针搔伤舌体，再涂含有DMBA的丙酮液，经13～25周，100%的动物产生了舌癌。大鼠腭黏膜下有大量腭腺，导管开口于黏膜表面，此结构可作为致癌剂侵入的门户。常选用6～8周龄Wistar大鼠做下颌骨的骨肉癌模型。巴豆油对单纯疱疹病毒诱发小鼠唇癌有促进作用，常选用2月龄小鼠。

4. 口腔外科

猕猴是首选动物，常用于口腔矫形学研究，如再植牙的效果观察，牙齿折裂方式、程度及处理时间、方法和组织病理变化的研究，还常用于补牙、镶牙材料对牙髓及牙周组织、骨组织的毒性、致癌性研究。

犬类动物模型在口腔医学中应用很广泛，如犬2、3、4前磨牙拔除后，若去除根间骨隔，可以形成很像人类的拔牙创，可用于干槽症动物模型。犬和兔的下颌骨突出，可用于颌面部畸形矫正的动物模型。

二、皮肤病研究常用实验动物

1. 外用药筛选及紫外线照射

无毛小鼠可用于外用药筛选及紫外线照射研究。无毛小鼠的优点是便于外用药的使用，对某些化合物的穿透性与人类皮肤相似，但其组织学和细胞动力学与人类皮肤不同。

家兔皮肤对刺激反应敏感，特别是耳内侧，常用于各种化妆品对皮肤影响的研究及毒物对皮肤局部作用的研究。

2. 皮肤移植

无胸腺裸鼠适于皮肤移植研究。移植人类皮肤的裸鼠是研究人类皮肤功能、代谢和疾病的在体模型。

猪的皮肤与人非常相似，包括体表毛发的疏密、表皮厚薄、表皮具有的脂肪层、表皮形态学和增生动力学（猪30天、人21天）、烧伤皮肤的体液和代谢变化机制等，猪的皮肤用于烧伤后创面敷盖移植效果较好。

3. 斑秃

C_3H/HeJ小鼠可自发出现类似于人类斑秃的临床表现和病理学变化，是研究人类斑秃发病机制及新疗法的良好模型。该种小鼠发病率雌鼠为0.25%、雄鼠为0.035%，选择性繁育可使其发病率达20%。静脉注射鼠源γ干扰素或涂抹咪喹莫特也可诱导C_3H/HeJ小鼠发生斑秃。

4. 银屑病

（1）上皮过度增殖模型：动情期小鼠阴道上皮过度增殖，产生以表皮细胞DNA合成和有丝分裂增加为特征的银屑样组织学特征。此特征被广泛用于筛选银屑病的抗增殖药，以及通过分析药物对标记指数、有丝分裂指数等指标的影响，研究与细胞周期相关的药物作用机制。

（2）必需脂肪酸缺乏模型：饮食诱导的大鼠和无毛小鼠必需脂肪酸缺乏能产生表皮银屑病样改变，包括表皮组织学、细胞动力学和生化特征，均类似于人类银屑病。该模型适合于外用药的研究，也适合于研究生化因素，特别是与皮肤脂类代谢异常有关的因素在银屑病发病中的作用。

（3）鼠尾鳞片颗粒层模型：1964年，Jarrett和Spearman首次建立的小鼠尾巴实验，提供了快速、简单、可靠的银屑病角化不全的药理学模型。成年小鼠尾巴自然发生不连续的皮肤角化不全，该区域缺乏颗粒层，表面有鳞屑，称为鳞屑区。鼠尾鳞屑区的角化不全可经抗银屑病药物的诱导形成颗粒层，恢复正常角化。该模型用于筛选多种抗银屑病药物，如维A酸、皮质类固醇激素、煤焦油成分。

5. 硬皮病

TSK小鼠是B10.D2（58N）/SN小鼠的显性突变鼠。该鼠能自发产生类似于人类进行性系统性硬皮病（progressive systemic sclerosis，PSS）的皮肤损害。缺点是缺乏内脏损害，特别是血管病变。皮损部位缺乏单核细胞浸润。

6. 痤疮

Rhino小鼠是Rhino基因的无毛突变鼠。出生后2～3周出现不可逆性脱毛，皮肤进行性变皱，毛囊皮脂腺导管由于过多的角质积聚而扩张，角化的毛囊栓在皮肤开口处变黑，出现类似于人类的开放性粉刺，可通过组织学方法检测各种抗痤疮药物的粉刺溶解作用。

兔耳皮肤可以诱导出粉刺，用于评估抗痤疮药物的抗毛囊内角化效果。诱导剂可用2%煤焦油溶液、50%油酸或50%正十四烷，每次用0.5～1.0 ml涂搽于兔双耳内侧的皮肤，每日1次，每周5次，持续2周。

7. 黑色素瘤

裸鼠是研究人类恶性黑色素瘤的适宜模型动物，黑色素瘤移植到裸鼠的成功率高达50%～70%。经过选育的一种美洲辛克莱小型猪（Sinclair）的自发性皮肤黑色素瘤发病率高达80%，为探讨宿主-肿瘤-细胞的相互作用提供了独特的机会。猪黑色素瘤模型与人类恶性黑色素瘤有许多共同特点，从而可进行黑色素瘤病理学、免疫学及生物化学等方面的研究。

8. 接触性变态反应

豚鼠是研究实验性接触性变态反应的最佳实验动物。豚鼠易于致敏，其发生的变态反应性接触性皮炎（allergic contact dermatitis，ACD）与人类的接触性皮炎十分相似，但不易发生水疱，而乳晕部皮肤便于标本制作和观察。常选用体重400～500 g的白色雌性豚鼠，动态观察接触性变态反应中朗格汉斯细胞的变化。

第6节 生殖医学研究中实验动物的选择与应用

生殖医学研究需要更多地借助于适宜的动物模型来探索生育调控的最佳方法，对实验动物有特定的要求，应具备以下条件：①实验动物的质量要在清洁级以上，长期实验应为SPF级以上；②无生殖系统的各类感染及功能或器质性异常；③动物的月龄明确，多在其生育高峰期内；④动物的性周期、繁殖周期要稳定均一，妊娠期要短而且恒定，繁殖力强，群体繁殖率达到98%以上；⑤对生殖调节物质的反应敏感或钝感；⑥与人类相应的生殖生理或病理过程尽可能相似。

随着实验动物科学的飞速发展和比较医学研究的深入，各类自发的动物模型，特别是转基因动物模型在生殖医学研究中起着越来越重要的作用。常用实验动物为妊娠期短、体型小、繁殖力较强的啮齿类和家兔，如SD大鼠、Wistar大鼠、NIH小鼠、KM小鼠、C57小鼠、BALB/c小鼠、中国地鼠、金黄地鼠、豚鼠和新西兰兔、日本大耳白兔。此外，还有具有月经周期的猕猴亚科动物，以及小型猪、来航鸡、比格犬等。

一、口服避孕药的筛选研究

筛选口服避孕药多使用啮齿类动物，因为它们具有规律的动情周期，排卵有明显的指标，易于检测。动物实验证实某药物具有抗生育的效果后，还必须进行各种药理实验。

孕激素活性测定根据Mcphail的方法，以未成熟雌性家兔的子宫内膜变化为观察指标；妊娠维持实验一般选用大鼠；雌激素活性及抗雌激素活性测定选用未成年或去卵巢未成熟大鼠，以子宫称重或阴道涂片为观察指标；雄激素活性及抗雄激素活性测定选用大鼠或小鼠，以前列腺腹侧及储精囊称重为观察指标；对促性腺激素分泌的影响选用啮齿类或其他动物，以是否抑制排卵或测定外周血的促性腺激素含量为观察指标；糖皮质激素活性测定选用大鼠。

二、避孕药的药理研究

1. 女用避孕药

女用避孕药研究的基本方法是抗生育实验，就是在雌性动物与雄性动物合笼前和合笼期间，给雌性动物服药，观察药物对生育的影响。

抗着床实验是将雌鼠与雄鼠合笼，每天早晨检查雌鼠阴道口有无阴栓，于出现阴栓后第 1～5 天，每日给药 1 次，于阴栓出现后第 12 天处死动物，以胚胎数和受孕百分率为指标。

抗早孕实验是在着床（出现阴栓后第 5 天着床）以后给药，一般于阴栓出现后第 6～9 天连续给药 4 天，第 12 天处死，以检查胚胎数和死胎数为指标。

抗生育、抗着床和抗早孕实验宜选用性成熟、生育期的小鼠或大鼠。抗排卵实验常选用生育期的雌兔。

2. 男性避孕药

药物能抑制精子的生成，干扰雄性生殖活动的激素调节，干扰副性腺和改变精液的理化特性等，均可达到避孕的目的。精子的形态成熟发生在睾丸，而生理成熟是在附睾。药物作用于副性腺，干扰精子成熟或改变精液理化性质所引起的雄性不育较理想。观察药物对大鼠生育力、精子数、精子活动力的影响及对雄性激素的作用等，常选用成年雄性大鼠。

三、促性腺激素分泌的研究

不同动物的中枢神经系统对促性腺激素分泌的调节有很大差异。例如，灵长类和大鼠的垂体以同样的方式对促黄体素释放激素起反应，并以同样的形式被大剂量雌激素或雄激素所抑制。这两种动物的自发性排卵均需中枢神经系统的调节。但调节大鼠促性腺激素释放的中枢是视前结节系统，若视前区受损，则在排卵前雌激素不能导致促黄体激素的释放；而恒河猴促性腺激素释放的调节中枢是结节漏斗系统。

在中枢神经系统对促性腺激素调节的研究中，大鼠是常用动物模型，其排卵前有自发的促黄体生成素（LH）峰，所得结果一般易于在猴身上得到重复。

第 7 节 病毒学研究中实验动物的选择与应用

实验动物在人类病毒学发展史上曾起过重要作用，主要用作病毒分离、发病机制研究、抗病毒药物筛选、疫苗效果及完全性鉴定、制备诊断用品等。病毒敏感动物的研究，一直是病毒学的重要内容之一。

一、RNA 病毒敏感动物

1. 黄病毒科

（1）黄热病毒：该病毒属于黄病毒科、黄病毒属（B组虫媒病毒）的原型。所有灵长类可能都易感，其中恒河猴最为敏感，亦可用中国猴（*Macacus sinicus*）及短尾猴（*Macaca arctoides*）。小鼠对黄热病毒也敏感。

（2）登革病毒：该病毒属于黄病毒科、黄病毒属。小鼠是最常用的敏感动物。猴类对登革病毒易感，多种猕猴、食蟹猴、长尾猿、狒狒都可因蚊虫叮咬或注射病毒而受到感染。猴类基本是无症状的隐性感染，但接种后1～7天有病毒血症。

（3）乙脑病毒：该病毒属于黄病毒科、黄病毒属的B组虫媒病毒。乳鼠和成年小鼠脑内接种可引起致死性脑炎，乳鼠腹腔内接种也可发生致死性脑炎。恒河猴、食蟹猴和成年仓鼠脑内接种也可引起致死性脑炎。

（4）丙型肝炎病毒（HCV）：该病毒属于黄病毒科、肝炎病毒属。在自然情况下，HCV只感染人和黑猩猩。由于高通量测序技术被广泛地应用于病毒学的研究，许多HCV成员被发现和确定。该属病毒的宿主范围从单一的人扩展到灵长类、犬、马、牛、鼠和蝙蝠，为寻找更好的动物模型提供了新思路。

2. 沙粒病毒科

（1）胡宁病毒：是阿根廷出血热的病原体，属于沙粒病毒科、沙粒病毒属。豚鼠实验感染胡宁病毒时产生类似人类阿根廷出血热的致死性疾病。乳鼠实验感染可产生典型的病毒性脑炎，致死率达95%～100%。

（2）拉沙病毒：是病毒性出血热——拉沙热病的病原体，属于沙粒病毒科、沙粒病毒属。新生小鼠脑内接种此病毒可引起不显性持续感染。成年小鼠脑内接种后5～7天出现致死性疾病，有痉挛发作，后期后肢强直，呼吸停止。豚鼠腹腔内接种后发生呼吸功能衰竭，约67%死亡。松鼠猴肌内接种后，经10～14天发生多变的致死性疾病。

（3）淋巴细胞脉络丛脑膜炎病毒：该病毒属于沙粒病毒科、沙粒病毒属，可引起淋巴细胞脉络丛脑膜炎。该病毒对猴及豚鼠有致病力。小鼠脑内接种尤为敏感，可供分离病毒用。一般使用4周龄小鼠及乳鼠、未断乳豚鼠和200～400 g豚鼠，可能时选用Albino Swiss小鼠。为取得更好的效果，可同时接种幼年动物和年龄较长的动物。脑内接种感染的发病率远比经腹腔内接种高。小鼠感染后的表现可能有三种过程：急性疾病并死亡；急性疾病，恢复并产生抗体；形成持久的耐受性感染，携带病毒，不产生抗体。其决定因素有感染的病毒株、接种途径（最为重要）和感染动物的年龄。

3. 冠状病毒科

冠状病毒属套式病毒目、冠状病毒科、冠状病毒属，是单股正链RNA病毒，仅感染脊椎动物，如人、鼠、猪、猫、犬、狼、牛、禽类，最先（1937年）从鸡体内分离。其具有多个毒株，目前已知可以感染人的7个毒株为SARS-CoV-2、HCoV-229E、HCoV-OC43、HCoV-NL63、HCoV-HKU1、SARS-CoV和MERS-CoV（引发中东呼吸综合征）。其中，SARS-CoV-1（SARS-CoV）和SARS-CoV-2均可导致严重的急性呼吸系统综合征。

非人灵长类动物，包括恒河猴、食蟹猴、非洲绿猴、狒狒和普通狨猴等在生理特征和免疫调节等方面与人类具有显著的相似性，可用作SARS-CoV-2感染动物模型。

由于小鼠和人类血管紧张素转化酶2（ACE2）存在差异，传统的小鼠模型无法有效模拟SARS-CoV-2感染及患者的临床症状和相关免疫反应，但建立人源化肺组织和人源化免疫系统小鼠模型，将有助于研究SARS-CoV-2感染人体后引发的免疫病理反应。目前，已建立稳定遗传的K18-hACE2转基因小鼠模型、通过病毒介导的基因递送方式在小鼠体内实现ACE2异位表达的Ad5-hACE2或AAV-hACE2小鼠模型、植入人体组织或细胞的人源化小鼠模型、SCID-人肺小鼠模型和人肺嵌合小鼠模型等。

4. 小RNA病毒科

（1）脊髓灰质炎病毒：该病毒属于小RNA病毒科、肠道病毒属，可引起脊髓灰质炎（小儿麻痹症）。敏感动物有：①灵长类动物，猩猩能感染和人类完全相似的疾病。多种猕猴对该病毒敏感，特别是恒河猴。接种方法有腹腔注射、坐骨神经附近深部肌内注射、鼻腔滴注，实际操作中最好混合接种。②啮齿动物，该病毒在接种于啮齿动物前，常需经猴体适应1~2代。棉鼠、小鼠、田鼠、鼷鼠可经脑内接种。最好选用幼龄动物，如2~3周龄小鼠或15日龄棉鼠。

（2）柯萨奇病毒：该病毒属于小RNA病毒科、肠道病毒属。根据其对乳鼠的致病力分为A、B两组：A组诱发产生弥漫性肌炎并伴有随意肌纤维的急性炎症及坏死；B组主要引起大脑局部退行性变等。柯萨奇病毒常用的传代和分离方法是乳鼠脑内、腹腔内或皮下接种。4~5日龄乳鼠对A组病毒感染敏感。B组病毒在1日龄或更小的乳鼠传代和分离较佳。即使是成鼠，给予注射可的松、X线照射或感染期间持续暴露于寒冷环境（4℃，B组病毒）或严重营养不良都可使其对柯萨奇病毒易感。乳鼠通常在症状出现后24小时内死亡。

除乳鼠外亦可用3周龄以内的鼷鼠，它有稳定的感染性，可用于分离及传代。恒河猴脑内接种A-7和A-14病毒可引起中枢神经系统的神经细胞广泛变性，进而导致松弛性麻痹。

（3）甲型肝炎病毒（HAV）：该病毒属于小RNA病毒科、嗜肝病毒属。1967年，首次证明HAV可在狨猴体内增殖，此后从狨猴体内发现人类HAVCR326株。狨猴、黑猩猩、红面猴对HAV均易感，经口或静脉接种病毒，可产生肝炎。

5. 正黏病毒科

流行性感冒病毒（简称流感病毒）的血凝素和神经氨酸酶对黏（糖）蛋白有亲和力，因此，原称为黏病毒，后统称为正黏病毒科，包括甲/乙型流感病毒属、丙型流感病毒属和托高土病毒属，代表种为甲型流感病毒、乙型流感病毒、丙型流感病毒。流感病毒研究最好选用雪貂，也可用小鼠、金黄地鼠、豚鼠、猴及猪。

（1）雪貂：是较为理想的流感实验动物。白色皮毛的雪貂比杂色雪貂敏感。病毒经鼻腔内接种。雪貂对甲、乙型流感病毒均易感，病毒不经适应即能对雪貂致病，并易传播给其他雪貂和人。其临床表现与人相似，发热并伴上呼吸道感染。痊愈后血清中产生高滴度抗体。

（2）小鼠：对流感病毒敏感，但其症状与人不同，主要表现为下呼吸道感染，并死于肺炎。直接取自患者的标本不宜直接用小鼠分离病毒。适应的方法：先将含病毒的标本在乙醚麻醉下经鼻腔接种雪貂，在雪貂体内适应后，再接种小鼠分离病毒。

（3）金黄地鼠：常用于研究流感病毒温敏变异株。地鼠为隐性感染，但可在鼻、肺部检测病毒繁殖量。地鼠的体温和鼻部温度与人相似,对人毒力不同的流感病毒温敏变异株,在地鼠体内也表现出相似的差异。

6. 副黏病毒科

（1）麻疹病毒：该病毒属于副黏病毒科、麻疹病毒属。除灵长类外,一般动物均不易感。1911年首次成功感染猕猴。之后证明,除了接触和吸入外,多种猴（猿类、恒河猴、崇猴、爪哇猴、倭猴等）对不同接种途径也易感,其症状类似人类麻疹,潜伏期为3～22天,病毒血症期为4～15天,约半数动物有皮疹、结膜炎、上呼吸道卡他和发热症状。该病毒适宜在组织培养基上培养,也可在大鼠、小鼠或地鼠乳鼠体内繁殖,脑内接种可引起脑膜炎症状。近年来,NSE-CD46、YAC-CD46等转基因小鼠也被用于麻疹病毒体内传播、致病机制及疫苗筛选的研究。

（2）呼吸道合胞病毒：该病毒属于副黏病毒科、肺病毒属。猩猩感染后产生与人相似的上呼吸道症状。卷尾猴感染后4～6天,病毒繁殖达高峰,并出现临床症状,如肺炎,肺和支气管可以检出该病毒抗原。雪貂日龄越小,病毒繁殖量越大。鼻内感染时,3日龄雪貂肺部病毒量可达10^5 PFV/g肺组织;7～14日龄雪貂肺病毒量仅10^3～10^4 PFV/g肺组织;28日龄雪貂肺内检不出病毒。此外,地鼠和棉鼠对该病毒较敏感,感染后在细支气管及肺部可检出该病毒。

7. 弹状病毒科

狂犬病毒属于弹状病毒科、狂犬病毒属,为单股负链RNA病毒。敏感动物依次为中国地鼠、小鼠、豚鼠和兔。颅内接种比颅外或肌内注射更可靠。小鼠狂犬病潜伏期多为8～14天,很少超过20天。表现为竖毛、弓背、活跃兴奋或淡漠无力,进而战栗,后肢瘫痪,死亡。家兔潜伏期为12～25天,初始症状为瞳孔扩张,数小时后呼吸困难、瘫痪。豚鼠的潜伏期比家兔短,出现症状后常有兴奋期,会变得凶暴,最后瘫痪。

二、DNA病毒敏感动物

1. 疱疹病毒科

（1）单纯疱疹病毒（HSV）：该病毒属于疱疹病毒科、疱疹病毒甲亚科、单纯疱疹病毒属。家兔为最适宜的实验动物,亦可用豚鼠、小鼠、地鼠。家兔及豚鼠可用有菌材料做角膜接种,可不加抗生素或过滤,不妨碍病毒生长。家兔角膜接种可导致角膜炎和结膜炎。脑内接种有发热症状,偶有脑炎症状。皮肤接种最好采用足跖皮肤划痕,可出现皮疹,最后动物可能死亡。如果选用小鼠,最好用新生小鼠,经脑内或腹腔接种,小鼠呈脑炎症状,最后死亡。亦可同时接种一批"病毒-抗疱疹标准血清"混合液,观察病毒组动物死亡及抗血清组动物存活情况,以鉴定病毒种类。

（2）水痘-带状疱疹病毒（VZV）、巨细胞病毒：尚未发现对这两种病毒敏感的实验动物。

2. 嗜肝DNA病毒科

乙型肝炎病毒（HBV）属于嗜肝DNA病毒科、正嗜肝DNA病毒属。黑猩猩是HBV的易感动物,狨猴虽可感染但不如黑猩猩敏感。常用黑猩猩研究HBV的发病机制,检测主动免疫、被动免疫的效果及乙肝疫苗的安全性。有研究表明,树鼩感染乙肝病毒的动物模型具有可行性与稳定性，可能代替黑猩猩进行乙肝疫苗安全性和免疫保护效果及治疗药物的开发研究。HBV转基因模型、高压水动力注射模型、AAV-HBV转染模型、共价闭合环状DNA（cccDNA）替代模型和人鼠嵌合肝脏模型等五种小鼠模型常用于开展临床前HBV药效实验等研究。

（郑金平　张毅强）

参 考 文 献

陈军, 王亮, 邱泽文, 等, 2021. 实验用猫的应用及标准化. 实验动物科学, 38 (6): 80-84.
董娜, 刘涓, 张云智, 2019. 丙型肝炎病毒分类和宿主动物的研究进展. 中国病原生物学杂志, 14 (12): 1481-1484.
郭尔楚, 郭茜茜, 钟振国, 2015. 树鼩动物模型研究进展. 亚太传统医药, 11 (9): 31-34.
黄宁, 谢文阁, 柳卫芳, 等, 2017. BLys和TLR-4在系统性红斑狼疮转基因小鼠模型中的作用及可能机制. 免疫学杂志, 33 (9): 749-754.
李爱民, 李晓娟, 李瑞生, 2021. 类风湿关节炎大小鼠动物模型的研究进展. 中国比较医学杂志, 31 (1): 151-156.
李利青, 张逢, 彭馥芝, 等, 2021. 类风湿关节炎实验性动物模型研究进展. 中国药理学通报, 37 (11): 1492-1497.
刘恩岐, 2014. 人类疾病动物模型. 2版. 北京: 人民卫生出版社.
冒婧敬, 相萍萍, 刘超, 2021. Graves病动物模型构建的研究进展. 实用临床医药杂志, 25 (9): 113-116, 122.
牛泽清, 赵勇, 2005. 实验动物在免疫学研究领域中的应用. 实验动物科学与管理, 22 (3): 41-44.
秦川, 2020. 比较组织学. 北京: 科学出版社.
秦川, 魏泓, 2015. 实验动物学. 2版. 北京: 人民卫生出版社.
任文英, 2003. 系统性红斑狼疮小鼠模型的研究近况. 免疫学杂志, 19 (S1): 91-95.
师长宏, 葛煦, 2023. 医学实验动物学. 西安: 第四军医大学出版社.
施新猷, 王四旺, 顾为望, 等, 2003. 比较医学. 西安: 陕西科学技术出版社.
孙德明, 岳秉飞, 张长勇, 2000. 实验动物学的技术进步对计划生育实验研究水平影响的分析. 实验动物科学与管理, 17 (4): 40-42.
王豪杰, 徐立然, 马秀霞, 等, 2017. 艾滋病肺部感染动物实验研究进展. 中医学报, 32 (7): 1121-1124.
王银萍, 陈静, 林海娇, 等, 2015. 实验性自身免疫性重症肌无力动物模型研究. 长春中医药大学学报, 31 (6): 1282-1285.
王卓, 刘怀莹, 2017. 小鼠肝癌模型研究进展. 药学研究, 36 (8): 460-462.
魏弘, 1998. 医用实验动物学. 重庆: 四川科技大学出版社.
熊伟, 杨勇琴, 自加吉, 等, 2017. CRISPR-Cas9基因编辑技术在构建实验动物肿瘤模型中的应用进展. 生物技术通讯, 28 (4): 551-557.
杨光, 苏建家, 廖红, 2009. 人类肿瘤转基因动物模型的研究进展. 中国癌症防治杂志, 1 (1): 63-65.
杨俊超, 文颖娟, 2015. 重症肌无力实验动物模型的研究进展. 医学综述, 21 (19): 3466-3469.
杨炜峰, 苗振川, 宋希军, 等, 2021. HBV感染的动物模型研究进展. 临床肝胆病杂志, 37 (5): 999-1005.
曾雯, 雷玲, 赵铖, 2022. 树鼩用于构建自身免疫性疾病动物模型展望. 中国免疫学杂志, 38 (15): 1918-1921.
占玲俊, 金梅林, 2023. 比较传染病学: 细菌性疾病. 北京: 科学出版社.
张博, 陈庭伟, 李孝琢, 等, 2023. 用于新型冠状病毒研究的小鼠和猴子动物模型. 中国实验动物学报, 31 (11): 1498-1503.
赵颖华, 孙薇, 2015. 肝癌转基因小鼠模型的应用研究进展. 生物技术通报, 31 (12): 56-62.

第8章 临床医学研究方法与试验设计

临床医学研究是以疾病的诊断、治疗、预后、病因和预防为主要研究内容，以患者为主要研究对象，以医疗服务机构为主要研究基地，由多学科人员共同参与组织实施的科学研究活动，用于检验某种疾病预防、筛检、治疗方法能否改善患者的生存质量，评价可能有效的治疗方法的安全性和有效性。本章以临床研究的连续进程作为主线，将临床研究的设计、资料收集和分析几个过程有机地结合起来，较详细地介绍了临床研究的基本原理、常用方法和技术，介绍了临床研究的质量控制、病因探讨及效益评价等内容。

第1节 临床医学研究概述

一、临床医学研究的意义

20世纪90年代之前，医生的临床经验在疾病的诊断与治疗过程中起着至关重要的作用，在这种情况下制定的诊疗方案，往往缺乏实验室、影像学及病理学的验证。这种经验医学的临床实践模式，使一些从理论上推断可能对患者有效而实际无效甚至有害的治疗方案得以广泛应用。例如，硝苯地平等第一代短效二氢吡啶类钙拮抗剂曾被广泛用于治疗急性心肌梗死、不稳定型心绞痛和心力衰竭。直至20世纪90年代中期，在循证医学理念指导下，通过病例对照和Meta分析等科学方法，才制止了此类药物的滥用。由此可见，经验医学具有片面性和盲目性等缺陷。20世纪90年代后期，随着医疗理念的不断创新，以循证医学和精准医学为导向的临床理念逐渐出现在大众视野，临床医生通过科学研究来精细解读疾病的临床规律，再用得出的理论指导临床诊疗，形成一个良性循环，不断推进医学发展，这也是近年来医学飞速发展的重要原因。因此，循证医疗与精准医疗必将成为医疗发展的趋势。对于有条件的单位和个人，应该积极开展临床医学研究，为临床诊疗提供更加科学的理论基础与高质量临床数据，不断推进医学的发展。

1. **临床医学研究是医学发展的根本要求**

从医学发展史来看，临床医学从来都没有离开科学研究，临床医学的每一项重大进步都建立在医学研究的里程碑上。医生丰富的诊疗经验，也是以前人医学研究成果为基础的。现代医学的许多理论都是医学家们的研究成果及这些成果临床转化的结晶。如果没有前人的科学研究，没有现代医学科学揭示人体的奥秘，医生还能像现在这样解释、诊治疾病吗？所谓的经验也就成为无根之木、无源之水。如果所有医生都不懂科研或不去做研究，医学还能发展吗？所以，作为医生，不应再为不做科研和不写文章而辩解了。

2. **临床医学研究是循证医学的基石**

循证医学（evidence based medicine，EBM）是20世纪90年代临床医学领域迅速发展起来的一门新兴学科,是一门遵循科学证据的医学,其核心是"任何医疗卫生方案和决策的确定都应遵循客观的临床医学研究产生的最佳证据",从而制定科学的防治对策和措施,达到预防疾病、促进健康和提高生命质量的目的。循证医学提倡将临床医师个人的临床实践和经验与客观的科学研究证据结合起来,将最正确的诊断、最安全有效的治疗和最精确的预后服务于每位患者。

遵循证据是循证医学的本质所在,而临床证据主要来自临床医学研究,如病因、诊断、疗效和预后等方面的研究。因此,临床医学研究是循证医学的基石,临床医师应尽可能提供和应用当前最可靠的临床研究证据。临床证据的获取和应用需要临床医师正确认识临床科研,端正科研态度,积极开展临床科研,紧跟科学发展前沿,发现和探索临床难题,提供可靠的临床科研信息,促进临床诊疗与临床流行病学科学研究,促进临床医疗决策科学化与临床医学的发展,这也正是我们反复强调临床科研的目的和意义所在。

3.临床医学研究是基础医学研究的延续

基础医学即临床医学的基础,基础医学研究的目的是为临床医学提供理论和实验证据。基础医学的发展给临床医学提供了足够的支撑,如人体解剖学、组织胚胎学、生物化学、生理学和病理生理学、病理解剖学等基础学科的发展,使医生对疾病的诊疗有了科学依据,准确性显著提高。临床科研和基础科研相互结合,相互印证。临床问题的出现,如病因学研究、疫苗的研发及药物试验首先应在细胞和动物等层面进行基础研究,而临床研究是基础医学研究的延伸和应用。临床医学研究成果可以直接反映医学发展水平,也为临床诊疗的规范化,为循证医学提供了有力的科学依据。

二、临床医学研究的目的

医生为患者诊断和治疗疾病简称为"临床",故为解决临床实际问题的科学研究称为临床医学研究。临床科研最突出的标志是受试对象为人体,凡是与人类疾病相关的研究,包括诊断方法和技术的研究、预防和控制及治疗措施的研究、新药或新医疗器械的有效性与安全性研究等都可泛称为临床科研。临床科研以解决临床实际问题为目标,著名外科医师黎介寿教授的科研选题原则是患者的需要就是我们攻克的课题,他开创了亚洲地区小肠移植先河,成为"全世界研究肠子时间最长的人"。临床医生要认识到临床科研创新的最大特点是从临床中来、到临床中去,立足于实用性,着眼于先进性,以解决临床实际问题为创新总目标,这样的临床科研创新更有意义。概括而言,临床医学研究的主要目的包括如下方面。

1.掌握疾病的发病率或人群分布规律

临床工作者常需了解在一定范围和时间内某种疾病的患病率、发病率、治愈率、死亡率和病死率等,从而制定科学的卫生政策、法规和卫生资源的合理配置方案,指导卫生防疫、疾病筛查、预防、诊断和治疗等工作。除了调查某些疾病的患病率与发病率等统计指标外,研究人员还应调查某些疾病的人群分布规律、特点和发病原因,为制定预防措施、降低患病率和发病率、提高疾病的诊疗水平提供重要依据。

2.制定医学指标参考值及疾病的诊疗标准

常见的临床定量指标的检验结果均有参考值范围,通常为95%正常值范围。其含义是在总体中，约有95%的个体该定量指标的测定值在参考值内。那么，此95%参考值范围就是通过科学合理的临床研究而获得的。有时同一种疾病的症状或体征可能相差很多，即个体差异，这无疑增加了临床研究的复杂性。因此，对某些疾病的特征和治疗方案进行全面而系统的研究和论证，以便制定对此类疾病准确诊断和有效治疗的标准，有助于提高诊断与治疗此类疾病的水平。

3. 评价治疗方法或药物的有效性与安全性

评价某治疗方法、新药、新医疗器械或某老药治疗新适应证的有效性与安全性，是临床科研的核心内容。治疗方法通常分为药物治疗、放射治疗、手术治疗、器官移植等；新药的临床试验通常包括Ⅰ、Ⅱ、Ⅲ期，有的新药还进行Ⅳ期临床试验；新医疗器械一般也需进行Ⅰ、Ⅱ、Ⅲ期临床试验；有时，人们发现使用了多年的某种药物可用于治疗另一种疾病，为了证实这一发现具有普遍意义，也需要进行临床试验，属于老药治疗新适应证的有效性与安全性的评价。

4. 探究病因

在临床一线长期工作的医生，能随时掌握人群的疾病发生动态，及时获知新的信息，在病因研究中亦能得到患者的较好合作，并应用科学的研究方法，合理地利用信息和资源，探索疾病的危险因素和病因，为疾病的早期诊断、有效防治、改善预后、提高患者的生存质量等提供真实可靠的科学证据。

5. 研究疾病的预后

预后研究是对疾病的各种结局的发生概率及其影响因素的研究，是对疾病发展的可能结局的预测，对所患疾病将来的情况做出客观估计与判断，使预测结果尽可能接近患者实际结果。疾病预后的研究至少包括两个方面："率"的估计，包括发病率、生存率、治愈率、复发率、死亡率等；研究探讨影响预后的因素，根据疾病亚型和某些临床指标，判断疾病的预后，以及筛选影响预后的指标。

三、临床医学研究的伦理规范

临床科研不同于一般科研，它研究的是人体疾病、寿命等复杂问题，它与人的生命和健康息息相关。因此，临床科研选题立项要做到以人为本，在科研的各个阶段，始终恪守一个临床科研工作者的良知和伦理道德规范。然而，在临床科研中如何保证患者的知情权、同意权，以及如何让患者受益，成为最基本和最重要的问题。因此，关于人体的生物医学研究中的伦理道德问题正在受到社会与医学界的关注。

1. 何谓伦理道德规范

国际和国内均制定了有关临床试验的一系列伦理道德规范和政策法规。国际伦理学界1946年发布了《纽伦堡法典》，1964年发布了《赫尔辛基宣言》，1993年制定了《涉及人的生物医学研究的国际伦理准则》，2008年第六次修正了《赫尔辛基宣言》。我国卫生部1998年发布了《涉及人体的生物医学研究伦理审查办法（试行）》，国家食品药品监督管理局2003年发布了《药物临床试验质量管理规范》。上述对人体保护的伦理规范的宗旨是：在医学科研活动中伦理审查的目的是保护受试者的生命和健康，维护他们的隐私和尊严；凡涉及人体的科学研究必须遵循人体医学研究的伦理准则，进行伦理审查。

2. 伦理委员会对伦理道德的审查

伦理委员会是由医学专业人员、法律专家及非医务人员组成的独立组织，其职责是审查临床试验方案及附件是否合乎道德，并为之提供公众保证，确保受试者的安全、健康和权益受到保护。该委员会的组成和一切活动不受临床试验的组织者和实施者的干扰或影响。伦理委员会的主要工作：要求研究人员提供知情同意书，或根据研究人员的请求，批准免除知情同意程序；要求研究人员修改研究方案；要求研究人员终止或结束研究活动；对研究方案做出批准、不批准或者修改后再审查的决定。伦理委员会做出的决定应当得到2/3委员的同意。

临床试验研究在实施之前须报请有资质的伦理委员会审批。项目审批后，研究者还必须撰写知情同意书，并将知情同意书内容向受试者讲解清楚。受试者在知情同意的情况下与研究方签署知情同意书。临床科研伦理审查分为立项申请审查、实施过程跟踪审查、结题报告审查3个阶段。

（1）立项申请：在申请立项时，若研究者提供的资料不全，会给伦理审查带来一定的难度。所以，研究者应提供试验设计及知情同意书模板，详细告知受试者该研究的背景、资助渠道、受试者需配合的事项、可能遇到的风险及受益，确保不良事件发生时适时有效的救治和补偿措施，保证受试者的隐私及随时退出权，确保受试者退出后不会受到研究者不公平的治疗。对于国内外尚未开展的临床科研课题，建议研究者先做动物实验，根据动物实验的结果评判用于人体的安全性及有效性。

（2）实施过程跟踪审查：在科研实施过程中，必须建立伦理跟踪制度，包括如何进行跟踪审查、跟踪审查的内容和频度等。对于药物临床试验多数医院实行"监查员、项目组、医院"三级质控。《涉及人体的生物医学研究伦理审查办法（试行）》中虽然未明确指出临床试验须定期进行跟踪审查，但是伦理委员会应对试验方案的有效性、试验的实施、试验实施过程中有何不良反应等进行跟踪审查。

（3）结题报告审查：研究者应向伦理委员会提交详细的结题报告，而伦理委员会应对科研过程中的伦理审查做出相应的总结。

总之，在涉及人体的医学研究中要把伦理审查作为必要程序，并在医学科研活动的全过程中贯彻。

第2节 临床医学研究的基本方法

一、临床医学研究方法的分类

1. 按研究的方式和性质划分

按研究的方式和性质可分为观察性研究和实验性研究。观察性研究是指对现场或人群中客观存在的现象、差别和联系进行观察和调查，用于发现临床问题和提出假设。其研究因素不受研究者主观控制。观察性研究又可分为描述性研究和分析性研究，前者包括个案调查、现况调查、病例报告、病例分析，后者包括病例对照研究和队列研究等。实验性研究是指将研究人群随机分为试验组和对照组，研究者向受试对象施加某种干预因素，比较两组人群之间效应的差别，判断该干预措施的效果，用于假设的验证，以随机对照试验（randomized controlled trial，RCT）最具有代表性。

2. 按研究的时间顺序划分

按研究的时间顺序可分为回顾性研究和前瞻性研究。回顾性研究是选择某一时期同类临床资料进行整理、分析，从中总结经验、找出规律、指导实践的研究，如病例报告、病例对照研究等。前瞻性研究是根据已确定的选题和设计方案而进行的持续性追踪研究。其特点是有明确的研究目的、周密的研究计划、合理的观察指标，并严格按设计要求详细记录临床资料，通过对这些资料的整理、归纳、统计、分析得出结论。如前瞻性队列研究、随机对照试验等。

3. 按研究的广度和深度划分

按研究的广度和深度可分为横向研究和纵向研究。横向研究又称横断面研究，就是在同一时间内对每个对象进行观察与测定，在相互比较的基础上对特定因素或各种因素间的关系进行分析的研究方法，如普查、抽样调查。横向研究的时效性比较强，可以较快获得研究结果，比较节省时间和经费，易于实施。纵向研究亦称追踪研究，是在较长时间内对相同对象进行系统的研究，如队列研究、随机对照研究等。纵向研究能观察到较为完整的事件发展过程和该过程中的一些转折点，但比较费时费力，时效性比较差，容易发生受试者流失。

二、描述性临床医学研究

1. 个案调查

个案调查（case investigation）是指对个别发生的病例及患者的家庭、周围环境进行的流行病学调查。一般为少见病例，如先天性胃重复畸形、某种遗传性疾病的家系调查。

2. 现况调查

现况调查（prevalence study）又称横断面调查（cross-sectional study），是指在某一时点或特定时间内，对一定范围内的人群，以个体为单位收集资料，并描述该人群的特征及疾病或健康状况，主要方式有普查和抽样调查。普查是为了解某病的患病率或人群的健康状况，在一定时间内对特定范围内的人群中的每一成员做调查或检查。抽样调查是从总体中随机抽取部分观察对象，根据对抽取样本的调查结果来估计样本所代表总体的某些特征。抽样调查在实施过程中必须遵循随机化和样本大小适当的原则，因所获资料收集于某一时点，仅反映收集资料当时的情况。

3. 病例报告

病例报告（case report）是单个或者10例以下病例的详尽临床报告，是罕见病及其诊疗方法的主要报告形式。病例报告是临床医学研究的重要方法之一，对许多疾病的首次认识都是通过病例报告形式，尤其是新发疾病或临床事件的首例报告，如2003年的我国非典型肺炎的病例报告。病例报告不能估计疾病或临床事件的发生频率，但有时两个罕见临床事件被同时报告，被认为有生物学意义，而实际通常是机遇所造成的。因此，对病例报告的结论要有正确的评估，病例报告的意义是为临床研究提供线索而不能用于论证科研假设。

4. 病例分析

病例分析（case analysis）的意义与病例报告相似，但报道的病例数较多，可以分组比较，进行统计学显著性检验，并且可以估计概率的大小，是总结临床经验的重要研究方法。尤其是数百例或上千例的大宗病例分析，对临床诊断和治疗决策有重要参考价值。因此，只要有严格的诊断标准，多方核实研究资料的可靠性，病例分析所得的数据就有较大的临床参考价值。但是，病例分析并无严格的科研设计，也不作样本量估计，没有合适的对照，且为回顾性研究，对其得出的结论或推论应持慎重态度。

5. 疾病监测

疾病监测（disease surveillance）又称流行病学监测，指长期、连续收集和分析疾病的动态分布与影响因素的资料，并将信息及时上报和反馈，以便及时采取干预措施。一般来说，监测的内容包括发病与死亡、病因学（如环境因素、行为因素等）及健康效应（早期生物标志物）。目前，临床常用的有传染病报告和肿瘤报告，已建立了相应的规章制度，如《传染病疫情报告制度及流程》和《肿瘤登记报告管理制度》。通过对疾病的监测，可对发病率和死亡率等有系统的了解，并对其长期变动趋势有所认识。建立健全的健康信息系统是很好的记录疾病信息的方法，能够完整地描述疾病分布和流行趋势。疾病监测常用的分析指标有患病率、发病率、病死率和死亡率，在临床应用时常易混淆，现简介如下：

（1）患病率（prevalence rate）：也称现患率，指特定时间内某病总例数（新病例和旧病例之和）占被观察总人口的比例。患病率主要用于横断面研究，通常用来描述慢性病的发生或流行情况，如糖尿病、肺结核等。患病率按观察时间的不同分为期间患病率和时点患病率。

$$期间患病率 = \frac{某观察期间一定人群中现患某病的总例数}{同期的平均人口数（被观察人数）} \times 100\%$$

$$时点患病率 = \frac{某一时点一定人群中现患某病总例数}{该时点人口数（被观察人数）} \times 100\%$$

（2）发病率（incidence rate）：表示在一定期间一定人群中某病新病例出现的频率，观察时间多以年表示。若在观察期间一个人多次患病，应分别计为新发病例数。暴露人口是指可能会发生该病的人群。发病率可按不同特征（如年龄、性别、职业、种族、婚姻状况、病因等）分别计算，此即发病专率。

$$发病率 = \frac{一定期间某人群中某病新病例数}{同时期暴露人口数} \times 100\%$$

（3）病死率（fatality rate）：表示一定时期某病的全部患者中因该病死亡者的比例。病死率可表明疾病的严重程度，也可反映诊疗水平。医疗设备好、规模较大的医院接收危重症患者比较多，病死率可能高于小型医院。因此，以病死率评价不同医院的医疗水平时要注意其可比性。

$$病死率 = \frac{某时期因某病死亡人数}{同期某病患者总人数} \times 100\%$$

（4）死亡率（motality rate）：表示在一定期间一定人群中死于某病的频率，常以年为单位。死于所有原因的死亡率称死亡粗率。按不同特征如年龄、性别、职业及病因等分别计算称死亡专率。在实际应用时，要避免将病死率与死亡率混淆，如狂犬病的病死率为100%，而死亡率却很低，但常被误认为狂犬病死亡率为100%。死亡率是测量人群死亡危险最常用的指标，反映该地区不同时期人群的健康状况和卫生保健工作的水平，也可为该地区卫生保健工作的需求和规划提供科学依据。

$$死亡率 = \frac{某期间因某病死亡人数}{同期平均人口数} \times 100\%$$

三、分析性临床医学研究

分析性临床医学研究包括病例对照研究和队列研究。

1. 病例对照研究

病例对照研究（case control study）是追溯已发疾病的假定病因因素，分析暴露与疾病之间的因果关系，是一种由果及因的研究方法。该类研究属回顾性研究，常用于临床病因研究。以确诊某种疾病的患者为病例组，以不患该病并具有可比性的个体作为对照组，搜集研究对象既往各种可能的危险因素的暴露情况，观察并比较两组各因素的暴露率或暴露水平的差异，判断暴露因素与疾病之间是否存在统计学关联及其关联程度。如果病例组的暴露率或暴露水平明显高于对照组，则认为该暴露因素与疾病有关联。病例对照研究常用的分析指标为比值比（odds ratio，OR），OR为病例组暴露/对照组暴露比值，表示暴露因素与疾病的关联强度。

该类研究允许同时调查多个因素和疾病的联系，可将病史记录作为数据来源，适用于病因和危险因素研究。美国妇产科医师Herhest开展了一项探讨母亲在妊娠期使用己烯雌酚与她们的女儿在青春期发生阴道腺癌关系的病例对照研究，仅用8个病例和32个对照，没有任何精密仪器就取得了令人信服的病因线索，成为临床流行病学研究的典范。但该类研究中选择合理的对照十分困难，在选择对照组时容易产生偏倚，且暴露水平和暴露率的测量是通过在患病之后回顾而获得的，易受回忆偏倚的影响。当对研究结论有争议时，应进一步应用队列研究加以证实。

2. 队列研究

队列研究（cohort study）又称群组研究、定群研究、追踪研究。队列是指在特定时期有共同特征或经历的人群，如在某一时期出生或暴露于某因素（如药物、手术、疫苗、污染物等）的人群。队列研究是将人群按是否暴露于某可疑因素及其暴露程度分为不同的组，追踪各自的结局，比较不同组之间结局频率的差异，从而判定暴露因素与结局之间有无因果关联及关联度的一种分析性研究方法。简单地说，它是一种由因及果的研究方法。队列研究属纵向研究，可以是前瞻性或回顾性的，应与横向研究互为参照。队列研究常用的分析指标有相对危险度（RR）、归因危险度（AR）、归因危险度百分比（AR%）、人群归因危险度（PAR）和人群归因危险度百分比（PAR%），这些指标表示暴露因素与疾病的关联强度。

根据研究对象进入队列及终止观察的时间不同，分为以下几种类型。

（1）前瞻性队列研究：是队列研究的基本形式，开始观察的时间是当前，此时暴露组与非暴露组均未出现病例，追踪观察一定时间后才能得出结果。该类研究涉及的观察人数多、周期长，实施过程中要明确暴露因素和准确的检验假设，对于结局变量应有统一的标准，随访时间应足够长，以使研究对象出现预期的结局。因此，常用于研究发病率或死亡率较高的疾病，应有把握获得足够的观察人群，尽量保证完整的研究资料。

（2）回顾性队列研究：开始观察的时间是过去某一时刻，此时研究对象中已有发病或死亡。根据过去的记录资料、调查研究对象的暴露史，将他们分别列入暴露组和非暴露组。由于此研究方法主要依靠历史记录或档案信息，因此必须保证有足够数量的、完整可靠的有关研究对象暴露和结局的记载，如医院病历、个人医疗档案等。

（3）双向性队列研究：即在回顾性队列研究后，继续进行一段时间的前瞻性队列研究。适于研究对人体兼有短期与长期效应的因素，用回顾性队列法研究短期效应因素而用前瞻性队列法研究长期效应因素。此类研究同时具有两种研究的特点，主要用于具备开展历史性队列研究但观察时间还不能满足研究，需要继续前瞻性观察的情况。

（4）前瞻性队列研究与病例对照研究相结合：用队列法建起队列（研究对象）并随访发现其中发生的病例，然后用病例对照法调查病例及队列中适于作对照的一部分人的暴露史。此时，病例组与对照组都来自一个界定明确、有基础资料记录的队列，暴露史的质量较高，还可以有病例尚未发病时的实验室检验记录，可省去对占绝对多数的未发病者暴露史的调查。

从方法上来讲，队列研究并不比病例对照研究复杂，但观察人数多、周期长、组织工作复杂、耗资多。队列研究是一种重要的临床医学研究方法，曾为解决现代医学的一些迫切问题（如癌症和心血管病）做出重要贡献，临床医生应该对其有所了解。

四、实验性临床医学研究

实验性临床医学研究（experimental clinic study）又称流行病学实验、干预研究，是以人体为研究对象，将研究对象随机分为试验组和对照组，给予试验组干预措施，然后随访观察一段时间，比较两组人群之间效应的差别，判断干预措施的效果。与观察性研究不同，实验性临床医学研究可以对研究人群施加人为干预措施，人群的分组采用随机化方法，并且试验是在严格控制或基本控制的条件下进行的，即具有前瞻、干预、随机和对照等基本特点。虽然队列研究也具有前瞻和对照的特点，但没有干预措施，研究对象是随机抽样的，不能随机分组，其检验效力也低于实验性临床医学研究。因此，随机对照试验设计是目前实验性临床医学研究评估医学干预措施效果的最严谨、最可靠的方法。

依据研究目的及研究对象的性质不同，实验性临床医学研究一般分为3种类型，即临床试验（clinical trial）、现场试验（field trial）、社区试验（community trial）/社区干预试验（community intervention trial）。

1.临床试验

临床试验是评估对人群干预措施效果的实验性研究，由于对实验条件的控制不可能像实验室和动物研究那么严格，因此称为试验。临床试验是以患病人群为研究对象，并以患病个体为单位，研究药物或治疗方法在消除疾病症状、恢复健康或提高生存率等方面的效果。临床试验依据设立对照组方式的不同有多种设计方案，以下简要介绍。

（1）随机对照试验设计：随机对照试验是临床试验中应用最广的一种。将试验对象随机分为试验组和对照组，或多个比较组，分别接受试验措施和对照措施。该类设计的论证强度高、说服力强，但在临床实际工作中往往难以实现完全随机化分组。

（2）配对试验设计：是将观察对象配成对子，给予每对中的个体不同处理。此法是解决均衡性问题的较理想方法，可以对试验因素和条件加以控制，尽可能取得均衡，减少非试验因素的组间误差。配对设计的效率取决于配对条件的选择，应以非试验因素作为配对的条件，如性别、年龄、病情、环境条件等，而不可将试验因素作为配对条件。临床试验常将种族和性别相同、年龄和工作条件相似者配成对子，把每对中的两个受试者随机分配到试验组或对照组。某些试验可采用自身对照，即观察同一受试对象在处理前后的反应。例如，同一组患者治疗前后做比较，同一批样品用不同检验方法的比较。这种设计的缺点是在配对的挑选过程中，容易损失样本含量，所需试验时间较长。

（3）配伍组试验设计：即随机区组设计，是配对设计的扩大。它是将某些特征、条件相近的受试对象配成一组，称为一个配伍组或一个随机区组，然后将每一配伍组或随机区组的几个受试对象随机分配到各个处理组。临床试验中，常将性别相同，年龄、病情、生活条件、职业等因素相近者配成一组。这样可以增强各处理组间的均衡性，提高试验效率。配伍组设计试验结果的分析可以采用方差分析法或秩和检验（Friedman法）。

（4）交叉试验设计：将研究对象随机分为两组，在试验第一阶段，一组给予干预措施，另一组则为对照组，干预结束后，两组对换进行第二阶段试验，最后评价干预措施的效果。此类设计需要在两阶段试验之间设立一定时间的洗脱期，主要用于慢性易复发疾病，如哮喘等。交叉试验设计兼有异体和自身配对的优点，减少了个体差异。该设计中的每个样本先后接受两种不同的干预，也就是说一个合格的研究对象可当两个使用，可较大程度地节约样本量，是其突出的优点。同时，由于研究对象既能接受对照组的现行治疗方法，又能给予试验组的新疗法，故较少存在医德问题。试验结果的统计分析可得到处理间、阶段间与个体间3个信息，有利于准确判断处理因素的有效性。但试验分两个阶段，时间较长，且患者情况、试验条件、观察环境可能会发生变化而影响结果；再者，如果药物具有滞留效应，也会影响结果的真实性判断。

（5）序贯试验设计：序贯试验不要求把试验对象分配到几个试验组中去，而是逐个试验、逐个分析，当得出接受或拒绝原假设的结论时，试验就可结束。序贯试验的另一特点是预先规定了阳性结论所允许的假阳性率（α）和阴性结论所允许的假阴性率（β），一般将α与β定为0.05或0.01。序贯试验由于边做实验边分析结果，能用较少的样本量来获得可靠的结论。一般来说，使用序贯试验设计比其他设计可节省30%～50%的样本量。因此，在临床研究中，序贯试验作为一种高度节省样本量的试验方法，主要用于急性病、易显效的病症或非常见病的疗效研究，如心绞痛、大叶性肺炎、疼痛症等。这类临床试验要求获得试验结果的速度快于患者加入试验的速度，即后一个患者尚未进入试验时，前一个患者的试验结果应已揭晓。

（6）真实世界研究（real-world study，RWS）：是对临床常规产生的真实世界数据进行系统性收集并进行分析的研究，是近年来新兴的一种临床研究方式。真实世界研究常被误解为不采用干预性试验和随机化试验设计的研究方法，并以此与传统临床研究相区分。为此，美国FDA于2016年12月在 *The New England Journal of Medicine* 上发文，纠正这一错误观念，指出真实世界研究与其他证据的本质区别不在于研究方法和试验设计，而在于获取数据的环境，即真实世界研究的数据来源于医疗机构、家庭和社区，而非存在诸多严格限制的科研场所。实际上，真实世界研究不仅可以是观察性研究，还可以是干预性研究，甚至是采用类似随机对照试验设计的随机对照研究。它与随机对照试验是互补的关系，并不对立，且两者各具特点，如表8-1所示。

表8-1 真实世界研究与随机对照试验对比

特点	随机对照试验（RCT）	真实世界研究（RWS）
研究目的	以效力（efficacy）研究为主	研究目的多样，包括效果（effectiveness）研究
研究人群	理想世界人群，严格的入排标准	真实世界人群，较为宽泛的入排标准
样本量	根据统计学公式推算获得，样本量较少	根据真实数据环境或统计学公式推算获得，样本量可大可小
研究时间	较短（多以评估结局指标为终点）	短期或者长期（以获得所有治疗及长期临床结局为终点）
研究结果	内部有效性高	外部可推性强
研究设计	随机对照；前瞻性研究	随机或非随机抽样，可观察；可前瞻，也可回顾
研究实施场景	理想世界：高度标准化的环境	真实世界：医疗机构、社区、家庭
数据	标准化，收集过程较严格规范	来源多样，异质性高

2. 现场试验

现场试验也称人群预防试验，是以尚未患病的个人作为研究对象，以个体为单位随机分为两组，分别接受或不接受预防措施，追踪观察比较两组的结局，评价某种预防措施（预防制剂或方法）的效果。为了提高试验效率，通常在高危人群中进行研究。现场试验所需时间长，受控条件较差，但研究对象处于真实的生活环境中，实用性较好。

3. 社区试验

社区试验是以尚未患病的人群作为研究对象，以群体为单位随机分为两组，一组接受预防措施而另一组不接受，追踪观察比较两组的结局，多用于对某种预防措施或方法进行考核或评价，如加碘盐预防碘缺乏病。社区试验的主要作用是评价预防措施效果、评估病因或危险因素、评价卫生服务措施质量及公共卫生策略。

社区试验作为现场试验的一种扩展，二者概念上的区别在于社区试验接受干预的基本单位是整个社区，或某一人群的各个亚人群，而现场试验接受干预的基本单位是个人。

第3节 临床医学研究的试验设计及偏倚控制

在项目实施前，需要应用医学专业知识和研究设计的原理、原则和方法，对将要进行的研究项目的目的与内容、对象与观察指标、研究方法与技术路线等有全面的计划和安排，并制定具体的设计方案。设计方案是整个科研过程的依据，良好的设计可用较少的人力、物力和财力获得丰富可靠的资料，较好地控制试验误差，保证结果真实可靠。

一、临床医学研究试验设计

临床科研设计包括专业设计和统计设计。专业设计应用医学专业知识，回答和解决科研构思提出的问题或验证科学假说，是确立科研价值和先进性的前提与基础。统计设计是运用统计学知识与方法减少或排除误差，保证样本的代表性和样本间的可比性，保证试验结果的准确性、可靠性和可重复性。

1. 专业设计

临床医学研究的基本要素包括研究对象、研究因素和试验效应，其选择是否正确主要取决于研究者的专业知识。

（1）选择研究对象：临床试验的研究对象大多为患者，确定参考值和正常对照则选用健康人。在医疗机构中得到的病例，只是该病种（总体）中的一小部分（样本），此样本病例不是从该病总体中随机取得的，不能保证其样本的代表性。为了解决这个问题，在确定研究对象时必须注意两个方面：一是在什么样的人群范围内选择样本，即要求样本是在同质总体中选取的；二是样本的数量。同质人群取决于研究目的和要求，如对生长抑素治疗胰腺炎的疗效进行研究，样本来源应是患胰腺炎的人群，故胰腺炎患者是同质总体；但由于研究目的不同，要求急性重症胰腺炎患者入选研究对象，则其他类型的胰腺炎患者都是非同质总体人群，排除在研究范围之外。在设计时，为了保证样本的代表性、可比性，应考虑以下问题：

1）诊断标准：选择研究对象必须严格按照统一的诊断标准，目的在于保持均衡以便观察，准确反映处理因素的效应，必要时还应规定病理类型、病情的轻重缓急、有无合并症等。因此，对研究对象要建立纳入标准和排除标准。纳入标准是根据研究的目的，在诊断标准的基础上制定的入选标准。

2）纳入标准和排除标准：纳入标准应适当，标准太高会增加选择研究对象的困难，标准太低又可能影响研究结果的真实性。排除标准是指有些患者虽符合诊断标准，但仍不能入选研究对象。例如，该患者同时患有可影响本试验效果的另一种疾病或患有后果严重的其他疾病，或研究对象对药物有不良反应，如已知某新药可能对肾功能有损害作用，那些肾功能障碍的研究对象就应排除在外。

3）样本代表性：研究对象必须符合研究要求的范围。如选择导管相关血流感染治疗的抗生素，样本应来自导管或血液细菌培养阳性的标本，然后做药敏试验。如果只选取检验科保留的同类菌种做药敏试验，即使某药的敏感性很高，由于样本来源不在研究范畴内，将会导致研究结果缺乏代表性。

4）对研究因素的反应性：要求灵敏度高而特异度强。

5）合作性和安全性：临床试验都应取得受试者的同意，自愿合作才能使研究工作顺利进行；同时应保证受试对象的绝对安全，不会出现明显副作用或影响其病情、病程及预后，一般禁忌使用危重症患者。

（2）选择研究因素：研究因素又称处理因素，是指依据研究目的，对研究对象施加物理、化学、生物的因素，或者研究对象本身的暴露因素，以观察这些影响因素所产生的效应。研究因素是临床试验的核心，在确定研究因素时必须充分估计其效应能否达到验证假设的预期目的,应充分注意以下问题。

1)研究因素的性质和强度:根据临床知识、经验和目的等确定,如选用药物的种类、剂量、疗程,手术方式的选择等,在设计中都要斟酌。

2)研究因素的灵敏度和特异度:只有研究因素的效应能够客观、迅速地反映时,才能验证假设,并排除其他非处理因素的干扰,因此要求具备一定的灵敏度和特异度。

3)研究因素的数量:如今的医学科研工作已向多因素发展,在设计、分析等方面要求较高,常借助统计学方法、计算机软件分析处理数据。应合理规划研究因素的数量,避免因数量多而出现偏倚,或者因数量少而不能反映客观情况。

4)研究因素的标准化:对不同个体、时间、地点,其研究因素应恒定,即有统一的标准。设计时要明确使用的药品、试剂名称、厂名、批号、纯度、用量、用法、仪器型号、实验条件、操作规程、记录时间、判断标准、操作人员及其他有关条件。

(3)试验效应:临床试验是通过研究因素在研究对象产生的试验效应来验证和评估的,研究结果只有运用恰当的效应指标才能表现出来。因此,试验设计的一项重要内容是选择合适的效应指标,如发病率、死亡率、治愈率、缓解率、复发率、毒副作用、症状体征的改变和实验室检查结果等。

1)效应指标的类型:疗效评价性研究应尽量采用痊愈、病残、死亡等客观指标,实验室和影像学检查也是常用的客观指标,但应注意测量条件须一致及相关人员专业化素养须合格。疼痛、头晕、乏力、腹胀等主观指标不确切且可靠性差,应谨慎选用。按指标的性质分为定性指标和定量指标,前者如阳性、阴性、痊愈、好转、无效、恶化、轻、中、重等;后者如身高、体重、血压、体温、血细胞分析等。

2)效应指标的选择原则:客观性、特异性、灵敏性、稳定性和结局性。客观性要求定量指标一般以客观记录为主,定性指标也应尽量用客观方法记录,避免主观心理因素造成偏倚。特异性要求效应指标与研究目的密切相关,能确切反映处理因素的效应,以防止非处理因素的干扰。灵敏性要求效应指标能灵敏地反映处理因素,由于医学实验方法日新月异,故应根据专业知识、研究目的和要求,选用新的灵敏指标。稳定性是指任何实验指标都要求稳定性好,能在不同时间、地点被不同操作者重复证实,误差应在允许范围之内。结局性要求尽可能选用如生存率、生存时间、不良事件发生率等结局性指标,少用中间性指标。

2. 统计设计

统计设计要遵循对照原则、随机原则、盲法原则和重复原则。

(1)对照原则:某种疾病的发生发展、临床治疗及预后复杂多变,临床结局受到多种因素的影响。有些疾病不经任何治疗,可以自行缓解或痊愈;有些疾病轻重程度、病程、患者的基本情况(年龄、性别、职业、个体差异等)、附加治疗(如基础治疗、护理措施、心理治疗等)的不同,治疗措施也不同,这些非研究因素可能会影响对药物、手术等处理因素的判断。因此,设置对照可以减少疾病自然进程对疗效的影响,减少非处理因素的干扰,减少药物不良反应导致的结果差异。通过对照可以观察处理因素的作用和效果,确定治疗措施的不良反应和安全性,验证实验方法和确定最合适条件。

对照设置的原则主要有一致性原则和对等性原则。在临床试验中,对照组必须在试验开始前设计好,保证对照组与试验组之间具有可比性。要求除研究因素外,其他因素在理论上完全一致，防止和减少主要混杂因素的影响，但事实上很难达到。如组间样本的年龄、性别、职业、出生地、烟酒史等应一致，病情特点、预后因素及同时接受的其他治疗措施相同，试验条件如仪器、试剂及操作人员和方法等都应相同，组间尽量同步进行以消除时间因素造成的影响。从统计学角度来讲，人数相等的组间合并误差最小，因此对照组的例数应与试验组例数相等，一般对照组例数不应少于试验组例数。此外，应同等重视各组以避免霍桑效应（Hawthorne effect）。霍桑效应又被称为"被试效应、霍索恩效应"，是指由于试验对象对其被试身份的认知及态度不同而产生的实验偏差，即由于受到额外的关注而引起绩效或努力向上的情况。

（2）随机原则：在医学研究中，随机包括随机抽样与随机分组。随机抽样是随机化从研究对象总体中选取样本，称为随机抽样，使样本具有代表性。这在临床研究中往往难以实施，因为就诊病例都是该病种人群总体中的非随机样本，大批同质病种的人群同时来就诊是不可能的，故临床研究进行随机抽样是不现实的。

临床试验中的随机化原则，是将研究对象用随机的方法分配到试验组或对照组，要求每个个体进入各组的机会均等，不随主观意愿，也不是随便分组。随机分组的目的是最大限度地保证均衡性，即试验组与对照组除试验措施不同外，其他影响试验结果的因素，如性别、年龄、病情轻重、易患因素等应具有均衡性，防止和减少混杂偏倚。随机分组主要包括简单随机分组、区组随机法、分层随机法。

1）简单随机分组：随机数字表法最为常用。具体方法包括确定受试者人数、依先后顺序编号、确定分组原则、查随机数字分组。任选随机数字表中一个数为起点，查取方向可向上、向下、向左、向右或斜向。如将受试者12人随机分为两组，分组方法：依先后顺序将12位受试者编号，规定随机数字单数为A组，双数为B组。然后任意从随机数字表的某一行某一数字开始连续抄录12个数，编排如表8-2所示。

表8-2　12名受试者随机分组结果

受试者编号	1	2	3	4	5	6	7	8	9	10	11	12
随机数字	97	74	24	67	62	42	81	14	57	20	42	53
分组	A	B	B	A	B	B	A	B	A	B	B	A

结果12名受试者分到A组5人、B组7人，两组人数不平衡，这是简单随机分组的缺点。根据研究对象进入研究时间的先后，被交替地分配到两组，不属于随机化分组。

2）区组随机法：是逐步累积样本的随机方法，适用于先后就诊的临床病例，可始终保证试验组（A组）与对照组（B组）的患者数保持平衡。区组随机法是将研究对象的总人数分为一定人数的区组，研究时完成一个区组后再纳入下一个区组，直至完成全部病例。具体方法是首先确定合适的区组数，即每个区组的病例数，一般区组数为研究措施数的倍数，如果研究措施为2种，区组数可选择为2，4，6，…，然后根据区组数确定患者纳入的顺序，常用排列组合的方法确定每个区组中病例纳入的顺序，如区组数为4，研究分为试验组（A）和对照组（B），则有6种组合，如表8-3所示。

表8-3 排列组合法患者纳入顺序

纳入顺序	1	2	3	4	纳入顺序	1	2	3	4
第1组	A	A	B	B	第4组	B	A	A	B
第2组	A	B	A	B	第5组	B	A	B	A
第3组	A	B	B	A	第6组	B	B	A	A

区组随机法能保证区组间的病例数相等，且随时保持两组间例数的平衡，如要临时停止试验，例数的差距最多是区组数的一半，不会因为两组例数相差太大而导致衡量性偏倚。区组数不宜过大，人数越多，组合越复杂，随机分配操作的难度也越大。

3）分层随机法：是先将可能产生混杂作用的因素（如年龄、性别、病情等）进行分层，然后在层内将患者随机分配到试验组或对照组。分层随机是一种较为理想的随机分组方案，它使临床特点和影响结果的混合因素均匀地分布于试验组和对照组中，两组的均衡性、可比性较好，试验结果可信度较高。

（3）盲法原则：盲法是指在临床试验中为了避免观察偏倚，让受试者和（或）观察者不知道各组患者接受的治疗方法。临床试验过程中，受试者和观察者出于相同或不同的目的都对试验结果有自己的期望，可能因心理和主观因素对试验结果产生干扰，影响观察结果的可靠性。因此，有必要不让一方或双方知道试验内容，以排除可能的观察偏倚，保证试验结果的客观性、可靠性和真实性。根据盲法的程度分为单盲、双盲、三盲试验。

单盲试验通过对受试对象保密，从而避免受试者主观因素对试验结果的影响。例如，在药效试验中，所用的安慰剂或药物从外表上很难区分，受试者不知道自己服用的哪一种。但是，单盲试验中，由于受试对象会与研究人员接触，观察者的主观期望常有意或无意地影响试验对象的行为。双盲试验得出的结果会更严谨，常用于药物测试。在双盲试验中，受试对象及研究人员都不知道哪些对象属于对照组，哪些属于试验组，只有在所有资料都收集及分析后，研究人员才会知道受试者所属组别。如果解释研究结果的统计学家同样不知道哪组资料属于对照组，哪组属于试验组，这种试验被称为三盲试验。

（4）重复原则：重复是指样本含量的大小或重复实验次数的多少。由于生物个体间的差异，抽样研究中抽样误差总是存在的，单纯一个观察单位的实验结果具有偶然性，因此重复试验十分必要。样本含量过少会降低临床试验的把握度，增加误差，过多会导致浪费，因此在实验前必须估计适当的样本量。

3. 根据研究目的选择设计类型

观察性研究的设计类型有横断面研究设计、队列研究设计、病例对照研究设计和混合研究设计。实验性研究的设计类型有随机对照设计、配对设计、配伍设计、交叉设计、序贯试验设计等。每种设计类型均有其特点，应根据研究目的和特点选择适宜的设计方案，既要考虑设计方案的科学性、可行性，又要考虑论证效率即结果的可信度。如横断面研究设计为一次性获取研究资料，难以验证暴露因素与结局之间的关系，不适宜预后研究；病例对照研究由结局推导病因，也不适宜预后研究；影响预后的研究因素不可能按研究者的意愿进行随机分配，随机对照试验也不适宜预后研究；而队列研究设计是由病因推导结局，成为预后研究的主要设计方案。

4. 临床医学试验设计必须满足的条件

临床医学试验设计必须满足8个基本条件：①选题科学合理，有较高的研究价值和实用价值；②有明确的研究目的和详细的研究内容；③实验设计的基本要素和设计原则均符合专业要求和统计学要求；④重要的实验因素和观测指标没有遗漏，并做了合理安排；⑤重要的非实验因素都得到了很有效的控制；⑥研究过程中可能出现的各种情况都已考虑在内，并有相应的对策；⑦操作方法及实验数据的收集、整理、分析等均有明确的规定和方法；⑧人力、物力和时间满足设计要求。

二、临床医学研究中的偏倚控制

试验研究结果受众多因素的影响，除了受可控的处理因素影响外，还受其他不可控的非处理因素的影响。选择研究对象时应充分考虑其对处理因素的敏感性和稳定性。确定处理因素时应注意分清试验因素和混杂因素。试验效应指标应具有客观性、准确性、特异性和灵敏性，指标的观察应避免偏倚。

1. 常见偏倚

偏倚即系统误差，是指研究结果系统地偏离了真实情况，从而导致研究结果或高于真值或低于真值，具有一定的方向性。研究工作中很难定量地估计偏倚的大小，但却可以确定其方向。研究结果高于真值的偏倚，称为正偏倚；反之，称为负偏倚。不同研究设计存在的偏倚类型不同，大致可分为选择偏倚、信息偏倚和混杂偏倚三种类型。

（1）选择偏倚：是因抽样方式不当，导致入选对象与未入选者之间存在差异而造成的偏倚。选择偏倚常发生于以下情况：最初选定的研究对象中有人拒绝参加；在进行历史性队列研究时，有些人的档案丢失或记录不全；研究对象由志愿者组成，他们可能较健康，也可能有某种特殊倾向或习惯；在研究开始时未能发现发病时间较短的患者等，这些都可造成研究对象的选择偏倚。

根据研究设计类型及偏倚出现的具体环节，选择偏倚包括6种类型。

1）入院率偏倚（admission rate bias）：以住院患者作为病例和对照时，病例只是该医院的特定病例，对照是医院的某一部分患者。因为患者对医院及医院对患者都有选择性，两个组的病例都不能代表全体患者的随机样本，所以产生偏倚。

2）现患病例-新发病例偏倚（prevalence-incidence bias）：又称奈曼偏倚（Neyman bias），如果调查对象选自现患病例，即存活病例，可能得到更多的信息，但是其中很多信息可能只与存活有关，而未必与发病有关，从而高估了某些暴露因素的病因作用。此外，某病的幸存者改变了生活习惯，从而降低了某个危险因素的水平，或当他们被调查时夸大或缩小了病前生活习惯的某些特征，导致某一因素与疾病产生关联误差。

3）易感性偏倚（susceptibility bias）：研究对象可能因各种主客观原因不同，暴露于危险因素的概率不同，使得各比较组对所研究疾病的易感性有差异，从而可能夸大或缩小了暴露因素与疾病的关联强度，导致某因素与某疾病间的虚假联系，由此而产生的偏倚称为易感性偏倚。

4）无应答偏倚（non-response bias）：在横断面研究和流行病学调查研究中，那些因各种原因不回答或不能回答所提出问题的人称为无应答者，无应答者可能在某些重要的特征或暴露方面与应答者有区别。如果无应答者超过一定的比例，将会影响研究结果的真实性，由此产生的偏倚称为无应答偏倚。

5）检出征候偏倚（detection signal bias）：也称暴露偏倚（unmasking bias），指某因素与某疾病在病因学上虽无关联，但由于该因素的存在而引起该疾病症状或体征的出现，从而使患者及早就医，接受多种检查，导致该人群较高的检出率，从而得出该因素与该病相关联的错误结论。

6）时间效应偏倚（time effect bias）：肿瘤、冠心病等慢性疾病，从开始暴露于危险因素到出现病变往往经历较长时间。因此，在病例对照研究时，那些暴露后即将发病的人，或已发生早期病变而不能检出的人，或在调查中已有病变但因缺乏早期检测手段而被错误地认为是非病例的人，都可能被选入对照组，由此产生了结论的误差。

（2）信息偏倚：又称观察偏倚或测量偏倚，主要发生在研究的实施阶段，是在收集整理信息过程中由于测量、观察的方法有缺陷造成的系统误差。根据偏倚的来源，可将信息偏倚分为回忆偏倚、调查者偏倚和测量偏倚。

1）回忆偏倚（recall bias）：指在回忆过去的暴露史或既往史及有关自觉症状时，因研究对象的记忆失真或回忆不完整，使其完整性或准确性与真实情况间存在系统误差而引起的偏倚。回忆偏倚的产生与调查时间、发病时间的间隔、事件的重要性及询问方式等有关。

2）调查者偏倚（interviewer bias）：指由于调查者心理上的偏向或询问方式不恰当、检测方法不精确所导致的偏倚。调查者往往非常关心试验组的结果，特别关心是否与预期结果一致；如果当调查者已知调查对象所属组别，而又用许多主观的或不十分明确的观察指标时，则很容易产生偏倚而影响调查或试验的结果。上述行为造成的偏倚也称期望性偏倚，与此有关的还有诊断怀疑偏倚和暴露怀疑偏倚。

3）测量偏倚（measurement bias）：指对受试者进行某项指标测量时，由于测量技术或测量方法的不熟练或不同而产生的测量值与真实值之间的误差。如调查者依靠视觉、听觉、嗅觉和触觉等主观感官判断某项指标时所引起的偏倚。避免测量偏倚应在测量前培训测量员，统一方法，共同校正仪器。此外，因观察资料的遗漏造成的偏倚称为资料遗漏偏倚。

（3）混杂偏倚：当研究某暴露因素与疾病的关系时，受到某个既与疾病有关联又与所研究暴露因素有联系的外来因素的影响，可掩盖或夸大暴露因素与疾病的联系。这种现象称为混杂偏倚，该外来因素称为混杂因素。由于混杂因素的存在研究因素与疾病的联系强度增加，称为正混杂；反之，称为负混杂。

2. 常见偏倚的控制

（1）选择偏倚的控制：选择偏倚一旦产生，就很难消除，应以预防为主。首先要有正确的抽样方法，严格遵循随机化原则；严格按规定标准选择对象；对象一旦选定，则坚持随访到底；如果有志愿者加入或有选定的研究对象拒绝参加，则应将他们的基本情况与正常选择参加的人群比较，如果两者之间的基本特征无差异，则可认为导致的选择偏倚很小，否则所引起的选择偏倚不能忽视。

（2）信息偏倚的控制：防止信息偏倚的主要措施是选择精确稳定的测量方法、校准仪器、严格实验操作规程、同等对待每个研究对象、提高临床诊断技术、明确各项标准。信息偏倚一旦产生，较难发现与处理。常用的控制办法是通过对样本进行重复调查与检测，将两次检测的结果进行比较。

(3)混杂偏倚的控制：在研究设计阶段可对研究对象作某种限制，以便获得同质的研究样本；采用匹配的办法选择对照，以保证两组在一些重要变量上的可比性；在研究对象抽样中，严格遵守随机化的原则以防止混杂偏倚的产生。另外，通过分层分析、标准化或多因素分析的方法可减少混杂偏倚。

（4）控制偏倚的总体原则：虽然控制不同的偏倚需要采用不同的措施，但是采用规范的设计，执行随机化、盲法原则是控制各类偏倚的总体原则。

第4节 临床病因研究试验设计

病因学是研究疾病发生的原因与条件及其作用规律的科学，即探讨疾病是因何发生的。所有疾病的发生都有其原因，没有无原因的疾病。许多疾病尤其是传染性疾病已经找到了明确的发病原因，如结核杆菌感染引起肺结核，HIV感染引起艾滋病。但还有很多疾病的病因不明，如恶性肿瘤、高血压和动脉粥样硬化等。认识和消除致病的原因，是预防、诊断和治疗疾病的基础。

一、病因的概念、分类和病因研究模型

1. 病因的概念

病因是指那些能使人群发病概率升高的因素，其中某个或多个因素不存在时，人群发病概率就会下降。这种对病因的定义与认识是建立在概率论因果观的基础上，对疾病的防治有重要的实际意义。流行病学中的病因一般称为危险因素（risk factor），其含义是使疾病发生的概率升高的因素。

2. 病因的分类

（1）必需病因：也称必要病因，是指在某种疾病的发生中占主导地位的因素，如果缺乏该因素即不会引起某病，该因素则被称为该病的必需病因。绝大多数传染病和职业病有比较明确的必需病因，而大多数慢性非传染性疾病尚未发现必需病因，这类疾病可能不存在必需病因，或者必需病因比较隐匿，尚待进一步探讨。

（2）充分病因：如果有某因素存在，随之必然有某病发生，则该因素为该病的充分病因。对绝大多数疾病而言，充分病因的组成因素不是一个，而是一组。许多疾病的充分病因目前并未完全明了，一般只证实或初步证实了充分病因中的一个或几个因素。目前认为大多数慢性非传染性疾病，如高血压、糖尿病，其充分病因可能有多个，各充分病因的组成可能也不同。

（3）促成病因：某因素的存在，可能导致某病的概率增加，但该病的发生并非一定具有该因素。

3. 病因研究模型

现代流行病学建立的病因研究模型包括生态学模型、疾病因素模型和病因网络模型。生态学模型将机体与环境作为一个整体来考虑，有流行病学三角模型和轮状模型（图8-1）。疾病因素模型将病因分类，具有较强的实践指导意义，包括外围的远因和致病机制的近因（图8-2）。病因网络模型按生态学模型或疾病因素模型提供的框架寻找多方面的病因，这

些病因相互存在联系，串起来构成一条病因链，多个病因链交错连接起来就形成一张病因网。

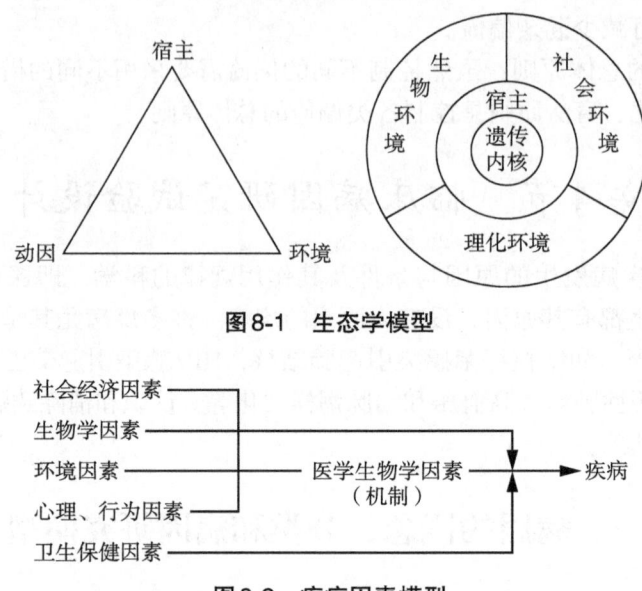

图 8-1　生态学模型

图 8-2　疾病因素模型

二、临床病因研究试验设计方法

依次应用描述性研究、分析性研究、实验性研究是临床病因研究的"三部曲"。先应用现况调查、病例报告等描述性研究积累分布数据、探索流行因素形成假设，使用逻辑推理分析假设，然后使用病例对照研究、队列研究和临床试验等检验假设，结合各方面因素进行综合分析推断得出科学、客观的病因学因果关系，最后形成病因推断。该模式是探讨病因的典型范例，体现出由特殊到一般、由模糊到清晰、由现象到本质的辩证思维。

1. 提出假设

提出假设是病因研究的起点，通过研究疾病在人群中的分布特征提出病因线索。描述性病因研究是利用已有的资料或特殊调查的资料，对特定时间、地区和人群中的疾病或健康状况进行描述，分析其分布特征，从而提出有关病因假设。其中，个案病例报告和病例分析是临床医师提出病因假设的重要线索。病因假设的建立强调必须从实际出发，建立在已有的调查资料、前人的经验及对疾病自然史了解的基础上，决不能臆断。

病因未明疾病一般是临床医师最先遇到的。临床医师具有敏锐的思维，能及时收集相关病因资料并进行适当的分析，往往能为病因研究提供非常有价值的线索。常见的病因线索可分为宿主、环境和社会因素。宿主病因包括先天的基因和后天的营养状态、行为类型、适应性免疫、既往史等。环境病因包括生物方面的病原体和物质方面的营养素、化学药品、大气污染等。社会病因包括社会、人口、经济、家庭、饮食习惯、医疗保健等。

2. 形成假设

在形成病因假设的思维、分析和推理时，常应用19世纪著名哲学家约翰·斯图亚特·穆勒（John Stuart Mill）的逻辑推理方式，即Mill准则，包括求同法、求异法、类推法、共变法、排除法。

（1）求同法：如果多种不同情况与某种疾病的存在有联系，而在这多种情况中均有一个共同的因素，则这个因素很可能为该病的病因。

（2）求异法：如果两组人群某种疾病的发病率有明显差异，而两组人群在某种因素上也有区别，则该因素很可能是该病的病因。

（3）类推法：当一种疾病的分布与另一种病因已清楚的疾病的分布相似时，则这两种疾病可能有共同的病因。

（4）共变法：当某个因素出现的频度或强度发生变化时，该病发生的频率与强度也发生变化，则该因素很可能是该病的病因。

（5）排除法：采用逐一排除的方法，在几个可疑因素中，排除不可能的因素，再进行逻辑推论，有助于形成病因假设。

在病因假设的逻辑推理过程中，不仅要灵活运用上述方法，还必须具备有关生物学、医学及其他学科的知识与经验。

3. 检验和验证假设

检验和验证假设常应用病例对照研究和队列研究，较少使用随机对照试验。病例对照研究可比较病例组和对照组危险因素的暴露比例是否有差异及其程度，但难以确定因果关系。队列研究比较危险因素的暴露组和非暴露组的发病率（或死亡率）是否有差异及其程度，并且可以观察因和果的时间顺序。下文重点介绍病例对照研究和队列研究的设计原则。

4. 病例对照研究设计

（1）病例的选择：病例是指根据国际、国内诊断标准选择患有所研究疾病者。病例来源主要有两种：一种是以医院为基础，收集一定时期诊断的所有病例或从中随机抽取一部分患者作为研究对象；另一种是以社区为基础，以普查所获得的全部病例，或随机抽取一部分病例为研究对象。

（2）对照的选择：对照组最好与病例组的人群来源一致，代表无该病的随机样本。选择对照组时应注意尽可能包括各种疾病的病例，但不应包括已明确研究因素与疾病有关联的病种，如研究吸烟与肺癌时，不应选择气管炎患者作为对照。还应尽可能选择患病时间短的患者作对照，因其可以准确地回忆自己的暴露史，以保证过去暴露的准确性和稳定性。

（3）样本量的估计：确定样本含量大小的主要因素有4个。①研究因素在对照人群中的估计暴露率；②研究因素导致的比值比（OR）；③α水平（假阳性率）；④把握度（$1-\beta$，β为假阴性率）。有关样本含量估计及计算请参阅本书第3章第2节。

（4）资料的收集与分析：分析数据资料时首先要核查原始资料，对病例组和对照组的某些基本特征进行均衡性检验，目的是考核两组的可比性，即除研究因素外，其他各特征是否相似或相同。按暴露因素的有无将调查资料整理成四格表（表8-4），并计算暴露因素与疾病的关联强度。

表8-4 病例对照研究资料归纳表

暴露史	病例组	对照组	合计
有	a	b	a+b
无	c	d	c+d
合计	a+c	b+d	a+c+b+d

主要观察内容：一是暴露率在病例组和对照组之间是否有差异，如果存在差异，提示该因素可能与疾病有关；二是暴露因素与疾病的关联强度，用比值比（OR）表示。病例和对照是否匹配将会影响到上述指标的计算，因此进行统计分析时需要根据病例和对照之间是否匹配采取相应的统计方法。

OR的计算：病例组中暴露与非暴露人数的比值和对照组中暴露与非暴露人数的比值的比，即OR=（a/c）/（b/d）=ad/bc；当OR=1时，表示暴露与疾病无关联；当OR＞1时，表明暴露使疾病的危险度增加，称为"正"关联，是疾病的危险因素；当OR＜1时，表明暴露使疾病的危险度减少，称为"负"关联，即暴露因素对疾病有保护作用。

5. 队列研究设计

（1）暴露组的选择：暴露组研究对象常来源于3种人群。①职业人群，如石棉厂工人；②特殊人群，接触过某种特殊暴露的人群，如核泄漏附近的居民；③一般人群，某地区的全体人群、社区人群或医院人群。

（2）非暴露组的选择：该组研究对象除未暴露于研究因素外，其他各种因素和人群特征应尽可能与暴露组一致。常有以下几种来源：①与暴露组同一人群来源，按暴露因素分组，无暴露或暴露低的人群作为非暴露组；②与暴露组具有可比性的外部人群；③当以特殊暴露人群作为研究对象时，需要另外选择一个人群作为非暴露组。

（3）样本量估计：影响队列研究样本量的因素主要有4个。①一般人群中所研究疾病的发病率；②暴露组与非暴露组人群发病率之差；③α水平（假阳性率）；④把握度（1-β，β为假阴性率）。样本量的计算请参阅本书第3章第2节。

（4）资料整理与分析：分析数据资料时首先核查原始资料，对暴露组和非暴露组进行均衡性检验。将队列研究资料整理成表（表8-5），并计算暴露因素与疾病的关联强度。

表8-5 队列研究资料归纳表

	发病数	未发病数	合计	发病率
暴露组	a	b	a+b	a/a+b
非暴露组	c	d	c+d	c/c+d
合计	a+c	b+d	a+b+c+d	a+c/a+b+c+d

对两组发病率或死亡率进行显著性检验，以确定暴露因素与发病有无联系，并分析暴露与发病或死亡的联系强度。表示暴露因素与疾病关联强度的指标有相对危险度（RR）、归因危险度（AR）、归因危险度百分比（ARP或AR%）、人群归因危险度（PAR）和人群归因危险度百分比（PAR%）。

1）RR 的计算：RR 表示暴露组发病率与非暴露组发病率之比，即 RR＝[a/(a＋b)]/[c/(c＋d)]。RR＝1 时，说明暴露因素与发病之间无联系；RR＞1 时，表示暴露因素与发病存在正相关，有暴露因素的人群患病较多；RR＜1 时，表示暴露因素与发病存在负相关，提示有暴露因素的人群中该病患者较少。

2）AR 的计算：AR 表示暴露组发病率与非暴露组发病率之差，即 AR＝a/(a＋b)-c/(c＋d)。AR 数值越高，说明暴露者中完全由暴露因素所致的发病率越高。

3）AR% 的计算：AR% 是指暴露人群中发病归因于暴露的成分占全部病因的百分比，即 AR%＝[a/(a＋b)-c/(c＋d)]/[a/(a＋b)]×100%，或 AR%＝(RR-1)/RR×100%。

4）PAR 的计算：PAR 是指全人群某病发病率与非暴露组该病的发病率之差，即 PAR＝It-c/(c＋d)，It 指全人群某病的发病率。PAR 说明人群中由暴露因素所致的发病率。

5）PAR% 的计算：PAR% 是人群中暴露因素所致的发病率占人群中某病发病率的百分比，即 PAR%＝[It-c/(c＋d)]/It×100%，It 指全人群某病的发病率。

三、病因的因果关联与推断

1. 病因的因果关联

（1）统计学关联：当病因与疾病发生存在统计学关联时，只能说明两者关联排除了偶然性，即随机误差的干扰，但不一定存在因果关联。确定因果关联，需要排除选择偏倚、测量偏倚和混杂偏倚等系统误差的干扰，以及确定暴露因素与疾病的时间顺序关系。当排除或控制了这些偏倚后，仍然有统计学关联，则说明存在真实的关联，然后应用因果判定标准进行综合评价，包括有无因果关系或存在因果关系的可能性大小。

（2）虚假关联：当经过检验证明某暴露因素与疾病发生具有统计学关联时，并不一定证明二者具有因果关联。由于研究过程的各种系统误差，可能导致研究结果不真实，扩大或掩盖了暴露因素与疾病的关联强度，甚至出现完全虚假的关联。因此，判断结果时要仔细分析研究设计、实施和分析的方法和过程，了解是否有偏倚存在。只有在确信方法正确，各种可能的偏倚均已得到有效控制的前提下，才能排除虚假关联的可能性。

（3）间接关联：即使排除了虚假关联，仍不能说明暴露因素与疾病肯定存在因果关联。当两种疾病都与某因素有关联时，这两种疾病会呈现明显的统计学关联，这种关联称为间接关联。例如，高血钙是泌尿系结石的危险因素，同时高血钙可影响心脏传导，导致心律失常，从而导致泌尿系结石与心律失常的继发关联，这是一种纯粹由混杂偏倚产生的关联。当暴露因素与疾病既存在直接关联，又存在间接关联（继发关联）时，暴露与疾病的直接因果关联的程度或方向将可能受到混杂干扰，即得到歪曲的关联估计值。

在排除了抽样误差、虚假关联和间接关联后，两事件间的关联才有可能是因果关联，才能进行暴露危险因素与疾病的病因推导。

2. 病因的推断

（1）关联的时间性：前"因"后"果"，暴露因素出现在前，发病或死亡或其他结局出现在后，这是判断因果关联的一个必要条件。关于暴露因素与疾病出现的时间顺序，在前瞻性研究中容易判断因果的时间性，但在病例对照研究等回顾性研究中则常常难以判断。

例如，对肝癌的横断面研究中，发现肝癌患者的HBsAg阳性率明显高于非肝癌患者，但该结果不能提示乙肝病毒感染和肝癌发生的先后顺序，因此无法明确其因果关联。

（2）关联的强度：评价关联强度的主要指标是相对危险度（RR）。在病例对照研究中可用比值比（OR）表示。某因素与某疾病的关联强度越大，则间接关联和虚假关联的可能性就越小，即误判的可能性就越小，成为因果关联的可能性就越大。例如，在吸烟与若干种疾病的关联研究中发现，吸烟与肺癌的RR达9～10，而吸烟与急性心肌梗死的RR约为2，提示吸烟与肺癌的因果关联成立的可能性较其与急性心肌梗死的因果关联成立的可能性大。但要注意并非弱的关联就一定不是病因，只是此时更需要考虑偏倚或混杂作用的可能性，在作因果关联判断时，并没有公认明确的关联强度的界值。

（3）关联的可重复性：可重复性是指某因素与某疾病的关联在不同时间、不同地点、由不同学者用不同的研究方法均可获得相同的结果。重复出现的次数越多，因果推断越有说服力。但是由于某些疾病的多因性，同种疾病在不同地区其主要病因可能不同。因此，当出现不同的研究结果时，要慎重考虑其原因。

（4）剂量-反应关系：如果随着某因素暴露剂量的增加，人群发生某病的危险性也增加，因果关联的强度增大，则称该因素与该疾病之间存在剂量-反应关系。此时该因果关系成立的可能性就较大。但是，有些因素的生物学效应表现为"全有"或"全无"的形式（如传染病）。因此，当不存在剂量-反应关系时，不能否认因果关系的存在。

（5）关联的一致性：如果某因素是某病的病因，则该因素应能解释患该病的所有人群。如吸烟是肺癌的一个病因，则应能解释烟草的消耗量与肺癌死亡率的关系。但由于肺癌病因的多因性，有些无吸烟史的肺癌患者，可能不能用吸烟来解释，此时亦不能否定两者之间的因果关联。

（6）关联的合理性：疾病与暴露因素的关联应能够用医学和其他自然科学现有知识进行合理的解释。但是，现有的理论知识总有其局限性，因此看似不合理的因果关系也不一定不能成立。

（7）关联的实验证据：减少或去除暴露因素，会引起发病率下降。由于前因后果的时间关系明确，所以因果论证的强度较高。

（8）关联的特异性：特异性是指病因与疾病有严格的对应关系。比如传染病，某因素只能引起某疾病，某疾病只能由某因素引起。对大多数慢性非传染性疾病的病因而言，特异性并不明显。当关联具有特异性时，即可加强病因推断的说服力；但当不存在特异性时，亦不能因此而排除因果关联的可能。

总之，在病因的推断中，关联的时间顺序是必须满足的，关联的强度、可重复性、剂量-反应关系及终止效应有非常重要的意义。在因果关系的判断中，并不一定要求上述条件全部满足，满足的条件越多，则其因果关系成立的可能性越大，误判的可能性就越小。但当满足的条件较少时，并不能因此排除因果联系。在因果关联的推论中也要认真考虑研究设计的科学性与合理性，以此判断研究结果的可靠性，当不同的研究结果出现矛盾时，尤其要考察彼此的研究设计。同时，应掌握尽可能多的流行病学证据，具备与所研究问题有关的其他学科知识，结合上述推断条件，慎重地做出因果关系的结论。

第5节 临床诊断研究试验设计

正确的诊断是选择针对性防治措施的基础，面对众多的诊断方法，医生必须考虑某一诊断方法用来诊断该病的真实性和可靠性，即对该病的诊断或排除价值有多大，并且清楚有哪些因素会影响诊断结果。因此，医生必须掌握诊断试验的设计原则和评判标准，这对提高临床诊疗水平至关重要。

诊断研究主要包括筛检试验与诊断试验。筛检试验是用快速简便的方法从表面健康的人群中查出可能患有某病者。筛检试验仅作为初查，将可疑患者与健康人区别开来，主要用于社区人群的健康体检和普查，是早期发现患者的一种方法。诊断试验是应用实验室、医疗仪器等对可疑患者进行检查，以对疾病做出诊断的试验。因此，筛检试验要求经济方便，而诊断试验则需要有更高的灵敏度和特异度。

一、临床诊断研究试验设计方法

1. 确定金标准

评价、研究某种新的诊断方法对某种疾病的诊断价值时，首先要选择诊断该疾病的金标准。金标准是指当前为医学界公认准确性相对好的、可靠的，能将有病和无病明确区分开的诊断方法，抑或由专家制定并得到公认的临床诊断标准。常用的金标准方法：组织或细胞病理学诊断、外科手术发现（如胆囊结石）、影像学诊断（如X线诊断骨折）、感染部位分泌物的微生物培养、病毒及其抗体的检测。公认的综合临床诊断标准（如危重症患者Apache-Ⅱ评分系统）和长期临床随访所获得的肯定诊断也可用作诊断标准。

金标准的选择应结合具体情况决定，如肿瘤依据组织病理学诊断；成人高血压依据在没有药物干预的情况下血压≥140/90 mmHg；消化道穿孔以手术发现为标准。如果诊断标准选择不妥，则会造成对研究对象划分错误，从而影响对诊断试验的正确评价。

2. 选择研究对象

研究对象应为能够代表试验对象的总体。病例组包括该病的各种临床类型，如轻、中、重型，早、中、晚期，典型和不典型，有和无并发症，治疗与未治疗。被试验对象应是同期进入研究的连续样本或者是按比例抽取的样本，而不能由研究者随意选择，否则就会出现选择偏倚，影响试验的真实性。

3. 估计样本量

目前，诊断试验的结果与金标准诊断结果的关系通常用四格表的形式表示，这种四格表资料与配对计数资料的形式相同，可参照统计学中关于配对计数资料的样本含量计算公式进行计算。此外，也可根据待评价的诊断试验的灵敏度和特异度，按照统计学中有关总体率的样本含量计算方法，分别计算病例组和对照组的样本含量。

4. 确定观察指标

（1）客观指标：可用仪器或试剂进行测量或测定，如血糖、血压、体温及血液学指标。

（2）主观指标：患者的主诉，如疼痛、头晕、腹胀等。

（3）半主观指标：凭借临床医生的主观感觉或判断，如肿物的质地、边界或大小等。

在相同条件下同时观察病例组和对照组，将获得的诊断试验结果与标准诊断比较。如果标本可以长期保存不影响结果，则可将标本保存至试验结束后，在同一时期同一条件下测试，以保证结果的可比性。

5. 同步与盲法观察

与金标准做同步盲法比较。观察者应采取盲法判断诊断试验的结果，要在不知道金标准诊断结果的情况下，观察试验结果，以避免过高或过低地估计诊断试验与金标准的符合程度，造成观察者偏倚。

6. 确定观察指标的阈值

评价诊断试验时，需要把疑似患者按试验结果的阳性和阴性进行分类，这就需要判断的标准。许多诊断试验，特别是实验室诊断，多为连续性的生化指标，对于这种连续变量需要选择区分正常与异常的诊断临界值。确定临界值的常用方法有下列几种：

（1）统计学方法：百分位数法适于偏态分布、分布类型不确定的数据，常以第95或第99百分位数的数值作为标准；正态分布法适于正态分布的数据，以均数±2倍标准差作为标准。

（2）临床判断法：通过大量的临床观察，将某些致病因素对健康损害的阈值作为诊断正常水平的分界值。如将空腹血糖水平≤7.1 mmol/L定为正常，高于或低于这个界值则为异常。

（3）ROC曲线法：即受试者工作特征曲线。以"灵敏度"为纵坐标，"1-特异度"为横坐标，依照连续分组测定的数据，分别计算灵敏度和特异度，将给出的各点连接成线，即为ROC曲线。选择曲线上尽量靠近左上角的截断点作为诊断标准，即灵敏度与特异度均较高的点为临界点。

二、临床诊断试验的评价

对诊断试验与标准诊断方法进行比较可得出四种结果（表8-6）。正确结果，即真病例得出的阳性结果（真阳性）和非病例得出的阴性结果（真阴性）；错误结果，即真病例得出的阴性结果（假阴性）和非病例得出的阳性结果（假阳性）。一项诊断试验得出的正确结果越多，该试验的诊断价值就越高。

表8-6 诊断试验与标准诊断方法比较

诊断试验	金标准		合计
	患者	非患者	
阳性	a 真阳性	b 假阳性	a+b
阴性	c 假阴性	d 真阴性	c+d
合计	a+c	b+d	a+b+c+d

评价诊断试验的临床价值主要考虑三方面：真实性（效度）、可靠性（信度）和预测值，其中真实性最为重要。

1. 真实性评价

真实性是指诊断试验所取得的结果与实际情况相符合的程度。主要评价指标包括灵敏度、特异度、误诊率、漏诊率，综合评价指标有约登指数、似然比。

（1）灵敏度：指一项诊断试验能将实际有病的人正确诊断为患者的能力。

$$灵敏度 = \frac{a}{a+c} \times 100\%$$

（2）特异度：指一项诊断试验能将实际无病的人正确诊断为非患者的能力。

$$特异度 = \frac{d}{b+d} \times 100\%$$

灵敏度与特异度的权衡：一个理想的诊断试验，灵敏度和特异度应当都是100%，或有病和无病组中测定结果的数据分布曲线没有重叠，而实际上这是不大可能的，多数诊断试验的分布曲线是有重叠的。在确立诊断标准时，对于灵敏度或特异度的选择，通常采用折中选值，以减少过多的假阳性和假阴性。另外，还必须考虑假阳性和假阴性可能造成的后果。高灵敏度试验适用于：①疾病严重但又是可治疗的；②有几个诊断假设，为了排除某病的诊断；③用于筛检无症状患者，而该病的发病率又比较低；当试验结果呈阴性时高灵敏度试验临床价值最大。高特异度试验适用于：①凡假阳性结果会导致患者精神和肉体上受到严重危害时，如诊断为患癌者而准备实施化疗时；②要肯定诊断时，高特异度试验的阳性结果临床价值最大。

（3）误诊率：又称假阳性率，指一项诊断试验将实际无病的人错误诊断为患者的比率。

$$误诊率 = \frac{b}{b+d} \times 100\% = 1 - 特异度$$

（4）漏诊率：又称假阴性率，指一项诊断试验将实际有病的人错误诊断为非患者的比率。

$$漏诊率 = \frac{c}{a+c} \times 100\% = 1 - 灵敏度$$

（5）约登指数（Youden index）：其数值范围在0～1之间，指数越大，其真实性越大。

$$约登指数 = 灵敏度 + 特异度 - 1 = 1 - （误诊率 + 漏诊率）$$

（6）似然比（likelihood ratio，LR）：是反映真实性的一种指标，属于同时反映灵敏度和特异度的复合指标。即有病者中得出某一试验结果的概率与无病者得出这一概率的比值。似然比的稳定性高于灵敏度和特异度，不受患病率的影响。

阳性似然比：一项试验的真阳性率与假阳性率之比。

$$阳性似然比 = \frac{真阳性率}{假阳性率} = \frac{灵敏度}{误诊率} = \frac{a/(a+c)}{b/(b+d)}$$

阴性似然比：一项试验的假阴性率与真阴性率之比。

$$阳性似然比 = \frac{假阴性率}{真阴性率} = \frac{漏诊率}{特异度} = \frac{c/(a+c)}{d/(b+d)}$$

2. 可靠性评价

可靠性是指相同条件下同一诊断试验对相同人群重复试验获得相同结果的稳定程度。计量资料的评价指标为变异系数（CV），计数资料的评价指标为符合率、Kappa值。

（1）变异系数：试验的结果为计量资料时，使用变异系数来反映试验方法的可靠性。

$$变异系数（CV） = \frac{标准差}{均数} \times 100\%$$

（2）符合率：指正确诊断的患者数与非患者数之和占所有诊断人数的比率。

$$符合率 = \frac{a+d}{a+b+c+d} \times 100\%$$

（3）Kappa值（K值）：实际一致率与非机遇一致率的比值，常用于比较两者的一致性。K值是在校正机遇一致率后，判断不同观察者之间评价一致率的指标。

$$K = n(a+b)\frac{[(a+b)(a+c)+(c+d)(b+d)]}{n^2-[(a+b)(a+c)+(c+d)(b+d)]}$$

K值取值范围在 $-1 \sim +1$ 之间。$K = -1$ 时，两医生的判断完全不一致；$K = 0$ 时，观察一致率完全由机遇所致；$K = 1$ 时，两医生的判断完全一致；$K \geq 0.75$ 时，两医生的判断一致性极好；K在 $0.4 \sim 0.74$ 时，两医生的判断一致性为中、高度；$K < 0.4$ 时，两医生的判断一致性差。一般情况下不对K值做显著性检验，但当K值较小（$K < 0.60$）时，则须做显著性检验。

3. 预测值

预测值（predictive value，PV）又称预告值、诊断价值，是指在已知试验结果（阳性或阴性）的条件下，表明有无疾病的概率。

一种诊断方法有其一定的特异度和灵敏度，但是当应用于诊断患病率不同的人群时，其阳性或阴性结果所表示的意义却不同。在临床工作中，判断化验结果时应参考被检查者是处于高患病率人群还是低患病率人群。当患病率很低时，即使一个特异度很高的试验也会检出相当多的假阳性。比如用酶联免疫吸附测定（ELISA）法检测艾滋病患者的HIV抗体，就会出现许多假阳性，必须使用聚合酶链式反应（PCR）或蛋白质印迹（Western blot）等方法确诊。

（1）阳性预测值（PV_+）：试验阳性结果中，真正有疾病的概率。

$$PV_+ = \frac{a}{a+b} \times 100\%$$

（2）阴性预测值（PV_-）：试验阴性结果中，真正无疾病的概率。

$$PV_- = \frac{d}{c+d} \times 100\%$$

（3）影响试验预测值的主要因素：灵敏度和特异度不变时，患病率越高，PV_+越高，而PV_越低；患病率不变时，灵敏度越高，PV_越高，特异度越高，PV₊越高。临床医生可以根据某人所处环境的某病患病率，预测该人有无该病的概率。根据贝叶斯（Bayes）条件概率的理论，预测值与灵敏度、特异度及患病率之间的关系如下：

$$PV_+ = \frac{患病率 \times 灵敏度}{患病率 \times 灵敏度 + (1-患病率)(1-特异度)}$$

$$PV_- = \frac{(1-患病率) \times 特异度}{(1-患病率) \times 特异度 + 患病率(1-灵敏度)}$$

三、如何提高诊断试验的效率

1. 增加验前概率

预测值的大小受诊断试验的灵敏度、特异度及患病率（验前概率）的影响。但当敏感度和特异度一定时，预测值的大小主要受患病率的影响。在不同等级医院就诊的人群中，由于受到患者来源不同的影响，待诊疾病患病率可能从很小到很大，甚至接近100%。临床上患病率为50%左右时，最需要应用诊断试验以达到确诊或排除诊断的目的。

2. 联合试验

临床诊断试验中，一项诊断试验同时具有高灵敏度和高特异度的机会很少，似然比大小也可能不尽如人意。为了提高临床诊断效率，根据诊断的客观需要及可能性，可采用联合诊断试验方法。联合诊断试验有并联试验和串联试验两种方法（表8-7）。

（1）并联试验（parallel tests）：又称平行试验，同时做几项诊断试验，只要有一项阳性即可定为阳性。与单项试验相比较，并联试验可提高灵敏度和阴性预测值，减少漏诊。适用于以下情况：当必须迅速做出诊断时；或目前尚无其他可替代的试验，或者有但费用高、安全系数低，环境条件不允许时；可用几种灵敏度不太高的试验做并联试验，以提高灵敏度。

并联试验的灵敏度＝A试验的灵敏度＋B试验的灵敏度×（1-A试验的灵敏度）
并联试验的特异度＝A试验的特异度×B试验的特异度

（2）串联试验（serial tests）：又称系列试验，依次做几项试验，是否做下一个试验要根据上一个试验结果来决定，在一系列多项试验中，每一次试验均为阳性时，最后才能判为阳性。串联试验可提高特异度、阳性预测值，减少误诊。适用于以下情况：当不必迅速做出诊断时；目前对该病的几种诊断试验特异度都不太高时；某些费用高昂或不安全的试验必须做时。

串联试验的灵敏度＝A试验的灵敏度×B试验的灵敏度
串联试验的特异度＝A试验的特异度＋B试验的特异度×（1-A试验的特异度）

表8-7　联合试验的判断方法

方法	A试验	B试验	最终判断结果
并联试验	+	+	+
	+	-	+
	-	+	+
	-	-	-
串联试验	+	+	+
	+	-	-
	-	不必做	

在应用联合试验时，优先使用简便易行、费用低、无损伤的试验，其次为复杂、费用高、可能有损伤的试验。如果两个试验的费用、安全性相近，则优先使用特异度较高的试验，这样效率较高，可以减少需要做下一个试验的人数。如若某病少见，或者病死率高，或一旦检出后能明显改善疾病预后，则初筛可选用高灵敏度方法，以减少漏诊，然后第二项试验再选用特异度较高的方法。

第6节　临床疗效研究试验设计

临床疗效是指治疗措施作用于人体所产生的生物、心理、社会等属性的独立或综合效应。疗效研究是指在人体上进行的、用来评价药物或治疗方法等医学措施是否安全有效的研究，主要研究因素包括药物、手术、预防措施、治疗方案（如肿瘤化疗）、特定形式的治疗单元等。任何一种治疗方法在推广应用之前，均应通过严格的临床试验。未经严格临床试验验证的治疗方法，可能会给患者带来不良影响，甚至严重后果。人本身具有生物属性、社会属性及复杂的心理活动，对研究对象施加因素的控制不可能像实验室和动物研究那么严格，并且存在诸多医学伦理问题，因此对临床疗效的研究常被称为临床试验。

一、临床疗效研究试验设计方法

疗效研究的主要目的是较准确地论证某个或某些研究因素（药物或手术等）对研究对象所产生的效应。常用的设计方法有随机对照试验、非随机同期对照试验、交叉试验和序贯试验等。

1. 病例的选择

（1）根据研究目的和要求选择不同来源的病例：一般认为，门诊的病例人数较多，可在短时间内获得足够的病例样本，但门诊病例依从性差、失访率高、干扰因素多，且不易控制。选择住院患者的依从性好、失访率低、外来干扰少。多中心协作研究比单中心试验代表性好，但需要严密的组织和计划，必须统一设计，才能保证结果的可靠性。

（2）明确诊断标准、纳入标准和排除标准：选择研究对象时要使用统一的诊断标准、纳入标准和排除标准，同时要注意研究对象的代表性和可比性，即研究对象的病情、年龄、性别和试验的样本量是否存在显著差异。

2. 对照的选择

对照是临床试验最重要的原则。一些急性自限性疾病，即使不经治疗也可因其自然转归而症状消失，不能归功于治疗效果。大多数疾病的自然史是不能预测的，但如有对照，只要比较其治愈率和病程等指标，检验是否有显著差异，即可了解真正的疗效。即使是慢性病，其症状、病情也可有自然波动，也应设立对照组，才能研究处理因素的效应。有些病程比较明确的疾病，如急性肠梗阻、重症胰腺炎，若不经治疗，其预后很差，可以不设立对照，实际上是用过去的临床经验作对照。临床试验的对照分为安慰剂对照、阳性对照、空白对照、历史对照和自身对照等。

（1）安慰剂对照：安慰剂通常由乳糖、淀粉、生理盐水等成分制成，不含试验药物的有效成分，其外观、大小、口味等与试验药物相同。安慰剂虽对人体无害，但亦无疗效，必须注意使用范围，只在研究的疾病尚无有效药物治疗或在使用安慰剂后对该病病情及临床经过和预后影响较小或无影响时使用。

（2）阳性对照：采用已知的有效药物或治疗方法作为对照称为阳性对照或有效对照，在临床试验中较为常用，适用于已知有肯定治疗方法的疾病。作为阳性对照的药物或治疗方法必须是公认的、疗效肯定的治疗药物或措施。

（3）空白对照：在临床试验中，对选定的对照组不给予任何对照药物或其他治疗措施称为空白对照。一般情况下不设立空白对照。空白对照适用的情况主要有：①由于处理手段非常特殊，安慰剂盲法试验无法执行，或者执行起来极为困难，如试验组为放射治疗或外科手术等；②试验药的不良反应非常明显，以致无法使研究者处于盲态，这时采用安慰剂作对照意义不大，不如采用空白对照。

（4）历史对照：使用研究者和他人过去的研究结果与试验药物进行对照比较。该对照可比性较差，非必要时一般不使用。

（5）自身对照：试验前后以同一人群作对比，试验和对照在同一受试对象身上进行，如高血压用药前后的比较。

3. 随机分组

正确的分组是保证齐同可比的关键之一，目的是使非研究因素在各组之间的分布均衡，以减少偏倚，增加试验结果的可靠性。正确的分组应遵循随机化原则，随机化是将临床试验的受试对象随机地分配到所设的治疗组和对照组中。在临床实践中，患者往往是陆续就诊的，研究者不可能待患者集中后再分组进行治疗试验。所以，应在研究开始前按就医的顺序将患者分组，一旦符合入选条件，就可将患者随机分配到试验组或对照组中。常用的随机分组方法有简单随机分组和分层随机分组，参见本章第3节。

4. 样本含量的估计

一般情况下，样本量越大，试验结果就越接近总体的真实情况，抽样误差和随机误差就越小，组间可比性越好，可靠性越大。但是，较大的样本量所花费的人力、物力和财力也多。样本太小易导致假阴性结果。临床治疗试验所需的样本含量估计，因定性和定量结果的不同，计算方法也不同，计算公式可参阅本书第3章第2节。

5. 盲法的应用

临床试验是通过询问病史、观察患者的反应，以及测定临床指标获得资料。在搜集资料的过程中，若对可能出现的影响因素不加以控制，则很容易出现信息偏倚。例如，在治疗过程中，患者对治疗的反应除受治疗因素影响外，患者的心理状态等诸多因素也可对治疗产生不同程度的影响，如在实验设计之初未考虑到这些因素，实验结果会因影响因素所占比例的轻重，出现不同程度的偏差。此外，研究者、医务人员和检验人员等参与研究的人员，总希望自己的研究得出理想的阳性结果。为了消除这些主观因素对治疗试验的影响，在设计时应尽可能采用盲法观察。根据盲法的程度分为单盲、双盲和三盲，详见本章第3节。

6. 疗效评定的指标

（1）评定指标的选择：根据不同的治疗目的，实验室检查结果、症状、体征、病残、死亡、缓解、复发等都可以作为临床试验疗效和结果的评定指标。其中，实验室检查指标易于标准化，可进行质量控制，但要注意实验室指标的改善是否真正代表了研究对象获益。死亡和生存是评价疗效的硬指标，但无法作为良性疾病的疗效指标，同时受到其他死亡原因的影响。除了死亡和严重并发症外，临床症状和体征是否得到改善也十分重要。近年来，在慢性病的药物疗效评定中，已采用生活质量作为疗效评定的重要指标。作为良性疾病的疗效指标，大多采用症状、体征和实验室检查，项目应定量化或半定量化，疗效判定标准有痊愈、显效、无效等几个等级，一般将痊愈和显效计为有效。

（2）评定时间与空间的限定：评定时间不同，得到的结果可能不同；检测标本的来源（如血液、尿液或粪便）不同，结果也不同。因此，在试验设计时应充分考虑评定时间、时间间隔、抽取样本部位是否恰当。

（3）评定方法的选择：在选择评定方法时应注意该方法的敏感性、特异性、重复性和实用性。

二、新药临床试验的评价

1. 新药的概念

从药学观点出发，新药是指药物的结构、组成及其药理作用不同于现有药物的药物。《中华人民共和国药品管理法》规定，研制新药，必须按照国务院药品监督管理部门的规定，如实报送研制方法、质量指标、药理及毒理试验结果等有关资料和样品，经国务院药品监督管理部门批准后，方可进行临床试验。

2. 新药临床试验的分期

新药上市前的研究包括临床前研究和临床试验。临床前研究要经历药学研究、药理学研究及毒理学研究三个阶段。临床试验经历Ⅰ、Ⅱ、Ⅲ和Ⅳ期试验，其中Ⅰ、Ⅱ和Ⅲ期为上市前的临床试验，Ⅳ期为上市后的临床试验。新药临床试验必须遵守我国2020年修订并正式实施的《药物临床试验质量管理规范》，该规范是药物临床试验全过程的质量标准，包括方案设计、组织实施、监查、稽查、记录、分析、总结和报告。

新药临床试验设计的内容和注意事项：设立伦理委员会、受试者的入选标准、签署知情同意书、贯彻随机原则的具体方法、设盲与盲底管理、出现意外情况时的对策、疗效指标、随访计划、不良事件的定义和处理程序、病例报告表（CRF）的设计填写与管理、数据库的设计、数据的录入和核对、监查员的职责、期中分析的解盲程序、统计分析计划等。

Ⅰ期临床试验：初步的临床药理学及人体安全性评价试验。研究人体对新药的耐受程度及药物动力学，了解药物在人体内的吸收、分布、代谢、排泄等规律，为制定初步的、安全有效的给药方案提供依据。Ⅰ期临床试验通常招募20～30名健康志愿者进行测试，一般不要求设立对照组。

Ⅱ期临床试验：治疗作用的初步评价阶段。目的是在有对照组的试验条件下，初步评价药物对目标适应证患者的治疗作用，评价药物的安全性，观察短期应用时的不良反应，验证短期应用的最适剂量。Ⅱ期临床试验分为两个阶段。第一阶段是在一个医院的少数患者中开展试验，采用剂量递增设计，以初步评价药物剂量-效应关系。第二阶段是在既往经验的基础上扩大试验范围，进行大样本（300例）、多中心（3个及以上试验单位）的临床试验。试验设计要求采用随机盲法对照临床试验。

Ⅲ期临床试验：治疗作用的确证阶段，是新药得到主管部门批准试生产之后进行的扩大的临床试验。目的是进一步验证药物对目标适应证患者的治疗作用和安全性，了解长期使用和广泛使用后出现的不良反应，药物相互作用，致畸、致突变、致癌作用，完善药物使用说明书所需的信息，评价利益与风险的关系，为药物注册申请提供充分依据。Ⅲ期临床试验设计一般为足够样本量的多中心随机盲法对照试验。样本量不少于2000例，试验单位不少于30个。

Ⅳ期临床试验：新药上市后的监测。弥补上市前临床试验缺乏的资料和信息，为临床合理用药提供依据。其目的是进一步考察新药的安全性和有效性，对新药的疗效、适应证、不良反应、治疗方案做进一步扩大的临床试验。评价在普通和特殊人群中使用的利益与风险关系，以改进和完善治疗方案等。

3.新药临床试验的有效性和安全性评价

评价新药的有效性和安全性，是新药上市前临床试验的重要环节。

（1）有效性评价：根据试验的目的和要求不同，有效性评价的标准也不同。一般应按国际、国内统一的等级指标衡量，如显效、有效、无效等，也可计算病死率、复发率、生存率等定性指标评价有效性。如评价某药改善肾功能的有效性，将疗效分为治愈、显效、好转和无效。治愈：治疗后症状消失，尿常规检查蛋白转阴性、尿及大便潜血转阴性，或24小时尿蛋白定量＜0.15 g及尿沉渣镜检红细胞持续少于5个/高倍视野。显效：治疗后症状消失，尿常规检查蛋白减少2个"＋"、潜血减少2个"＋"或24小时尿蛋白定量及尿沉渣镜检红细胞数均较前持续减少＞50%。好转：治疗后症状好转，尿常规检查蛋白减少1个"＋"、潜血减少1个"＋"或24小时尿蛋白定量及尿沉渣镜检红细胞数均较前持续减少＞30%。无效：临床症状或上述实验室检查结果均无改善，甚至加重。

（2）安全性评价：通过临床试验，阐明待评价药物的毒性及潜在的危害，决定其能否进入市场或阐明安全使用的条件，以达到最大限度减小其危害、保护人体健康的目的。

1）不良反应与不良事件

A.药物不良反应：在按规定剂量应用药品的过程中，产生的有害而非期望的、与药品应用有因果关系的反应。

B.非预期不良反应：指性质和严重程度与文献记载或上市批文不一致，或者根据药物特性预料不到的不良反应。

C.不良事件：患者或临床试验受试者接受一种药品后出现的不良医学事件，但不一定与治疗有因果关系。

D.严重药物不良反应/严重药物不良事件：临床试验过程中发生的需住院治疗、延长住院时间、伤残、影响工作能力、危及生命或死亡、导致先天畸形等事件。

2）安全性评价的实施：在临床试验中，研究者发现任何一件不良事件后，不管是否与试验用药有关，均应在原始记录中记录该不良事件，并抄至病例报告中。不良事件的记录至少应包括：①不良事件所有相关症状的描述；②不良事件发生的时间和持续的时间；③不良事件的严重程度及发生频率；④因不良事件所做的检查和治疗；⑤研究者判断不良事件是否与应用试验药物有关。不良事件应予追踪观察，其随访情况、不良事件的变化情况等，均应记录在原始文件中。

3）不良事件的分级：轻度，不影响受试者的正常功能；中度，一定程度上影响受试者的正常功能；重度，明显影响受试者的正常功能。注意不良事件的重度是用来描述其强度，不一定是严重不良事件。

4）不良事件与试验药物关系的判断标准：研究者应对不良事件与研究药物及合并药物之间可能存在的关联做出评估。参照以下5个分类标准进行评定。①肯定有关：反应的出现符合用药后合理的时间顺序，反应符合所疑药物已知的反应类型；停药后改善，重复给药再出现该反应。②可能有关：反应的出现符合用药后合理的时间顺序，反应符合所疑药物已知的反应类型；患者的临床状态或其他治疗方式也有可能产生该反应。③可能无关：反应的出现不太符合用药后合理的时间顺序，反应不太符合所疑药物已知的反应类型；患者的临床状态或其他的治疗方式也可能产生该反应。④无关：反应的出现不符合用药后合理的时间顺序，反应符合非试验药物已知的反应类型；患者的临床状态或其他的治疗方式也可能产生该反应，疾病症状改善或停止其他治疗方式反应消除，重复使用其他治疗方式反应出现。⑤无法评定：反应的出现与用药后的时间顺序无明确关系，与该药品已知的反应类型相似，同时使用的其他药物也可能引起相同的反应。

三、临床疗效研究的评价

1. 选题是否恰当

所评价的治疗问题是否是当前临床急需解决的问题，问题的提出有无充分的实践基础或科学依据，其临床意义如何？拟进行的试验研究在原有的基础上有何改进与创新？试验题目是否明确、具体，能否反映试验的主要内容或方法，题目与内容是否相符？

2. 研究对象的选择是否合适

（1）受试对象的代表性：研究对象的来源是否描述清楚？是来源于门诊病例，还是住院病例？是随机选择的病例，还是有意选择的病例？是否包括不同病情的病例？报告病例的代表性与论文题目、结论是否相符等。

（2）严格的诊断标准、纳入标准和排除标准：要有明确统一的诊断标准，所有的研究对象都按同样的诊断方法得到确诊。如果诊断标准不一，疗效评定就无从谈起。研究对象还要有严格的纳入标准和排除标准。一般情况下，老人、儿童、妊娠期妇女等特殊人群要除外，以免因某些特殊病理生理因素对疗效产生影响。

3. 试验组和对照组是否有可比性

（1）是否真正随机分组：中文期刊发表的有关临床疗效研究的论著，有的并未写明随机分组的具体方法，或是虽然写的是用随机分组，但实际可能是随意或随便分组。在论文中应当写明具体分组方法，如随机分组时，是应用随机数字表的方法，还是区组随机化的方法等。

（2）是否进行了均衡性检验和对照：在总结分析时，应对各组进行均衡性检验。一个好的临床疗效试验应该是除了治疗措施外，其他影响疗效的因素在各组的分布均衡，这样才会使各组间具有良好的可比性。疗效报告中应写明选择对照的方式及为对照组施加的措施等。

4. 是否采用了盲法观察

在临床疗效研究中可能因某些心理和主观因素，对试验结果产生干扰，影响结果的可靠性，甚至导致研究失败。在试验实施过程中，有无采用盲法观察以排除可能的信息偏倚，对于保证研究结果的客观性、可靠性和真实性至关重要。因此，应注意有无采用盲法及是否有详细的实施方案。

5. 治疗方案是否实用和统一

提出的治疗方案有无充分的科学依据，对治疗措施的描述是否清楚，该措施是否易于掌握和便于推广，是否介绍了用药指征及剂量，以及是否在不同的临床单位和不同的患者中都能应用。在治疗措施的执行中，是否保证了依从性，有无沾染及干扰。

6. 试验记录是否完整

是否记录了研究对象的个人情况、生活情况、既往史、伴随疾病等，试验组和对照组中的疾病类型、症状、体征、年龄、性别等重要临床特征是否作了详细说明。

7. 疗效测量的结果是否真实可信

治疗效应的测量方法是否客观，测量方法的敏感性与特异性如何，测量过程中如何进行质量控制。

8. 疗效是否有统计学差异与临床意义

评价一项疗效研究的结果时，要将疗效的统计学意义和临床意义联系起来。临床意义主要是观察两组疗效差异的大小，两组疗效差异越大，说明临床意义越大。统计学意义是指试验组和对照组间疗效的差异，是治疗措施不同所致，还是抽样误差所致。$P<0.05$时只说明因抽样误差引起的可能性$<5\%$，即95%的可能是由于治疗措施的不同所致。但是，统计学上的差异不能说明两组疗效差异的程度，更不能说明这种差异有无临床意义。有时两组间的疗效差异虽然没有统计学意义，但却有临床意义，此时要考虑是否为样本量不够，不足以显示统计学差异。

9. 报告结果是否真实、结论是否恰当

（1）是否报告了全部临床结果：治疗试验不仅要注意近期疗效，还要注意远期疗效。在疗效结果中，既有有效的结果，也应有无效的、副作用的描述。在论文中应真实地报告正反两方面的情况，绝不能只报阳性结果，而故意回避和掩盖阴性结果或出现的不良反应等。此外，还应对研究中可能存在的偏倚进行估计与分析。

（2）结果分析时是否包括了全部纳入研究的病例：研究结果是否说明失访情况，患者的依从性如何、随访资料是否完整等。患者的失访直接影响到研究结果的真实性。一般临床疗效研究要求失访者不超过观察总数的10%。如果失访人数或不依从的人数过多，超过观察总人数的20%，则难以取得真实可靠的研究结果。分析研究结果时，是否对被剔除者、自动退出者、缺乏依从性者及治疗中发生过组间交叉者等做了科学合理的处理。

四、临床疗效研究应注意的问题

1. 医德问题

在新药的Ⅰ期临床试验中，进行药代动力学、耐受量测定时，必须严密观察毒副反应，一旦出现毒副反应，要立即停止给药并及时处理，应从最低有效量开始观察，逐渐增加剂量以便选择最佳治疗量，确保志愿者健康和安全。由志愿者参加的临床试验，包括使用安慰剂和盲法，所得出的药物吸收、分布、排泄、半衰期、疗效等研究资料为以后临床治疗的推广提供真实的科学数据，这是符合伦理道德的。但必须杜绝在相关数据不充足或前期准备不完善的情况下即在患者中开展临床试验，无视患者利益与安危，使患者遭受痛苦或延误治疗的违规行为。

2. 试验效果与实际效果

治疗试验常选择合作较好的患者以获得较好的临床效果，而在实际应用时，部分患者可能不合作，导致实际效果与试验效果不同。因此，一种疗法在合作者中取得较好效果，并不等于该疗法在人群中推广时能取得同样的结果。

3. 退出或失访

接受试验的患者可能因各种原因中途退出或失访，退出或失访的观察对象不得超过总例数的10%，否则将严重影响研究结果。因此，应无遗漏地将所有患者的试验结果加以统计。

4. 安慰剂的非特异性作用

任何治疗都有特异性和非特异性的作用，安慰剂虽无特异性作用，但有非特异性作用，在以主观指标（如疼痛、头晕）评定疗效时其影响特别显著。

5. 霍桑效应

霍桑效应（Hawthorne effect）是指在评定新治疗措施的临床疗效时，相对于对照组，受试对象成为研究中受到注意的目标，加之受试者对新治疗的期望，这就可能造成实际疗效的改变，但这些改变与正在接受的治疗措施无关。在进行临床疗效评定时，所测得的疗效都包含霍桑效应。

6. 向均数回归

向均数回归（regression to the mean）现象在临床十分常见，指某些具有异常测量指标的患者即使不接受治疗，在其后的连续性测量中这些指标也有向正常值接近的趋势。体内任何随时间波动的指标，如血压、体温、血糖和血清胆固醇等都受到其影响。比如，某人的长期平均血压或真实血压并不高，如果测量的那一刻血压刚好处于较高的水平，易被误诊为高血压，这样的"高血压"患者，即使不接受任何治疗，血压也会自然"回归"到平时的正常水平，表现出血压降低的假象，这种现象就是向均数回归或回归中位作用，主要由测量指标本身的自然变化及测量随机误差引起。

7. 基础研究、临床研究与流行病学研究相结合

临床试验前应有充分的基础研究及动物实验资料，临床试验结束后，药物正式投放市场时还需要进行临床和流行病学的监测，从而发现某些罕见或远期不良反应，以便及时发现可能超出预计的毒副作用。

第7节 疾病预后研究试验设计

预后（prognosis）是指在疾病发生之后，对该病未来的发展过程和不同结局（痊愈、好转、复发、恶化、伤残、并发症或死亡等）做出的事先估计。预后研究是指研究各种疾病的发生、发展规律，判断不同结局发生的概率及影响结局发生的因素，并评价不同治疗方案对预后的影响，以选择最优方案，改善疾病预后。因此，疾病预后研究至少包括两方面内容：描述发病率、治愈率、复发率、生存率、病死率和死亡率等疾病预后指标；研究影响预后的因素，寻找、分析不同因素对疾病结局的影响程度，判断疾病预后。

一、疾病预后研究的基本概念

1. 预后因素

凡影响疾病预后的因素都可称预后因素（prognostic factor），预后因素的存在可能使病程发展过程中出现某种结局的概率发生改变。预后因素和危险因素不同，危险因素（risk factor）是指作用于健康人，能增加患病危险性的因素，而预后因素是与疾病结局有关的因素。虽然有些疾病中某些危险因素也可能同是预后因素，但多数是不同的。如吸烟是肺癌产生的重要危险因素，但并不是肺癌的重要预后因素。

疾病预后因素包括以下5个方面：①患者身体的基本状况，包括年龄、性别、营养、免疫功能、遗传因素及基础病等；②疾病的自身特点，包括疾病的性质、病程、临床类型与病变程度等，常是影响疾病预后的重要因素；③患者的病情，通常病情与预后密切相关，病情重者预后较差；④医疗条件，医疗条件的优劣及医院内感染，直接影响疾病预后；⑤社会、家庭因素，如医疗制度、社会保险制度、家庭成员之间关系、家庭经济情况、家庭成员及患者的文化教养和心理因素等都会影响疾病的预后。

2. 疾病的自然史

一些自限性疾病，即使不经任何治疗也可因其自然转归而痊愈，而不能归功于治疗效果。因此，进行预后研究之前必须了解疾病的自然史，只有在此基础上才能做出可靠而准确的预后判断。临床采取的治疗措施也正是通过改变疾病的自然规律，从而达到治病的目的。

疾病的自然史是指不给任何治疗或干预措施的情况下，疾病从发生、发展到结局的整个过程。疾病的自然史包括4个时期：①生物学发病期，指病原体或致病因素作用于人体引起器官的生物学反应，造成复杂的病理生理学改变，此时很难用一般临床检查手段发现疾病。②亚临床期，指病变的器官损害加重，出现了临床前期的改变，患者没有明显症状，但可以通过某些实验室检查或特异性及灵敏度高的诊断手段发现疾病而被早期诊断，可获得早期治疗。③临床期，指患者病变更加严重而出现了解剖学改变和功能障碍，表现出临床症状、体征和实验室检查异常而被诊断,并进行及时的治疗。④结局,指疾病经历了上述过程,发展到终末的结局,如痊愈、伤残或死亡等。

二、疾病预后研究试验设计方法

预后研究(prognostic study)是研究和分析疾病各种结局的发生概率及其影响因素,是一种因果关系的推导。其研究设计方法与疾病危险因素研究设计基本相同,只是研究对象不同。疾病预后研究常用队列研究法,此法不仅由病因(暴露/非暴露)推导结局(发病率),还强调了观察的时间因素。队列研究有足够长的随访时间,可以清晰地显示某一特定时间段内患者的生存率,也可以较客观地确定研究因素对预后的影响。

1. 预后研究设计的基本要素

(1) 确定研究对象:研究对象的来源要具有代表性。同一种疾病的患者来自不同级别的医院,或病情严重程度构成比不同,其预后就可能不同。因此,要明确诊断标准、纳入标准和排除标准,研究对象的分组要遵循随机化原则,只有非研究因素在两组分布一致时,组间才具有可比性,才可能减少偏倚。

(2) 确定研究因素:研究因素是预后因素研究的主要内容。影响疾病预后的因素较多,应结合专业知识,尽量将可能与预后有关的各种因素纳入研究因素。研究因素包括:人口学和社会学因素,如性别、年龄、职业、受教育程度、经济状况;生活习惯与嗜好,如烟、酒嗜好、饮茶、饮食习惯等;疾病的亚型、症状、实验室检查和其他辅助检查结果;各种治疗措施(手术治疗和非手术治疗)及并发症等。一般来说,与疾病关系密切的临床指标比较受研究者重视。

(3) 确定随访时间:研究设计需规定研究起点和研究终点。研究起点是反映研究对象生存过程起始特征的事件,通常为研究对象的确诊日期、手术日期或出院日期等。而研究终点是指研究者所关心的特定结局事件的出现,结局事件必须有一个明确和客观的定义,如研究对象死于所研究疾病或复发、转移日期。研究起点和终点是相对而言的,它们都由研究目的决定,须在设计时明确规定,并在研究期间严格遵守,不能随意改变。随访时间应足够长,使大部分可能会出现阳性结局的患者能够达到研究终点。

(4) 确定样本量:研究方法及研究目的不同,所需样本量也不同。根据选择的设计类型采用相应的统计学公式来确定样本量,计算公式请参见本书第3章第2节。

2. 预后研究的常用指标

(1) 治愈率(cure rate):指患某病治愈者人数占患某病接受治疗者总数的百分比,作为预后指标常用于病程短但不易引起死亡的疾病的研究。

$$治愈率 = \frac{患某病治愈者人数}{患某病接受治疗者总数} \times 100\%$$

(2) 缓解率(remission rate):指给予某种治疗后,进入疾病临床消失期的病例数占治疗总病例数的百分比。有完全缓解率、部分缓解率和自发缓解率之分。

$$缓解率 = \frac{治疗后进入疾病临床消失期的病例数}{接受该种治疗的总病例数} \times 100\%$$

(3)复发率(recurrence rate):疾病经过一定的缓解或痊愈后又重复发作的患者数占观察患者总数的百分比。

$$复发率 = \frac{复发的患者数}{接受观察的患者总数} \times 100\%$$

(4)致残率(disability rate):发生肢体或器官功能丧失者占观察患者总数的百分比。

$$致残率 = \frac{致残患者数}{接受观察的患者总数} \times 100\%$$

缓解率、复发率、致残率等常用于病程长、死亡率低的疾病研究。

(5)反应率(response rate):指经"干预"后出现某些改善证据者的百分比。

$$反应率 = \frac{出现改善者的患者人数}{被"干预"的患者总数} \times 100\%$$

该指标主要用于轻度功能障碍性疾病,而此类疾病难以做出缓解、痊愈的判断。

(6)生存率(survival rate):从疾病临床过程的某一点开始,一段时间后存活的病例数占观察例数的百分比。

$$n年生存率(_nP_0) = \frac{活满n年的病例数}{n年内观察的总例数} \times 100\%$$

式中,P为生存率,前标n为随访时间长度,后标0为观察起始点。生存率常用于病程长、病情较重和致死性强的疾病的远期疗效研究,如癌症,病程较短的癌症可计算1年生存率($_1P_0$),一般癌症用3年或5年生存率表示预后。多用寿命表法或Kaplan-Meier生存曲线法进行计算。

(7)病死率(fatality rate):表示一定时期内,患某病的全部患者中因该病死亡者的百分比。

$$病死率 = \frac{某时期内因某病死亡人数}{同期患某病的患者总人数} \times 100\%$$

上述率的计算主要用于反映疾病的危害程度,描述疾病的自然史和筛选影响预后的因素,从而评价疾病的预后和探讨影响疾病预后的因素。

3.生存分析

时间对于疾病预后因素的研究非常重要,以死亡为研究结局,1年后死亡与10年后死亡显然是不一样的结局。在解释预后时,人们希望知道某疾病患者在任一时间点平均发生某种结局的可能性有多大,此时,"率"的计算很难做出客观的评价。生存分析(survival analysis)是将事件的结果(终点事件)和出现这一结果所经历的时间结合起来分析的一种统计分析方法,因此生存分析成为疾病预后研究的主要方法。

(1)生存时间(survival time):指从某个起始事件开始,到某个终点事件发生所经历的时间,常用符号"t"表示。根据研究对象的结局,生存时间数据可分为以下两种类型:

1)完全数据(complete data):观察对象在观察期内出现终点事件,这时记录到的时间信息是完整的。

2)截尾数据(censored data):又称截尾值、删失数据,尚未观察到研究对象出现终点事件时，即由于某种原因停止随访，这时记录的时间信息是不完整的，常在数据的右上角以符号"+"标识。截尾原因包括失访、死于其他疾病、观察结束时患者尚未出现终点事件等。

（2）生存分析常用的观察指标：主要包括生存率的计算、比较和预后因素的分析。

1）生存率的计算：常用的方法包括直接法、寿命表法（或称累计生存率法）、生存曲线法（或称Kaplan-Meier生存曲线法）。这些方法在临床生存分析时常用，但仅适用于单因素分析。如研究多个预后因素对生存的影响时，需采用Cox回归模型等方法。

A. 直接法：参照n年生存率（$_nP_0$）的计算公式。直接法计算生存率简便，但获得资料效率低，随访中失访者不列入计算，而且也不能用于观察年限不到的病例资料。在病例较多时误差不大，但病例数较少时会出现后一年比前一年生存率高的不合理现象。

B. 寿命表法（life table method）：也称间接法，其目的是估计各个观察组在任一特定随访时期患者的生存率。基本原理是先计算出患者观察日开始后各年的生存概率$_nP_x$，$_nP_x$表示活过x年者再活n年的概率。例如，$_1P_0$为第1年生存概率，$_1P_1$为第二年的生存概率，即活过一年再活一年的概率，$_1P_2$为第3年的生存概率。然后根据概率论的乘法定理将逐年生存概率相乘算出生存率。寿命表法适用于任何定期随访资料（一般以年为单位），可充分利用所有资料，如失访者、观察年限不到的病例和死于其他原因者，这些资料可称为终检资料。

C. Kaplan-Meier生存曲线法：简称KM生存曲线法。当随访时间较短，以天、周或月为观察时间单位，或病例数较少时，可采用KM生存曲线法进行生存分析。它以随访时间为横轴，以生存率为纵轴，将各个时间点所对应的生存率连接在一起，形成表示时间和生存率关系的函数曲线。此法可充分利用终检资料。生存曲线是一条下降的曲线，分析时应注意曲线的高度和下降的坡度。平缓的生存曲线表示高生存率或较长生存期，陡峭的生存曲线表示低生存率或较短生存期。

2）生存率的比较：在临床实践中，有时需比较不同病情、不同治疗对疾病预后的影响，此时需要进行生存率的比较研究。最常用的方法是Log-Rank检验，又称时序检验。它可以用来比较两个或多个生存率，应用χ^2检验分析实际观察值和理论值之间的差别大小。

3）疾病预后因素的统计学分析：疾病的结局与多种预后因素有关，各种预后因素可以互相影响，它们对结局的作用大小也不相同。为了全面正确地衡量预后因素的作用，可采用多因素分析方法筛选与疾病结局有关的主要预后因素。可根据资料的分布特点及研究方法选择分析方法，常用分析方法有参数法、半参数法（Cox模型）和非参数法（Log-Rank检验、Wilcoxon检验）。上述分析方法需借助SAS、SPSS等统计软件。

三、疾病预后研究的评价

不同病情或不同治疗手段对疾病预后的影响，常从真实性、临床意义及生命质量三个方面进行评价。

1. 真实性评价

（1）以疾病自然史为基础：注意疾病病情的自然进展和自然预后。

（2）选择样本的代表性和研究方式：应准确地定义研究个体，尽可能代表实际人群，科学合理地确定研究对象的纳入和排除标准。前瞻性队列研究能提供因果性联系的证据，而描述性研究只能提供可能的线索。

（3）明确研究对象的起止点：由于疾病自然病程常对预后有明显的影响，选用不同的起止点将会导致结果差异。研究对象最好处于临床病程早期阶段，或至少同一病程阶段。

（4）明确研究对象的来源：研究对象的来源直接影响研究对象的代表性及可比性，以人群为基础的研究比以医院为基础的研究代表性好，结果更真实。

（5）合理的随访时间：随访的持续时间对随访率有明显的影响。如果随访时间不够，将产生大量的截尾数据；如果随访时间过长，则可能产生较多的失访。一般来说，随访率越高，结果越真实。一般认为，失访率 $< 5\%$，对最终结果的影响不大；若失访率 $> 10\%$，应引起注意；若 $> 20\%$，将严重影响结果的真实性。

（6）确定和采用客观的预后指标：疾病预后不仅表现为存活或死亡，而且有着较为复杂的中间过程，如残疾、并发症等。预后结局的指标要求明确、具体、客观、特异，同时应有公认的疾病诊断标准，以增加结局的可信性。

（7）结果判断应采用盲法：对作为预后结局的重要指标，应由不知病情的其他医师判断，否则可能会产生疑诊偏倚和期望偏倚。盲法是控制主观因素影响的最直接和有效的方法。

（8）校正影响预后的其他因素：在预后研究设计和资料分析过程中应将研究因素之外的预后因素进行控制和调整，必须在排除干扰疾病的其他因素后，才能确定影响疾病真正的预后因素。对于预后因素的调整可以采用分层分析、标准化、多因素分析等方法。

2. 临床意义评价

对疾病预后结局的观察一般应采用以下3种指标：①疾病任一时间点的生存率，如3年生存率、5年生存率、10年生存率，反映的是患者在一定时间内的存活比例；②中位生存时间，表示研究中50%患者死亡时的随访时间；③生存率曲线，反映疾病预后的全过程。生存率、中位生存时间、生存率曲线所示的研究结果可能完全不同。因此，在疾病预后分析过程中应从三个方面综合描述才能反映预后的整体情况。

3. 生命质量评价

现在人们不仅关心疾病能否治愈，更关心生存时间及生命质量，仅以死亡率、病死率或生存率等指标来反映疾病的预后已有明显的局限性。生命质量是指患者对自身身体、情感和社会功能的自我评价和对目前状态的满意度。根据生命质量评价的侧重点不同，WHO的生命质量包括六个方面：①身体功能；②心理状况；③独立能力；④社会关系；⑤生活环境；⑥宗教信仰与精神寄托。

量表评定法是目前最主要的生命质量评价方法。按照使用对象和目的分为普通量表和特殊量表。普通量表适用于一般人群和一组患者生存质量评价，较常用的有疾病影响量表（SIP）、诺丁汉健康量表（NHP）、健康质量量表（QWB）。SIP用于评价疾病对个体的影响程度；NHP用于评价个体对卫生保健的需求和保健的效果；QWB是研究慢性疾病患者健康状态的一个指标。特殊量表是针对特定疾病患者或某种功能的研究，不同疾病有不同的专用量表，如肿瘤研究量表有Karnofsky表现状态（KPS）量表、简明生命质量指标（QL-

Index）量表、癌症患者生活功能指数（FLIC）量表等。

（董秀山　王　艳）

参 考 文 献

陈耀龙,孟文勃,彭晓霞,2024.临床研究概述与挑战应对.兰州大学学报(医学版),50 (1):1-6, 15.
顾琴龙,2007.我国临床科研中存在的问题与思考.外科理论与实践,12 (5): 407-408.
胡良平,陶丽新,2012.临床科研设计与统计分析.北京:中国中医药出版社.
梁万年,2002.医学科研方法学.北京:人民卫生出版社.
刘雪立,张卫东,柳明洙,2008.临床科研方法概论.3版.郑州:郑州大学出版社.
王家良,2016.循证医学.3版.北京:人民卫生出版社.
杨扬,董燕萍,2012.生存分析在临床随访研究中的正确应用.中国医药指南,10 (23): 447-448.
詹思延,叶冬青,谭红专,2017.流行病学.8版.北京:人民卫生出版社.
钟南山,2009.临床医师与临床科研:挑战与对策.中国实用内科杂志,29 (8): 681-682.

第9章 医学论文的基本格式与写作方法

科技论文的内容是由论文的性质和目的决定的,据此可将论文分为研究报告、实验技术、文献综述、调查报告、临床医疗报告、病例报告、仪器设计等多种形式。

论文的内容不同,其格式要求亦异。不同期刊对论文的格式要求也不尽相同,有的期刊要求详尽地列出各个分标题,有的则要求把几项内容合并在一个标题之下,不列分标题。这些不同的形式就构成了不同期刊各自的论文格式。在撰写论文之前,应当首先确定将文稿投到哪个期刊发表,以便根据该期刊对论文格式的要求进行写作,避免在最后定稿时或经编辑部审阅后再做很大的改动。本章主要介绍医学实验研究论文的基本格式与写作方法。这类论文的内容可概括为三大部分:前导部分、论证部分和附属内容。

第1节 前导部分

前导部分包括论文标题、作者署名和作者单位、目录、摘要及关键词。前导部分是论文的主纲,撰写应提纲挈领,言简意赅。

一、标 题

标题(title)是一篇论文的缩影,是论文的总纲。对于论文内容来说,标题具有重要的提示作用,它包含论文的研究对象、所解决的问题及贡献等信息。一个好的标题能使读者透过它而窥及论文的全貌。因此,标题是对论文内容的高度概括,应选用最简明、最恰当的词语反映论文最主要的内容。标题还应有严密的逻辑性,便于选定关键词、撰写文摘、编制题录与索引等。

阅读一篇论文时,首先接触到的就是标题。论文的标题不但要简短明了、概括全文,而且要准确、鲜明、生动、富有吸引力,给人以深刻的印象,从而使读者在看到标题的一瞬间触发出对论文内容的兴趣,进而阅读全文。

1. 论文标题的基本组成

一般来说,医学科技论文的标题应是一个句子,能表达一个完整的意思。其主要成分应包括主语、谓语和宾语,有时还有定语、状语和补语等附加成分。主语和谓语是标题的最基本成分,二者相辅相成,构成标题的主干。

例1 "精制五步蛇抗毒素治疗五步蛇咬伤",此标题的语法结构为:

<u>精制五步蛇</u>　<u>抗毒素</u>　<u>治疗</u>　<u>五步蛇咬伤</u>
　　定语　　　　主语　　谓语　　　宾语

例2 "吡喹酮口服治疗耕牛血吸虫病的临床观察",其语法结构为:

<u>吡喹酮</u>　<u>口服</u>　<u>治疗</u>　<u>耕牛</u>　<u>血吸虫病</u>　<u>的临床观察</u>
　主语　　补语　谓语　　定语　　宾语　　　　宾补

2. 标题应具备的条件

（1）阐述具体、用语简洁：标题需细心推敲、反复锤炼，不要笼统空泛、庞杂冗长，使人不得要领。标题的长短应按照论文的内容而定，一般以不超过25个字为宜。标题一般不用缩写词，也不能用所从事研究的学科或分支学科的类目作为标题。标题中尽量不使用标点符号。

例3 "中西医结合治疗肿瘤",此标题看似简洁，但笼统、不具体，像是一个书名，或是学科名称，不适于作一篇论文的题目。

例4 "对显微镜研究法补充一种物体和它底色之间或物体本身各部分间产生色差的新方法",作为一篇论文的标题，过于烦琐、冗长，词与词的关系复杂，使人不得要领，不知所云。

（2）文题相称、确切鲜明：标题体现内容，内容说明标题，彼此相互照应，文题相符。拟定论文的标题，需要精心琢磨，以确切表达中心内容。切忌文不对题，离题万里。

有些标题冠以"……机制的研究""……的规律（或模型）""……综论"，但细看原文，并非自己研究所得出的"机制"、"规律"或"模型"，只是一些表象观察。有的作者在自己的工作得到了与前人的实验结果略有不同的实验现象时，便上升到"规律"，不适当地夸大。这些做法都不能准确地表达论文的原意。如若论文的标题以"机制"结尾，但在论文中却找不到任何有关"机制"的内容，这不仅文不对题，而且会令读者有一种被欺骗的感觉，如果是研究生毕业论文，在盲评中可能导致评审结果不理想。

例如："外科手术疗法在治疗产科疾病中的地位初步探讨""动物性别控制机制的研究"，不仅庞大笼统，而且文不对题。作者究竟要阐明哪些问题，使人难以捉摸。"性染色体及染色质检查在妇科范围内的应用"，此标题看起来似乎也比较大，但却有其具体的一面。

（3）重点突出、主题明确：标题必须突出论文的重点、明确论文主题，不能面面俱到，包罗万象。标题因受文字的限制，不宜过长，需要高度概括、简明扼要，使读者一目了然。当一个短标题不足以概括论文的内容时，可以加副标题进行补充和说明，使标题更为准确、具体、完善。副标题的前面可加破折号，置于标题的下面，或者在标题后面将副标题用括号括起来，也可以在副标题前面加一序码。

例如："新生儿乙型肝炎疫苗免疫的远期效果考核——11年随访结果""小儿急性脑水肿的补液问题（20例病案分析与补液方法讨论）""丙烯酸系列复鞣剂PAAS的研究（Ⅱ）——合成及合成条件优选"，都用副标题对主标题作了完善和说明。

（4）反映论点、概括全文：论点是论文的核心，标题必须反映论文的论点。但标题与论点不同，论点必须在写论文之前明确，而标题则既可以在写论文之前拟定，也可在写作之后确定。一篇论文可以设想几个标题，再根据论文的内容进行比较和选择。

例5　A."应用有机玻璃作颅骨成形术治疗颅骨缺损22例疗效观察"
　　　B."有机玻璃作颅骨成形术治疗颅骨缺损22例报告"
　　　C."有机玻璃颅骨成形术（附22例报告）"

这三个标题相比，以C较好，既简明扼要、具体确切，又反映论点、概括全文。

3. 标题如何表现论点

（1）标题直接标明论点：如"狂犬病减毒活疫苗安全实验研究""肺炎衣原体对不同细胞株的敏感性研究"，就是很好的例证，使读者一目了然。

（2）标题指明论点的范围：如"中国香港地区0～7岁儿童生长曲线的非参数模型构建""1990—2019年中国卒中危险因素的归因负担及变化趋势"，这两篇论文标题中的论点范围都很明确。

（3）标题说明论点的结局：由于每篇论文最后结局的程度、范围、意义、作用、性质各不相同，所以在标题措辞选择上也有区别。常见的表现方式如下：

1）如果前人未曾做过同类实验，或由于对某一问题认识不一致而设计的实验得出了新的结论，可用"探讨"或"初步研究"。如"阿德福韦酯治疗慢性乙型肝炎患者疗效与细胞因子关系探讨""恙螨体内 $HFRSV$ 基因检测及定位的初步研究"。

2）如果对课题进行了较系统深入的实验研究，初步得到了较为正确的结论，但对某些问题（机制）不十分清楚，可用"观察"、"影响"或"研究"。如"肾综合征出血热双价灭活疫苗免疫原性和安全性观察""术前健康教育对冠心病介入诊疗患者焦虑情绪的影响""滥用酒精与抗氧化剂和抗氧化酶关系的研究"。

3）如果在重复前人的实验或从问题的另一个侧面进行实验，得出的结论与前人的同类研究的结论有所异议时，常用"研讨"、"商榷"或"商讨"等。如"关于卫氏并殖吸虫尾蚴生态的两个问题的研讨""关于集中度分析应用问题的商榷""中药汤剂研究中几个问题的商讨"。

4）如果论文所涉及的病例较多，可选用"××例分析"；病例少，则用"×例报告"。如"急性溴素中毒22例临床分析""极重型全身性弓形虫病1例报告"。

二、作者署名和作者单位

1. 作者署名的意义

作者（author）署名是论文必不可少的内容。一篇论文的作者署名，看似很简单，但实际情况往往十分复杂。其关键原因在于，科研工作不是一个人单打独斗就能够完成的，需要相关单位的协作，在多个研究方向的配合下，由多名不同专长和不同级别的科研人员通力合作才能完成。现有的科研评价和资源分配机制又十分倚重论文成果，科研人员面临不小的发文压力。因此，作者署名也愈发成为学术伦理中值得注意的问题。作者署名具有如下作用和意义：

（1）明确论文由谁负责：一篇科技论文应具有创造性、新颖性，具有学术意义和科学价值或能在生产中应用，因而要求数据真实准确，论证客观严谨。论文作者应按"文责自负"的原则对论文的真实性、可靠性负责，当有读者对论文中某些内容提出疑问时可以负责解答。另外，署名会促使作者对论文严格要求，保证论文的质量。若发现论文有剽窃、抄袭现象或存在主观臆测、弄虚作假等问题时，作者应承担全部责任。

（2）明确著者权人：著者权是法律给予作者的一种专有权。我国著作权法规定著作权可分为人身权和财产权，人身权又可以分为发表权、署名权、修改权和保护作品完整权。其中规定："著作权属于作者""在作品上署名的公民、法人或者非法人单位为作者"。因此，在科技论文上署名实际上是直接记录了谁对该论文拥有著作权，即用署名来确定著作权的归属。

（3）获得应有的荣誉：署名是作者获得荣誉的一种表现，是作者将自己的科研成果为社会做出贡献的一个记录。一篇好的科技论文发表后，会产生较好的社会效益和经济效益，同时也对科学宝库起到了添砖加瓦的作用。它被人们检索、引用、摘录或转载，读者可以从中得到启发、借鉴、获取有益的知识。其中有的论文会被选入各种教科书，有的则被直接用于指导临床实践。论文作者的名字将光荣地载入科技发展的史册中，受到后人的景仰。因此，署名使作者获得了应有的荣誉。

（4）文献检索的需要：一篇科技论文发表后，便成为科技文献。为了读者查询方便，这些浩如烟海的散乱文献资料必须有序化，形成检索体系。为此，文献必须具备索引项。索引项包括著者、篇名、类目、主题词等，故署名除供读者直接查询外，也是文献检索的需要。在引用文献时，第一项内容就是著者姓名，因此署名是科技论文本身必不可少的一项内容。

（5）个人利益需求：论文发表后，作者可以将它作为一种凭据，用于考核和晋升，有时可获得所在单位或有关部门的奖励，甚至还可凭自己发表的论文向国家自然科学基金委员会或有关部门申请各种科学基金。

2. 作者署名的原则

署名是有条件的，并应遵循一定的原则。《学术论文编写规则》（GB/T 7713.2—2022）对科技论文的作者署名条件作了规定：署名的个人作者，只限于那些选定研究课题和制定研究方案，直接参加全部或主要部分研究工作并做出贡献及参加撰写论文并能对内容负责的人。

一篇科技论文从研究工作开始到发表的全过程包括：①提出和选定课题并进行文献调研；②方法论证和制定实验方案；③实验设备、材料、试剂及其他条件的准备；④各项实验的操作，完成实验；⑤实验数据分析，提出新见解、新理论，并完成论文的撰写。

（1）贡献较大者才能署名：只有直接参加完成论文全过程中的主要工作，包括参加上述第①、②、④、⑤项工作，尤其要参加第④项（实验研究）工作并做出贡献的人员才能署名，仅参加了第③项工作的人员，可用给予经济报酬等其他方式感谢。论文作者必须是直接参与论文选题、设计、研究、资料分析与解释的全部或部分主要工作，或撰写论文关键内容，能对论文内容负责并能进行答辩者。只参加过局部工作或某项实验，或为论文提供部分指导及协助者，不能列为作者，可在文末致谢。作者姓名不分单位、职务，一律按贡献大小排序。第一作者是论文的主要责任者。

根据惯例，被提名为作者需要满足四项条件：①对一项研究的全过程都有重要的贡献，包括理论基础、实验设计、数据记录、分析讨论等；②参与撰写、修改论文稿的主要内容；③认可稿件的最终见刊版本；④能够对稿件任意一处的准确性和完整性负责。除此之外，对研究有所帮助又不宜列为作者的人员，比如提出建议、提供场地、帮助申请资助的人员，可在论文的"致谢"部分给予感谢。

（2）循名责实的原则：署名应该循名责实，不能只图其名，而不符其实，一定要名实相符。"实"就是GB/T 7713.2—2022中规定的条件，只有符合这些条件的人员才有资格署名。国际医学期刊编辑委员会（ICMJE）的相关指南强调，"所有被提名为作者的人必须满足成为作者的条件，而反过来讲，满足作者条件的人也要一个不落地被提名为作者"。对于那些未满足成为作者的条件，又要想署名者，就很难避免因图个人虚名而不惜侵占他人劳动成果之嫌。

（3）文责自负的原则：GB/T 7713.2—2022规定在论文上署名的作者要"能对内容负责"，这体现了文责自负的原则，即"能够对稿件任意一处的准确性和完整性负责"。根据此原则，凡对论文不能负责，不能解释论文内容的人员就不能在论文上署名，这样才能保证论文质量。

3. 通信作者与通信单位

（1）通信作者：按国际惯例，有关稿件的一切事宜均联系通信作者（corresponding author），国内多数期刊也启用了该惯例。当然，通信作者并非只起"通信联系"的作用，而是论文的责任作者，对论文负全责，一般应是论文的指导者、研究生导师或课题负责人，也是投稿、同行评审和整个发表流程中与期刊沟通的责任人。当然，通信作者可以是作者中的任何一位，这主要取决于该通信作者在这项研究中的实际作用和所做的贡献。如果某位作者在整个实验中起到了关键的作用，那么他不仅可以是第一作者，也有资格作为通信作者。

通信作者一般排在作者名单的最后，但其贡献不亚于第一作者。通信作者需要有一个固定的通信地址，这里的意思是通信作者一般是有一个办公室或实验室。从另一个角度来说，通信作者通常是导师、教授或者研究单位的项目负责人。因为论文发表后，在社会上会引起一定反响，必然会有通信联系。如果没有固定的通信地址，会带来通信方面的困难。

（2）共同通信作者：不同期刊对是否可以有两名或多名通信作者有不同的规定。大多数期刊都是允许有两名或多名通信作者的，即认可共同通信作者。多数情况下，共同通信作者是来自不同单位，排名第一的通信作者就被默认为与编辑部联系的通信作者。少数期刊不认可共同通信作者，如果论文小组有特殊要求，需要增加共同通信作者，可以向杂志社提出申请。

（3）通信单位：通信作者所属单位即通信单位，必须写清楚。通信单位很关键，一般认为，论文的所属权属于通信单位。很多单位在评职称、授予研究生学位、申报成果时，只认可通信单位为本单位的论文。多数情况通信作者与第一作者的工作单位相同，当两者不一致时，就需要在投稿前协商好排序。

对于作者来说，第一作者很重要。对于导师来说，通信作者很重要，因为导师通常担任通信作者。对于出版者来说，通信作者也非常重要，因为通信作者往往是项目负责人或团队领导。

4. 第一作者与共同作者

（1）第一作者（first author）：即排在第一位的作者。通常第一作者主导大部分实验研究工作。以第一作者发表论文对研究生毕业是必不可少的。第一作者可以是通信作者，但通信作者不一定是第一作者。一般情况下，引用一篇论文时，标注的就是第一作者的名字。

作为第一作者发表期刊论文也是申请科研基金、晋升职称及续聘的重要依据。

（2）共同第一作者：多位作者对共同完成的论著联合署名时，署名顺序应按贡献大小排列。如果有多人贡献相同，可根据期刊的相关规定采用变通的表达方式。例如，Nature在其作者须知中指出，如果确有必要说明两个以上的作者在地位上是相同的，可采取"共同第一作者"的署名方式，可在这些作者的姓名旁边使用标识符号，并说明"这些作者对研究工作的贡献是相同的"。

共同第一作者的合理情况有三种：一是贡献同样大小，无法区分谁的贡献更多，缺一不可；二是一个人研究取得进展，但没有继续下去，另一个人继承完成了这项研究，两个人的工作对论文具有同样重要的作用；三是研究项目非常大，一个人根本不可能完成，由几个人分几部分共同完成，那这几个人共同第一作者的可能性非常大。

5.作者署名的形式

署名的形式主要有两种：个人署名和集体署名。个人署名是最基本的一种形式，不同单位的多位作者合写时，为了节省篇幅，标题下只写作者姓名，单位名称用脚注标明。署名应署真名、全名，不署笔名。

署名不宜过多，一般不超过6人，其余参加者或提供资料者的单位和人员及指导者、协作者、审阅者均可列入致谢中，排在首页下角或文末，不应混淆作者和致谢对象。凡是署名的作者或致谢者均应征得本人同意，否则是强加于人，切忌争署名、争名次和奉送署名。

作者的署名一般位于标题的下方居中，标明作者所在单位，以便读者与作者直接联系。作者工作单位要署全称，单位所在的城市名称和邮政编码写在单位名称后，送往国外期刊发表的论文还要加国名。国外期刊一般还要求署上作者的现在和永久通信地址。

6.作者署名应注意的问题

（1）正确区分个人作者和多作者署名的关系：凡在个人研究成果基础上撰写的论文或根据个人搜集的资料和积累的经验撰写的论文，理应个人单独署名，但应避免以个人名义发表集体研究成果，更不能发表他人的研究成果。由多人（多单位）合作的研究成果是否撰文发表，应协商决定，不能单方面擅自撰文发表，如发表这样的论文可由多位作者共同署名。

多作者排序一般以第一作者为论文的主要撰写者，对论文负主要责任，其余作者按所做工作的多少和贡献大小排列，绝对不能以职位和资历排列。例如，研究生论文在期刊发表时，第一作者应为研究生本人，导师在其后并作为通信作者。因为研究生既是科研工作的主要实施者，又是论文的撰写者。

（2）正确区分团体和单位署名与执笔人的界限：对于在科研团体（如课题组）或单位集体研究成果基础上撰写的论文，特别是该团体和单位的成员或实际参加研究的人员很多时，应由该团体和集体署名。如果该论文是由一两人执笔，则可注明执笔人。执笔人对论文负主要责任。

（3）不要混淆作者和其他合作者的关系：对于仅仅参加部分工作而对整个研究工作缺乏了解的合作者，如按研究计划分工的具体小项工作者、某一测试的承担者及接受委托进行分析检验和观察的辅助人员均不应作为作者。如需反映这些人为该研究所做的工作，可用脚注或以致谢形式表达。

7. 避免不当署名

在学术论文上恰当署名，一方面能够确保研究人员的智力成果得到应有的尊重；另一方面，也为一篇论文指定了应有的责任人。故意不当署名是一种明显的学术不端行为，它对论文的公信力造成了损害。其实在多数情况下，对谁能被列为作者，科研参与者心里都是有杆秤的。但是出于种种原因，总是会出现一些不正常的情况。

爱思唯尔（Elsevier）出版社的相关指南中列出了三种需要避免的情况。①隐身作者（ghost author）：为研究做出了重大贡献，却没有被列为作者的人，尽管其可能已经取得了一些经济报酬；②嘉宾作者（guest author）：对研究没什么直接的贡献，但是将其列为作者可以大大增加发表的机会；③受赠作者（gift author）：对研究几乎就没什么贡献，出于学术以外的原因将其列为作者。

坦率地讲，这3种情况在中国的学术界常有发生。主要表现为：①江湖义气，主动奉送署名，助人晋级、晋升之急用；②借名人之名，抬高自己的身价；③为提高投稿的命中率，主动将一些名人署在论文中，甚至被署名者都不知道，这实际上是强加于人。

针对这些学术不端行为，国家相关部门出台了不少政策法规，一旦发现，处罚力度也是非常之大。但是大环境如此，一朝一夕难以改变。期刊编辑部作为学术科研成果发表的重要环节，也有责任在作者署名方面提高要求，严格管理，为中国的学术道德建设和出版规范化做出自己的贡献。

三、目　录

目录（contents）反映论文的大纲。学位论文、期刊大型综述性论文及会议交流的单行本长篇论文，常在标题后附有目录。目录所列条目就是论文组成部分的小标题，浏览目录就能对论文的内容有所了解。目录应逐项标明页码，以帮助读者查阅章节、参考文献、附录等页次。Word格式论文的目录可以自动生成，其操作方法如下：

1. 目录的自动生成

（1）把光标定位到论文第1页的首行第1个字符左侧（目录应在文章的前面）。

（2）执行菜单命令"插入/引用/索引和目录"，点开"索引和目录"对话框。

（3）在对话框中单击"目录"选项卡，进行模板选择等相关设置后，单击"确定"按钮，文章的目录自动生成。

目录用来列出文档中的各级标题及标题在文档中相对应的页码。首先介绍Word的一个概念——大纲级别。Word使用层次结构来组织文档，大纲级别就是段落所处层次的级别编号，Word提供9个大纲级别，对一般的文档来说足够使用了。Word的目录提取是基于大纲级别和段落样式，在Normal模板中已经提供了内置的标题样式，命名为"标题1，……，标题9"，分别对应大纲级别的1～9。作者也可不使用内置的标题样式而采用自定义样式，但有点麻烦。建议直接使用Word的内置标题样式。关于自定义样式的方法请参阅Word的帮助文档。

2. 目录的制作步骤

（1）修改标题样式的格式：通常Word内置的标题样式不符合论文格式要求，需要手动修改。在菜单栏上点击"格式 | 样式"，列表下拉框中选"所有样式"，点击相应的标题

样式，然后点击"更改"。可修改的内容包括字体、段落、制表位和编号等，按论文格式的要求分别修改标题1～标题3的格式。

（2）章节标题的相应格式：章标题使用"标题1"样式，节标题使用"标题2"，第三层次标题使用"标题3"。使用样式来设置标题的格式还有一个优点，就是更改标题的格式非常方便。假如要把所有一级标题的字号改为小三号，只需更改"标题1"样式的格式设置，然后自动更新，所有章的标题字号都变为小三号，不用手工修改。

（3）提取目录：按论文格式要求，目录放在正文的前面。在正文前插入一新页（在第一章的标题前插入一个分页符），光标移到新页的开始，添加"目录"二字，并设置好格式。新起一段落，菜单栏选"插入｜索引和目录"，点击"目录"选项卡，"显示级别"为三级，其他不用改，确定后Word就自动生成目录。若有章节标题不在目录中，肯定是没有使用标题样式或使用不当，并非Word的目录生成有问题，请检查相应章节。此后若章节标题改变，或页码发生变化，只需更新目录即可。

四、摘　　要

摘要（abstract）又称概要或内容提要，是论文的重要组成部分，通常位于文献的署名和前言之间。摘要是一篇较长论文主要观点的概括总结，它以最少的文字总结论文的主要观点和内容，是全文的浓缩和精华所在，要求文字精练、论点明确、结论具体、内容概括、篇幅简短。

1. 摘要的意义与作用

一篇好的摘要不仅能使读者确切地了解论文的主要内容，在最短时间内确定是否需要阅读全文，而且在内容上要概括性强且充实，使那些得不到全文的读者也能对所论问题有所了解，即得出明确的概念，甚至能凭借它进行某些实验技术的推广。摘要的主要作用概括如下：

（1）用于审稿过程：审稿人在审理稿件时，首先接触的是论文标题和摘要。论文标题不足以概括总结全文内容，而摘要可以补充标题的不足。审稿人通过阅读摘要大体掌握论文内容后，判断是否值得花时间审阅稿件。因此，摘要质量直接影响到论文能否及时顺利发表。

（2）提供论文信息：摘要以提供论文内容为目的，不添加任何评论和补充解释，涵盖论文主要内容，自身构成一个小型文章。读者通过摘要也能了解论文阐述的主要内容。根据摘要内容，读者决定是否有兴趣阅读全文，这样既获取了大量信息，又节省了精力。因此，好的摘要不仅提供信息，还能吸引读者阅读全文，增加文章被引用的概率。

（3）文献检索需要：摘要的另一个重要作用是为情报的编辑与检索提供方便。摘要是二次文献的著录内容，读者在数据库内查找论文时，首先显示的是论文标题和摘要中包含的关键信息。同时，摘要索引也是读者检索文献的重要工具。论文发表后，文摘期刊或各种数据库对摘要可以不作修改或稍作修改而直接利用。因此，摘要的质量直接影响论文的被检索率和被引频次，影响论文的交流和传播。

2. 摘要的类型与特点

1976年国际标准化组织（ISO）颁布了摘要出版的国际标准，将摘要分为信息性摘要

（informative abstract）、指示性摘要（indicative abstract）和信息-指示性摘要（informative-indicative abstract）。20世纪80年代后期，出现了一种新的文体，即结构式摘要（structured abstract）。指示性摘要、信息-指示性摘要和一部分信息性摘要统称为传统摘要。

（1）传统摘要：传统摘要多为一段式，内容一般包括引言（introduction）、材料与方法（material and method）、结果（result）和讨论（discussion），即IMRAD写作格式。

1）信息性摘要：又称报道性摘要或资料性摘要，是指明论文主题范围及内容梗概的简明摘要，相当于简介。一般用来反映论文的目的、方法及主要结果与结论，在有限的字数内向读者提供尽可能多的定性或定量信息，充分反映该研究的创新之处。论文如果没有创新内容和经得起检验的与众不同的方法或结论，是不会引起读者的阅读兴趣的。篇幅以300字左右为宜。

2）指示性摘要：是指明论文的论题及取得的成果的性质和水平的摘要，其目的是使读者对该研究的主要内容（即作者做了什么工作）有一个轮廓性的了解。创新内容较少的论文，其摘要可写成指示性摘要，一般适用于学术性期刊的简报、问题讨论等栏目及技术性期刊等。篇幅以100字左右为宜。

3）信息-指示性摘要：由目的、内容、方法、结果和结论五部分组成。目的是要指出研究的范围、目的、重要性、任务和前提条件，不是主题的简单重复；内容指课题的工作流程，研究了哪些主要内容；方法指在这个过程中做了哪些工作，包括对象、原理、条件、程序、手段等；结果中如实叙述研究检测得到的数据、观察到的现象；结论是此项研究的重要结论及发展前景。

（2）结构式摘要：又可分为全结构式摘要和半结构式摘要。

1）全结构式摘要：实际上是信息性摘要的结构化表达，其内容包括目的、设计、地点、患者或对象、方法或干预措施、主要检测指标、结果、结论等，强调应含有较多的信息量。其特点是信息量大，各部分内容明确，能准确全面地反映论文的实质内容；便于准确、具体地将内容表达出来，不易遗漏重要信息；有助于合理安排各部分，得出正确的结论；审稿便捷，编辑容易校对、纠正；便于二次文献的加工和整理，加快文摘杂志的出版，便于计算机数据库的录入和检索。虽然其篇幅比传统摘要长，但利多弊少。目前国外医学期刊研究型论文大多数采用此形式。

2）半结构式摘要：也称为四要素摘要。包括：①目的（objective），简要说明研究的目的和提出问题的缘由，表明研究的范围和重要性，不要简单重复论文标题中已有的信息。②方法（method），包括研究对象、分组、样本量、研究方法、评价指标等。③结果（result），为摘要的重点部分，描述主要结果和重要数据，包括实验数据、观察结果、价值及局限性、统计学处理结果等。④结论（conclusion），阐述研究结论及应用价值，需有直接依据，避免推测和过于笼统。目前国内医学期刊大多数采用此形式。

3.摘要的写作要求

（1）结构清晰、内容齐全：写摘要前，必须仔细通读全文，并按照明确的逻辑结构进行组织，包括目的、方法、结果、结论（结构式摘要），依次将要点全部写出来，既要忠实于正文的内容，又要概括性地重新组织文字，形成一个严谨的陈述性短文。在写完后再审视全文，看是否概括了整篇文章的重点。摘要应具有独立性和自明性，并拥有与论文同等量的主要信息，即不需要阅读全文就可获得重要的信息。

（2）亮点突出：在摘要中突出论文的亮点和创新点，这些亮点可以是重要的发现、独特的视角、创新的方法或实际的应用等。通过强调这些亮点，可以吸引读者的注意力，提高论文的吸引力，这是写摘要成功与否的关键。

（3）具体明确：摘要中的表述应该具体明确，避免使用模糊或含混的词汇。不要使用"一定程度上""某些方面"等模糊表述，而应该使用具体的数据和实例。具体明确的表述能够增强摘要的说服力，让读者更好地理解论文的观点。

（4）语言规范：要使用规范化的名词术语，避免用非专业语言。新术语或尚无合适中文译名的术语，可用原文或译名后加括号注明原文。如采用非标准的术语、缩写词和符号等，均应在首次出现时予以说明。不举例证，不采用图表，非特殊情况不用化学结构式、公式等非文字性资料。遵循语言规范，包括语法、拼写、标点等。必须避免语言错误和错别字等，以免影响论文的专业性和可信度。

（5）文字精练：摘要应连续写出，不分段落，这是约定俗成的规矩，因为摘要最主要的特点是简短、精悍、完整。一般说来，摘要的篇幅占全文的3%左右，约300字，不加小标题，必要时可加顺序号。有些英文期刊的"作者指南"对摘要有具体的字数要求，通常不超过250个单词。

4.撰写摘要应注意的几个问题

（1）论文完成后再写：摘要虽紧随文题，居论文之首，但它通常是在论文全部完成之后再写的，这为作者进一步凝练自己的科学思想提供了一个机会。论著还应有与中文摘要内容基本一致的英文摘要，以便对外学术交流。英文摘要的撰写详见第14章。

（2）做到四不写：不得简单重复标题中已有的信息；不写本学科领域已成为常识的内容；不引用他人文献；一般也不要对论文内容作诠释和评论，尤其是自我评价。

（3）使用第三人称：摘要作为一种可供读者阅读、情报人员和计算机独立使用的文体，必须使用第三人称，如"本研究""本文"。有的摘要出现了"我们""作者"作为主语，这会减弱表述事实的客观性，有时也会出现逻辑问题。

（4）校对和修改：在提交论文之前，要对摘要进行仔细的校对和修改。检查修辞、语法、拼写和标点等，确保摘要的语言表达准确无误。同时，也可以请同行审查和修改，以进一步提高其质量和准确性。

五、关 键 词

1.关键词的定义与作用

关键词（keyword）是表达科技文献的要素特征，为具有实质意义的词或词组，是被广泛使用的检索语言。关键词与主题词不同，主题词是规范化的关键词，关键词是具有灵活性和广泛性的自由语言。因此，可将医学主题词表（Medical Subject Headings，MeSH）和中文医学主题词表（Chinese Medical Subject Headings，CMeSH）中的主题词作为关键词使用，但关键词不一定是主题词。关键词与主题词都被作为检索语言使用。

准确选择关键词，才更便于读者了解文献的主题内容，判定是否值得花时间细读全文。在计算机普及的今天，也便于二次文献的整理及检索系统收录论文时的标引处理。一篇论文有几个关键词，就可提供几条检索途径，读者可从不同的侧面查阅所需要的文献资料，减少漏检，因而可提高检出率。

2. 关键词的书写格式

每篇论文选用3～8个关键词。中、英文关键词要相对应，排在摘要后，另起一段，但有少数期刊把它放在摘要前。关键词之间一般加分号（；）。外文字符除专有名词的首字母外，其余均小写。

3. 选择关键词的原则与方法

论文撰写后，作者要根据文章的题目、摘要和全文内容及所涉及的范围，统筹考虑来选择关键词。

（1）选择关键词的原则：凡能用医学主题词表（MeSH）中的规范语言作关键词者，尽量用MeSH中的词来反映论文的中心内容。这样更适合编制关键词索引，使计算机检索方便、准确；如该词在MeSH中查不到，但不标引该词就不能更好地反映论文的中心内容时，可不受MeSH的限制，将该词标引为关键词。

（2）题内关键词：选择和判断关键词最简单的方法是首先从标题中考虑，因为标题最能说明论文的中心论点。例如"基于生物信息学对成人与青少年皮肌炎差异表达基因及关键通路的分析"一文，可从标题中选择"皮肌炎""差异表达基因"作为关键词，从标题中选择的关键词在检索术语中叫作题内关键词。

（3）题外关键词：如果从标题中选出的关键词仍不能充分表达论文的中心内容，即不能提供较完全的检索信息，就再从摘要和正文中选择所需要的关键词，在检索术语中叫作题外（普通）关键词。

（4）查阅医学主题词表：对初选出来的关键词还应进行严格筛选，仔细推敲，判断其是否能准确全面地反映论文的中心内容。最后再查阅MeSH，被选出的关键词如能在MeSH中查到，则说明该词是经过规范化的非自由词，符合检索语言的要求；如该词在MeSH中查不到，则说明该词是未经规范化的自由词。

4. 关键词标引常见错误解析

医学科研包括三要素，即受试对象、施加因素、实验效应，只有把研究三要素分析清楚，才能确定需要加以揭示的各个主题概念，从而正确选择关键词。在审稿中注意到，有不少作者对关键词标引不够重视，或者不会正确标引，从而表现出五花八门的标引错误。关键词标引中常见错误可归纳为以下四种类型：

（1）遗漏标引：由于对论文主题理解不深，未能充分把握其内在关系、挖掘潜在信息和提炼创新点，仅根据标题中有限的信息来标引关键词，导致重要信息遗漏。标题因受字数限制不可能全面表达论文主题，需要关键词来完善和补充其信息的不足。

例1 论文标题"联合检测多种肿瘤标志物在肝癌诊断中的临床意义"，标引关键词："原发性肝细胞癌；肿瘤标志物；联合检测"。

错误解析：本文采用两种方法联合检测肝癌患者血清中的三种肿瘤标志物。关键词漏标了两种检测方法"酶联免疫吸附测定、分光光度法测定"和三种肿瘤标志物"甲胎蛋白类、α-L-岩藻糖苷酶、唾液酸"；应删去无专指性的关键词"肿瘤标志物"和"联合检测"。

例2 论文标题"砷化氢中毒致重度急性肾功能衰竭抢救成功5例"，标引关键词："砷化氢；药物中毒；急性肾功能衰竭"。

错误解析：漏标了抢救处理主要采用的两种方法"血液透析"和"血液灌流"。

（2）过度标引：关键词可提供文献检索途径，但并非标引的关键词越多，提供的信息量就越大。过度标引会导致主次不分、专指性差、重点不突出，使读者无所适从。应精心选择最具代表性的关键词，标引数量应适中。

例3 论文标题"善得定治疗门静脉高压症致上消化道出血32例疗效观察"，标引关键词："肝硬化；门静脉高压症；食管、胃底静脉曲张；上消化道出血；善得定；垂体后叶素；硝酸甘油；预后"。

错误解析：属于过度标引，本病的因果关系是慢性乙型肝炎→肝硬化→门静脉高压症→食管胃底静脉曲张→上消化道出血。只需标引"门静脉高压症"（原因）、"上消化道出血"（结果）和两组疗效比较的药物"善得定"和"垂体后叶素"，其余的词均无必要，其中"硝酸甘油"并非本文重点，"预后"是通用名词，不可作为关键词。

例4 论文标题"氯丙烯中毒对大鼠肌细胞超微结构及胆碱酯酶的影响"，标引关键词："氯丙烯；肌丝；肌原纤维；线粒体；糖原；胆碱酯酶；超微结构；电子显微镜；大鼠"。

错误解析：电子显微镜下可观察到肌丝、肌原纤维、线粒体、糖原等肌细胞内的超微观结构，不必将它们均标引为关键词，只需保留"氯丙烯；肌细胞；超微结构；胆碱酯酶；大鼠"5个关键词。

（3）重复标引：由于未对关键词中的上位词与下位词加以认真筛选和分析，标引了很多关键词，但揭示的文献主题趋向一致。只有选择专指性强的关键词，才能保证检索的查准率和查全率。

例5 论文标题"高血压并发缺血性脑卒中患者血液流变学相关指标检测"，标引关键词："高血压病；并发症；脑血管意外；缺血性脑卒中；高凝状态；血液流变学；全血黏度；血浆黏度；红细胞压积；纤维蛋白原"。

错误解析：关键词中"脑血管意外"与"缺血性脑卒中"存在着隐性重复，保留专指性强的"缺血性脑卒中"；"全血黏度、血浆黏度、红细胞压积、纤维蛋白原"均属"血液流变学"指标，应删去"血液流变学"，"并发症、高凝状态"专指性不强，应删除。

例6 论文标题"急性右心室梗死15例的早期诊断与急救处理"，标引关键词："心肌梗死；右心室心肌梗死；血流动力学；肺水肿；心功能不全；超声心动图检查；体外反搏"。

错误解析："右心室心肌梗死"是"心肌梗死"的一种（重复标引），"血流动力学"异常改变导致"心功能不全"和"肺水肿"。因此，关键词只需保留"心肌梗死、右心室"（病因）、"肺水肿"（并发症）、"超声心动描记术"（诊断方法）、"体外反搏"（治疗方法）。

（4）偏离标引：由于对文献主题的认识不同或对某些专业术语的理解有差异，导致关键词与标题表达形式极不一致。医学术语存在大量的同义词、近义词，因把词义相近者混淆而导致偏离标引。

例7 论文标题"免疫组化法检测鼻咽癌变组织表皮生长因子受体和增殖细胞核抗原表达"，标引关键词："鼻咽癌；癌基因；抗癌基因；基因表达"。

错误解析：标题所用每一词语必须考虑到有助于选定关键词和提供检索的特定实用信息量。本文的关键词没有从题名中析出必要的信息，所选关键词好似与标题不相关，偏离了标题的主要信息。正确标引是："鼻咽癌；免疫组织化学法；表皮生长因子受体；增殖细胞核抗原"。

例8 论文标题"脑囊性包虫32例CT与磁共振诊断比较",标引关键词:"脑;细粒棘球蚴;CT机;磁共振"。

错误解析:望文生义,将寄生虫与寄生虫病、诊断仪器与诊断方法相混淆。正确标引是:"细粒棘球蚴病(囊型包虫病);计算机X线体层摄影术;磁共振成像术"。

5. 关键词的规范化标引

关键词标引的规范化程度是衡量标引质量的重要因素。胡树长依据医学论文主题标引原则,按照医学学报编排规则中规定使用的MeSH词表,对1989～1990年出版的15份医学院校学报262篇文章中标引的关键词作了初步分析。结果显示,约半数关键词标引不规范,自由词占比过高,在标引的1031个关键词中,自由词502个,占48.70%。自由词占50%以上的学报9份,最多的一份占78.95%;占30%以下的学报仅2份。现对关键词标引的规范化问题进行分析。

(1)自由词的规范化:关键词标引中,自由词比重偏大是影响标引质量的一个突出问题,其根本原因是没有按MeSH做规范化处理。绝大多数自由词可以通过对照MeSH转换成规范检索词。如原标引的"呼吸系统顺应性""无血切肝术""经胸胃切除术",可按MeSH直接转换成规范词"肺顺应性""肝切除术""胃切除术",而"动脉硬化性脑梗死""超薄聚丙烯酰胺凝胶等电聚焦"则可转换成几个规范词"脑动脉硬化;脑梗死""聚丙烯酰胺凝胶电泳;等电聚焦"。即使是MeSH中没有收录的词,也可通过它的隶属关系或相关关系,查找它的相关词或上位词,做进一步的语言转换。如"醋酸胺""米托蒽醌"可规范成"醋酸盐类""蒽醌类"。

(2)不可标引非专业名词:值得指出的是,在肿瘤命名上普遍存在着标引偏差,将组织类型肿瘤与器官部位肿瘤混杂标引或只标其一,如"肺癌""胃癌"等,甚至有"青年肺癌""中期胃癌"等违背肿瘤标引原则的现象。用行业习语、不规范的缩略语标引疾病名、诊断和治疗技术也较多见,如"冠心病""甲亢""急淋""CT""超声"等。还有一些标引词缺乏专指性,如"抗癌""内镜下特征""临床特点"等。

上述情况的出现,反映出专业人员对关键词标引规范化仍不够重视。解决这个问题的关键在于理解关键词标引的意义,即"标引——是对文献进行主题分析,从自然语言转换成规范化的检索语言的过程"。从这一基本点去考虑,关键词应该既是揭示论文主题内容"关键"的词,又是符合检索要求"关键"的词。

(3)首标词的选择:首标词,即第一关键词,一般认为它是可以表现论文主题的核心词汇,是所有关键词里第一个标引的词。合理、准确地选择首标词,可以揭示文献主题最本质的内容,从而大大缩小读者查找文献的范围。重视对论文首标词的选取,是期刊出版工作的一个重要环节。由于作者对首标词的规范知之甚少,导致其论文中首标词的选取较为随意。

例1 "碘伏浸泡治疗早期糖尿病足32例疗效观察"一文,原文标引关键词为"碘伏;糖尿病足;溃疡"。

错误解析:首标词为"碘伏",但具体分析该文主要内容,首标词改为"糖尿病足"更合适。

例2 "糖皮质激素对系统性红斑狼疮患者$CD4^+CD25^+CD127^{(dim/-)}$T淋巴细胞GITR表

达及凋亡的影响"一文,原文标引关键词为"糖皮质激素;红斑狼疮;系统性;糖皮质激素类诱导TNFR相关蛋白质;T淋巴细胞;调节性;细胞凋亡"。

错误解析 首标词为"糖皮质激素",实际上,该文的研究对象是系统性红斑狼疮(SLE)患者,从细胞水平研究糖皮质激素对SLE患者的Treg细胞GITR表达及Treg细胞凋亡的影响,建议首标词改为"系统性红斑狼疮"。

(4) 关键词的合理组配:一篇报道3种氨基酸对血浆皮质酮浓度影响的论文,原标引为"侧脑室;烧伤;皮质酮;甘氨酸;L-谷氨酸;L-天冬氨酸"6个关键词。从主题分析可知,作者所要论述的主题是血浆皮质酮的变化,并通过它来阐明3种氨基酸的作用,采用的方法是侧脑室注射后用放射免疫法测定,研究的对象是烧伤家兔及健康家兔。因此,除首标词外,其他各词的组配也应按逻辑思维规律作适当调整,才能突出主题,全面表达主题。所以,改为"皮质酮;甘氨酸;谷氨酸盐类;天冬氨酸;灼伤;疾病模型;家兔",似更合适。

(5) 全面的主题分析:要使关键词标引达到直接、客观、完整地揭示论文主题本质的要求,关键在于对论文进行全面、准确、合乎逻辑的主题分析。首标词不准、组配不当或漏标的根本原因,皆出于对主题分析的失误。

6.选择关键词应注意的几个问题

(1) 中英文需对应:由于汉语和英语都有一词多义或多词一义的现象,用这类词作关键词时,要选用被广泛使用且MeSH中收入的词。否则,便会导致词义混淆,甚至出现原则性错误。如用"睾丸炎"为关键词,不能译成"testis inflammation",因英文的这个词既可译为"睾丸炎",也可译为"四叠体下丘炎",只有经过规范化且收入MeSH的"Orchitis"才能作为"睾丸炎"的英文关键词。

(2) 关键词的词序:不要"中式西化",如将"阿米巴性痢疾"写成"痢疾,阿米巴性","结肠癌"写成"癌,结肠"等。应该在尊重MeSH的基础上,按中文习惯排列中文关键词词序。

(3) 中英文不可直译:选出的中文关键词,不能按汉语的习惯查译成英文,应在MeSH中查出相应的英文主题词作为英文关键词,如"鼻咽癌"不能译为"nasopharyngeal carcinoma",此为"中式英文",应译为"nasopharyngeal neoplasm",才符合英文的习惯。即使某词从MeSH中查不到,也要尊重英文的使用习惯。

(4) 缺乏检索意义的词不能作为关键词:冠词、介词、连词、代词、情态动词等,以及某些缺乏检索意义的副词、形容词和名词等都不能选作关键词。

(5) 化学分子式不能作为关键词:如"KCl"作为关键词时,应写作"氯化钾",复杂的有机化合物名称一般取其基本结构名称作为关键词。有表示取代基位置或立体异构现象的词冠一般可以省略,如3,5-腺苷酸1-乳酸中的"3,5"和"1-"可以省去。但有些取代基位置标号已成为该化合物名称的一部分时则应保留,如5-羟色胺。

(6) 关键词不宜太多:目前国内医学期刊一般要求每篇文章5个左右,不应少于2个、不超过10个,选择的关键词过多或过少均会影响检索效果,也不利于关键词索引的编排。

第2节 论证部分

论证部分是医学论文的核心内容,是展现研究成果、反映学术水平的主体。论文的论点、论据和论证及达到预期目标的整个过程都要在这一部分论述。它的篇幅最长,除了要有论点、有材料、有概念、有判断、有推理外,还要求合乎逻辑、顺理成章、通顺易读。

论证部分也即医学论文的正文,一般包括引言、原理、材料、方法、结果、讨论、参考文献等。根据所涉及的学科、选题、研究方法,这几个方面内容的写作可灵活掌握。

一、引 言

1. 引言的定义与作用

引言(introduction)又称前言、序言或导语,是论文的开场白,每篇论文都以"引言"开始,是正文的引子,写在正文之前。引言的作用是为了引出论文要点,向读者介绍论文的目的或主旨、有何假设、想要解决什么问题,引导读者领会全文的主题和总纲,引起阅读的兴趣。

引言在引导读者阅读论文方面起着不可忽视的作用。引言好比架在作者与读者之间的桥梁,它为读者提供自身世界与论文内容之间的过渡。引言也像一把钥匙,为读者打开论文的大门提供了必要的工具。也可以把引言视为一幅十分重要的导航图,它为读者进入论文的境界提供了详尽的路线。

撰写引言的目的是对研究的背景材料、研究的动机和原因、试图达到什么目的等做出说明。让读者对本项研究有足够的了解和认识。国家标准GB/T 7713.2—2022规定,"引言"应简要说明研究工作的目的、范围、相关领域的前人工作和知识空白、理论基础和分析、研究结果设想、研究方法和实验设计、预期结果及意义等。

2. 引言的基本内容

好的引言应具有吸引力和诱读力,因为它把鲜明而具有兴趣性的问题摆在了读者面前,从而达到引导读者阅读全文的目的。好的引言是论文成功的一半,应该多下一些工夫撰写引言,因为你只有一次机会给读者留下良好的第一印象。

(1)背景资料:在引言开头,通常先简述本研究领域的背景资料,也就是历史回顾。说明研究的主题及其总体现状、历史渊源、研究起因,以及与全局的联系和相关性。需要注意的是,这种文献回顾应密切结合研究主题,而且是极其简要的、提纲挈领式的,绝不可面面俱到。否则,阐述详尽的背景资料可能诱导你把"引言"变成一篇相当篇幅的"综述"而误入歧途。这种情况常见于初稿,虽不可取,但绝不可怕,说明你阅读了大量文献,你可以修改再修改,简化再简化,要大刀阔斧地削减,最终成为简明的"引证"雏形。为了阐述研究背景,要引证文献资料,可以为简化文字起到十分重要的作用。因此,引证是撰写引言的基本条件,没有引证,引言的价值就会大打折扣。当然,引证文献也明确地表明,这些背景资料绝非虚构,而是有据可循的。

(2)提出问题和假说:当前该研究领域进展状况如何?存在哪些缺欠或不足?存在的问题及其重要性是什么?提出本研究的假说,并给出假说的主要依据。在简述当前有关研究的来龙去脉、关键性的术语及概念之后，应把问题明确地提出来，并且说明问题的重要性。在这里，要综述有关研究，提出争议或未解决的问题，未测试的群体和未经实验的方法等，同时说明它的重要性，使编审人员和读者都深切地感到此问题亟待解决。毫无疑问，在这里需要引用相关领域的权威文献，以便使读者确信你所提假说的重要性和可靠性。

（3）解决问题和验证假说：在提供当前研究存在的问题和假说之后，要明确给出你研究解决这些问题验证假说的思路、设想和办法，简述实验设计、方法、路线及研究的理论基础等。简言之，就是如何通过你的实验研究，回答前面所提出的问题，将要采取什么手段验证假说。通过这段叙述，让读者确信：假说的提出是有根据的，验证假说的设想和方案是有道理的、可行的，要特别强调其独特性和优越性，整个"引证"的思路是顺理成章的。说明为什么采用这种方案和方法，以及这一方法的可靠性。这种写法可以让读者明显地感受到该研究方法和实施方案是有根据的、切实可行的。

（4）预期成果及其意义：在简述背景资料、提出问题和假说、给出解决问题和验证假说方案之后，就应该写本研究的预期成果及其意义。在引言的末尾，说明如何解决这些问题之后，顺理成章且符合逻辑地给出将要取得的研究成果，并指明重要成果的理论意义和应用价值，包括社会价值和经济价值。

简而言之，引言的基本内容包括：简述本项研究的起因和目的（问题的由来）；与本课题有关的文献回顾（有关重要文献简述）；本项研究的历史背景和引起研究的缘由，强调本研究的重要性、必要性及现实意义等；本研究课题的观点和工作过程，如为现场调查应说明工作场所和协作单位；有时间性的工作，应说明工作期限和时间；材料来源和搜集方法（简述所用材料和观察记录等）；前人对同类课题的研究情况（做过何实验，有何结果，哪些问题已明确，哪些问题未解决），论文中所涉及的有关术语或概念的解释；最近国内外对此问题的认识程度和研究动态；提出本研究的假说，并给出假说的主要依据及将要采取的验证手段；预期成果。

上述内容应当根据论文的特点适当选择，顺序也可改变，但需按逻辑顺序撰写。

3.引言的写作要求

（1）突出重点：引言应言简意赅，各项内容只需一语道破。一般教科书中已有的知识或人所共知、显而易见的功用或意义，在引言中不必赘述，简明扼要地介绍研究工作的来龙去脉及课题的概貌、价值和意义，亦即开门见山地向读者交代本研究的目的、范围和主要论点，相关的历史背景和国内外现状，本研究的设想、方法、理论根据、预期结果及意义。

（2）层次分明：引言要按研究内容的层次展开，一般来说至少应包含5个层次。在知识的广度方面，依次缩小范围，直至引出要研究的具体问题，提出假说；在知识的深度上，要依次深入，叙述逐渐详尽，直至明确研究的具体目的。所以，可将引言的层次用两个"三角形"形象地说明（图9-1）。

（3）评价客观：在引言中谈到自己的工作时，要尊重科学，实事求是，切忌妄下断言如"尚无报道""本研究首次报道""达到了××先进水平""接近××水平""填补了××空白"等。对前人在相关领域已做过的工作要客观地介绍，绝不能蓄意贬低、避而不谈或刻意隐瞒，以免引起不良后果。有些作者为强调本研究的创新性，在引言中常采用"尚无""未见"等词句，如研究涉及的内容确实未见报道，按照规定应具有正式批准的查

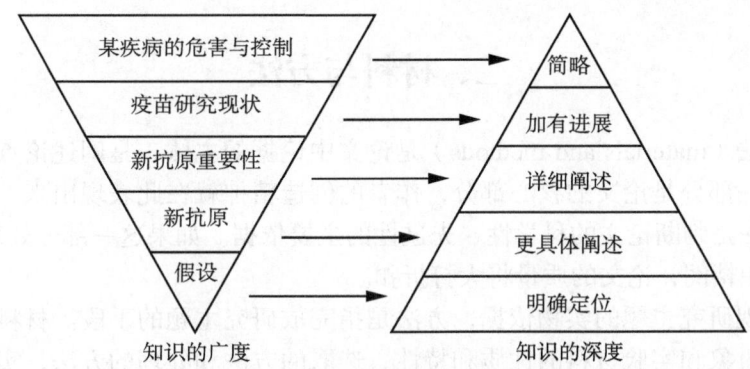

图9-1 引言写作应遵循的一般层次

新机构证明,因此应慎用此类词语。

(4) 言简意赅:引言是论文的开端,起引导作用,一定要简明,说清目的、意义及背景,生动简明,能引出下文即可。前言最好不分段论述,不要插图、列表,不进行公式的推导与证明。篇幅不宜过长,字数的多少虽无统一规定,但以300～500字为宜。一般不需列"引言"字样标题。

(5) 不用套话:在引言中一般不要使用"才疏学浅""水平有限""疏漏谬误之处恳请指正""抛砖引玉"这类套话。水平如何,读者自有公论,错误就是错误,这绝非客套话所能遮掩。

4. 引言写作的常见问题

(1) 未引证文献:少数作者在引言中不引证文献,毫无依据地议论,殊不知,无引证的引言是没有意义的。引言中阐述研究背景、研究进展、提出假说,都需要引证文献(引文),既可反映课题的科学性,又可使读者通过其他文献了解本课题的背景。在引文时应注意选择能反映关键性工作或研究的文献,引文宜少而精。

(2) 罗列引文、缺少分析和概括:有的作者在阐述研究现状时往往罗列出不同研究者的不同观点和结论,缺乏作者的分析和归纳,没有概括出研究的成果和存在的问题,甚至将一些与本研究没有直接关系的文献也列在其中。从论文写作的角度出发,引言的目的是阐述论文命题的意义,而并不是研究资料的综述。因此,引言应当分析、概括出研究的现状,特别是存在的难点和不足,从而引出论文研究的主题,切忌罗列引文。

(3) 无研究背景或背景过于简单:这是医学论文引言写作中最常见的问题。背景资料缺失或过于简单,审稿者会认为作者未认真检索和阅读文献,不了解该领域的国内外最新进展,因而容易被退稿。即使发表,读者也可能对研究的创新性产生怀疑。

(4) 无研究目的:无研究目的的引言常常出现在临床资料的回顾性分析论文中。对论文拟解决的问题即目的或意义的描述应是引言的重点之一,否则读者将不知道论文前面讲的和后面的内容有何联系,更不知该文章要达到什么目的。

(5) 详略不当:研究背景资料描述过于详细,使之过分延伸,抓不住重点,好像一篇小综述。也有的引言过于简单,缺乏应有的背景材料、研究进展、目的意义。语言要简练,公知的内容,如教科书中的内容,不应出现在引言中。相反,论文中出现的新名词、新概念、新方法,引言中必须作出解释。

二、材料与方法

材料与方法（materials and methods）是论文中论据的主体，是阐述论点、引出结果的重要步骤。这一部分是论文的核心部分，作者的创造精神就在此表现出来。作为论文的基础，材料与方法是判断论文的科学性、先进性的主要依据。如果这一部分处理不当，结果、结论将成为空中楼阁，论文的质量将大打折扣。

材料是表现研究主题的实物依据，方法是指完成研究主题的手段。材料与方法应阐述的要点：实验对象和实验材料的性质和特性、选取的方法和处理的方法、实验目的、使用的仪器设备和器材、实验及测定的方法和过程、出现的问题和采取的处理方法等。撰写材料与方法的最高要求就是真实可行、读者能看懂，能够据此重复实验。

1. 材料与方法的主要内容

"材料"主要交代研究的实验对象、仪器设备、试剂，"方法"指实验方法或搜集资料的方法。因此，"材料与方法"在有些论文中也称为"对象与方法"或"资料来源与方法"。

（1）实验对象：实验对象为动物时，应写明动物名称、种类（品种品系）、微生物级别、数量、来源、性别、年龄、体重、健康状况、分组标准与方法；实验对象为微生物或细胞时，应写明种、型、株、系、来源、培养条件和实验室条件；实验对象为临床病例时，应注明来源、病例数、性别、年龄、职业、病程、病因、病理诊断依据及选择标准、诊断及分型标准。

（2）仪器设备：购置的仪器，只写重要的，给出名称、型号及生产厂家即可，常规仪器不必列出。如果是按前人的设计图纸安装的仪器，还需注明仪器精度和操作方法等；如对现有仪器做了改进，除注明上述资料外，还应详细叙述改进之处；如为自己设计安装的仪器或自制药品，则需有详细的文字说明并附图或照片。

（3）试剂：主要药品和试剂应写明名称、成分、规格、纯度、来源（厂家）、出厂时间、型号、批号、使用效价、浓度和剂量、配制方法和过程、临床使用剂量和次数、给药方法和途径、用药总量等。

（4）实验方法与条件：实验动物的样本量、分组及处理，感染接种方法，手术与标本制备过程，实验与记录的手段，操作（观察）步骤，记录指标及注意事项；病例的观察方法、指标，治疗方法，药物的名称、剂量、剂型、使用方法及疗程；如为手术治疗应写出手术名称、术式、麻醉方法等。

公知公认的方法，只写明其方法名称即可；引用已发表但尚未被人们所熟知的方法要提供参考文献，并对其方法原理作简要的描述；对新的或自己有实质性改进的方法，要清晰说明采用此方法的理由，并对改进的部分作详细的介绍，以便他人重复；用不同方法的对比实验，要写明如何对比，怎样计算。

（5）统计学方法：应介绍统计学软件的名称及来源，采用的具体统计方法，包括统计学评价强度、实验对象是否随机抽样分组，是否有足够的例数（或实验次数），对照组和比较组的条件是否相同或相似等，实验观察方式、指标、记录方式、资料和结果的收集与整理。

（6）网络及计算机使用：如为在线分析，应给出数据库名称、详细网址。如以数学模型研究,应讲明使用何种数学模型,具体运算,逻辑推理的方法及依据(包括文献依据和理论依据),以及动物或人体试验研究的对比分析方法。如使用计算机进行实验数据存储、运算、分析建库研究,应详细说明建库设计方法及软件名称、设计和操作方法。

2. 材料与方法的写作特点

材料与方法应体现科研构思和实验设计的各项要求。这部分是论文的重要组成部分,其篇幅较大。此部分的写作原则或需要详细描述的理由是:使读者能重复实验,便于审稿者复核。

(1)叙述应详略恰当:此部分内容有很大的灵活性,因研究内容不同,叙述可详可略。内容详略程度可据以下3种情况而定:①凡属于前所未有的新技术、新方法、新仪器、实验设计等,均需详细阐述,并需将设计原理、实验步骤、操作要点、观察记录方法、仪器安装、药品配制过程及必要的线路图或模式图和注意事项等加以说明,以便他人重复实验,并判断其准确性和精确程度。②如实验方法为公认的方法,只需要写出实验方法的名称和要点,标注出处即可。③如将前人的实验过程或方法加以改进,属于改进的部分要详细阐述,其余部分则简述。

(2)按逻辑安排内容:围绕论文的主要论点和关键问题,按照研究工作的逻辑顺序或疾病发生发展的客观规律安排材料和叙述实验过程,而不是按实验时间的先后排序。那些对阐述观点作用不大,但对于重复该实验又属于必要的数据和内容,可列入论文的附录,供读者参考。研究方法和实验步骤也可通过设计各种图表来表达资料之间的相互关系,使之一目了然。

(3)视论文性质改变小标题:有的论文属于病例分析、治疗观察、流行病学调查或病案讨论等,常无须施加更多的处理因素。因此,不用"材料与方法"标题,而应改为更能体现论文内容的标题,如"临床资料""资料来源""手术步骤""调查对象与方法""诊断标准"等。如果既要进行病历资料分析,又要观察临床效果,可在"临床资料"之后,再加"治疗方法"一栏。如属技术革新方面的研究,则可用"操作方法""操作步骤"等标题。

(4)"方法"与"结果"合并:绝大多数论文中,在"材料与方法"部分叙述实验方法时不涉及"结果",因为"结果"是与"材料与方法"并列的标题。然而,有的实验方法与实验结果的联系十分紧密,方法的描述很复杂,结果的表述则极为简单,而且在叙述上方法与结果不易分开。此时,"材料"可单列一个标题,"方法"与"结果"合为一个标题——"方法与结果"。

3. 材料与方法写作中的常见问题

(1)资料不全,主次不分,或写入多余信息、常规试剂和一般仪器等。

(2)实验材料未采用国际同行所熟悉的通用名,使用了只有作者本国同行才知道的专门名称。如特定的微生物媒介或药品名,商标名之后应标注通用名称。

(3)组名全文不统一,组名不按施加因素命名,而用A组、B组……或其他不易辨认的缩写作为代号,读者需前后反复对照才能明白。

(4)内容过繁,教科书式的撰写方法;内容过简,无法重复实验。

三、结 果

结果（results）是论文的价值所在，是作者调查、观察或实验研究成果的结晶，是论文的关键论据。全文的讨论由此引发，判断、推理和建议由此导出，结论由此得出。作者的研究成果、论据都在这一部分体现，是用事实来回答论文所提出的问题，是评价该课题极为重要的依据。

结果部分概括起来有两个作用：一是描述材料与方法中所提及的实验结果；二是展示支持实验结果的论据（数据），以及指导读者阅读展示有关证据的图和表。

1. 结果的内容及表达方式

（1）数据：如实、具体、准确地写出经统计学处理的实验观察数据资料，不需要全部原始数据。处理原始数据时，要将其分组重新排列，制作频数表，并算出均数或百分率、标准误或标准差等相关数据，进行显著性检验等统计学分析。分析实验中得到的各种数据和现象，对实验结果进行定性或定量分析，并说明其必然性。

（2）图表：仅有实验数据还不足以说明实验的结果。观察结果常用精选的图、表来表达。由于插图能够显示变化的规律性，有利于对不同变化进行对比，又非常直观，因此在表达实验结果时，大多采用图来表示。当必须列出准确数值时，将数据用表来表达。图和表都很简洁明了，易于比较，便于记忆，但所占篇幅较大，对于能用少量文字说明的问题，可不用或少用图表。

（3）照片：从实验结果中获得的实物照片、病理组织图片、影像资料等是极好的插图，可更为准确、形象、客观地表达研究结果。它使读者能直观地理解研究成果。

（4）文字：用文字对数据、图或表如实加以说明。对于从结果中得出的结论，应说明其适用范围，并与理论计算的结果加以比较，以验证理论分析的正确性。

实验结果的表达技术详见本书第12章。

2. 结果的写作方法

（1）按逻辑顺序安排：按实验所得到的事实材料的逻辑顺序进行安排，分成节、段，可加小标题。在每一节、段的开头，可先简要说明实验的具体目的、意义及自己的思路。然后，将结果中的主要数据列成表格，或将主要的现象绘制成图或采用照片，依照逻辑顺序列出结果。

（2）实事求是：论文的质量主要决定于结果的科学性和准确性。表达要实事求是，数据要准确可靠，一切以事实为依据。文字叙述要准确，其任务基本上是解释图、表和照片，提出图、表和照片所能说明的内容和所能证实的结论，不要外加作者的议论、评价、分析和推理。无论研究结果如何，是成功或是失败，只要是真实的就有价值，不可随意摒弃。如把不符合主观设想的数据或结果随意删除，将失去真实性。

（3）不夹杂前人的工作：保证结果中的每一段内容都是自己的研究成果，不能把前人的工作夹杂进来。在分段叙述之后，不必综合说明，因为综合说明是归于"讨论"部分的内容。这样严格限定，其意义在于保证这部分内容纯属实验结果，而不是分析和推理。

（4）"结果"与"讨论"合并：若实验所得结果作为论证假说的论据不够充分，或尚无足够的文献资料对假说加以旁证，没有必要对结果展开广泛、详尽的讨论，或是实验结果与讨论的联系非常密切，即在"讨论"部分总是有必要重复"结果"的内容时，论文不必设单独的"讨论"一节，可以把"结果"和"讨论"合并为"结果与讨论"。

3.结果写作应注意的问题

（1）要重点突出、主次分明：高度总结和提炼实验结果，突出具有科学代表性的重要数据，避免一般数据的重复。如果在叙述中没有遗漏任何细节，这并不意味着有更多的信息，而是缺乏鉴别和筛选能力。

（2）文字和图表相辅相成：合理使用词句和数据图表的表达形式。表格的优点是能够简洁地表现大量的准确的数据和资料，插图能够表现复杂的数据关系，特别是组间数据的比较、关联分析、趋势等。表格和插图本身也具有不言而喻的含义，即图表的标题与注释应准确和清楚地表达数据或信息的含义。

（3）正确解释重要数据：如果论文中包含独立的"讨论"，对研究结果的详细讨论应留给"讨论"，但"结果"中对某些重要的数据，应给予必要的解释或说明，以便读者能够清楚地理解研究结果的意义或重要性。

（4）明确给出相关统计结果：统计结果有时对实验分析非常重要，通常需要提供的统计数据包括标准差、均值标准差、中位区间、双侧检验、置信区间等。必要时，应解释或阐述数据的统计分析方法，特别应注意统计学的科学意义。

（5）文字表达应准确、简洁和明确：防止应用冗杂的句子来详细介绍或表述数据图表。避免将图表的标题作为该段主题句的开头，在句中表述图表显示的结论时，应将图表的序列号放在括号内。

四、讨　　论

讨论（discussion）作为论文的主体论证部分，是作者对研究、实验、观察中得到的材料（各种数据资料、各种现象、事实，包括引用的文献资料）进行归纳、概括和探讨，做出理论分析和结论的部分。在此，要从理论上解释本实验观察是否与有关假说相符；说明观察中与预期以外的事实现象；与自己过去的或他人的结果及其理论解释的比较，分析异同及可能原因，阐明事物的内在关系，提出自己的见解，评价其意义。

讨论部分是医学论文的核心，也是审稿人和读者重点关注的部分。要想写一篇高质量的医学论文，写好讨论部分尤为重要。可以说，讨论是论文中最难写的一部分，讨论写得是否成功，直接关系到论文提出的假说是否得到了验证，论文的结论能否被他人承认和接受。

1.讨论的内容与作用

（1）实验结果的理论分析：讨论是从广度和深度两方面来丰富和提高对实验结果的认识，为论文的结论提供理论依据。作者用已有的理论（国内外的有关新学说、新观点）对实验观察得到的各种数据或现象进行理论分析与解释，评估实验结果（临床试验、调查结果）的正确性和实验条件的可靠性，并解释其因果关系，从理论上对实验结果的各种资料、数据、现象等进行综合分析。

（2）机制或规律的探讨：可引用他人、其他领域的研究成果以说明和支持自己的结果与观点，探讨研究结果的作用机制或规律性变化，但对依据不足的推测应持审慎态度，不能草率做出结论。

（3）同类研究与本结果的关系：综合分析国内外同类研究进展，分析本研究结果和结论在国内外同类研究中所居地位，对本研究结果（阳性、阴性）做出理论解释，实事求是地提出自己的见解与观点，明确展示本研究的创新性、科学性和实用性。

（4）提炼创新点的理论依据和应用价值：在讨论部分作者需引用前人的材料进行论证，对所得的实验数据指标进行多方面的探讨，从现象到本质，探讨结果的理论意义，提炼出创新点、新观点和新发现，并提供理论依据，评价结果对实践的指导作用与应用价值（经济效益、社会效益）等。

（5）与前人的结果比较：如果已有同类研究的文献，应将本结果与前人的结果进行比较，有何异同，其原因是什么，如何减少或避免实验过程中的误差。为了解释本研究结果的科学性和可靠性，可在与他人的研究对比中进行解释，可列出几篇和本结果一致的文献，同时也要列出几篇与本结果不一致或者相悖的文献，但必须解释一致或不一致或者相悖的原因，比如所选群体不一致、研究条件不一致等。因为科学研究中的可控变量较多，所以解释两个结论不一致一般不难。

（6）研究过程中的实践经验和体会：研究过程中遇到的问题、误差和教训，同假说（预想）不一致的原因，有何尚待解决的问题及其解决方法，提出今后的研究方向、改进方法的设想和建议，以使读者从中受益。

（7）研究的不足之处：由于客观条件的限制，任何一项研究不可能尽善尽美，都会或多或少存在不足之处，或者由于当前科技水平的限制，也会导致研究存在局限性。描述此部分内容时一定要慎重。可列出一两个不影响本研究结论科学性和准确性的限制，比如本研究的样本含量较小，或者随访时间较短等，一般不要列出诸如本研究所用统计方法不当，或者本课题所用的评价标准不够成熟等。

（8）研究结论与展望：对讨论部分进行总结，得出与本研究假说相呼应的结论，以研究的主要结论作为结尾，并且可以包含对进一步研究的展望或建议等。

2. 讨论的写作方法

（1）紧扣假说：讨论的内容一定要从实验结果出发，紧扣研究课题的假说，简明扼要，有的放矢。归纳分析问题须以实验结果或临床资料为依据，要观点明确、摆事实讲道理。实验观察中如有不足之处，须加以说明。在解释因果关系时，应说明偶然性与必然性。

（2）观点引路：应以阐述本研究（或本节段）的主要观点作为开头，或者在此重述或换个方式重述论文的假说或目的。每段应集中围绕一个论点，提出论据，加以论证。每段的论点都是论文主论点的一部分，要服务于主论点。切勿以研究课题的一般性陈述作为开头，或者仅是重复引言部分的论述。

（3）勿把假说当理论：用科学的理论阐述自己的观点和分析实验结果或临床资料。在论证自己提出的假说过程中，要以事实为依据、科学理论为指导，论证本研究提出的假说或提出新的假说，但在陈述中要有一定的把握，切不可把未经实践证明的假说当作已被证明的科学理论。讨论中的逻辑性要强，要有新的或独特的见解。提出新观点、新理论时，不能模棱两可、含糊其辞，一定要讲清楚，以便读者理解和接受。

（4）不要回避实验的缺点：对实验中发现的异常现象，暂无资料支持或未能解释的现象或数据，讨论中也应提及，留待后续研究解决。不要回避实验本身的缺点及与已有理论相悖的结果。必要时可列出不同的观点和理论，明确肯定什么或反对什么，并说明理由。避免文献堆砌，观点模糊。

（5）讨论内容须源于结果：就是说讨论部分的内容必须在结果中找到依据，否则就会给人一种课题设计不完善的感觉。凡是实验结果中提不出讨论线索和依据的内容，可不纳入讨论中，应避免做出不成熟的论断和结论。

（6）切勿过多回顾文献：讨论应主要专注于目前工作和与之密切相关的文献，只引用文献的主要观点、数据，避免成段引用，不要把"讨论"写成"文献综述"。

（7）设置子标题：如果论述的内容较多，可按层次设置子标题、标出序号。子标题尽可能与"结果"内容相对应，这种写法可保持论文内部的一致呼应，读者也可很快了解某特定方法及其相关的结果。子标题的设置次序也可从时间、因果、重要性、复杂程度、相似与相反的对比等方面考虑，使内容有条理、有联系、重点突出。

（8）正确标注引文：一般不成段、成句引用文献，而是摘其观点、结论或数据，并加以标注。在所引用内容之后加上标"[ ]"，或是在圆括号"（）"中注出作者的姓名和论文发表年份。标注方法应根据期刊的要求而定，但标注必须紧随引证的论点、结论、现象之后，不能靠前或靠后，否则引证的意思就会被改变。

3. 讨论写作应注意的问题

（1）切勿重复叙述实验结果：讨论中不要逐字或大段地重复结果，确需重复时，可以改变句型或表达方式。在讨论部分通常不适合引用图表。

（2）勿与引文混淆：引证要选近期的主要文献资料，需标明引文的出处，切勿将他人的工作与自己的研究结果混为一谈。

（3）讨论与结论合并：如果结论比较明确，无须讨论，则不设"讨论"，把讨论与结论合为一项，即"讨论与结论"。

（4）客观评价研究的价值：客观公正地描述本项工作的贡献，既不拔高也不低估，告诉读者这项研究是如何推进了其所在研究领域的发展。切忌使用"首例""首创""首次发现"，或工作尚未完成就提出暗示，要求首创权。不用或慎用"首""发现"，提倡用"初""证实、揭示"。

（5）讨论部分一般不用图表，在提到实验结果时，也无须标出"见图1，表2"等。

总之，讨论要按照逻辑推理的顺序，根据实验结果逐项分析，然后归纳、综合，由现象到本质，由感性认识到理性认识，进行正确的判断和推理，做出相应的结论。

五、结　　论

结论（conclusions）又称总结、小结或结语，是对本研究结果做出的恰如其分的概括与总结。

1. 内容上的要求

结论不是研究成果的简单罗列，它是作者在实验结果的基础上经过分析、推理、判断、归纳而形成的更深入的认识和总观点。因此，必须紧扣主题（假设），呼应前言中提出的假说，重点阐述：研究结果说明了什么问题，得出了什么规律，解决了什么理论或实际问题，有何新的见解，以及有哪些不足之处和尚待解决的问题等。

2. 文字上的要求

结论一般使用陈述句，措辞必须严谨，要有严密的逻辑性，表述必须明确具体。结论的用词必须准确、鲜明，只能作一种解释，不能含糊其词、模棱两可；不可使用"大概""或者""可能""也许"这一类词，以免给人造成似是而非的感觉。对于得出的新观点、新见解，可用"揭示""显示""表明""证实"等词引出，不用或慎用"发现"。对于依据不充分、不能明确的或无确切把握的结论，宜使用"提示""推断"等留有余地的词。

3. 格式上的要求

结论的内容较多时（如研究生学位论文），可分条并标出序号，但不加小标题；如内容较少，就不要分段、编号。一些重要的数据也可以作为结论出现。如果得不出明确结论，可不写"结论"或只写"小结"。如果"讨论"中的内容较少，所得结论又较为简单，可不列"结论"或"小结"，而是与"讨论"合并为"讨论与结论"或"讨论与小结"。

目前，多数期刊论文已不单列"结论"部分，而将此项内容作为讨论的结尾或写在摘要中。但是，学位论文的篇幅大、内容多，需要单列"结论"，并分段、加序号。

六、参考文献

1. 参考文献的作用

参考文献（references），按照字面的意思，是论文或著作中参考过的文献。《信息与文献 参考文献著录规则》（GB/T 7714—2015）中参考文献的定义："为撰写或编辑论文和著作而引用的有关文献信息资源。"

参考文献是作者为论证假说作为间接论据而引用的文献，是为指明自己的论据和数据出处，并提供读者参阅、查找文献，是科技论文不可或缺的组成部分。曾有些刊物为了节省篇幅，限制参考文献的数量，这不仅会削弱作者治学态度的严谨性，也会降低刊物的学术水准。

（1）体现科学的继承性：科学研究的一个显著特点是它的继承性，任何科研活动都是在继承和借鉴前人研究成果基础上的发展。任何一篇论文，可以说从问题的提出、资料的收集、假说的提出、论点的建立、论证的完成，以及结论的形成，都离不开对前人成果的借鉴和学习。引文是学术问题起源、发展和最新成果的关键链条，是科技进步的脉络。有研究表明，在知识的生产中，创新部分一般不超过20%是合理的，而继承量则不应少于80%，否则会造成知识成果错误率的大大升高，难以得到学术界的承认。

（2）尊重知识产权：一篇论文中，哪些是既有成果，哪些是研究者对既有成果的发展与深化，需附列参考文献来区分。因此，在科技论文中，凡是引用或参考前人的数据、材料和论点，都要按文中出现的次序标明。若使用他人的材料而又不标明文献的出处，会被认为是抄袭或剽窃行为。

（3）简化论证推理过程：科技论文的结构大多是先提出论点，然后以论点为中心进行逐步推理论证。因此，几乎每篇论文中都有大量的推理论证过程。然而，由于读者主要是同一研究领域的同行，他们大多熟悉该领域的基本推理过程，加之科技论文的篇幅所限，这种论证推理不可能都从基本观点开始，而且也不必将推理的每一步均详细阐述。借助于参考文献，就可以直接从问题的实质开始讨论，同时可大大简化推理论证过程，精练文字，缩短篇幅。

（4）提供论据：科技论文要求所得结果具有严谨性和可重复性，作者在详细阐述所得结论时，大量引用了自己的事实资料，还经常引用他人的事实资料进行论证，这样可以消除因实验过程中的人为因素所造成的结论错误。另外，在论证过程中引用已经实践证明了的公理、定理和名人伟人的经典论述，在某些时候往往具有较强的甚至是无可争辩的说理性，只要使用得当，作为对自己结论的有力佐证和支撑，可以使所得结论可靠。

（5）表征研究者的工作起点：在一定意义上，参考文献可以表征研究工作的起点高低。一般情况下，引用的参考文献多、文种广、时限短，说明研究者涉猎资料的能力强、获取的信息广泛，其著述的立论基础也更扎实，起点也越高，所论述的问题也越接近学科的研究前沿，所得结论的普适性也越强。反之，则表明研究者的论述立论较为局限，起点较低。在科技论文中，引用参考文献的这种差异，就使得研究者犹如站在不同起跑线上的竞技者，也犹如处于不同高度的攀登者。起点高远，虽不见得就稳操胜券，但却是至关重要的，有时是决定性的因素之一。

（6）便于评价论著水平：对论文发表后被他人所引用的次数进行统计，可以对研究者的学术水平进行评价。20世纪60年代初，曾对诺贝尔奖获得者在获奖前发表论文的被引用率进行统计，结果表明，获奖者的论文每人平均被引169次，而一般科学工作者为5.51次。获奖者每篇论文的平均被引率为2.9次，而一般科学工作者为1.57次。此后，利用此方法在世界范围内遴选少量的科学家，结果是诺贝尔奖获得者、各国科学院院士占了相当比重。可见，利用被引文献的统计结果，既可客观地评价论著的水平，也可评价人才。

（7）信息资源共享：利用参考文献进行文献检索是其最直接的用途之一。一篇新的学术论文，往往需要参考众多既有文献，如果将其全部列出，其他研究者则可检得若干与该课题有关的文献。这些文献之后又有若干文献，如此追溯，文献数量会以几何级数增长，可轻而易举地获得大量有用文献。此外，按文献的出版时间逐一排列，一个研究课题的历史发展概貌便展示在读者面前。

（8）利于引文评价期刊：将对被引文献的研究用于文献的评价，已成为各国文献评价机构使用最广泛的方法之一。对一篇论文被他人引用的次数进行统计，可以评估这篇论文的学术水平。对期刊刊载论文被引用的次数进行统计，是评价学术期刊的学术水平和编辑质量的重要指标。论文被引用的次数也是选择核心期刊、研究期刊文献老化规律的主要指征。

2. 参考文献的著录内容

（1）著作者（author）：是文献的生产者，是读者鉴别文献的重要依据之一。

（2）题名、书名（title）：文献的标题，如论文的篇名、图书的书名等，具有概括原文中心意义的作用，含有重要的主题信息，是读者识别文献的重要标志之一。

（3）出版事项（facts of publication）：包括版次、出版地、出版年、卷、期、页，这些项目表明了文献的出处，使读者能准确、顺利地查找到原文。

3. 著录参考文献的原则

（1）著录最必要、最新的文献：将论文所涉及的历史渊源、技术方法、引用数据及与作者的研究密切相关而观点相近或相反的论著列为参考文献，可为读者提供有关上述诸内容的资料。因此，除个别历史文献外，应尽可能选用最新的（最近5年内）和最主要的文献，少用旧的或次要的文献，不用教科书中公知的内容。有些作者错误地认为，著录参考文献越多越能显示论文的水平。因此，便把新的、旧的、重要的和次要的，统统排列于文后，形成一个与论文极不相称的"长尾巴"。

（2）著录阅读过并直接引用的文献：作者未阅读过的文献不能作为参考文献列入。由于条件限制，作者无法找到原文，只阅读过其摘要的文献，除特别重要者外，一般也不作为参考文献。著录对本项研究工作有启示或较大帮助的及文中直接引用的文献，切忌列入无关文献。

（3）只著录公开发表的文献：公开发表是指在国内外公开发行的报刊、书籍或互联网上发表，或其他类似形式。内部交流刊物上的文章和内部参考资料，均不能作为参考文献引用。在全国性或国际性学术会议上交流的论文虽然也是一种发表形式，但因这种文献往往交流范围很小，他人很难查阅，故一般也不要著录。

（4）采用规范化的著录形式：采用统一的书写符号、标注方法和书写次序。国际标准化组织颁布的《信息和文献 信息资源参考书目和参考指南》（ISO 690—2021）和我国国家标准《信息与文献 参考文献著录规则》（GB/T 7714—2015），规定了各个学科、各种类型出版物的参考文献的著录项目、著录顺序、著录用的符号、各个著录项目的著录方法及参考文献在正文中的标注法。它是专供作者和编辑使用的文献著录规则。

4. 参考文献的常见问题

（1）引文量偏低：参考文献的数量反映了作者获取和占有文献资料的能力，也是反映学术动向和理论来源的基本线索。导致引文数量偏少的主要原因有：作者阅读的文献较少，研究问题的起点低；作者版权意识不强，有意无意地不著录参考文献；部分期刊为了压缩文章篇幅，错误地限定每篇文章的引文数量。

（2）引文时限较长：即引用近期文献较少，使论文的可信度降低。其可能原因为：作者获得新文献有困难；作者只注重手头已有资料，缺乏查新意识；作者没有充分查阅文献，而是大量间接引用他人引用的文献。

（3）参考文献著录不规范：作者重视程度不够，未按照我国颁布的《信息与文献 参考文献著录规则》标准著录参考文献；部分作者在撰文时对参考文献著录的要求低，将参考文献著录置于次要位置，未引起充分重视，粗心大意；部分作者按照国外某些刊物的著录格式撰文，未按照我国新标准著录。

（4）间接引用（转引）问题：参考文献的间接引用是一种极为不良的现象，是学术不端行为，是参考文献著录规则所不允许的。出现此种现象的原因：无法查阅到原文献（最早的原始文献），但该文献又对论题的阐述有直接影响，故只能从其他评述文献中转引；为了表明阅读量大、阅读面广，而将没有阅读过的文献列入参考文献中。要杜绝此种现象，作者必须树立正确的科学态度，审稿人和编辑部必须逐条核实参考文献。

5. 参考文献著录制及其特点

国家标准中提出的参考文献著录制有两种：著者-出版年制（又称哈佛体系）和顺序编码制（又称温哥华体系）。实际应用中，还有一种介于两者之间的著录方法，可称之为混合制，国际医学期刊编辑委员会称之为"number system with references alphabetized"。上述三种参考文献著录制的标注、著录和编排方法及其特点列于表9-1。

三种著录制各有优点，但均不尽完善。①著者-出版年制：其文内标注其实是一种夹注，参考文献表编排井然有序，其推荐性作用较好，对读者而言可直接获取较多信息，但对作者和编辑而言，其制作编排较为复杂，且占篇幅较大。②顺序编码制：对作者和编辑而言，标注较简单，但对读者而言其文内标注只提供出处，文后参考文献表的语种和出版年顺序编排杂乱，其推荐性作用较差。③混合制：参考文献表的著录和编排与著者-出版年制完全相同，避免了顺序编码制文后编排杂乱的缺点，同时文内标注与顺序编码制相似，利用阿拉伯数字编码，也就避免了著者-出版年制文内标注占用版面太多的缺点。

表9-1　三种参考文献著录制的著录方法和特点比较

	著者-出版年制	顺序编码制	混合制
文内标注	在被引用的著者姓名之后接着用圆括号标注文献出版年，或在文中需引用文献内容后加一括号，其内标注作者姓（名）和文献出版年	在引用的著者或成果叙述文字后或右上角，按引用文献出现的先后，标注自然数序的阿拉伯数字	文内需标注著者-出版年时，直接以文后参考文献中对应的阿拉伯数字编码代替；标注位置同顺序编码制
文后著录	著者-出版年+篇名+出版项	序号+著者+篇名+出版项	序号+著者-出版年+篇名+出版项
文后编排	按文种集中，再按著者姓的字顺和出版年的顺序排列	按文内标注第一次出现的次序排列	按著者-出版年制编排后，再依次冠以自然数序的阿拉伯数字
著录示例			
文内	……参考Tom（1950）和Sam（1960）的分类系统及植物的分类原则（Joc，1980）	……参考Tom[1]和Sam[2]的分类系统及植物的分类原则[3]	……参考Tom[3]和Sam[2]的分类系统及植物的分类原则[1]
文后	Joc 1980+篇名+出版项 Sam 1960+篇名+出版项 Tom 1950+篇名+出版项	[1] Tom+篇名+出版项 [2] Sam+篇名+出版项 [3] Joc+篇名+出版项	[1] Joc 1980+篇名+出版项 [2] Sam 1960+篇名+出版项 [3] Tom 1950+篇名+出版项
著录特点			
优点	（1）文内标注及时，于引用成果处提供了作者和出版年的信息； （2）文后编排自成体系，推荐性作用较强	文内标注简单，占版面少	兼有著者-出版年制和顺序编码制的优点
缺点	（1）文内标注占版面较多，括号内标注作者-出版年多时，易打断读者的阅读思路； （2）对使用非拉丁字母的语种而言，标注比较复杂	（1）文内标注只提供出处； （2）文后编排不成体系，推荐性作用较差	同顺序编码制

6. 参考文献著录的书写格式

使用最广泛的是顺序编码制，其书写格式是按引文在文中出现的先后为序，用阿拉伯数字连续编号，置于文末。正文内引证系将其所需的序号标注于所引学者、有关词组或段落相应处，用上标标注在右上角方括号内。书写时，两篇相连序号或两篇以上不连续序号以逗号分开，如[1, 2]、[1, 3, 7]，三篇及三篇以上连续的序号，只写始末序号，中间用范围号（-）连接，如[1-3]。

文后参考文献著录序号必须与文内标注的序号完全一致，需认真核对，以免造成错误或漏失。至于参考文献著录的格式，统一要求采用国际医学期刊编辑委员会公布的温哥华会议提出的格式第5版，国内结合实际情况做了部分修改。每条参考文献著录除序号外，均需包括下列三部分内容：

（1）作者姓名：姓在前，名在后。中国人名及日本人名写全称。西文作者姓名的惯用写法，姓全写（首字符大写），名则仅取其首字符（大写），不加圆点。若中国人名写汉语拼音时，姓的外文字符均大写，名则与西文作者的写法相同。

关于著录作者的人数，GB/T 7714—2015中规定：作者不超过3人时需全部写出，中间以逗号分开；4人或4人以上时仅列出前3人，后加"等"字，西文作者后加"et al"。

（2）文题：文题要全写出。英文题名除专指名词和首词的第一字符大写外，其余均小写。

（3）出版事项（原文出处）：英、俄、日、德、法等文种的参考文献均保持原文种。日文中的汉字勿与中国汉字或简化字混淆。中文、日文书籍和期刊名均写全名。英文期刊名凡是一个词者不缩写，如Science、Chest、Transfusion等；刊名2个词以上，应以美国国家医学图书馆出版的 *Index Medicus* 为依据，缩写。

期刊名的缩写原则是用截短方法，以省略词尾一串字符（至少2个）。如：Journal缩写为J；Chinese为Chin；British为Br；American为Am；Bacteriology为Bacteriol；Physiology为Physiol；Medical为Med；Surgery为Surg。每一缩写词的第一个字符都要大写。凡有冠词、介词和连接词者，均可删去，不加圆点。例如，Archives of Emergency Medicine缩写为Arch Emerg Med。

7. 参考文献类型及标识代码

国家标准规定，在著录参考文献的题名后，需在"[ ]"内标明文献类型的标识代码。各类文献的标识代码见表9-2～表9-4。

表9-2　纸质文献类型和标识代码

参考文献类型	普通图书	会议录	汇编	报纸	期刊	学位论文	报告	标准	专利
文献类型标识代码	M	C	G	N	J	D	R	S	P

表9-3　电子文献类型和标识代码

电子参考文献类型	数据库	计算机程序	电子公告	档案	舆图	数据集	其他
电子文献类型标识代码	DB	CP	EB	A	CM	DS	Z

表9-4　电子资源载体类型和标识代码

电子资源载体类型	磁带	磁盘	光盘	联机网络
电子资源载体类型标识代码	MT	DK	CD	OL

对于非纸质载体的电子文献，需在参考文献类型标识代码中同时表明其载体类型，并以下列格式表示（表9-5）。以纸张为载体的传统文献在引作参考文献时不必注明其载体

类型。

表9-5 包括资源载体类型的参考文献类型和标识代码

文献类型标识代码/载体类型标识代码	网上数据库	磁带数据库	光盘图书	磁盘软件	网上期刊	网上电子公告
	DB/OL	DB/MT	M/CD	CP/DK	J/OL	EB/OL

8. 网络参考文献的著录

国家标准对网络文献著录项目的内容和格式已有说明。网络参考文献著录格式为：[序号]主要责任者.电子文献题名[电子文献类型标识/电子文献载体类型标识].电子文献出处或电子文献可获得的地址.发表或更新日期/引用日期（任选）。这些项目应尽量著录完整，确实没有的可缺省。

9. 参考文献的著录格式示例（顺序编码制）

（1）图书

例：[1]殷国荣，郑金平.医学科研方法与论文写作.第3版[M].北京：科学出版社，2015.

（2）专著中的析出文献

例：[2]焦向英.医学文献的积累与综述撰写[M]//殷国荣，郑金平.医学科研方法与论文写作.第3版.北京：科学出版社，2015:96-116.

（3）会议录(论文集)

例：[3]雷光春.综合湿地管理：综合湿地管理国际研讨会论文集[C].北京：海洋出版社，2012.

（4）报纸文献

例：[4]丁文祥.数字革命与竞争国际化[N].中国青年报，2000-11-20(15).

（5）期刊文献

例：[5]袁训来，陈哲，肖书海，等.蓝田生物群：一个认识多细胞生物起源和早期演化的新窗口[J].科学通报，2012，55（34）：3219.

例：[6]Zeng W, Yang F, Shen WL, et al. Interactions between central nervous system and peripheral metabolic organs[J]. Sci China Life Sci, 2022, 65(10): 1929-1958.

（6）学位论文

例：[7]马欢.人类活动影响下海河流域典型区水循环变化分析[D].北京：北京大学，2011.

例：[8]Calms RB. Infrared spectroscopic studies on solid oxygen[D]. Berkeley: Univ. of California, 1965.

（7）报告

例：[9]孔宪京，邹德高，徐斌，等.台山核电厂海水库护岸抗震分析与安全性评价研究报告[R].大连：大连理工大学工程抗震研究所，2009.

例：[10]U. S. Department of Transportation Federal Highway Administration. Guidelines for handling excavated acid-producing mate-rials: PB 91-194001[R]. Springfield: U. S. Department of

Commerce National Information Service, 1990.

（8）标准文献

例：[11]全国信息与文献标准化技术委员会. 文献著录 第4部分：非书资料：GB/T 3792.4—2009 [S]. 北京：中国标准出版社，2010: 3.

（9）专利文献

例：[12]张凯军. 轨道火车及高速轨道火车紧急安全制动辅助装置：201220158825 [P]. 2012-04-05.

（10）电子文献

例：[13]萧钰. 出版业信息化迈入快车道[EB/OL]. (2001-12-19)[2002-04-15]. http: www.creader. com/news. 20011219/200112190019. html.

第3节 附属内容

科技论文通常包括致谢、附录、注释等内容，主要陈述何人协助和指导了研究工作和论文写作，有哪些正文未包括的资料和需要向读者补充交代的内容，等等。这些内容属于附属性内容（accessorial contents），是科技论文主体部分的重要补充。

一、致 谢

致谢（acknowledgements）是以书面形式对课题研究与论文撰写中给予帮助者的肯定和感谢。致谢并非科技论文必不可少的组成部分，只在必要时使用。

1. 致谢的对象和范围

致谢的对象包括：对论文的选题、构思或撰写、修改给予指导或提出重要意见的人；对在实验或考察过程中做出过某种贡献的人；给予经费资助的单位、团体或个人；提供过实验材料、仪器及给予其他方便的人；被论文采用的某些（个）数据、图表、照片或某种重要信息的提供者。

对于一般例行的劳务，已经用其他形式致谢过的，不再用书面致谢。切忌仰慕虚名，把与论文毫无关系的名人列入致谢名单，借以提高论文的身价。但也要避免另一种倾向，就是有的作者对确实给予过实质性帮助的单位或个人，甚至其研究方法也是向他人学习的，却只字不提，这就难免有剽窃掠美之嫌。

致谢的对象与论文作者有着严格的区别，二者不可混淆。

2. 致谢的写作要求

对于致谢的对象，可直书其名，也可加上尊称，如教授、先生、博士等。最好依贡献大小排序，而不要依年龄、地位排列。

致谢应言辞恳切、实事求是、具体而恰如其分，避免使用浮夸或单纯的客套语言。致谢的语句要尽量简短。

期刊论文的致谢应单独成段，置于结论和参考文献之间，也可用脚注形式置于论文首页。学位论文的致谢多在文末另起一页。

此外，应注意，论文中的书面致谢需要征得被致谢人的知情与同意。

二、附　　录

附录（appendix）是正文主体部分的补充项目。它可以对专门技术问题做较系统的介绍，也可以介绍参考资料和推荐某种方法。

附录并非医学论文的必备部分，只有在特别需要时才列在参考文献之后。多数学位论文有附录。

1. 附录的类型和内容

附录可分为补充性附录和参考性附录两种类型。

（1）补充性附录：指在论文已送交刊物后，又发现有新的资料或需要补充的内容。这种附录可以不改写论文，用补充形式与论文同时刊出。有些实验或者观察到的现象，未对本研究结果产生影响，列入正文又会冲淡主要观点，但如实报道也许对他人有用，此类内容也可作为补充性附录。

（2）参考性附录：包括一些较之正文更为详尽和更为原始的实验数据；一些重要公式的演算、推导、证明过程；一些重要的仪器、设备的解释或说明；一些辅助资料，如计算机框图或程序软件等；一些重要的统计表；一些重要的曲线图、照片、图纸等；建议阅读的参考文献题录；一些不便于列入正文的其他内容。

（3）附录内容的选取原则：对于插入正文后有损于编排的条理性和完整性的材料；篇幅太大的材料；属第二手资料或属珍贵罕见的材料；对一般非专业读者并非很必要，但对本专业同行有重要参考价值的内容。

2. 附录的写作要求

一篇论文可以没有附录，也可有几个附录。附录的写作已有统一的规定和格式。"附录"两字居中，单独占一行。附录也可区别于正文而另拟标题，其位置应在"附录"两字之下，单独占行。

有多个附录时，用大写字母从A起按顺序编号。附录中小标题的编号，用A_1、A_2的顺序编号。附录中的图、表应在每个附录内单独编号，如图A_1、图A_2分别表示附录A中的图1、图2。附录应与正文连续编码。

三、注　　释

注释（note）亦称注解，用于对文中的一些词语、概念等进行简短的说明。它只在必要时采用，应尽量少用。注释的类型有正文夹注、脚注、尾注等。

1. 正文夹注

正文夹注通常是在正文中的词、短语后面，将需要说明和解释的内容注入括号。文中第一次出现的生物名称需夹注拉丁文学名，如结肠小袋纤毛虫（*Balantidium coli*）。这种注释如在句中出现，通常要求在去掉括号及内容时，括号两边的语句应该是连贯和通顺的，或保留括号及内容时，括号内容的末尾应与括号后的内容连贯。例如，"每对键合的相邻碳原子的共轭积分（或键积分）有单一的β值……"；又如，"通过薛定谔方程（并考虑单个原子系统与辐射场相互微扰作用及有外激励时）得出描写这种系统状态的密度矩阵元方程"。

2. 脚注

脚注亦称"呼应注",通常列于本页地脚处(最下端),并加"脚注横线"与正文相隔。只有一个注释时,脚注符号可用星号"*"或井号"#",注释多于一个时可用"[1)],[2)],……"写在所注内容的右上角。每条脚注均应另行书写。如国家科学基金委员会规定,由国家科学基金资助的课题在公开发表论文时必须在篇首页做脚注。

3. 尾注

尾注,顾名思义位于论文的末尾,其符号同脚注,通常用于较复杂内容的注释。这种注释的文字较长,一般列于篇末,写作形式上与附录相同。

(殷国荣　殷丽天)

参 考 文 献

陈浩元,2005. 著录文后参考文献的规则及注意事项. 编辑学报,17 (6): 413-415.

陈丽文,肖伟文,傅希文,等,2004. 医学论文引言写作的常见问题. 中国医师杂志,6 (8): 1150-1151.

狄岩,张晓云,2005. 医学论文写作中引言部分写法常见错误浅析. 医学情报工作,26 (4): 308-309.

董悦金,李发仁,1990. 关键词及其选择. 中国科技期刊研究,1 (2): 52-53.

宫福满,2007. 应重视科技论文文献的引用质量. 科技与出版 (9): 28-29.

国家市场监督管理总局,国家标准化管理委员会,2022. 学术论文编写规则 (GB/T 7713.2—2022). [2025-05-10]. https://openstd.samr.gov.cn/bzgk/gb/index.

胡树长,1993. 医学学报关键词标引几个问题的探讨. 编辑学报,5 (4): 216-218.

姜恒丽,2012. 医学论文引言写作的格式及要点. 临床荟萃,27 (23): IV.

马艳霞,阮爱萍,王沁萍,等,2019. 医学期刊论文修改中参考文献著录常见问题分析. 山西医科大学学报,50 (12): 1764-1766.

宋东岚,1991. 关于科技论文的作者署名问题. 编辑学报,3 (3): 139-141.

王庆勇,2008. 医学论文引言常见问题及对策. 中国实用医药,3 (27): 214-215.

王全金,吴泽九,李萍,等,2010. 科技论文引文量及篇幅对论文质量的影响分析. 华东交通大学学报,27 (3): 107-111.

吴智勇,舒干,1996. 文后参考文献的价值及文献著录中的问题. 编辑之友 (2): 32-33.

解景田,谢来华,2015. SCI攻略:生物医药科技论文的撰写与发表. 2版. 北京:科学出版社.

徐鸿飞,王海燕,缪宏建,等,2004. 医学论文关键词的选取原则. 编辑学报,16 (3): 172-173.

杨木容,2006. 网络参考文献著录规范化问题的探讨. 现代情报,26 (3): 16-18.

姚仁斌,刘畅,刘璐,等,2013. 医学论文首标关键词标引探析. 编辑学报,25 (3): 230-232.

中国标准化管理委员会,2015. 信息与文献——参考文献著录规则 (GB/T 7714—2015). 北京:中国标准出版社.

第10章 医学论文的写作步骤

第1节 写作前的准备

不知道大家平时写作的时候有没有遇到这样的问题,开始头脑里总是有大量的想法,等动笔的时候,才发现越写越困难,想写的很多,但又下不了笔。有时候每写出来几句,又觉得这句话不该出现在这里,又改又删,反反复复,把之前的想法给弄模糊了。写了数百字,竟然没有能给人一种能看明白的感觉,勉强完成,文章内容显得杂乱无章,与期望的效果相差甚远。

出现上述情况的原因多半是写作的准备工作不充分。写作前要做的准备工作有很多,包括确定文章的主旨观点、标题、大纲、内容素材、段落逻辑、核准资料、观点阐述等,但归纳起来就是实验结果的处理和拟写提纲。

一、处理实验资料

对实验所得数据、事实材料的处理是指从获得数据、材料开始到得出最后结论的整个加工过程,包括数据及文字记录的整理、计算、分析、绘制图表和得出结论等。

1. 计算和列表

论文中要用到的数据均必须经过计算和统计处理,原始数据不可直接使用。在写论文前,首先要重新检查并仔细核对实验数据及数据计算过程和所得结果,如有可能,再用多种不同的方法进行计算。对于较复杂的计算过程,应该重复多次。重复计算时,不要看前一次的计算过程,也最好不要在同一天进行,这样可以避免犯相同的错误。对于需要统计分析的数据,要把计算结果列成表,把叙述性的记录分类整理并按一定的逻辑排列。计算过程中应注意数字的有效位数。

2. 数据的统计学处理

实验所得到的数据,在使用前必须进行统计学分析。没有经统计学处理,只能描述观察结果,若是一个小的样本,很难排除抽样误差对结果的影响。只有对实验数据进行合理的统计学处理,才可以比较有把握地得出结论,才具有可重复性,这种统计学方法叫作差异显著性检验法。凡属样本的结果比较,都必须选用与实验设计及分组处理相对应的统计学方法进行分析,并进行差异显著性检验,求出 P 值,方可得出比较可靠的结论。

3. 制图

尽可能把实验结果用图的形式表达,以适当的图形绘制出来。大多数实验结果,尤其是某些因素的变化趋势,由图来表达最能体现其变化规律。制图有助于对实验结果进行比较、分析、解释和讨论,因而对撰写论文很有益。所以,无论是否打算将图放在文稿内,制图在写作阶段都是很有必要的。绘图时，应使用适当的制图软件，尝试选择不同的图形，看看哪种表达效果最好。

4. 暂时性结论

仔细研究初步制作的图、表和分类的叙述性观察记录并进行分析，找出各项因素之间的关系，思考对所得结果能做何解释。如果对某一事实可能有几种不同的解释，就不要只着重做一种解释，应该将各种可能的结论都写出来。仔细检查什么地方会产生错误，错误的影响如何，由此可估计结论的正确性。

5. 补充实验

如有必要，而且时间许可，可重复或补充一些实验，收集更多的数据，看看这些补充实验的结果是否与暂时性结论符合。一般来说，对于得出重要结论的实验，最好在写论文前做一个重复实验，可使结论更为严谨和可信。有时在论文投稿后，审稿专家会提出做一些补充实验，或要求作者证明此实验是否做过重复实验。

6. 修正结论

对记录的数据和计算结果及叙述性观察记录进行反复核对，结合补充实验或重复试验的结果，看看暂时性结论是否恰当。需要反复思考，此结论在什么情况下是适用的，在什么情况下结论不适用。如有必要，应对暂时性结论做适当的修正，修改结论的措辞，检查结论是否与已知认知相符。

7. 例外处理

仔细检查核实每项实验数据和计算结果，并与结论比较，看看是否有不符、例外、差异或异常的现象。如果有，应对这些数据或结果做进一步的核对。对于例外或异常的现象应做适当的解释，同时根据这些例外或异常的现象，把结论做适当的修改。切不可忽视甚至随意舍弃这些例外或异常的现象，因为研究者往往从异常的结果中能得到启发，甚至会有新的发现。

8. 笔记

在对实验结果进行反复检查、核对和修正的过程中，每有见解和思路，即做笔记，要用活页纸分条写出。每条见解占一张纸，不宜把所有见解无序地写在一张纸上。这样做，有利于把各种见解分类整理。把属于同一类的见解归在一起，加以整理，便可作为论文中一段或一节的内容。用这种方法做笔记并进行分类、整理、编排，也便于增减内容或变更次序，为拟写论文提纲打下基础。

二、拟定论文提纲

从写作程序上讲，拟定论文提纲是作者动笔行文前的必要工作；从提纲本身来讲，拟定提纲是作者构思谋篇的具体体现。所以，拟定提纲是撰写论文的一个必要步骤，是论文结构安排的最好方法。在写论文之前应拟定尽可能详细的提纲，这是作者进一步完善论文构思、提炼主题思想的过程，可有效防止思路过早地定型。按照拟定好的提纲来组织设计论文的篇章结构，便于作者有条理地安排材料，展开论证。

1. 提纲的作用

拟定论文提纲是十分必要的，至少有如下五个方面的作用：

（1）体现总体思路：提纲是由序号和文字组成的一种逻辑图，体现了论文的总体思路，是帮助作者考虑全篇文章逻辑构成的写作设计图。其优点在于使作者易于掌握论文结构的全局，层次清楚，重点明确，简明扼要，一目了然。有了一个谋篇布局的提纲，就能提纲挈领，纲举目张，把初步酝酿形成的思路、观点、想法用文字固定下来，写起来就会全局在握、目标明确、思路顺畅，避免松散零乱、脱节游离。

（2）利于合理安排材料：论文中要用大量的资料，有较多的层次，要按照逻辑顺序展开严密的分析、归纳、推理等论述，从多个角度阐述理由、论证观点。提纲可帮助作者从全局着眼，构建全篇论文的基本骨架，明确论文的结构层次和重点，使论文的结构完整统一，能够按照各部分的要求安排、组织、利用材料，决定取舍，最大限度地发挥所有材料的作用。深入分析研究材料，分清主次和从属关系，以便能有条理地安排材料，有层次、有步骤和有说服力地展开严密的科学论证。

（3）利于前后呼应：提纲可以帮助作者树立全局观念，从整体出发，检验每一部分所占的地位、所起的作用，相互间是否有逻辑联系，每部分所占的篇幅与其在全局中的地位和作用是否相称，各个部分之间的比例是否恰当协调，是否相互配合、前后呼应、成为整体的有机组成部分。经过这样的考虑和拟定，论文的结构才能统一而完整，很好地为表达论文的内容服务。

（4）利于行文，避免大返工：在论文写作过程中，作者的思维活动是非常活跃的，一些从表面看来不相关、不起眼的材料，经过深思熟虑，常常会产生新的联想或新的观点。如果没有认真拟定提纲，动笔写作时就会被某些现象所干扰，思绪混乱，从而不得不停下笔来重新思考，甚至把前面写的推翻、从头再来。这样不仅增加了工作量，也会极大地影响写作情绪。论文提纲犹如工程的蓝图，只要动笔前把提纲考虑得周到严谨，多花点时间和精力，就能形成层次清楚、逻辑严密的论文框架，从而避免返工。依据提纲行文，随着思路的深化，会有许多新的想法、新的发现，会使原来的设想更完善。

（5）便于导师指导：初写论文者，如果把自己的思路先整理成提纲，再去请教导师或同行，是一种有效的方法。这样做便于指导老师提出一些有价值的建议，从而使自己得到有效的指导。

2. 拟定提纲的步骤

（1）明确论点：拟定提纲，首先要明确论文的论点。论点是作者对所论述问题的见解和主张，是论文的灵魂。作为实验研究论文，其论点在选定课题、设计实验时就基本明确。在实验结束后，通过对实验结果的整理、分析，论文的论点会进一步得到明确。同时，还要进一步明确这个总论点可能包括哪些层次的分论点，将它们逐层列出。论点应该与课题（论文）的假说相吻合，是整个论证过程的中心，贯穿于论文的始末。

（2）拟定大小标题：在确立了论文的总论点及若干不同层次的分论点后，从论文的形式上看，这些分论点便是不同层次的大小标题。一般来说，一篇论文至少应设立三个层次的大小标题。论文的总题目加上这些大小标题，便是文稿的基本框架，也是拟定提纲的主要内容。

（3）为大小标题排序：根据总论点的论证需要，以及大小标题之间存在的相互逻辑关系，将这些标题排序，并标出序号。

（4）材料对号入座：将选定的、将要写进论文中的材料分组，并编注序号。然后，分别以序号的形式对号入座，插入在各个大小标题下。这样，写作提纲便基本完成。

（5）写出段的论点句：大的项目安排妥当后，再逐个考虑每个项目的下位论点，直到段一级，写出段的论点句，即段旨。依次考虑各个段的安排，把准备使用的材料按顺序编码，以便写作时使用。

（6）全面检查：做必要的增删与修正，对每一层次中的论述秩序进行"微调"。

3.拟定提纲的方法

（1）选择适当的格式：论文提纲常用的格式有标题式和提要式。标题式是把各部分的内容概括出来，以简要的语词构成各级标题，引出各部分或每一段要论述的内容。这种写法简洁、扼要、便于短时间记忆，多用于内容较少、结构较简单的论文。提要式则是把标题式提纲中每一层级内容的要点展开，对论文全部内容作粗线条式描述，其中的每一句都是正文一个段落的基础。其写法具体、明确，实际上是文章的雏形或缩写，内容较多的大型论文常用此法。

（2）项目要齐全：提纲的拟定要项目齐全，能初步构成论文的轮廓，应尽量写得详细些。提纲包括标题、论文的宗旨目的、中心论点、隶属中心论点的各个分论点、隶属各个分论点的小论点、隶属各个小论点的论据材料（理论材料、事实材料），每个层次采取哪种论证方法、结论、意见。做到主题明确，纲目清楚，就能较好地阐述论文的观点。

（3）章节含义要相当：拟定提纲时，要考虑各章节含义是否相当，互相之间是怎样的联系，各部分在文中起什么作用，该用多大篇幅，并且还要注意提纲的详略。一般来说，作者对思考比较成熟的部分在提纲中写得详细，而对尚未成熟的思路则很简略，这样就发现了薄弱环节，可对提纲进行补充和修改。所以，拟定提纲一般来说是由略到详，经过反复思考、逐步修改完善的。

（4）推敲、调整与修改：提纲完成后，还必须进行仔细推敲、反复调整、及时修改。在动笔撰写初稿前，集中时间和精力进行提纲的修改，以便确定论文的基本框架结构。在撰写初稿的过程中，有时也要回过头来再对提纲进行局部的、细节的调整与修订。毋庸置疑，在调整与修改提纲上多下点功夫，要比在全文写完后进行返工节省精力。

总的来说，提纲的写法有定则也无定则，应根据写作习惯来拟定。拟定提纲的意义也在于启发写作的主动性和创造性，写作时既要遵循提纲，又不要过分受提纲的约束，要边写边思考，不断开阔思路，才能写出高质量的论文来。

第2节 撰写初稿

一、撰写初稿的意义

初稿可以帮助作者快速完成论文的主要框架，然后再进行有针对性的修改。因此，初稿是写作过程中非常重要的一步，它可以帮助作者更好地组织和呈现自己的思想，为最终的定稿打下坚实的基础。

1.写作的必由之路

成功撰写论文的第一步是撰写初稿（草稿）。对于作者来讲，初稿就像是画家的轮廓底稿。初稿为终稿提供写作方向和指引。初稿被用来评价所用的材料是否妥当，内容的层次是否清楚。从初稿可以更好地看出工作还有什么漏洞。在文字方面，当然无论何时总是要尽可能写得确切，尽量避免语法上的错误，但在初稿阶段修辞工作是不重要的。

2. 内容的合理安排

在写一篇论文时，无论材料如何齐全、计划如何周密、提纲如何有条理，只有在写作过程中才能确切知道如何把材料组织起来，如何把字句安排适当，直到把所有的材料都安插进去、把所有的意思都写出来后，才能看出这篇论文究竟是什么样子。因此，写初稿的目的是把所有想写的内容全都写出来，把内容的先后次序尽可能安排适当。

3. 写作能力的提升

撰写初稿是一个复杂而艰苦的过程，它要求作者积极思考、深入研究，从内容到形式不断琢磨。撰写初稿的过程是一个思想最活跃、注意力最集中，作者的知识、阅历、才能、精力得到充分调动的时期，是一种良好的写作训练，更是思维方式和写作能力有力提升的过程。

4. 一个再创造过程

有写作经验的作者常常会发现写出来的东西与最初的设想有一定的距离，甚至存在很大差距。只有经过写初稿的过程，才能使未动笔之前的模糊、混乱、未成形的思想明朗化、条理化、定型化。在行文过程中，作者构词造句、提炼观点，将原来的命题、创意、构思、布局不断地加以调整、补充、修正，使之逐渐臻于完善。所以，撰写初稿并非机械地将写作提纲具体化，它自始至终充满创造思维，从头到尾是一个再创造过程。

二、初稿的写作方法

撰写初稿包括草稿、清稿、定稿三个过程，这三个过程有时要反复多次才能完成。初稿是论文的雏形，成功完成初稿并非易事。撰写初稿的一般方法如下：

1. 材料宁多勿少

写草稿阶段所用的材料宁多勿少，不要急于删去那些被认为是不需要的材料。把那些看起来多余的内容留待修改时再删去，要比翻阅原始材料来补充内容更为方便。

2. 拟好标题

在写草稿和修改清稿过程中，应尽可能把每一节和每一段的标题（包括分标题）全都写出来。一般来说，最好使大标题在稿纸上居中，第一分标题齐左，单占一行，第二分标题从左边空两字开始，也可单占一行，以下级别的分标题可以不另起一段。在所有标题前都按层次加数字或字母编号。另外，也可在所有分标题的文字下，按层次画出不同式样的线条（水纹线或单双直线）。这些措施都是为了在修改时方便查找。

草稿和清稿中的某些标题，在定稿时可以取消，因而定稿中的标题数目和序号不一定和清稿中的完全相同。在定稿中，标题的层次、位置、序号、字体和字号都应该接近拟发表刊物的规定式样。

3. 引用文献须注明

在草稿中，凡是引用文献处，都应详细地写出文献的出处，包括著者的姓名、刊物名称、年份、卷、期和页码，并用括号括起，不要编号。在清稿时，可以将括号内的文献出处简化为著者姓名＋发表年份，如（张兆轩等，2024），如果同一著者同一年份有两篇以上文献，则可在年份后标注a、b，如（张兆轩等，2024a）。与此同时，把草稿中详细的文献出处移至论文后集中起来，作为参考文献的雏形，暂不编号，但可按照拼音（升序）排序，便于查找。这样做，便于与文献卡片核对，不至于因内容调整而使参考文献的编序混乱，也便于在抄定稿时改成拟投稿期刊规定的格式。

4. 注释要适当

在草稿或清稿中，凡是需要加的注释，应该紧接着正文的相应位置把注释的全文写出，并加上括号。注释多为写草稿时对不太确切内容的暂时性说明，如果注释较多，会使得文稿凌乱。在抄定稿时，如果注释很多，有两个处理办法：一是把全篇论文所有的注释都列出来，集中抄在另外的纸上，把每条注释加标号，同时在正文的相应位置上分别加以同样的标号；二是在修稿、清稿时，尽量把这些暂时性注释转变为正文。

5. 一气呵成，不拘"小节"，快写慢改

在动笔之前要做好充分的准备，一旦下笔，则要坚持不懈地写下去，务必在最短时间内拿出初稿。有的人写文章喜欢咬文嚼字，边写边琢磨词句，遇到想不起的字也要停下来查字典。这种写法很容易把思路打断。其实，初稿不妨写得粗一些，材料或文字方面存在某些缺陷，只要无关大局，暂时不必改动，等到初稿写成后再加工也不迟。

在写草稿过程中，不要过多修改。写草稿时，有时会感到原计划有不妥之处，如果有必要，可以立刻改变，但最好不要改变太多，应该等到把整个草稿写完之后，抄出清稿，把全文从头到尾反复看几遍，再做修改。在修改清稿时，有人能够一次修改很多，有人则一次修改较少，而是需要经过多次修改和抄清才能成为定稿。多数人觉得"一气呵成，快写慢改"这种方法比较好，因为毕竟是写初稿，咬文嚼字挨个深究会干扰思绪。

6. 写不出的时候不硬写

鲁迅对写作有八条提示，其第二条是："写不出的时候不硬写。"这是很有道理的。"写不出"有多种原因，或者对所写内容的认识不深入，仅停留在表面上，未能透过现象深入其本质；或者对所论的问题理解不透彻，没有从不同层面、不同角度进行剖析，只见一点，不及其余；或者所掌握的材料还不够充分，手头的论据不足；或者对文章的主题、结构、语言表达还没有想好；等等。所有这些都有可能使文章写不下去。

"写不出"正好暴露出自己写作中存在的问题，并不一定是坏事。它说明准备工作还没有做好，写作时机还不成熟。这时候应该明智地停下来，细心地分析"写不出"的原因，回顾写作的各个环节，找出问题的症结。如果是材料问题，就要进一步搜集材料；如果是认识问题，就要对写作对象进行再认识。"不硬写"不等于不能再写，只要查明原因，对症下药，克服写作中的障碍，就会出现"山重水复疑无路，柳暗花明又一村"的新境界。

总之，从草稿到定稿是一个反复修改的过程。草稿和几次清稿无论是在内容材料，还是安排次序、行文措辞等方面，显然比定稿粗糙，其粗糙程度则可因题目难易、作者的写作经验和写作方法而有不同。可以肯定，几乎没有一个作者写的文稿是不需要修改的。在绝大多数情况下，一篇文稿总是需要反复修改多次才能成为定稿。经过刊物编辑人员的审核，很有可能要再作修改才能发表。

第3节 修改文稿

修改文稿是撰写论文的重要组成部分，作者应该把修改文稿看成是自己的重要工作，也是写作锻炼的必要过程，应该尽一切力量修改文稿，绝对不可把修改文稿看成是导师或编辑人员的责任。其实，很多的好文章都是改出来的，你读到的很多优秀的作品，是经过他人多次打磨后呈现的。

修改文稿有两个主要目的：一是修改篇幅和结构，要把在题目范围内必须表达的思想囊括无遗，把不必要的内容全部删去，把留下内容的次序安排妥当；二是修改文字，要使论文真正能够达到交流技术和学术经验的目的，即把叙述、解释、判断、推理、分析、综合、总结等各方面的文字写得清清楚楚、明明白白，使凡是有足够业务水平的读者在阅读论文时，除了对所论述的问题本身作必要的思考外，不会遇到任何其他障碍。

一篇文稿要修改多少次才能成为定稿，很难预料。一般来说，如果一次修改的内容太多，会使头绪太乱。在修改时，总是要圈、勾、增、删，甚至裁剪、移位，如果改动处太多，不仅使清稿的速度慢，而且不容易理清头绪，甚至容易出错。因此，在每一次抄清之前，只作适度的修改，不宜一次改动太多，务必使每一次修改后的文稿清楚易读，以利于再次抄清和修改。

哪些内容应作重点修改呢？由于每篇论文稿所需要修改的部分各有不同，难以笼统规定。一般来说，前几次修改侧重于内容和结构，后来则侧重于句子和修辞。现从以下几个方面谈谈文稿的修改。

一、篇幅的修改

在期刊上发表论文，篇幅不能太长。对于论文篇幅的长短，多数期刊编辑部是有规定的。草稿或最初清稿的篇幅，很少会是恰当的。如果在写初稿时就注意到篇幅长短的问题，最后的篇幅可能会与规定的限度相差不大。篇幅适中、内容充实、文字清楚、没有漏洞的论文总是受期刊编辑和读者欢迎的。

一般来说，草稿或最初清稿的篇幅总是会比规定的长些。篇幅长的原因，除内容太多之外，也可能由于措辞烦琐。所以，有时在修改词句后，即使不削减内容，篇幅也会大为缩短，可能减少 1/5 ～ 1/4。如果篇幅很长，应该考虑哪些内容可以删去，包括对论点的论证无关紧要的内容、与主要内容的逻辑关系不紧密的内容。如果文稿中的内容太多，但又限于篇幅，无法展开深入的论述，可尝试把一篇论文中的几个相对独立的主题分开写成两篇或三篇论文。

值得注意的是，修改自己写的文稿，特别是削减内容和词句，不是一件易事。作者往往看不出自己文稿中的缺点，或是能看出，但有时也不愿改动。初稿的内容多、词句繁、篇幅长，不能算是大毛病。把长稿缩短，虽然有一定的难度，但是删去内容总比因材料不足而一再补充更为容易。因此，在修改篇幅时，作者应该以读者或审稿者的身份来对待自己的文稿，要有勇气，能够大刀阔斧地修改。

二、结构的修改

结构是论文内容的组织安排，关系着论文的整体布局。结构的质量直接关系着论文内容的表达效果。调整结构、理顺思路，检查论文中心论点是否突出、层次是否清楚、段落划分得是不是合理，检查开头、结尾、过渡照应如何，检查论文内容有没有构成一个完整而严密的整体。熟知结构修改的基本原则与要求：有利于突出中心论点，表现中心论点。

1. 期刊论文的标题结构

如果不把论文内容的次序排列妥当，就很难对整个论文做出评价。所以，要使论文的层次分明，修改论文的结构是很重要的，要合理地列出各级标题，期刊论文三级标题的层次和格式如下：

1　××××（顶格或居中，序号与标题间空2格，单占一行）

1.1　××××（顶格，序号与标题间空2格，单占一行）

1.1.1　××××（顶格，序号与标题间空2格，标题后空2格，接排）

1.1.2　××××

一般说来，期刊论文多采用三级标题，加上论文的标题，实则为四级标题。学位论文的篇幅较长，可采用四级或五级标题。在同一篇论文中，各部分同一层次的标题内容需相应，不要随意将属于小标题的内容提升，或将属于大标题的内容降级。

2. 修改结构三要素

（1）层次清楚，思路通畅：检查各层次标题排列的次序是否自然，是否便于推理，即是否合乎逻辑。各分标题是否应属于该标题下，还是归到其他主标题下更合适。在初稿中原定为分标题的，是否因更重要而可以改为一个主标题。相反，原列为主标题的，是否应改为分标题或归于其他主标题下。在一个主标题下，是否需要增加分标题，其内容是否与主标题相符合。每一标题下各段的内容是否符合该标题的含义，各段的次序是否合理。每一段中的句子是否符合该段的意思，如果有些句子在该段中不太妥当，归在其他段中是否更合适。

通常可以先从小标题之间的关系及其所属的内容来看论文的思路和层次。检查是否符合"提出问题—分析问题—解决问题"的逻辑联系；全文的布局、层次和段落的安排是否合乎条理；层次的脉络是否分明、顺畅；各段的分论点是否明确、协调。对杂乱无章的阐述要疏理通顺，删去重复和矛盾之处，补上缺少的部分，达到全文连贯通畅。

（2）结构完整，论证有序：每一篇文章都要有完整的结构。一篇文章要有绪论、本论、结论三大部分，协调一致，既要有引人入胜的开头，有材料、有分析的论证，有鲜明有力的结尾，同时还要审视各个部分的主次、详略是否得当。

把应该放在一起的材料归在一起，看看对于一项内容的叙述或讨论是否能很自然地过渡到下一项内容，就可以估计出内容的排列次序是否妥当。凡是结构妥当的，其叙述、讨论、推理必定是合乎逻辑的。有经验的作者也常能体会到，把内容稍作重新安排，就会使论文更通顺。经验较少的作者，在开始写稿之前，对于结构的安排，可能考虑得不很周到，因而对结构的改动可能会多些。

（3）结构严密，论点突出：一篇论文的论点与论据、大论点与小论点之间有严密的逻辑性。如果论文结构松散,要加以紧缩,删去多余的材料,删去添枝加叶、离题太远或无关紧要的句段。为使结构严谨和谐,在全文各部分的过渡和照应、结构的衔接、语气的连贯等方面,也要认真修改。

特别要注意论文写作的三要素:论点、论据和论证。当论点提出,论据材料确定后,写作时就要运用恰当的论证方法,组织严密的论证过程,从而使文章具有较强的说服力。

3.修改结构的方法

目前,初稿的写作基本在计算机上进行,但修稿最好在打印稿上完成,这是由于在打印稿上可以把文稿的每页都展开,便于前后对比,审核全文的结构。

(1)修稿的基本程序:初稿→打印修改→计算机上改正(清稿)→再打印修改→计算机上再改正(清稿),如此反复多次,完成修稿(定稿)。

(2)圈勾标记法:如果各节段的前后次序变动不大,可以用圈勾标记法。把需要转到其他页去的节段(或句)用笔圈起,用箭头引出,在稿纸边上做一标记,写明移往哪页,同时,在将要移入的那页稿纸边上的相应位置做出同样的标记,用箭头指明应插入的位置,写明由何页移来。

(3)分类标号法:如果各节段的前后次序变动很大,而且需要变动处较多,可以采用分类标号法。具体做法:把提纲中的主标题和分标题按层次编号(或用其他方法将内容分类编号)。在读稿时,把带有编号的提纲放在旁边,每看到文稿中某节段(或句)应该属于哪一标题下时,即把该节段(或句)用笔圈出并在旁边写上该标题的编号。等到把全文看完后,把记有同样编号的节段(或句)作必要的编排,再加上必要的连接词句,然后在计算机上改正(清稿)。

三、内容的修改

1.内容修改的要点

从整体出发去检查每一部分在论文中所处的地位和发挥的作用。看看各部分的比例分配是否恰当,篇幅的长短是否合适,每一部分能否为中心论点服务。内容的修改主要从以下五个方面考虑。

(1)材料是否充足:在内容的每一个方面是否已运用足够的材料(无论是自己的实验结果还是文献中引用的他人的结果)来支持自己的论点,如果材料不够充足,应该增加。

(2)论文是否过于简要:由于受到篇幅的限制,论证未能充分展开,词句过于简略,显得骨架大、内容少。如果有这种情况,应该考虑把内容限制在某几点较为重要的方面而把其余部分删去,或把一篇论文分开写成两篇或三篇。

(3)有无不必要的材料:从中心论点出发,把与主题无关或关系不大的材料毫不吝惜地舍弃,尽管这些材料是煞费苦心搜集来的。有所失,才能有所得。所以,作者必须时刻牢记材料只是为形成论文的论点服务的,违背了这一点,无论多好的材料都必须舍得抛弃。检查论文中所有的材料是否都与论点相符,是否有不必要的材料在内,是否对推论都有用。不必要的材料应该删去。

(4)有无不必要的重复:论文中是否有不必要的重复,重复部分对于说明某些问题和衔接前后文是否有帮助。在篇幅较长的论文中,有时需要一些重复,而在较短的论文中则很少需要重复。

（5）各部分之间的逻辑关系如何：初学撰写论文者常犯的毛病是论点和论据间没有必然联系，有的只限于反复阐述论点，而缺乏切实有力的论据；有的材料一大堆，论点不明确；有的各部分之间没有形成有机的逻辑关系。为了有说服力，必须有血有肉，有论点有例证，理论与实际相结合，论证过程要有严密的逻辑性，论文修改时应特别注意。

2. 内容修改的方法

为了做到统览全稿，建议在打印稿上修改。

（1）在要删去内容的周围用笔画一个圈，把圈内的字句用斜线划去。如果在某些字句之间增加一两个很短的词句，可以写在该行上边的空当中，并在应该插入的确切位置画箭头。

（2）如果增加的词句很长很多，因为空当太小，不容易写清楚，这时可以写在稿纸的边上，并画箭头引到插入的字句之间，也可以写在另一页纸或纸条上，在这条纸的顶边注明应加在哪页（如写"增7页"），把这条纸贴在该页的正面（不可贴在背面），并在该页的边上写一"增"字，再画箭头将"增"字引到插入的字句之间。

（3）如果在一页上需要增加一个以上项目，则在各项上及其应插入的位置分别注明"增A，7页""增B，7页"等。

四、标题的修改

修改标题的工作极为重要。在写论文之前所拟定的标题通常不会十分恰当，这不仅表现在用字、措辞方面，也可能在整个含义方面与论文的内容不太相符。虽然预先写好的标题对写论文有重要的指导作用，但是待论文写完，还需要重新仔细考虑标题是否恰当，反复修改会使标题的含义更准确、措辞更恰当，能更好地引起读者的兴趣。

修改标题时，应该着重考虑标题本身的几个特点：一个好的标题应当能确切地概括论文的性质和内容，使读者一见标题就感兴趣，迫切想阅读全文；简短、易读、易懂，但又不过于简单、空泛，以致意义不够明确；文字中包括被研究的对象（物体、方法、现象或其他）和被观察的主要因素，不包括细节，不包括结论；字句的次序适当，重要的字句应尽可能排在前面；标题的语法合理。

1. 标题要反映论文的内容和论点

论文标题的修改要以论文的内容和论点为依据，使标题与内容一致，尽可能反映论文的主旨。在撰写初稿时，作者的注意力多集中在内容方面，并没有意识到标题的重要性或认为标题并不重要。修改标题，要重点注意它是否反映了论文主论点，即是不是满足论文主题词的要求。

例1　A式　一种制取高纯$Ca(OH)_2$的新方法

　　　B式　铵盐法制高纯$Ca(OH)_2$

本文介绍的是一种新方法，是什么新方法呢？标题A式恰恰没有反映出来。把它改成B式"铵盐法制高纯$Ca(OH)_2$"，就突出了文章的主旨，起到了点题的作用。

例2　A式　抗坏血酸的测定法

　　　B式　总抗坏血酸测定方法的改进

这个例子说明标题的措辞是否与论文的性质和内容相符合的问题。从论文的性质和内容来看，如果采用B式作为标题是很恰当的，但实际上该论文却是以A式标题发表的。A式措辞虽然简洁，但过于空泛，而且与实际情况不符。如果是在很多年以前，在没有一种定量测定抗坏血酸的方法时，作者首先创立了一种方法，用A式作为论文标题是可以的。然而，如今抗坏血酸的定量方法已经建立了多年，用A式作为论文的标题就非常不妥了。

例3 A式　硫化钠脱毛剂最佳脱毛浓度探讨
　　　　B式　硫化钠脱毛剂对家兔的最适脱毛浓度探讨

该文探讨了硫化钠脱毛剂对家兔的最适脱毛浓度，但在A式标题中缺失研究对象的主体"家兔"，只从标题看不出用"硫化钠脱毛剂"脱什么毛，是什么动物的毛，还是人的体毛？但作者投稿时确实使用了A式标题。

例4 A式　鼠疟感染早期卡介苗接种对树突状细胞活化状态的影响
　　　　B式　卡介苗接种对小鼠伯氏疟原虫感染早期树突状细胞活化状态的影响

A式标题中"鼠"和"疟"都属于研究的主体，但作者没有交代清楚。"鼠"有很多种，"疟"也有多种，不同种的"鼠"感染的"疟"也不同，也就是"疟原虫"的感染是有宿主特异性的，有的疟原虫只感染大鼠，有的只感染小鼠。通过阅读全文才明白，该文是用"伯氏疟原虫"感染"小鼠"，这个标题把"小鼠"和"伯氏疟原虫"简化为"鼠"和"疟"，其错误程度可想而知。另外，可以发现这一标题的语序也有严重问题，其处理因素是"卡介苗接种"，理应放在显著的位置。

2.标题要符合语法规范

论文标题一般为一个句子，至少要有主语、谓语和宾语，并且常需要状语、补语等修饰。主语、谓语、宾语在什么位置是有语法规范的。论文的标题更要注意语序的规范化，使命题准确、严密。语序颠倒了，意思也就变了。如"分子生物学实验"和"实验分子生物学"是两个完全不同的概念。

例5 A式　微量血清碱性磷酸酶测定方法的研究
　　　　B式　血清碱性磷酸酶微量测定方法的研究

此例说明标题中的语法不当问题。造成语法错误的原因，主要是修辞不当，或是词与词之间的关系不明确。"微量"是形容测定方法的，因为作者研究的是酶的测定方法，"微量测定法"是一个通用的名词，A式中把"微量"与"测定法"分开，而用"微量"形容"酶"，这既不符合语法规范，也不符合事实，存在概念错误。

例6 A式　学生膳食的供应与血浆中维生素C含量的季节性变化
　　　　B式　学生血浆中维生素C含量的季节性变化与膳食供应的关系

这个例子说明标题中词语的关系和排列的位置是否恰当的问题。把"学生"作为一个定语来用，使它与"血浆"这个词连在一起，要比与"膳食"连在一起更恰当。在这一研究工作中，虽然血浆的维生素C含量和膳食供应情况都是要观察的项目，然而着眼点毕竟是血浆中维生素C含量的季节性改变。因此，应该把血浆中维生素C写在前边，把膳食供应写在后边。所以，B式是较为恰当的，但实际上这篇论文发表用的是A式。

例7 A式　干燥加热不能去除大豆中抗胰蛋白酶因子的研究
　　　　B式　加热处理方法对于去除大豆中抗胰蛋白酶因子的影响

  C式 大豆中抗胰蛋白酶因子的去除与加热处理方法的影响

  这个例子说明两个问题：A式的写法是犯了把结论当作标题的毛病。B式是字句成分排列的位置不恰当。C式显然比B式合理，因为"大豆"和"抗胰蛋白酶因子"不仅是两个很引人注目的关键词，而且是文献索引中的两个分类标题（主题词），所以在论文标题中应该占前几个字的位置。相反，"加热处理方法"是由三个很普通的词组成的，既不能引人注目，又不能做索引的主题词，所以不宜占前边的位置。

3. 标题要言简意赅

（1）不要加入多余修饰成分：科技论文讲求实事求是，要求把研究过程中的本质不加夸张、不加修饰地表现出来。因此，标题中凡与文章内容不符或无关的修饰成分要一律删去。

  例8 A式 对16名大学生总能量代谢的观察
     B式 大学生的总能量代谢观察

  此例说明论文标题中是否应该包括工作的某些细节问题。在A式中包括受试人数，这是不必要的。在B式中没写受试人数，这个写法是适当的。有些作者常喜欢把观察例数或实验次数写在标题中，当然，如果这类数字本身确实有很大意义，写在标题中自然可以，但是一般说来，类似这样的细节是不应该写在标题中的。

  例9 A式 一个有希望的新型杀虫剂××的合成
     B式 新型杀虫剂××的合成

  A式中"一个有希望的"不仅多余累赘，而且加入了自我评价。B式删去"一个有希望的"，标题朴实、简练了，又不影响原意。

（2）尽可能将多余的虚词删掉：虚词一般不作句子成分，只作结构助词，起修饰作用。虚词在标题中用多了就会显得累赘。标题中虚词的使用原则：文言虚词和语气词要避免使用，副词和介词要慎重使用，结构助词和连词不宜重复使用。

  例10 A式 我国生物制药工业的历史与现状及发展趋势
      B式 我国生物制药业的历史、现状与发展趋势

  A式标题中不仅使用了"与"，还用了"及"来连接"历史与现状"和"发展趋势"，属于虚词多余。将其改为B式就显得合理了。

（3）不要滥用介词：介词在语法中同名词一起充当状语或补语。介词使用不当，容易掩盖名词性主语，造成句子成分残缺。

  例11 A式 关于回流温度对精馏过程的影响
      B式 回流温度对精馏过程的影响

  A式标题中的介词"关于"多余，掩盖了主语"回流温度"。"关于回流温度"是介词短语，而介词短语是不能作主语的。

五、节段标题的修改

  在撰写论文初稿或修改的过程中，节段标题的层次和数目可多些，文字可繁些，以便于查阅。在定稿中，节段标题的层次和数目要少些，文字应求简。节段标题的修改应考虑以下四个方面：

1. 节段标题的增删

在增加或删去节段标题时，应考虑到其格式的一致性。也就是说，列于同一层次的标题，删除时要至少保留两个，否则就全删，要留则全留。被删去了标题的那一节、段，无疑将归属于另一个或上一层的标题之下，这时应考虑到内容是否恰当。同理，增加节段标题时也要考虑同一层次的标题数目。

2. 节段标题的数目

节段标题一定要把该节段的主要意思表达出来。在定稿中，节段标题的层次或数目的多少，以及文字应简化到什么程度，要以有利于论点的表述、便于阅读为原则。在一个主标题之下如果设分标题，至少应该是两个，只列一个分标题是没有意义的。

另一种常见的情况是，在同一级节段标题（如1.1、1.2和1.3）下设分标题（如1.1.1、1.1.2）时，至少需在两个此级节段标题下设分标题，不能只在其中一个节段标题（如1.1或1.2或1.3）下设分标题。如果出现这种情况，有两种处理方法：一是直接取消下设的分标题，将其内容做适当的精炼、合并、删减，或安排到其他节段标题下；二是在其他节段标题下也增设此级分标题（如1.2.1、1.2.2）。

3. 节段标题的结构

修稿时要通读节段标题，使其符合逻辑、表达统一。通常来说，标题是一个短句或者是一个动宾词组。小标题中不要出现标点符号，最后也不要加句号。同一层次标题的语法和内容繁简应取一致。也就是说，同一层次的标题，如果用短句，则所有的都应该是短句；如果用动宾词组，则所有的都应该是动宾词组。

4. 节段标题间的衔接

一般来说，在每级节段标题下要用一小段文字作为衔接，其任务是简要说明标题将要解释或讨论的主要论点，引出下文，不要在标题下直接列出下一级标题，即尽量不要几级标题连用。

六、段落的修改

在论文中，除句子之外，段落是全文结构的最小单元。一个段落本身可以是一个标题的内容，而在大多数情况下，它是一个标题下的一个小单元。要写好一篇论文，首先要使段落清楚。段落的修改应注意以下三个方面。

1. 段落的长度要适中

修改论文时，一定要根据内容要求，使段落的长度适中。一个段落通常是由几个句子组成的。由单独一个句子所构成的段落，虽然不是绝对没有，但是极少。短段不要太多，由两三句组成一个段是常见的，但是如果在整篇论文中都是由两三句组成的段，就会显得太零散。读者会感到好像是由一个题意跳到另一个题意，就会使论文的内容失去连贯性。仔细检查，常会发现许多小段的意思是属于一个主题的，是一个题意的几个方面，因而可以合并成一个较长的段。与上述情况相反，段落也不可太长。段落太长也会增加阅读难度，并且长段是不容易写好的。在修改文稿时，如果遇到长段，经过仔细检查，常会发现它的内容不是属于同一题意，因而可以分成两段或三段。

2. 小标题下的篇幅要相近

审稿时经常会见到这样的问题，即在同一级标题下内容的篇幅相差很大，很不协调。在段落修改时，应注意同级小标题下的内容多少应相近，不要过于悬殊，不要有的长篇大论、论述详尽、洋洋洒洒几大段，有的则简单概括、有骨无肉、寥寥数语。如若内容太多，可以据其表达的意义做适当精炼，或删除部分内容，或将部分内容移至其他标题下，或增加小标题。如果内容太少，则需要补充新内容，或细化与扩充现有内容。

3. 做好段落间的过渡与衔接

过渡与衔接是指论文层次之间、段与段之间互相连接起来的方法。连接与过渡性词语的使用是语言连贯性得以实现的最常用手段，在句与句、段与段之间恰当地使用一些承上启下的连接、过渡性词语是非常有必要的。凡思路转折、层次变化时，都要安排过渡，都得讲究衔接。通过过渡性词语把不同的意思巧妙而紧密地衔接起来，使得文气贯畅，从而不至于使读者感到突兀和跳跃。

总之，段落修改也是修改文稿的一个重要方面。在一篇论文中，太短或太长的段落都不好，全是短的段落或全是长的段落则更不好。应该根据内容的需要，把段落的长短作恰当的安排，根据论述内容之间的关系，恰当使用连接、过渡性词语。

七、句子的修改

句子是表达一件事情或思想的单元，也可以是表达几件有关联的事情或思想的单元。组成一个句子的字或词应该是按公认的语言习惯（不是口语、土语、行话），合乎逻辑地排列在一起的，字与字、词与词之间的关系应该是很恰当的。这样，一个句子的意义就会很清楚。

1. 含义与逻辑

要应用修辞的手法修改每一个句子，修改句子应考虑以下几个方面：①句子本身的含义是否有误或含义不清，其语法结构是否正确；②每一个句子必须符合它所属的那一段的内容；③每一个句子必须和它的上下句有关联——合乎逻辑的关联；④应恰当地运用连接词、短语或其他词语把句和句连接起来，以显示句与句之间的连贯性和相互关系；⑤每一字、每一句、每一段、每一部分是否都为全局所需要，是否都丝丝入扣、相互配合、前后呼应，成为整体的有机组成部分，都能为展开论证服务。

2. 句子的长度

在表达关系复杂的思想时，句子的结构会复杂些，也会长些。但是太复杂、太长的句子，难写也难懂。句子过长，应检查是否有不必要的或过度的修饰，即形容词、定语过多。但是太短的句子不容易表达思想单元之间的关系，会显得零碎，读起来语气不畅。实际上，有时一个短句的意思是从属于其他短句的，如果把这类从属的句子变为"从句"，使它和主句连起来，会使意思更清楚易懂。总之，句子的长短需要依据表达的内容而定，但实际写作时长句与短句应搭配使用。

3. 句子的语法结构

一个完整的句子应包含主语、谓语和宾语，这样才能表达完整的思想或概念。修稿时要先通读全句，有时需要连读几遍，注意句子的语法、结构和词语前后搭配。不仅要逐句逐字检查句子的主谓宾是否齐全，句子的结构是否完整，更要仔细推敲句子中各词语的位置是否正确，句子中的词语前后搭配是否得当，表达的思想或概念是否清楚、准确。

（殷丽天）

参 考 文 献

范裕华, 乔汉臣, 强亦忠, 1999. 科技写作: 医学卷. 4 版. 北京: 北京科学技术出版社.
李杨, 2024. 四象限审校表在医学论文编校环节中的应用. 编辑学报, 36(6): 627-631.
林清华, 杨海亮, 李金丽, 2021. 科技论文题名的编辑修改原则及实例剖析. 天津科技, 48 (4): 94-97.
陆远强, 吕小东, 2006. 医学论文的写作步骤. 全科医学临床与教育, 4 (3): 224-226.
王宇明, 朱长连, 1998. 临床医学科研方法. 北京: 人民军医出版社.
郑英善, 赵桂英, 王丽娜, 等, 2008. 医学论文的写作步骤与方法. 中国实用医药, 3 (11): 178-180.

第11章 各类医学论文的写作特点

第1节 医学论文的类别

医学论文是对医学科学实验和临床观察结果的总结。具体来说，医学论文是医药卫生工作者通过科学思维，运用书面语言准确总结医学科研过程，客观表达科学实验或临床观测结果的论证文章。医学论文写作是作者对其学术成果与科技信息运用文字、数据、符号、图表加以表达的创造性思维活动，同时对其进行概括并上升为理论性的文章。它为医学科研和临床工作的积累、交流、继承、发展提供了条件和依据。

医学发展迅速，学科分支逐渐交叉深入，医学论文的种类也随之增多且写作风格各异，构成了丰富多彩的医学论文形式。通常可从以下不同角度对医学论文进行分类。

一、按医学源流派别分类

按医学源流派别可分为中国传统医学中医论文和西方医学西医论文。由于中医和西医的基础理论、学术思想、采用的研究方法和手段存在本质区别，因此两者的写作风格乃至用语各异。但随着东西方文化交流的加深，中医也在吸取借鉴西医的先进研究方法，因而出现了与西医论文文体相近的中医临床研究论文、中西医结合研究论文等。

二、按医学学科分支分类

按医学学科分支可分为基础医学论文、临床医学论文和预防医学论文。三者的侧重点因学科本身研究内容的倾向而有所不同，每种论文还可按各自下属学科类目而复分，如基础医学论文可分为生理学论文、病理学论文等。另外，可从研究角度不同进行细分，如临床医学论文可分为临床试验研究报告、临床诊疗报告等。

三、按论文采用的研究方法分类

按论文采用的研究方法可分为理论型论文、实验型论文、观察型论文和综合型论文。理论型论文的研究方法是理论推理、证明、分析，表现手法主要是论证；实验型论文是医学论文中最常见的一种类型，研究方法为假设、实验、论证，表现手法主要是描述性说明与论证；观察型论文的研究方法是观察、记录、解释，表现手法主要是描述性说明；综合型论文则是运用多种医学研究方法或多个学科的研究方法开展研究及撰写论文。

四、按论文的论述体裁分类

按论文的论述体裁可分为论著类、临床研究类、学术讨论类、综述讲座类、技术方法交流类、消息报道类、护理类、文摘类、译文类等。但上述各类可概括为两大类，即原著和编著。两者的基本区别就是，原著取材于作者原创性的研究，而编著取材于作者针对某一科学问题收集来的大量文献资料，当然也包括作者本人的研究成果。内容决定体裁，体裁源于内容并服务于内容，故"文""体"应呼应一致。

五、按论文写作目的与功用分类

按写作目的及功用可分为学术论文和学位论文。学术论文是论文的主要来源，对公布科研成果、交流科研信息均有重要作用；学位论文主要用于申请学位，但也具有不可低估的科研学术价值。

此外，还有其他分类角度和分类方法，这里不作赘述。论文的分类对论文写作具有指导作用。论著类论文的写作已在第9章和第10章系统介绍，本章简要介绍其他类型医学论文的写作特点及写作要求。

第2节　临床医学论文

临床医学研究的是人体各系统疾病的病因、发生机制、诊断、治疗和预后。临床医学论文是临床医务工作者将临床工作中的原始发现、科研实践中的观察结果，以及其他有价值的第一手资料，经科学分析、归纳总结而撰写的学术论文。它以临床问题和需求为导向，将实践经验上升到理论，从而进一步指导临床诊疗。

临床医学研究对象是患者，研究的最终目的是提高诊疗水平。因此，临床医学论文必须紧密结合临床实践，要求作者以临床资料为基础，客观地进行归纳和总结，做到立论客观、论据充足、论证严谨。其次，作者必须掌握国内外相关文献，充分了解该领域的研究动态和进展，对临床观察和试验所得的数据与实践材料加以整理、分析和推导，不能主观臆断，更不能为达到"预期目的"而歪曲事实，伪造数据。

临床医学论文在选材、布局及表现方法上有其自身的特点，因而撰写时必须注意充分具备来自临床及与之相关的实验资料，并认真选择这些临床资料，深入分析、精心构思，拟出恰当格式，安排论述层次等。临床医学论文虽与实验型基础医学论文有所区别，但就其结构而言，前置部分（包括题目、作者及单位、摘要、关键词等）基本一致，主体部分的内涵也离不开引言、方法、对象、结果、讨论等项内容，只是标题设置因不同临床医学论文的种类而有所变化。

临床医学论文大致分为两类：一是临床医学研究类论文，二是临床医疗报告。后者又可分为临床病例分析、临床病例（理）讨论、临床病例报告、临床经验体会、临床新技术报告、临床护理论文等。临床医学论文根据应用研究范围，可分为诊断、治疗、护理等方面，包括理论研究和实践报告，目前属回顾性总结分析的论文较多。本节简要介绍不同类型临床医学论文的写作特点。

一、临床病例分析

临床病例分析是最常用的临床论文体裁。它是根据作者的临床经验积累和写作意图，将某一时期内相同疾病的病例资料汇集在一起，按选题和设计要求分为几个具体项目，如发病因素、临床表现、治疗方法、疗效观察或预后因素等，进行分析和统计学处理，最后得出结论，提出见解或建议，并整理成文，以提高对疾病的认识和诊断水平。

病例分析的文章结构一般分为五部分：标题、引言、临床资料、讨论和参考文献。

1. 标题

标题应简短明了，紧扣主题，少用或不用副标题，避免标点符号和虚词。标题一般不超过20个字，名词术语应写全称。常用两种形式：一种是直接写"××病××例分析"；另一种是将主要内容或要阐述的主要观点概括为一句话作为标题。

2. 引言

引言以简短的文字对病例进行概述，简明扼要地交代本病例的发病率、临床特征、诊治现状、亟待解决的临床问题等。不需要加序号及"引言"二字。

3. 临床资料

临床资料是全文论述的重点，需要有较详尽的资料使读者了解诊治过程。可分成"资料与方法"和"结果"两部分书写，其内容包括一般资料（性别、年龄）、临床表现、并发症、实验室检查、诊断依据、治疗方法、治疗结果、复发等方面。此项写作中应使用规范的计量单位和准确的统计方法，避免出现"多见""左右""有些"等不确定词。

4. 讨论

讨论是围绕病例的诊治结果进行分析，从实践上升到理论。可以逐项展开分析，也可综合评价，指出临床诊疗中值得推广或借鉴的部分。通过对比国内外相关病例，阐述诊断和治疗的异同，提出有利于疾病预防和治疗的方案。

5. 参考文献

作者为了支持自己的观点，强调研究的继承性和创新性，在引言和讨论两部分需引用相关的参考文献。对于一些十分成熟的公认观点，可以不列出参考文献。文献应具有权威性、专业性、准确性、时限性和紧密性的特点，文献引用格式及标注方式须规范。

二、临床病例（理）讨论

临床病例（理）讨论主要是对临床工作中遇到的疑难、复杂、易误诊误治或表现不典型病例的发病机制、病因、临床特点、病理及诊断和治疗等进行集体讨论，而后将讨论记录整理成文的一种医学论文体裁，可以是一例或几例病例的报告，也可以是一组病例的分析。临床病例（理）讨论写作格式与要求如下。

1. 标题

与一般临床医学论文的标题不同，常用最简洁的语言，把病例最主要、最有代表性的症状和体征或实验室检查列出来，一般选3～5个临床表现作为标题，如"发热、皮疹、淋巴结肿大"等。

2. 病历介绍

病历介绍是发病过程、检查结果和治疗过程的纪实，除一般资料（性别、年龄、职业、民族、籍贯）外，按时间先后顺序记录发病过程和体格检查、实验室检查、特殊检查、临床诊断和治疗经过。书写要简明扼要、重点突出，对重要内容（如主要症状、体征及检查结果）要交代清楚，对讨论中无重要意义的发病过程、检查阴性结果可适当省略。

3. 临床讨论

临床讨论应围绕主题，根据病例特点，结合临床经验和掌握的理论进行分析和比较，逐步排除和认定，提出所考虑的诊断（或病因），使讨论的焦点集中。临床讨论的书写内容不应照抄每位发言者的发言记录，而是根据发言内容进行整理、提炼，把每位发言者的观点概括起来，表现出他们分析问题的思维方法、临床经验和运用医学理论分析问题、解决问题的能力，但同时应注意防止整理出的内容失真或以整理者的观点代替发言者的观点。病例讨论的特点在于能如实反映各家争鸣的学术意见，着重阐述争论的焦点，在整理成文时，既不失真又要避免口语化。

4. 病理报告

病理报告是对整个临床讨论结果的揭晓，是确诊的关键性材料。应由病理科医师将尸检、活检或手术探查所得的大体标本或病理组织照片等结果作较详细的描述（必要时附照片），最后提出病理诊断。

5. 病理讨论

通过病理讨论把临床表现与病理所见紧密结合起来，从病理学角度阐明二者之间的关系，补充或纠正临床诊治的得失，指出诊治中的经验与教训。这一部分常由专家撰写或他人整理后由专家审查。

临床病理讨论由上述几部分构成，而临床病例讨论则一般仅有前三部分，但也可有病理诊断。

6. 参考文献

可引证并列出重要参考文献。

三、临床病例报告

临床病例报告又称个案报告，是对单个罕见或少见病例的病情、诊断或治疗方法所做的书面报告形式的论文。这种报告的主要特点是严谨、客观和全面，以便读者能够全面了解患者的情况。它一般由前言、病例介绍、讨论、参考文献四部分组成，也可仅有病例介绍及讨论两部分。各部分可以有小标题，也可不列小标题而分段叙述。

1. 前言

一般用1～2句话简要地说明该病例为何值得报告。"前言"二字不需写出，也不列序号。

2. 病例介绍

病例介绍是经过加工整理的病例摘要，要求重点突出、语言简练，主要写特征性症状、体征及与鉴别诊断关系密切的主要阴性体征和检查结果。内容包括临床资料、最后诊断、治疗与结果。新发现的或罕见病例要重点介绍发病情况及临床特点。如报告新的诊治方法，则要重点介绍诊治经过，并确定所用方法的特异性。必要时可附图。

3. 讨论

讨论是病例介绍的逻辑延伸，应紧扣主题，阐明作者的独特见解。如报告的是罕见病例，则着重讨论诊断、鉴别诊断和确诊为该病的依据，以及本例的新特点、新发现；如希望报告治疗方面的问题，则应着重讨论治疗方面的经验教训；如希望说明误诊方面的问题，则应着重分析讨论误诊原因及防止误诊的方法等。

4. 参考文献

一般不要求列出，重要文献需列出。

病例报告的特点是，所报告病例轮廓完整、重点突出，讨论有精辟独特的见解，行文短小精悍、言简意赅，一般不超过1000字。

四、临床经验体会

临床经验体会是作者对临床实践中取得的新知识、新技能及感受和心得的记录，是对临床医学工作的某一方面或某种疾病的诊治方案所做的以经验教训为主要内容的回顾性总结。它将实践获得的感性经验上升到理论认识，更好地指导临床。临床经验体会论文的特点：经验具体，有的放矢，夹叙夹议，证据充分，形式灵活，重点突出。

1. 前言

简单介绍所收集病例的起止日期和写作意图。一般不加小标题，仅以较少文字将基本情况、问题要旨、意图、指导思想、主要收获、问题结局、经验体会等进行扼要概括。

2. 临床资料

一般分为材料和方法两部分。在诸多材料中，应选择最具代表性的典型材料，以达到重点阐明文章中主要问题的目的。内容包括病例一般资料、病例选择标准、治疗方法、观察项目、疗效标准、疗效或转归。依据资料特点及病例数目，可单独列小标题，也可合并叙述，应突出重点，详略得当。

3. 讨论

围绕本文目的和本组资料的特点，总结并分析诊治过程中新的发现、经验、体会、教训，提出今后应注意的事项及应进一步研究的方向，切忌讨论时重复临床资料内容、不加分析及归纳，也应避免不结合具体资料特点，仅阐述常识性的内容。

4. 参考文献

著录作者阅读过的文献，一般不超过5篇。

五、临床新技术报告

这类文稿主要介绍临床应用新技术和新方法的原理、效果及实际推广的应用价值。它在临床医学中实用性较强，对于提高诊治技术，推动临床应用科学的研究起着极为重要的作用。临床新技术报告论文的特点：选题应有创新性及实用价值；尽量采用示意图或照片等作形象表达；文字精练，一般为1000字左右；对新技术、新仪器的操作方法或步骤应详述。

1. 前言
简要介绍背景，该项新技术所属类别或范畴。

2. 材料与方法
着重描述使用或操作方法、步骤、技术原理等，其中应对原理进行阐述或探讨。应采用示意图、照片、文字框图等方式形象表达，以展示一个系统的各部分和各环节之间关系，清晰地表达比较复杂的系统各部分之间的关系。

3. 结果
可采用文字、数据、表格、插图等表达方式，介绍该新技术、新方法、新设备应用的确切效果。

4. 讨论
客观地分析讨论和比较本技术或方法的优缺点，阐明注意事项及应用体会等。

六、临床护理论文

护理学是社会科学、自然科学理论指导下的一门综合性的应用学科。临床护理学是研究临床护理中的理论与实践的科学，它是护理学的主要内容之一，也是医学范畴中的重要组成部分。护理学论文是以护理科学为基础，以相关学科理论为指导，经观察、实践取得第一手资料后，通过科学的归纳、整理及统计学处理后撰写而成的科技论文。

临床护理论文可分为理论论文、实践论文、管理论文三类，其中以护理实践论文多见。论文内容主要包括采取护理措施来完成治疗计划和提供判断病情发展及治疗效果的临床资料两大方面。临床护理论文的写作格式与特点有：

1. 标题
论文标题的范围宜小，因为临床护理涉及学科较多，若标题范围过大，易偏离重心，通常可用加副标题方式限制。

2. 材料与方法
它是临床护理的真实记录，为论文提供科学依据，必须具体，以便他人重复。如为普通常规操作，可简写为"按常规……"；若使用的方法前所未有，则必须具体详细地交代每个操作细节。

3. 观察与结果
应简洁、扼要地说明观察过程与所得结果，要求指标明确，数据正确，内容充实，客观如实地叙述观察到的现象和检测数据，不能随意掺杂个人观点。

4. 讨论
将所得数据与观察结果从理论上进行分析综合，提出独到见解，同时还应包括推论、展望及其他领域说明或支持本文的观点和成果。讨论时推理分析要严谨、缜密，充分显示论文结果的价值与意义。

5. 参考文献
因为在讨论的论证过程中需要引证必要的理论和他人的研究成果，所以要著录作者阅读过的主要文献。

临床护理论文写作时应关注实际问题，提出针对性的解决方案和建议。论文应重点突出，紧扣主题，文理通畅，层次清晰。论文形式较灵活，可不受固定格式限制，篇幅依内容而定，一般为2000字左右。

第3节　流行病学论文

流行病学是预防医学的一门学科，它是研究人群疾病与健康状况的分布及其影响因素，研究如何防治疾病及促进健康的策略和措施的科学。它与临床医学的个体水平观察或基础医学的微观水平研究不同，具有"现场的观点"和"人群的观点"两大鲜明特点，即研究对象是人群疾病的分布现象，研究在现场进行。

流行病学研究可分为流行病学调查和流行病学实验两种不同的方法，由此可将流行病学论文分为流行病学调查报告和流行病学实验研究论文。撰写流行病学论文时，除必须遵循医学论文的一般写作要求外，还应突出其自身特点，将周密的设计、真实的结果、科学的分析、缜密的推理等充分展现出来。

一、流行病学调查报告

流行病学论文大多属于调查报告类。流行病学调查报告是采用书面形式系统地介绍流行病学调查的目的、方法与过程、结果及结论的一种文体，是流行病学调查的书面总结。撰写流行病学调查报告的目的是通过适宜的调查方法（包括个案调查、暴发调查、现患调查、前瞻性调查、回顾性调查），阐述疾病在不同时间、不同地点和不同人群中的分布特征，描述影响这些分布的因素，以阐明疾病的流行规律，探讨病因或对各种治疗和预防措施的效果进行科学的评价。其论文格式主要包括以下方面。

1. 前言

流行病学调查是在特定的时间、空间和人群中进行的现场研究，因而前言部分必须说明调查的时间、地点及内容，但应注意保密原则。另外，还应对所调查课题的历史、现状、存在问题等背景资料进行简明阐述，写出本文的目的和要解决的问题，阐述报告的价值和意义。前言要求文字简洁精练、富有概括性及吸引力。

2. 资料与方法

由于开展流行病学研究需要在短时间内做大量人群标本的检验及配备多种为其服务的实验室设备，因此要求流行病学调查报告中关于资料与方法的写作必须将该特定研究的对象、所设的对照样本、所处的环境条件、所采用的研究手段和具体方法，以及收集数据资料的方法、疾病分类等，客观、具体、科学、准确、全面地逐项交代清楚，为全文的学术价值打下良好基础。这部分内容主要介绍根据调查目的和要解决的问题所采用的调查方法与设计，它为调查报告提供科学依据，因此要求描述详细，以便他人用同样的方法能够重复。

（1）调查对象：调查对象应该与研究问题相关，能够提供足够的数据来回答研究问题，可以根据地理或行政管理范围来确定或选择具有某种特征的人群。进行病例对照研究时，要有病例和非病例人群为研究对象；进行定群研究，则以暴露于某研究因素的人和非暴露于该因素的人为研究对象。在选择调查对象时，可以采用普查方法，也可以采用抽样方法。如果采用抽样方法，则需要遵循随机化原则，选择合适的抽样方法（如简单随机抽样、分层抽样等）。明确写出调查对象的确定标准和排除标准，使读者了解调查对象的具体条件，便于引用或验证。调查所需样本的大小，应注明估计依据。

（2）调查方法：通常有三种。①现场调查：用于了解疾病在空间、时间、人群的分布状况，比较不同社区与不同时间的疫情和病情，为拟定防治策略和探索病因提供依据。此类调查要求在资料与方法中对调查对象、调查时间、调查内容和指标及资料收集和统计方法等有明确交代。②回顾性调查：用于研究某种原因不明性疾病的病因或流行因素，此类调查要求在方法中注明怎样选择病例和对照人群，研究有哪些可疑危险因素及资料分析方法等。③前瞻性调查：通常用于现场试验，以比较两组或两组以上人群采用某种措施后的预防效果。

（3）调查过程：应详细描述调查步骤，对于调查所用材料的批号、仪器的型号、动物的品种、质控措施、资料处理方法、统计软件名称、执行标准的统一及对无应答者的处理等均须作详细说明，即使细节也勿省略。

3.结果与分析

结果与分析是全文的主体和核心部分，调查结果常涉及大量数据资料，它们是描述、论证、揭示客观事物规律的依据，要求围绕调查设计和要解决的问题，如实叙述在调查过程中观察到的所有正、反面事实，所有必要的调查数据、典型病例、观察结果等都要用图表、照片，结合文字分别表述出来，所得数据必须经统计学处理，以保证其可靠性。要求将结果有层次、按逻辑展开，对结果的分析应抓住本质，找出事物间客观、真实的联系，阐明因果关系，达到调查研究材料与观点之间的有机统一，使文稿具有说服力。调查报告的分析必须围绕一个特定目的，运用逻辑推理逐步深化，切忌用简单的数据堆砌。与主题有关的结果尽可能列出，与主题无关的结果不需要列出，对不符合主观假设的数据结果应做客观分析。对所观察到的现象和事实进行审查，从中得出有关结论来回答本次调查所要解决的问题，这是调查报告的精华。

4.讨论

讨论并非结果与分析的重述，而是对结果的理论性分析，列出自己的论点，从深度和广度上来丰富和提高对调查结果的认识。讨论应从调查结果出发，进行定性和定量分析，引出必要的结论与推论，并说明其适用范围、可靠性及可能发生的误差。内容包括：国内外对本类调查课题的结论、观点与本文结果的区别，并进行比较分析；对本次调查的有关问题加以说明，对新的现象进行分析解释；其他研究领域有关支持或解释本文结果的论据；调查过程中遇到的问题，本文涉及但未能解释的问题及今后研究的方向等。讨论要有严格的逻辑性与条理性，论点明确、重点突出，即阐明作者自己是如何提出问题的，又是如何解决问题的，解决的程度与水平如何。

二、流行病学实验研究论文

实验流行病学（experimental epidemiology）研究是流行病学研究的主要方法之一，是指以人群为研究对象，以医院、社区、工厂、学校等现场为"实验室"的实验性研究。因为在研究中施加了人为的干预因素，因此也常称之为干预研究（intervention study）。实验流行病学是按随机分配原则，将实验人群分为两组，人为地给一组以某种因素、措施或新药作为实验组，另一组不给该种因素、措施或给予安慰剂作为对照组，然后随访观察一段时间，并比较两组发病率或死亡率。根据研究目的不同，通常可分为"预防性试验""临床试验""干预试验"。撰写此类论文的方法基本同调查报告，但应突出以下几个方面。

（1）实验现场的确定：需符合研究要求，如人口稳定并有足够大的样本量，实验人群统计学特征与总体一致，具有较高且稳定的发病率等。

（2）实验现场的控制：可以采用随机分配的方法将实验人群分为两组，并在实验开始前对实验现场进行清理和消毒。同时，还需要对参与者进行必要的知情同意和健康检查，确保他们符合参与研究的条件。

（3）样本大小的确定：决定于患病率、措施有效率、实验精确度、把握度、实验组与对照组差异显著性程度、均衡性、分组情况等。

（4）各组均衡性的保证：分组时应遵循随机化原则，采用个体、双盲、分层或区组随机分配法。

（5）观察期限的确定：观察时限不宜过长，也不能太短，原则上只要得到结果即可。

此外，对实验中途退出的处理方法、实验时的医德问题等都应有明确交代。

第4节 中医学论文

一、中医学论文的一般特点

中医是我国的国粹，中医理论中渗透的自然辩证思想令其永葆青春。在全球一体化的今天，中医也正在走向世界。将中医这块瑰宝继承发扬光大的一个重要手段就是撰写中医论文，将中医诊治疾病的方法、经验、疗效等记录下来，便于继承与交流。中医论文是阐述或探讨祖国医药学学术观点和理论的科学论文，它既有一般科技论文的共性，又有其自身的学术特征。

中医论文具有鲜明的祖国医学特色，它的理论阐述不能离开中医经典理论指导，临床病例诊断应有"四诊八纲"内容，要有中医辨证论治的全过程，组方要考虑方剂的"君、臣、佐、使"，选药要注意药物的"四气五味"。

中医论文既具有辩证观点又符合逻辑思维。整体与局部、阴阳水火等朴素的唯物辩证观点始终贯穿于中医理论体系中，因而中医论文必须体现这些观点并且要符合逻辑学基本原理。同时，中医论文应前后呼应、全文统一，避免分析论证自相矛盾。

撰写中医论文时应努力做到：引用中医古籍原文时必须忠实于古代典籍的名词术语与用字特点，并应标明出处，切忌随意替换；论文中所用药物名称须以历代本草所沿用的中药正名为妥，不可使用生僻别名或非通用商品名；尊重祖国医学特点和中医病历书写习惯，中医病名不能随意套用西医病名，因为中医与西医基本理论及概念不同，故中医症型与西医诊断名称不可能完全相符；应注意将科学性与文学性融合，使用通顺流畅、表达规范的词语来表现中医医学的理论价值、学术价值和实用价值。

中医论文体裁丰富，主要包括中医临床研究论文、中医理论研究论文、医史文献研究论文、医案医话等。下文就中医学术论文的常见体裁作简要介绍。

二、中医临床研究论文

中医临床研究论文又称临床观察报道，内容有新药疗效、新的诊治技术与方法、治疗效果等。通常分为前瞻性与回顾性报道两种。前瞻性临床研究论文是作者根据选题及设计要求在临床工作中付诸实践，并根据试验结果所得各种资料撰写的专题研究报告。回顾性临床研究论文是从长期临床工作积累的病历资料中，选取同类资料统计分析后撰写的论文。

中医临床研究论文的体裁特点是格式相对固定，除了标题、署名、摘要、关键词以外，正文部分主要包括引言、临床资料（资料与方法）、方法、结果、讨论五部分，文后附参考文献。此类论文与现代医学论文的写法大致相同，撰写时应充分利用图表、符号语言，使资料一目了然，增强说服力。

临床资料部分应包括一般资料、诊断、疗效标准等内容介绍。一般资料主要包括病例来源、例数、性别、年龄、病程、临床表现（症状、体征）、实验室检查等。诊断、疗效标准应该采用国家标准、行业标准，如卫生主管部门发布的《中药新药临床研究指导原则》《中医病证诊断疗效标准》及专业学会发布的标准等。方法包括中医处方、剂量、煎服方法、药剂的制作方法、疗程、随症加减或辨证加减等，如为中西医结合治疗，西医的一般治疗、基础治疗、常规治疗也要交代清楚。结果的叙述应实事求是、简洁明了、数据准确，主要是摆事实，不必分析、评论，必要时用统计图表、实物照片帮助陈述事实结果。讨论应根据结果论述独特的见解，包括解释结果的主要原理和概念，研究工作的条件，突出新发现、新发明等，指出结果的理论意义、应用价值等。

三、中医理论研究论文

中医理论研究论文是对中医学术理论问题作专题研究的报告与阐述论证，是最常见的中医学术论文体裁之一。理论研究是在积累较多实践经验的基础上，对某理论问题有了新的理性认识，加以阐述；或经过文献资料的整理，对某理论问题有了系统的认识，进一步加以阐述；也可在借鉴新学科的理论和方法后，对传统理论有了新见解，加以论述。

理论研究类论文的取材范围主要有以下几方面：一是经义阐释，即对经典文献的诠释，如《谈"春夏养阳，秋冬养阴"》《"火郁发之"之我见》；二是对古典理论或前人论述的系统化整理，如《明清温病学派重视津液思想概述》《〈温病条辨〉三焦温病用药规律探讨》等；三是作者临床经验或学术研究的理论升华，如《紧弦二脉脉象辨析》《痹证从痰论治》等。

理论研究的体裁特点有以下几方面：①基本具备科技论文的各构成要素，如标题、署名、摘要、关键词、引言、正文、结语、参考文献等；②标题之首尾常具有"论""谈""试论""浅析""初探""深析""发微""别论""管见"等标志性词语，如《浅析〈景岳全书〉咳嗽论治》《论中医学中和思维的内涵及特点》；③理论研究的标题常是主谓或动宾组成的偏正结构，如《〈中藏经〉脉学理论探析》《浅析妇人尤重视气血的临床思维》等，常采用阐析、例证、引经据典、取象比类等表述方法。

四、医史文献研究论文

常言说"鉴往知来",即通过对往事的规律性认识,帮助人们深刻地理解现实,科学地预测未来。医史学就是按照时序对客观存在的医学史实进行考察,它向人们提供医学发展的普遍法则,使我们从本末源流和因果关联中把握医学发展的趋势。历史和现实虽然并不共处在相同的时代和社会环境,却有相似、相通之处,有其连贯性,可以通过查考、验证、联想进而对未来进行预测。从历史学分析,文献活动是以知识为媒体,衔接人类进程的过去、现在和未来,促使人类回顾、总结、反思而得到发展的过程。

医史学研究有两个范畴:一是中国古代医学的发展、进步、成就与社会之间的相互影响,特别是历代的政治制度、经济政策、各种哲学及其思想、教育与考试制度等与医药科技发展间的互相影响、互相促进或互相制约的情况。这个范畴一般称为医史的"外史",或称为医学与社会研究。二是探讨、考证、论述古代医学本身的源起(发现和发明)及其演进、发展历程,判定它们的科学内涵和科学成就,对其价值、影响、在当时世界科技中的地位作出评估,再从中引出经验、教训,以为今鉴。这就是中国古代医学"内史"。

医史文献研究论文是中医学特有的一种论文体裁,是医史文献工作者表达其利用历史学、考古学、文献学等方法,研究中医学史及中医经典著作和历代中医文献所获成果的学术论文。写作此类论文时主要采用旁征博引的方法进行论证,并涉及多个学科的知识,故选定题目后须透彻了解研究背景,从而发前人所未发。

五、医案医话

医案医话是中医药工作者在医、教、研活动中或读书时,有所触发的随笔性医学短文,它是中医经验交流和传承中医学术思想的一种文体,其内容具有中医辨证论治的特点,在形式与方法上表现为中医各家学派的独特风格,在中医药学术的发展史上曾起到重要作用。

医案与医话略有区别,医案是指对比较特殊的某一案例进行加工整理后,能给人以启发和教益,并可进行学术交流的短小中医药文体;医话是以议论为主并简明举例去印证论点,从而具有一定学术价值的短小中医药文体。医案的体裁特点是取材单纯,以案例为主,记录详尽,作者评论以按语式表达,画龙点睛,寥寥数语而恰到好处。医话不拘体裁,短小精悍,语言通俗练达,寓意深刻,不仅思想性强,而且趣味盎然,意味隽永。

医案医话的写作没有固定格式,须灵活运用,做到层次清楚、重点突出,同时注意论文的科学性、逻辑性、通俗性,仔细斟酌用词,真实地反映诊治经过。完整的医案医话内容包括致病因素、理、法、方、药等部分,具体到各种疾病可有所侧重,但写作中始终不能脱离辨证论治的基本精神。

第5节 学位论文

一、学位论文的定义与作用

学位论文是作者为获得某种学位而撰写的研究报告或科学论文,分为学士论文、硕士论文、博士论文三个级别。其中以博士论文质量最高,是具有一定独创性的科学研究著作,是收集和利用的重点文献。学位论文代表不同的学识水平,是重要的文献情报源之一。它一般不在刊物上公开发表,只能通过学位授予单位、指定收藏单位和私人途径获得。学位论文从本质上来讲是论著,是学位申请者为取得相应学位而向论文答辩委员会提交的论文。学位论文有两大功能:一是成果,即学位论文是针对某个专题(或领域)展示自己的学术水平和学术成果,具有一定的价值;二是考核,学位论文反映与学位相称的能力、学识,是审查者对作者学业及能力水平的全面检阅。

学位论文不同于一般的学术论文,如从篇幅上看,学术论文的字数一般在3000～6000字,多则1万字左右,而学位论文的字数要求要比学术论文多;从作用上看,学位论文是反映作者是否具有相应学位水平的重要学术标志,所以必须充分体现其学术水平,尽管学位论文也具有一定的学术价值,但其更突出的作用是作为考核、评审和授予学位的依据。

学士论文应能表明作者确已较好地掌握了本门学科的基础理论、专门知识和基本技能,并具有从事科学研究工作或担负专门技术工作的初步能力。

硕士论文应能表明作者确已在本门学科掌握了坚实的基础理论和系统的专门知识,并对所研究课题有新的见解,有从事科学研究工作或独立担负专门技术工作的能力。

博士论文应能表明作者确已在本门学科掌握了坚实宽广的基础理论和系统深入的专门知识,并具有独立从事科学研究工作的能力,在科学或专门技术上做出了创造性的成果。

二、学位论文的基本格式

由于需要向答辩委员会报告、答辩,上报学位委员会审定,硕士和博士学位论文都采用单行本格式,而学士学位论文一般不需要单行本。

1.封面

封面应提供学位论文工作的概貌,如标题、作者姓名及其所属单位和专业名称、申请学位级别、导师姓名及职称,论文研究起止日期及论文交稿日期等。

封面上可包括下列内容:①分类号,在左上角注明分类号,便于信息交换和处理。一般应注明《中国图书资料分类法》的类号,同时应尽可能注明《国际十进分类法(UDC)》的类号。②本单位代码,一般标注在右上角。③密级,视论文的内容,按国家规定的保密条例,在右上角注明密级。如系公开发行,不注密级。④论文的标题,用大号字标注于明显位置。⑤责任者姓名,包括论文的作者、导师姓名、学位授予单位等。⑥论文所属专业名称和研究方向。⑦申请学位级别,应按《中华人民共和国学位条例暂行实施办法》所规定的名称进行标注。⑧论文完成时间。

必要时可加标题页或扉页，其内容基本同封面，但可以更详细一些。

2. 原创性声明及版权使用授权书

下面为学位论文原创性声明的主要内容。

本人郑重声明：所提交的学位论文是本人在导师指导下，独立进行研究工作所取得的成果，除文中已注明引用的内容外，本论文不包含任何其他个人或集体已经发表或撰写过的作品成果。对本文研究做出过重要贡献的个人和集体，均已在文中以明确方式标明。本人完全意识到本声明的法律后果由本人承担。本文如违反上述声明，愿意承担以下责任和后果：交回学校授予的学位证书；学校可在相关媒体对作者本人的行为进行通报；本文按照学校规定的方式，对因不当取得学位给学校造成的名誉损害，进行公开道歉；本人负责因论文成果不实产生的法律纠纷。学位论文作者签名（亲笔）。

版权使用授权书的主要内容：本人完全了解××大学有关保留、使用学位论文的规定，同意学校保留或向国家有关部门或机构送交论文的复印件和电子版，允许论文被查阅和借阅；本人授权××大学可以将本学位论文的全部或部分内容编入有关数据库进行检索，可以采用影印、缩印或其他复制手段保存论文和汇编本学位论文。本人离校后发表或使用学位论文或与该论文直接相关的学术论文或成果时，署名单位仍然为××大学。

3. 目录页

目录页是按论文内容由篇、章、节、目、条、款及附录等的序号、标题和页码编排而成，排在标题页或扉页后。通常，目录列出三级标题即可，其具体格式应按学位授予单位的有关规定执行。

4. 注释说明

将论文中出现的符号、缩略词、首字母缩写、标志、计量单位、名词、术语等的注释说明汇集成表，置于目录页后。其目的是使读者更易理解论文内容，同时可以减小论文的篇幅。

5. 摘要及关键词

学位论文摘要分为简短摘要与详细摘要两种。简短摘要的写法与一般学术论文摘要的写法一致，但字数可适当增加，通常设专页排印，称摘要页。详细摘要是交学位论文评审委员会或同行评议者阅读的，或是为学位授予单位将学位论文的摘要汇集出版用的，此时摘要字数可增加至2000～3000字，以充分反映学位论文的主要内容。撰写论文摘要的关键在于如何利用有限的文字，充分反映出作者所从事课题的选题依据、技术路线、主要研究成果、创新之处及存在的主要问题和今后研究发展方向等。学位论文除了中文摘要外，还要有相应的英文摘要，其基本要求是内容要与中文摘要一致，鉴于中英文表达方式明显不同，故在不违背原意的基础上完全可用更自由灵活的方式重新组织，写出比较地道的英文摘要。为了便于读者迅速了解论文内涵，并有利于提高标引质量，每篇论文应列出3～8个关键词。

6. 前言

前言是为了对课题的选择及其依据作简要的论证，对实验的设计、研究工作的范围和内容作必要的说明。此外，为了表明作者已掌握这个研究领域的知识和信息，并达到了一定的深度和广度，具有开阔的科学视野，往往需要对有关文献作较系统的回顾，带有文献综述的性质，因此可用较多的篇幅来表述，或者单独成章。

前言应包含三方面的内容：选题依据及拟解决的关键问题；通过什么途径，在哪个层次开展研究；课题研究在该学科领域中的学术地位及其理论或实际意义。在阐述选题依据时，首先要对有关领域中的文献进行扼要评述，简单介绍此类研究工作的历史和现状，其中重点指出在本学科领域哪些是当前未解决的问题，并结合自己的观点，明确指出解决这些问题的迫切性和必要性。当然，需要提出一个明确的假说，并给出依据。在此基础上，对所采用的至关重要的细胞系、动物模型、特殊技术手段应有所交代，并说明在哪个或哪些层次（整体、器官、组织、细胞、分子水平等）开展研究工作。最后扼要地介绍课题研究可能的理论和实际意义。

7. 材料与方法

这部分内容主要介绍实验过程中所需的实验材料（或对象）及所采用的主要技术方法，其作用在于一方面说明实验的严密可靠，另一方面便于他人重复该实验。

（1）实验材料：按类别顺序列出所用实验对象、药品试剂和特殊仪器。如果以人作为试验对象，应明确标明所选人群的年龄、性别、体重、营养状况、健康状况等，任何不确定性因素均应考虑在内；若以动物为实验对象，同样须标明其年（月）龄、品系、体重、性别、营养状况、饲养条件等。药品、试剂要标明生产厂家、纯度、规格，特殊试剂要说明贮存条件，各种缓冲液的基本组成、pH值等应标明，但其配制过程不必列出。特殊及重要仪器需列出，并标明生产厂家、型号等，普通的仪器可不列。

（2）实验方法：这部分阐述针对研究目标、内容、拟解决问题所采用的技术路线和具体的实验操作方法、步骤、手段。写作中注意交代实验分组及各组样本含量，要求实验组与对照组的各种条件尽量一致；对成熟的常规方法不必详细介绍，只需引用有关文献；对虽较成熟，但改变具体参数时可明显影响实验结果的方法应详细叙述；对有实质性改进的方法，重点描述改进部分并说明改进理由；明确说明数据的表示方法及统计学分析方法。

8. 结果

结果是论文的核心内容，可根据具体内容选定文字、图表等形式表达实验结果。叙述时应注意逻辑与层次，并做到由浅入深。将实验结果绘制成统计图，便于直观对比；照片是对实验现象的客观记录，要有对比，主体要突出，背景要干净，显微照片应标注放大倍数和染色方法等；统计表格须简单明了、主谓分明，不能应用原始记录表。另外，在使用图表表达实验结果时，还应注意：图表应有自明性，让人一看便懂；数据要用平均数与标准差表示；注明统计学处理结果；附有简短确切的中英文图题或表题；必要时，应将图表中的符号、标记、代码及实验条件等，用简练的文字作为图例标注加以说明。

9. 讨论

讨论是论文写作最主要的表达形式，论文的"论"字即体现在此，讨论部分可充分反映作者学术思想的深度与广度。具体内容有：主要原理与概念；实验条件，尤其是未控制之处和本实验的缺点，应说明；本文结果与他人结果之异同，突出创新之处；揭示因果关系，说明偶然性与必然性；尚未定论之处及相反的理论；急需研究的问题等。写作中应注意论点、论据、论证的紧密融合，要有自己的观点和见解；论点要明确，有足够的数据、充分的材料、可靠的事实作为证据；推理合乎规律，注意论证顺序，既要考虑逻辑关系，也要考虑结构安排，论证步骤条理清晰。

10. 结论

用简明扼要的文句把论文的主要内容和观点概括起来，紧扣主题（假说），与前言呼应，表达应准确、精练，高度概括论文的主要目的和结果，切忌重复前面的内容。

11. 参考文献

引用文献的一个基本原则是只引用与主要理论依据和方法及有争议的论据有直接关系的文献。应引用立意新颖、资料准确、立论可靠的文献，著录格式需统一。

12. 致谢

学位论文的致谢部分要尽可能写得详细，对选题、设计、实验、数据处理、撰写和修改论文有过指导和帮助者，应实事求是地按照给予帮助的重要性依次致谢。对导师的感谢特别重要，应放在最前面。

13. 作者简介

学位论文要求有详细的作者简介，一般包括学习和工作简历，在读期间参加和完成的主要工作、取得的成绩（论文、专利、科研成果等）、获得的各种奖励等。这些内容要尽量详细，分清层次，可加小标题。已发表的论文，采用参考文献的格式编排，如果论文已被或将被SCI、EI或ISTP收录，已确定将被刊物或论文集录用等，则可在所列学术论文条目后分别注明。

14. 附录

在论文中只部分写出或没有写出，但与论文有关的重要原始资料、数据，如复杂的公式推导、计算程序、各类统计图表、注释、术语说明，或曾发表的与本论文相关的文章等，均可列于附录中，以备查考，既有利于说明和理解学位论文，又可提供有用的科学信息。

三、各级学位论文的特点与要求

1. 学士学位论文

学士论文是大学本科毕业生为申请学士学位而撰写的论文，侧重于考察大学生运用所学知识解决某些问题的基本能力。学士论文应能表明作者确已较好地掌握了本门学科的基础理论、专门知识和基本技能，并具有从事科学研究工作或担负专门技术工作的初步能力。学士论文是在限定时间内，在教师指导下，作者进行的首次科学研究的实践总结。因而，其选题一般较小，篇幅在1万字左右，内容不太复杂，要求有一定的创见性，能较好地分析和解决学术领域不太复杂的问题。写好一篇学士论文，必须阅读一定数量的相关文献，了解本学科学术研究进展，进行较为深入细致的研究，而不能是他人研究成果的简单归纳，至少应在论点和论据上有自己的见解。

这里需强调一下论据，它主要来源于客观事实和科学理论，客观事实包括从文献资料中收集到的有关历史事实和通过观察、实验、调查等所得到的第一手资料与数据。科学理论主要是大学期间所学到的科学概念、科学原理，以及对科学概念、原理的严密论证的知识体系。通常应将二者以演绎、归纳、类比等论证方法辩证统一起来，充实有力地说明论点。

2. 硕士学位论文

硕士论文是在导师指导下选题、研究而撰写的用于申请硕士学位的论文。它要求：反映作者已学会独立从事研究工作或掌握一定的专门技术工作，并具有总结前人经验的能力；反映作者已掌握坚实的基础理论和某一专业知识的深度和广度；对该专业的基础问题和重要疑难问题有独立的新见解；对该专业学术水平的提高有一定的推动作用。

论文选题十分重要，应遵循以下原则：①先进性，论文中提出新见解或在学科交叉边缘地带选题，以取得突破性进展；②实用性，从学科特点和社会需要的实际出发，选取有一定理论意义和实际价值的课题；③可行性，课题分量与难易程度应适当，设备条件有保证，能够获得预期结果；④合作性，尽量结合导师或所在单位的科研任务，以获得帮助，加快进展；⑤个体性，选题应切合研究生本人的基础及特长，如基础理论扎实者可选侧重于理论的课题，实践经验丰富者则可选与社会实际结合紧密的课题。

论文总体要求是概念准确，语言通顺，表达有序，论证逻辑严密，重点突出创新部分与新的见解，篇幅无严格要求，2万字左右。

3. 博士学位论文

博士论文是博士研究生独立研究撰写的用于申请博士学位的论文。博士论文的学术水平反映出著者对某一学科有关领域具有深邃广博的知识；能对该学科提出创造性见解；对该学科的发展有着重要的推动作用；对该学科研究水平的提高有重大突破；能独立选择具有创造性研究方向的能力，并能开辟新的研究领域。

博士论文具有以下特点和要求：①系统性，博士论文是一本独立的著作，应自成体系，能反映其坚实宽广的基础知识与深入系统的专门知识。在著述上应对本课题研究有系统完整的叙述，文字要精练，逻辑要清晰。②创造性，这是博士论文的灵魂，博士论文要在某个学科或专门技术上有明显的重要突破。在理论上能提出独特的见解，取得创造性成果。③独立性，导师仅对博士生研究目标与实施计划给予指导，具体科研工作及论文撰写均由博士生独立完成，培养其独立科研的能力及开拓精神。博士论文的写作要求同其他研究论文一样，但其篇幅不受限制。

（陆　利）

参 考 文 献

曹月洲，崔志伟，刘锦源，2022. 临床医学教学论文写作现状与探索. 教育教学论坛，(35): 31-34.

范裕华，乔汉臣，强亦忠，1999. 科技写作：医学卷. 4版. 北京：北京科学技术出版社.

高燕华，侯维娟，郭玉慧，等，2015. 医学论文中的常见问题. 中国老年学杂志，35 (17): 5046-5048.

国家市场监督管理总局，国家标准化管理委员会，2022. 学术论文编写规则 (GB/T 7713.2—2022). [2025-05-10]. https://openstd.samr.gov.cn/bzgk/gb/index.

黄津孚，2000. 学位论文写作与研究方法. 北京：经济科学出版社.

孟红旗，2010. 医学科研设计与论文写作. 北京：人民军医出版社.

孟庆仁，2012. 实用医学论文写作. 3版. 北京：人民军医出版社.

戎华刚，张英丽，2023. 学位论文写作指导. 北京：清华大学出版社.

孙涵涵，王雅戈，薛春香，等，2023. 国家标准《学位论文内容索引编制规则》制定：缘起、作用与展望. 图书馆论坛，43 (7): 68-74.

孙忠人，王威，唐伟，2005. 浅谈医学研究生学位论文写作. 西北医学教育，13 (5): 522-523.

童宏亮，皮修平，2023. 研究生论文写作中论证思维的迷失与回归. 学位与研究生教育，(5): 19-26.

王禾，武国军，2016. 医学论文写作指南. 2版. 北京：人民卫生出版社.

王连山, 1986. 怎样写毕业论文. 沈阳: 辽宁大学出版社.
王志华, 2012. 中医药论文写作规范系列讲座 第11讲 中医药学术论文的常见体裁及特点. 中国中医药现代远程教育, 10 (11): 117-118.
向群, 万幸, 2003. 略论中医医史文献学的作用和研究方向. 河南中医学院学报, 18 (1): 74-75.
颜巧元, 2017. 护理论文写作大全. 北京: 人民卫生出版社.
杨英豪, 2010. 简述具有中医文化特色的几种中医论文. 中国中医基础医学杂志, 16 (10): 939-941.
张玲媛, 王禾, 2004. 医学论文写作指南. 北京: 人民卫生出版社.
张学军, 2014. 医学科研论文撰写与发表. 2版. 北京: 人民卫生出版社.
赵鸣, 丁燕, 2014. 科技论文写作基础. 北京: 科学出版社.
周标, 刘九胜, 朱克兢, 1998. 医学论文撰著规范与技巧. 北京: 人民军医出版社.
Roger Watson, 陈雪, 2020. 发表中医相关论文的注意事项. 中国护理管理, 20 (3): 479-480.

第12章　实验结果的表达技术

实验结果是医学论文的核心内容,它反映了论文的水平和价值。对实验结果必须如实、具体、准确地叙述,数据须准确无误,并进行统计学处理。对不符合实验设计的数据和结果要作客观的分析与陈述。实验结果的表达形式有三种:表格、图和文字描述。文字是表达结果的重要形式,要简明扼要、准确,用最少的语言把结果表达清楚。表格要重点突出、科学性强、内容精练、栏目清楚、数字准确,使读者一目了然。图要主题明确、重点突出,便于显示变化的特殊性和规律性。本章重点介绍实验结果表达技术中的表格和图,同时介绍和实验结果表达有密切关系的数字的表达及量和单位的正确使用。

第1节　表格的表达技术

医学文稿中经常遇到繁复的数据或文字,如实验数据、疾病的鉴别诊断和同一药物的不同作用等,需将其作分类对比。若排列成表格的形式,复杂的内容会变得简单明了,易读便记。且表格可避免冗长的文字叙述,具有便于阅读和分析比较、减少错误和遗漏等优点。医学论文最常用的是统计表,其次是文字性表或非统计表。它们都是医学论文写作的一种极为重要的表达方式,前者是经统计学处理的数字化语言,后者经过归纳整理,简洁展示研究结果,有着用文字叙述难以达到的效果。因此,表格的设计是医学论文写作十分重要的环节。

一、表格的内涵与作用

1. 表格的内涵

表格的内涵主要包括以下几个方面:表格是统计整理后的数据资料一览;表格是简明格式化的语言;表格是罗列研究方案的统计资料和实验数据的理想方式;表格是描述科技资料的重要工具;表格所表达的重点是对比事物的隶属关系,或对比量的准确程度。

2. 表格的作用

(1) 使数据或问题系列化:医学研究中往往会获得大量的数据或涉及大量而繁杂的问题,如果对它们进行列表处理,就可使之系列化。

(2) 便于阅读和比较:表格是经过归纳整理的能反映科学规律的表达。读者根据表格栏目的设置,可方便阅读、分析和比较。

(3) 简化文字、节省版面:有时用文字叙述表格的内容,要用大量的文字,既不易表达清楚,又占据版面较多。

二、表格的特征

1. 包容性

研究证实，在相同的版面中，表格所表达的信息容量是其文字表述信息容量的数倍。

2. 精确性

表格能精确地表达诸如相关因素的对应关系、不同结果的对比分析等，可将研究的数据和资料系列化、系统化。

3. 规律性

表格能反映所研究事物的科学规律，显示事物变化的趋势。

4. 简明性

表格具有很强的表达力，能将研究的事物清楚分类、明白排序、逻辑组合及体现规律层次。一个好的表格可以避免繁杂的文字叙述，使内容简单明晰、条理清楚、一目了然。

5. 自明性

表格应有自明性，即只看表格内容、表题和表注，不阅读正文就可理解表意。由此可见，合理设计的表格应能使读者不阅读正文就可理解表格所表达的内容与含义。

三、表格的分类

1. 按表的内容分类

（1）非统计表：主要是以文字叙述相关内容，用表格的形式表述。例如，几种疾病的临床表现、检查结果、诊断与鉴别诊断，以及治疗方法等的比较；几种仪器设备的性能、应用价值介绍；不同寄生虫虫种的形态结构比较；或实验室检查方法的操作步骤等。这类表格的内容要求文字精练，简洁明了。

（2）统计表：这类表格是基础研究、临床试验研究结果或临床资料分析结果的归纳提炼，而不是原始研究数据的记录。它既可用表格的形式发表，也可根据论文的需要设计成图的形式发表。

2. 按表的作用分类

（1）计算用表：根据变量与变量之间的关系，将其数值按一定位置排列起来，如 t 值表等，用作计算工具。

（2）研究用表：将各类有联系的事物，按一定的次序加以排列，如门捷列夫元素周期表等，反映事物内在的联系，用作科学研究。

（3）对比表：对几种情况的利弊进行比较，然后将这些情况和数据加以排列，用以寻找合理的方案。

（4）数据表：用实验数据、统计数据等表达实验和研究进行的情况及其结果，或用作统计报表等。

3. 按表的内在特征分类

（1）显排列型表：表在行或列的排列上，数据有明显的规律性。如数学用表，它的行和列数据或是增大或是减少，或似波浪起伏、谷峰交替，规律性极强。

（2）隐排列型表：从表中排列的数据表面看不出明显的规律，但各数据间隐含着某种联系。如对比分析表，多为不同时期的成果比较或不同方案的结果比较，在相互比较的两项栏目中，数据一般都是系统偏差，或是偏大或是偏小。

（3）离散型表：如实验数据表，列出的参与实验的各项因素的数值规律性较差，需要图和文字加以补充说明。

（4）文字型表：为了条理清晰，将本可用文字叙述的内容列表叙述。

4. 按表的构成形式分类

（1）无线表：表中既无行、栏线，也无框线，各栏各行之间以空格相隔。无线表只适用于项目较少、数据一一对应表述的简单情况。

（2）系统表：将表中内容按照相互关系以横线或竖线等连贯起来，用以表示系统。

无线表和系统表可以无表序、表题，而直接排在有关文字之后。如不紧接文字排出，则应加表序和表题。

（3）卡线表：卡线表有表序、表题、标目、线条、数字和文字，有时还有备注或注脚。卡线表的早期形式是在左上角栏头中画有斜线，其缺点是排版工作量大，占版面多。统计表属卡线表。

（4）三线表：目前国内外编辑界都推荐使用三线表。它的栏头取消了斜线，表身不出现竖线和框线，省略了横分隔线，通常只出现上下两条反线（粗线）和表头下的一条正线（细线）。有关三线表的详细内容参见本节内"三线表的规范表达"。

5. 按表的版式分类

（1）横排表：指顶线和底线与书刊的上下边平行，且宽度大于长度（相当于插图的高度）的表格。适用于横向栏目较多而竖向栏目较少的情况。

（2）竖排表：指顶线和底线与书刊的上下边平行，且长度大于宽度的表格。适用于竖向栏目较多而横向栏目较少的情况。

（3）侧排表：指顶线和底线与书刊的侧边线平行，且宽度大于长度的表格。适用于表的宽度超过版心而又不适宜分段排的情况。

（4）跨页表：指跨页排出的表格，即从这一页开始起排，转至下一页或连续再转至下几页才排完的表格。跨页表可能是从双页码跨到单页码（简称"双跨单"），也可能是从单页码跨到双页码（简称"单跨双"），或者继续往下跨。适用于竖向栏目很多的长表。

跨页表的续表，除单页码上的侧排续表外，一律应重排横向栏目。在续表上可省去表序和表题，但应加"续表×"字样。另外，在某一页，表格未排完时，其底线用细线（正线），以表示此表格未排完；续表的顶线也用细线，以表示此表格是续表。

（5）对页表：指太宽，以至需要排在同一视面内的相邻两页上的表格。它也是一种跨页表，但只跨一页即可排完，而且只能是"双跨单"。

（6）插页表：指太宽或太长，又不能排成对页表和跨页表，而需另排印在插页上的一种表格。由于要插页，排印尤其是装订更为麻烦，所以除确无变通办法外，一般不要采用。

6. 按表的分组标志分类

（1）简单表：按一个标志分组，如按症状分组，说明每种症状的发生率（表12-1）。

表12-1　165例流感患者各种症状的发生率

症状	n	发生率/%
发热	140	84.8
畏寒	88	53.3
寒战	24	14.5
全身酸痛	88	18.0
乏力	92	55.8
鼻塞	86	52.1
流清涕	80	48.5
咽痛	96	58.2
咳嗽	113	68.5

（2）组合表：把两个或两个以上标志进行分组联系，说明两者或两者以上之间的相互关系（表12-2）。

表12-2　鳞状细胞癌组织 c-myc 和 hTERT、c-MET 表达的相关性

c-myc	hTERT*		c-MET#	
	+	−	+	−
+	24	14	16	22
−	4	16	4	16

*$r = 0.411$，$P = 0.002$；#$r = 0.211$，$P = 0.146$。

四、表格的设计原则和具体要求

1.表格要精选

一篇论文，不是表格越多越好，而是要恰到好处。这基于两方面的原因：一是不必用表格表达的内容，若用表格反而显得累赘、零散，冲淡了文章的主题；二是与文字版相比，表格排版工作量大。所以，为了准确、简明、集中地表达论文的内容和降低排版难度，就必须精选表格。

所谓精选表格，有两方面的含义：一是根据要描述的对象和表格本身的功能，决定是否应当采用表格；二是在初步确定采用表格的基础上，对同类表格进行比较分析，看能否合并，甚至删减。这样，最后精选出确有必要、为数不多、具有代表性的表格，从而实现准确、生动、简明地表达科学内容的要求。

2.形式要合适

如前所述，表格的种类较多。表格设计时应根据不同种类表格的特点和适用场合，按表述内容的需要，选取合适的表格形式。

3. 设计要合理

表格应准确、清晰、简明地表达内容，同时应便于排版和阅读。具体要求如下：

（1）科学严谨：表格的设计要有明确的目的性，背景条件、比较前提、使用方法、实测（计算）数据和最后结果，都应清楚列出。表的结构应严谨，数据排列应规律，传递的信息量应最大。

（2）富于逻辑：表中所反映的结果应与文中阐述的论点相一致；表的自身排列应符合逻辑，如对应关系表应以因果关系为序进行设计，先列自变量，再列因变量；表中数据应能反映事物的特点。

（3）完整可靠：表中数据应完整，不应有缺项；同类数据的有效数字、计量单位等应相同。

（4）简洁明快：表应以最简洁的形式、最少的线条和最简明的项目，表达最多的信息。表中除列出重要的现象、参数、算式和结论外，其余均应删去。

（5）易读易懂：表应重点突出，而且表中计量单位应齐全、准确、合法。表与相应的文字衔接应合理、自然，不张冠李戴，不牵强附会，表与文字相互照应。

五、三线表的规范表达

1. 三线表的概念

曾经被广泛使用的卡线表，其缺点是横线和竖线多，而且栏头有斜线，制表、排版（主要指铅排）比较困难，也显得不简练。所以，目前国际和国内科技编辑界都推荐使用三线表。

三线表是由一般卡线表经简化和改造而成。它以卡线表为基础，栏头取消了斜线，省略了横、竖分隔线（即行线和栏线），通常一个表只有三条线，即顶线、底线和标目线，"三线表"由此而得名。当然，三线表其实并不一定只有三条线，必要时可以加辅助线，但无论加多少条辅助线，仍称作三线表。三线表中的每个数据均需在单独的格内，表身的许多线条被隐去，印刷后只显三条线。

三线表保留了传统卡线表的几乎全部功能，却克服了传统卡线表的缺点，而且还增强了表格的简洁性，所以科技论文中推荐采用三线表。

2. 三线表的构成

（1）表序：即表格的序号，系按表格在论文中出现的先后，用从"1"开始的阿拉伯数字对它们所作的连续编号，如"表1""表2"等；也有少数期刊要求表序用罗马数字标出，如"表Ⅰ""表Ⅱ"等。三线表的结构见图12-1。

当一篇论文中只有一个表时，也应编为"表1"，不用"附表"表示。表序的位置应位于表格的上方、表题之前，表序后不加标点符号。

（2）表题：指表格的名称。拟定表题的要求与论文标题类似，即表题应准确得体，能确切反映表格的特定内容，应简短精练，一般用以名词或名词性词组为中心词语的偏正词组。要避免用泛指性的词语做表题，如"数据表""对比表""参量变化表""计算结果"这样一些表题就缺乏专指性，不便理解；同时也不要凡是表题都用"表"字结尾。

每个表格必须有表序和表题。表序与表题之间留一个汉字的空格，其间不用任何符号。表题力求简明、精练，以不超过15个字为宜。表序和表题排在顶线的上方，对整个表格左右居中，其总体长度不宜超过表格的宽度，若表题字数太多则应转行排。

（3）标目：是表内各项目的名称，用以表明表内数字的含义。表格质量的高低，关键在于标目的处理。标目包括横标目、纵标目、总标目和合计等，见图12-1。

1）横标目：位于表的左侧，一般用来表示表中被研究事物的主要标志（主语），是指表格所叙述的对象和主要内容。它包括主要事物、时间和地点。除特殊情况外，横标目与纵标目的位置不要颠倒。

2）纵标目：位于标目线上端，一般用来说明横标目的各个统计指标的内容（谓语或宾语）。对于统计指标的单位，应在纵标目中加以注明，不可在表体内重复出现。另外，在纵标目中可使用t值、P值等统计学缩略词。

3）总标目：在组合表中，有时还应在横标目或纵标目上冠以相应的总标目，以表达更加明确和清晰的目的。

4）合计：列于横标目的下边，必要时在纵标目右侧也可设合计。横标目下边的合计，是描述纵标目的合计；纵标目右边的合计，是描述所对应横标目的合计。

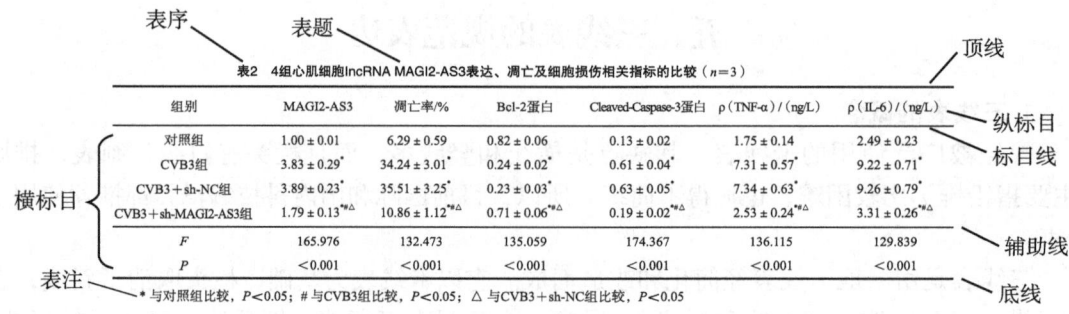

图12-1　三线表结构示意图

标目中的横标目和纵标目的排列顺序是有一定规律的，一般应根据事物的主次、时间的先后、数量的大小、资料的逻辑顺序或自然顺序等排列。例如，"疗效"应以痊愈、显效、好转、无效、死亡，或完全缓解、部分缓解、疾病稳定、疾病进展（如肿瘤患者的疗效）的顺序来排列。

标目中既有主语，又有谓语或宾语，因而形成了主语→谓语→数字顺序的通顺句子。有时主语较复杂，为了便于分析资料和方便排版，也可以移动一部分到纵标目上去。同样，若谓语较复杂，也可以移动一部分到横标目上去。如果墨守"主语→谓语→数字"顺序的陈规，将不可能充分利用表的形式来表达，失去了列表的意义。

对标目的要求是文字简明（必要时可用符号、缩写、数字代替，然后在表下注明），层次清楚，避免重复，便于阅读。

表格中的标目若是物理量，应以"量/单位"的形式来表示，即量符号与单位符号之间用斜线（/）分隔开，例如p/MPa、U/V、l/mm等。但是，标目不能同时含有量名称和量符号，例如"质量m/kg""压力p/kPa"等显得累赘。需注意，标目中的量符号必须与正文中的一致。

（4）线条：表内线条除顶线、底线、纵标目下边的标目线、合计上边的合计线外，其余线条都可省去或隐去,不宜有竖线及左上角的斜线,有时总标目下有一短线。

(5)数字与符号:数字是统计表的基本语言,必须准确无误。表内用相对数(百分比、率等)时,一般应将绝对数也写出来。数据一律用阿拉伯数字,以个位数上下对齐。位数多时从小数点起,向左、向右每三位数空1/4字距(不用撇号)。所取小数的位数也应一致,应取有效数字。数字的修约应符合修约规则。

数字前有"+""-"符号者,或数字间夹有"/""-""±"符号者,要以这些符号为准上下对齐。毗邻上下或左右的数字相同时,应重复写出,不能用"〃"代之,也不能写成"同上""同左"等。

表中不宜有许多空格,如数字太少,则应再行搜集;如表内某数字是"0",不要空着;阴性者以"-"表示;如未观察而缺数字,则注以"/",以示暂缺,而非遗漏。表内可应用统计学常用的缩略语。数字的累计有小计、合计、总计。一般"总计"放在横列上,"合计"放在右侧纵行上。不可合并的资料,则不能加"总计"或"合计"。

(6)表注:表注不是统计表的必要组成部分。表内应尽量少用文字说明,遇到某些内容有必要加以说明时,则用表注,列在表的底线下面。表注文字前不写"表注"或"注"字,而是按编号顺序从左至右,或从上至下,采用符号"*""**"或"△""△△"等表示。每项可与前项接排。表注文字应简练,避免与正文重复。如需注释的内容太多,应尝试将部分内容移到正文中叙述,这样可能更恰当。

3.三线表的横竖转换

表的大小应以能被容纳在一个版面内为限。表宽最好不要超过14 cm。尽可能不用插页表和转页表。如果表的幅面较大,可采用栏内文字转行或删减可有可无的项目或纵横标目换位等方法来缩小表的幅面宽度。另外,还可采用横竖表转换的方法。表格的横竖转换是指横表分段和竖表转栏,目的是方便排版、充分利用版面和使版式美观。

(1)横表分段:当表格横向项目过多而竖向项目较少时,可把表格从宽度方向切断,然后转排成上下叠置的两段、三段或更多段,段与段之间用双细线(正线)分隔开,每段的标目应当重复排出,如表12-3所示。

表12-3 补饲微量元素对不同日龄大鼠体重(g)的影响

组别	日龄											
	22	24	26	28	30	32	34	36	38	40	42	44
对照组												
实验组												
组别	日龄											
	46	48	50	52	54	56	58	60	62	64	66	68
对照组												
实验组												

(2)竖表转栏:当表格竖向项目过多而横向项目较少时,可把表格从长度方向切断,然后平行地转排成两幅或三幅,幅与幅之间用双细线(正线)分隔开,每幅的横向栏目应当重复排出,如表12-4所示。

表 12-4　不同水样中砷的回收实验

类别	编号	本底值/μg	加标值/μg	测得值/μg	回收率/%	类别	编号	本底值/μg	加标值/μg	测得值/μg	回收率/%
自来水	1	0.00	0.20	0.22	110.0	二次供水	7	0.08	0.10	0.18	100.0
	2		0.50	0.47	94.0		8		0.20	0.26	90.0
	3		1.00	0.97	97.0		9		0.50	0.56	96.0
井水	4	0.00	0.20	0.22	110.0	纯净水	10	0.00	0.05	0.05	100.0
	5		0.50	0.46	92.0		11		0.10	0.10	100.0
	6		1.00	0.94	94.0		12		0.20	0.21	105.0

引自：王中一，张天丽. 2000. 生活饮用水中砷的极谱分析. 中华预防医学杂志，34（6）：358-359。

六、表格设计的常见错误

表格具有表达力强、易于领会、便于比较分析等优点，如果设计恰当合理，有利于进行比较，寻找规律，引出结论。但是有些医学文稿表格的格式怪异，错误迭出，不仅达不到规范要求，而且晦涩难懂。表格设计的常见错误如下：

1. 不必要的表格

有的表格只有几组简单的数据，或只有两三个有效数据，其他数据项为一致性阳性或阴性，或为导出数据，这样的表格没有存在的必要，应改用文字叙述。当用文字表达更简单时，一般不要用表或图。

2. 表格与文字或统计图重复

如前所述，统计资料可以用表、图、文字表达，因此有的作者常把表格中数字用文字叙述或绘制成图，显然这种重复是不可取的。根据需要选择一种表达形式即可。仅让读者了解事物的发展趋势或某种倾向时，以插图表达较好；而希望读者了解精确的结果时，则应以表的形式表达。文字叙述是为了帮助读者理解表中内容，却不可过多地重复表的内容。

3. 内容太单薄

有的表格内容比较少，而且分散成多个表。对于这种表格，可以对表题的主语、宾语作适当修改后合并，或改用简洁明了的文字叙述。

4. 内容过繁

有的表格内容太多，主题不突出，层次不清楚，缺乏相关性，不能进行比较。一个表格应该只有一个主题，表达一个中心内容，不能包罗万象、面面俱到，更不能把那些没有变化或与中心内容关系不大的结果勉强拼合。此时，应突出某一主题重新制表，或者改为文字叙述，这样反而清楚。

5. 内容混杂

例如表12-5，表中纵标目的三个二级表头内均有"均值""组间比较""P"，既重复出现，位置又不妥；纵标目的一级表头与二级表头之间无短线分隔；表题后的"（共35例）"显得累赘。这样使得整个表的内容杂乱无章、层次不清楚，不利于读者进行分析、比较，得出结论。

表 12-5　高频喷射通气动脉血 PO_2、PCO_2、pH 值比较（共35例）

时间	PO_2/kPa			PCO_2/kPa			pH 值		
	均值	组间比较	P	均值	组间比较	P	均值	组间比较	P
A（术前）	0.72	A∶B	<0.01	5.45	A∶B	<0.01	7.36	A∶B	<0.01
B（术中）	42.93	B∶C	<0.01	10.43	B∶C	<0.01	7.20	B∶C	<0.01
C（术后）	19.20	A∶C	<0.01	6.62	A∶C	<0.01	7.29	A∶C	<0.01

6. 表题与内容不符

表题与论文的标题一样，既要确切，又要简明，应能概括表的内容。不少文稿中表格的题目与内容不符，应重新提炼、拟定表题。

7. 原始记录数据

表格中记录的应该是经过统计学处理的数据，原始数据不可纳入表中，须经统计学处理后制表。

8. 项目残缺

不少文稿的表格存在项目残缺的问题，如表12-6所示。该表结构不科学、不合理，错误较多。"性别比较"与"P"值意义不清且重复；"年龄/岁"不应是横标目，而其中最重要的是没有主语。表的主语是指所要说明的事物分组、类型、时间和地点等。"$\bar{x}$"和"s"是体现谓语的指标，虽在主语的位置，但不能作主语，因此该表缺少主语。其真正的主语应该是各"年龄组"。将表12-6修改后见表12-7。

表 12-6　青少年各年龄组 a 音基频（Hz）及性别比较

年龄/岁	性别	12	13	14	15	16	17	性别比较
$\bar{x}$	男	275	205	179	217	175	160	P 均<0.01
	女	339	280	278	268	305	308	
s	男	41	52	37	39	31	34	
	女	17	31	22	34	31	27	

表 12-7　青少年各年龄组男女 a 音基频（Hz）比较

年龄/岁	n	男	女
12	100	275±41	339±17
13	100	205±52	280±31
14	100	179±37	278±22
15	100	217±39	268±34
16	100	175±31	305±31
17	100	160±34	308±27
P		<0.01	<0.01

9. 结构凌乱

有些表格结构凌乱，不能一目了然，其原因是没有正确使用三线表。例如，表12-8应改为规范的三线表，即表12-9。

表12-8　正常人和不育症患者血浆和精液中睾酮与锌含量比较

分组	项目	例数	睾酮 $\bar{x}$	s	t	P	锌 $\bar{x}$	s	t	P
血浆	正常人	20	972.75	137.70	0.67	>0.05	87.75	23.81	8.32	<0.01
	不育症	60	957.92	61.03			54.93	11.24		
精液	正常人	20	84.25	17.94	6.19	<0.01	9155.00	969.12	45.63	<0.01
	不育症	60	64.68	9.70			1754.12	468.26		

表12-9　两组血浆和精液中睾酮与锌含量比较

组别	n	睾酮/($\mu g \cdot L^{-1}$)		锌/($\mu mol \cdot L^{-1}$)	
		精液	血浆	精液	血浆
正常组	20	84.25±17.94	972.75±137.70	9155.00±969.12	87.75±23.81
不育组	60	64.68±9.70	957.92±61.03	1754.12±468.26	54.93±11.24
t		6.19	0.67	45.63	8.32
P		<0.01	>0.05	<0.01	<0.01

10. 主谓不分或主谓颠倒

表格的横标目是表的主语，说明表的具体内容，位于表的左端。表格的纵标目是表的谓语，说明事物的指标，位于表右侧上端。横标目与纵标目结合，表达数据的信息，发挥表的功能。如表12-9中所示，正常组与不育组为主语，睾酮（精液、血浆）、锌（精液、血浆）为谓语，主谓分明。主谓颠倒即横标目与纵标目倒置，是制表中最常见的错误（表12-10），应该充分理解表的主题并加以调整（表12-11）。当然，有时为了排版的方便，保持版面的美观，而有意将其颠倒，属于特殊情况，应区别对待。

表12-10　各组血浆胰岛素、胰高血糖素、血糖水平比较

指标	A组	B组	C组
胰岛素			
胰高血糖素			
血糖			

表12-11　各组血浆胰岛素、胰高血糖素、血糖水平比较

组别	n	胰岛素	胰高血糖素	血糖
A				
B				
C				

11. 表意不明

表格表达的意思模糊不清，使人费解。表12-12是来自某期刊的实例，表题中"结石位置"是就何种器官而言？"成功率"又是就何而言？表题及表的内容均缺乏自明性。若脱离正文，根本看不出要表达什么。表中数据以分数表示，分子和分母各指什么？横标目中的缩略语也不是公知公认的，令人费解。显然，该表中尚缺少纵标目的总标目。

表12-12　结石位置与成功率的关系

	上	中	下
ESWL	189/215	13/20	45/64
URS	4/5	8/10	10/10
OS	42/42	23/24	21/21

12. 表内重复

表内重复是比较常见的错误，有时把一些多余的信息纳入表内形成宽表，导致排版困难。表内重复有几种情况：表头重复，例如纵标目一级表头与二级表头重复，这种情况最常见；二级表头内重复，有些作者将标目的缩写放在标目后的括号内，这种情况下只保留标目或标目缩写即可（标目缩写在文中已出现时），不必同时列出。

13. 表的线条不规范

这种现象相当普遍。一般要求三线表只显示三条横线，不用纵线、左上角的斜线和其他横线。但是，总标目与几个相关标目之间，需用短横线或竖线隔开，表示所属关系。

14. 其他错误

诸如注释疏忽、表内数据不准、标点使用不当、数据精确度太高（小数点后超过两位）等错误。表内数据应核实准确无误，小数点后的有效数字位数应一致。另外，计量单位的疏漏，除无法用具体的单位量化的指标（称为无量纲）外，在相应的标目下应标明法定计量单位符号。

七、表格与文字表达的配合

表格是辅助文字叙述并与文字叙述共同来表达论文内容的一种重要手段。它应有自明性，即作为一个完整的表格，必须具有必要的信息，使读者只读表格而无须同时看文字叙述或插图就能获得由表格表述的全部内容；反过来，表格已经表达清楚的内容，文字叙述和插图也就不必重复。

有的作者提交的文稿，表格是附在文后的，其中有的在该给出表格的地方只给出了表序和表题。中文手稿要求表格均应随文给出，即表随文排，论文附录部分的表格除外。文中不能只给表序和表题，而应给出完整的表格，否则会给编辑人员加工整理带来很大麻烦。表格在文中位置安排的原则是，先见文字叙述，后见表格，要避免先出现表格而后出现提及表序语句的情况。例如，出现了"如表×所示""……见表×"等语句后，跟着就应给出表格。应尽可能将表格排成整表，不要轻易拆开转页。此页的空间不够排表格时，可把表格延至下页排，但尽可能不要跨过本节的文字，尤其不要将结果部分的表格放在讨论部分。

第2节 图的表达技术

凡是置于书刊正文中的图统称为插图。医学论文中，最常用的是统计图和各种影像图，其次是菜单式框图和示意图，如组织切片和细胞染色图、Western blot电泳条带图、基因测序图、蛋白质三维结构图、家系图等。它们都是医学论文的一种极为重要的表达方式，是形象化的语言。在论文中采用适当类型的图，能客观地展示研究成果，产生直观效果，起到文字叙述难以达到的作用。随着医学科学的发展，插图的运用日益广泛，运用插图言简意赅地表达医学科研数据和结果，这是医药卫生工作者应有的能力。因此，了解医学论文插图的基本知识、设计原则和绘制方法是医学论文写作的基本功之一。

一、图的内涵与作用

1. 图的内涵

图是指对论文中的一种数据或某一原理的图解，是作者以"图解语言"（即形象语言）方式对自己某种思维过程的具体表达，客观地反映自己的学术观点、思维方法和科研成果。图所强调的是事物的外貌或参数变动的总体趋势。

2. 图的作用

（1）能形象、直观、简明地表达结果中变量与变量之间的关系，展示某一区域内不同量的分布、某一变量的发展趋势等。

（2）能鲜明比地揭示事物的变化规律，便于直观对比或分析论证。

（3）展示组织超微或显微结构，或其他影像学检查所见及手术方法等，以方便读者阅读理解生理、病理生理、病理解剖、其他影像学现象及手术步骤等。

（4）变抽象的文字叙述为形象的视觉再现，弥补论文中文字难于表达的不足，使读者快速、方便、准确地获取所需要的信息。

（5）代替冗长复杂的文字叙述，紧缩篇幅，节省版面。

（6）调节、活跃、美化版面，增强读者的阅读兴趣和效率，启迪读者思考与联想。

二、图的特征

医学论文中的插图不同于一般的美术作品，它着重表现事物的结构、各组成部分的内在联系或相互位置关系，尤其是它们之间的量化关系，至于要表现物体的外观形貌，也就是从"写实"的角度描述物体的形态和表达其空间特征。因此，在表达方式和表达侧重点上有其特殊要求。医学论文中的插图具有以下几个特征：

1. 图的自明性

论文中的图应能突出重点、清晰易辨、对照鲜明，数据一目了然。通过阅读图题和图注，可以完整地理解图的内容。

2. 图的直观性

对用文字难以讲清楚的内容，如复杂的解剖结构、作用机制及手术操作步骤等，图可以形象直观地表达出来，同行一看就懂。

3. 图形的示意性

图主要用于辅助文字表达，尤其是用来表达那些文字叙述难以讲清楚的内容。为了简化图面，突出主题，这种表达通常是示意性的，如生物化学、免疫学、分子生物学等方面的示意图。

4. 内容的写实性

论文中的图应严格、忠实、准确地表达所描述的对象，完整而清晰地表达出物体的构造、形态及其与其他物体的相关关系，提供科学而准确的信息，不允许随意作有悖于事物本质特征的取舍，更不能臆造和虚构。这就要求图的设计具有科学性、写实性。

5. 表达的规范性

图是形象化的语言，语言本身是交流思想的工具，要交流思想，论文作者、书刊编者和读者就应有共同的语言。在有关标准中详细规定了图中的线型、符号，图形设计与绘制的要求，其中未作规定者大多数已约定俗成。按规定和要求设计与绘制图，大家就有了共同的语言。因此，在设计和绘制图时应注意规范，不按规范或各行其是往往使人难以理解，甚至不能理解，从而失去了插图存在的必要性。

6. 印制的局限性

有时用套色图更有利于表现内容，有时用彩色照片，因其色彩丰富、层次分明，物体形貌表现得更加逼真。然而，由于书刊印制费用的限制，在能够满足表达内容要求的前提下，多用单线条的墨线图，用黑色印刷。

三、图的分类

粗略地划分，期刊论文的插图可以分为非统计图和统计图，也可按插图的功能，将其分为定性分析图和定量分析图。

1. 非统计图

（1）人像照片：为了介绍某些特殊病例或进行治疗、手术、矫形等前后的对比，可在论文中插入必要的人像照片。但是在选用照片时要注意肖像权和为患者保密的问题，如可适当进行面部或眼睛的遮掩。特别是涉及为患者保密的问题，更应慎重选择照片。在上述前提下，再考虑选用什么样的照片更符合论文的需要。

（2）大体标本照片：主要是指对人体大体解剖标本或切除组织等拍摄的黑白或彩色照片，除了注意照片的对比度或色彩外，对切除组织（如肿瘤）进行拍摄时应注意做好尺度标记参照。

（3）病理组织学照片：主要是指在光学显微镜或电子显微镜下所拍摄的照片。这类照片除了注意标明染色方法外，还需标明拍摄时的放大倍数。对重要病变区域应以箭头指示。

（4）影像学检查图片：主要包括X线、CT、磁共振、放射性核素、造影、超声波、内镜等检查的结果，用于显示病灶的形态特征、病变范围、典型病变等，重要病变区域应以箭头标示。

（5）仪器描记图：如心电图、脑电图、胃电图、超声心动图、心动电流图等，用以显示心、脑、胃等器官的电位改变或机械运动状态。

（6）电泳图：用于蛋白质、DNA 等生物分子分析的各种电泳图，应有标准对照（marker），标出相对分子质量、泳道等。

（7）其他插图：如遗传性疾病家系图、模式图、示意图、医用图、流程图、菜单式框图和箭头图等，用以说明疾病的遗传方式、解剖部位、体表标志、针灸穴位、经络线路、操作方法、手术步骤、医疗器械构造与工作原理及某种作用机制等。这类图要求绘制精细，层次分明，比例协调。

2. 统计图

统计图是在统计表资料的基础上绘制的，是利用几何学上的点、线、面、体等图形，有时也利用自然地图来表示资料的多少和分布及变化趋势或相互关系。常用的统计图有直条图、百分条图、圆图、线图、散点图、半对数图、直方图、多边图、点图及统计地图等。除圆图和统计地图外，由于其他统计图都有横坐标轴和纵坐标轴，故将它们统称为坐标图。

医学论文中，根据数据资料的间断性或连续性，选择适宜的统计图类型。连续性资料不宜用表示间断性资料的图形来表示；同样，间断性资料也不可用表示连续性资料的图形来表示。例如，比较各个相互独立的统计指标，属于间断性资料，应选用直条图；如果表示事物内部构成比的间断性资料，则应选用百分条图或圆图；如果是表示量与量之间变化的连续性资料，则应选用线图或散点图；如果要比较两种以上"率"的变化速度的连续性资料，则应选用半对数图；如果属于表示变量的频数分布的连续性资料，则应选用直方图或多边图。总之，在选择不同类型的统计图时，要综合考虑统计资料的性质与不同类型的图的适用范围。

（1）直条图：又称长条图或条图，是利用不同长度的直条代表内容各自独立、性质相似而间断的资料，表示相互之间的对比关系。如疾病的分类，各种疾病的发病率、病死率、死亡率，患者性别，以及治疗效果等的比较。直条图又可分为单式图、复式图和分段图三种形式（图 12-2）。单式图即以各长条分开排列对比；复式图是几个直条并于一组，组间分开排列对比；分段图是每一个长条由不同的几段组成，表示同一组内的对比。

（2）百分条图：又称构成条图。用于百分构成的资料，表示事物各组成部分的构成比，如图 12-3 所示。百分条图的形式类似侧置的条图，因而可以比较几组资料的内部构成；也可以将多条并列作比较，以阐明事物的动态变化。

（3）圆图：又称圆面图或圆形图，用于以百分比表示内容间断性的资料，以圆内所占扇形面积大小（百分比）表示事物总体的构成情况，如图 12-4 所示。

（4）线图：线图是常用坐标图之一，由图序、图题、坐标轴、标值线、标值、标目和标目单位、曲线、图例及图注等组成，如图 12-5 所示，适用于连续性资料。如某种现象在时间上的变迁，或某种现象随着另一现象的变迁而变迁。也就是说，内容有连续性的某种现象有时间的变迁、动态及相关。

（5）回归线图：回归线图与一般线图的不同之处在于它除了表示两种事物数量上的一般相关和动态特点之外，更能表示出这种相关是因果关系，是函数方程的相关，一种事物的数量随另一种事物数量的变化而变化，体现出两者变化、相关、动态的规律（图 12-6）。因此，这种线图更能反映事物的实质，具有预见性，即横坐标上的某一点可以在纵坐标上

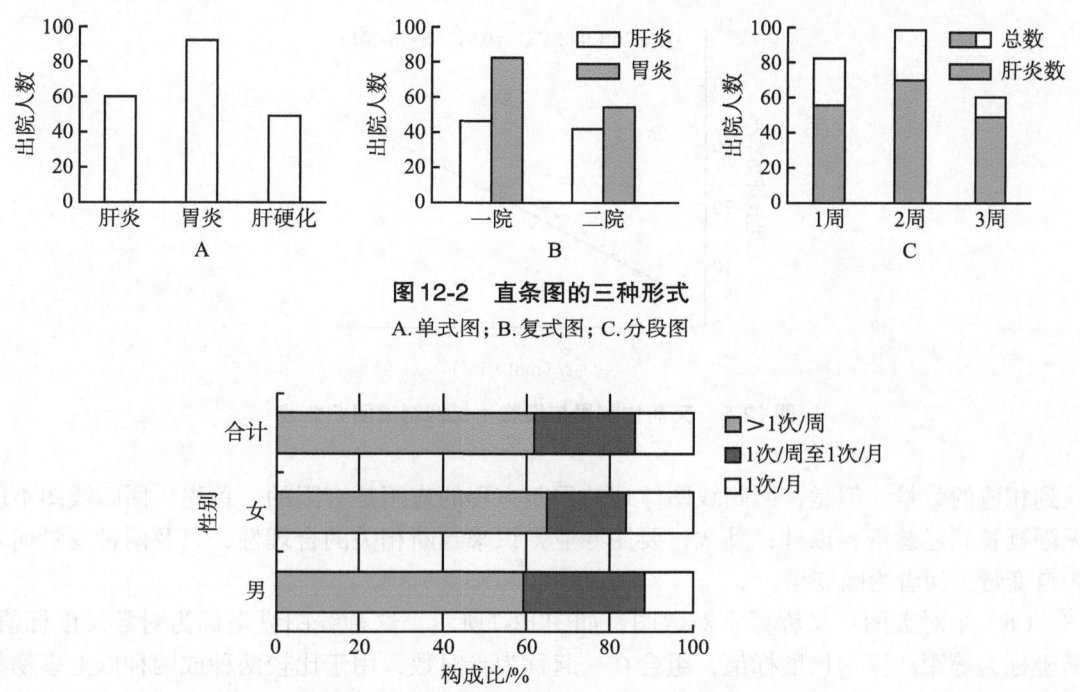

图12-2 直条图的三种形式
A.单式图；B.复式图；C.分段图

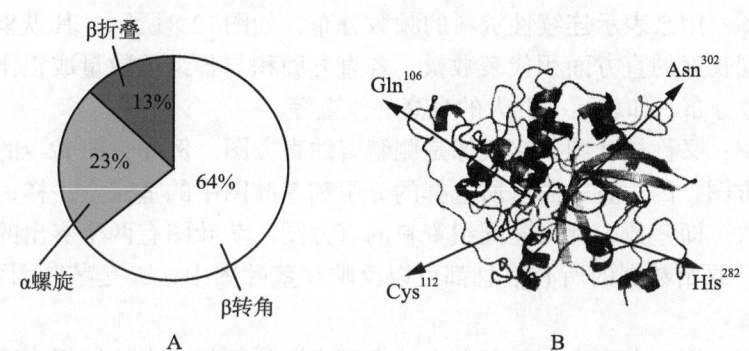

图12-3 鄱阳湖区居民接触疫水频率构成比

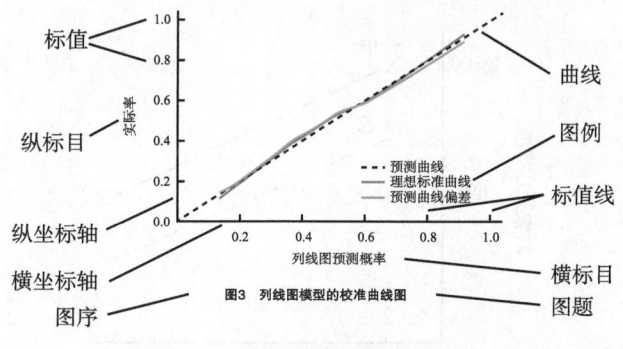

图12-4 EgCatB编码蛋白的二级结构（A）和三级结构（B）

图12-5 坐标图的基本结构组成

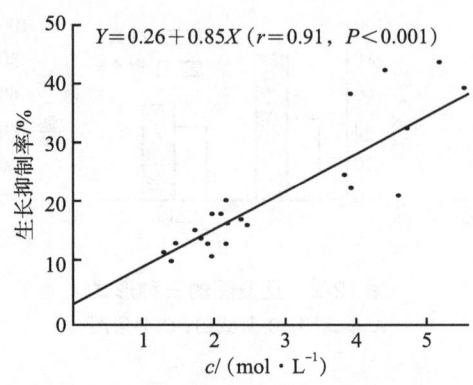

图 12-6　某药物剂量与细胞生长抑制率回归曲线

找到相应的数量。但是，回归线图体现的回归方程的应用是有限的。首先，回归线图不能无限延长到经验资料以外；其次，要用专业知识来判断相关的合理性，以及两种变量何者为自变量，何者为因变量。

（6）半对数图：又称算术对数图，如图 12-7 所示。这种线图纵坐标为对数尺度标值，横坐标为等距离算术尺度标值，组合在一起称为半对数，用于比较两种或两种以上事物数量变化的速度，不仅表示数量的相关趋势，还用于比较数量变化的速度，可以消除因基线不同或变化速度特别大而无法表示的不足，如两种疾病发病率的年变动速度的比较。

（7）直方图：用来表示连续性资料的频数分布，如图 12-8 所示。其纵坐标是半对数尺度标值；以不同长度的直方面积代表数量，各直方面积与各组的数量成正比；以各直方聚合情况代表频数分布，如表示一群人的身高、体重等。

（8）茎叶图：又称枝叶图，它很像是侧躺着的直方图。例如，图 12-9 的茎叶图简直就像图 12-8 的直方图，因为直方图中所选择的分组和茎叶图中的茎完全一样；而图 12-9 的茎叶图，其分组数（即茎数）都对应同组资料的直方图。茎叶图有两个突出的优点：一是没有信息的损失，原始数据的所有信息都可以反映在茎叶图中；二是茎叶图可以随时记录，方便作动态修改。

（9）频数多边图：在直方图的基础上，把直方图顶部的中点（即组中值）用直线连接起来，再把原来的直方图抹掉就是频数多边图。频数多边图是直方图的另一种表达形式，

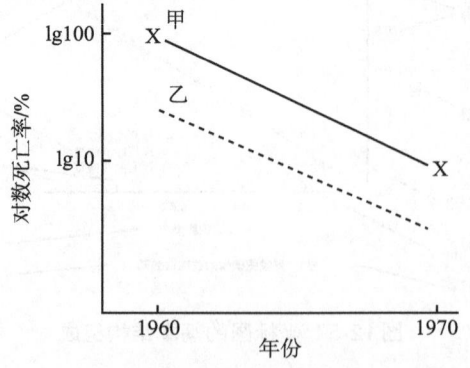

图 12-7　两县的流行性脑膜炎死亡率

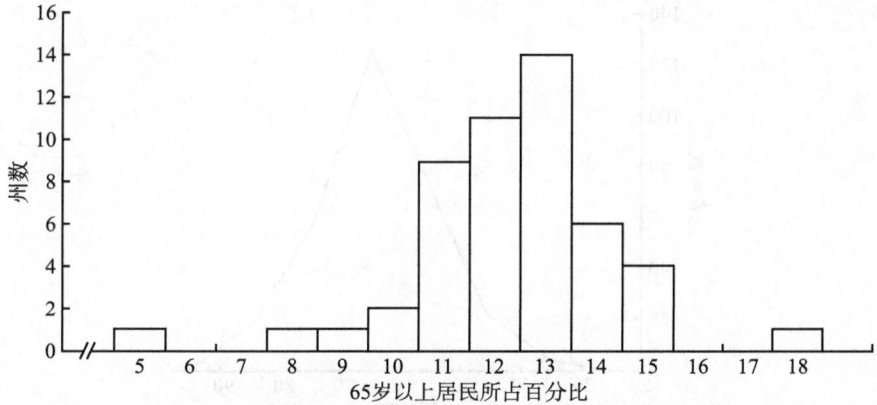

图12-8 美国50个州中65岁以上居民占各州人口百分比

```
 5 |            5 |              5 |
 6 |            6 |              6 |
 7 |            7 |              7 |
 8 |            8 |              8 |
 9 |            9 |              9 |
10 |           10 | 1 1          10 | 1 1
11 |           11 | 1 3 5 5 5 4 3 5 5   11 | 1 3 3 4 5 5 5 5 5
12 |           12 | 4 5 5 5 3 2 0 5 2 5 3  12 | 0 2 2 3 3 4 5 5 5 5 5
13 |           13 | 1 2 0 3 5 7 3 8 6 3 4 4 2 2  13 | 0 1 2 2 2 3 3 3 4 4 5 6 7 8
14 |           14 | 3 3 1 0 4 3       14 | 0 1 3 3 3 4
15 |           15 | 1 9 6 2         15 | 1 2 6 9
16 |           16 |              16 |
17 |           17 |              17 |
18 |           18 | 3            18 | 3
第一步：写出茎  第二步：加上叶子        第三步：把叶子按顺序排
```

图12-9 美国50个州中65岁以上居民占各州人口百分比茎叶图

用曲线下面积表示频数，如图12-10所示。频数多边图的优点是便于将几个多边图重合在一张统计图中，利于相互比较。

（10）点图：是一种用点表示的函数关系图，用于表示实验数据极为分散但要观察其分布特点的资料。点图的点用大小相等的圆点或圆圈表示。当实验所得的数据无须统计处理，但还要进行比较时，可以把每次的实验数据按纵坐标、横坐标标志的内容，直接以点表示其数据分布的特点，展示两种事物的相关性趋势，从而进行比较。如不同患者疾病类型的检验数据，身高与体重的关系，心律与某因素的关系等。根据点的散布情况推测两种事物的相关性或关联性。

点图又可分为一般点图和散点图两种。一般点图（图12-11）是用点的疏密程度（点的数量）表述某项指标或参量在特定的不同条件下出现的频度分布的一种函数关系图，常用于作对比观察或分析的场合。散点图（图12-12）是用坐标图上离散的数据点来表述事物或现象中关联参数间相关变动规律的一种函数关系图。它常用于函数关系相对比较模糊的场合，但是通过点的分布仍可看出事物运动或现象变化的趋势。

（11）等值线图：是用线条反映某物理量在被研究的对象面上（平面、曲面或切割面）

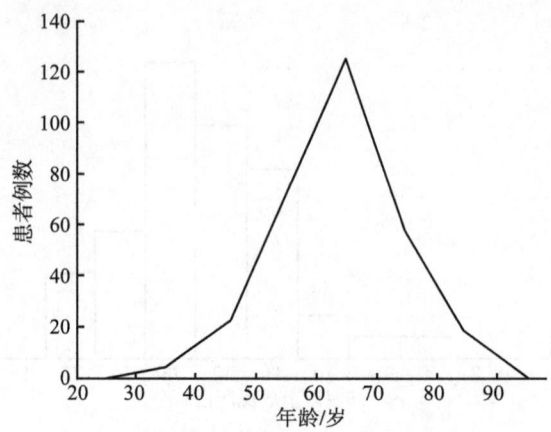

图 12-10 女性心肌梗死患者的年龄构成

分布的一种图形。每一条等值线代表某一等级（值）物理量的点的集合，这样的一组等值线即可描述出整个面域内该量的分布情况。常见的等值线图有地形的等高线图、海洋或湖泊的等深线图、气象学中的等雨量线图、物体表面或切割面的等温线图、带电物体的等电位线图、溶液或合金的等浓度线图。

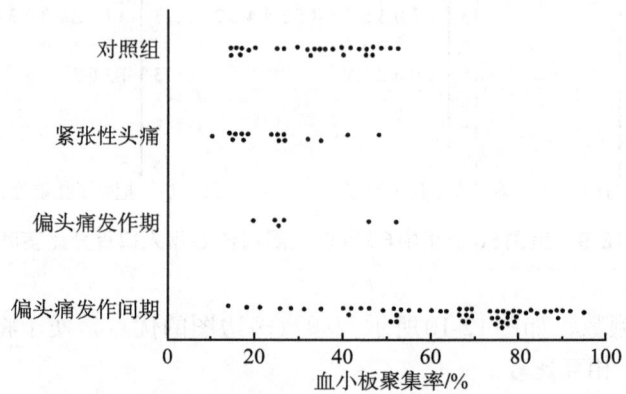

图 12-11 不同头痛情况下血小板聚集率的分布

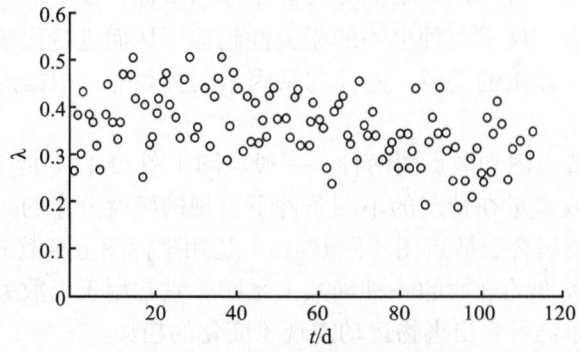

图 12-12 某水库增量发生率过程

（12）统计地图：常用于表示医疗机构或某种传染病、地方病的区域分布等，即在地理上的分布情况。应特别注意的是，必须使用标准、规范的底图。

（13）疾病状况动态结构图：是一种有目的地观察几种主要伤病类别构成的动态变化的工具，旨在评价卫生工作效果，指导未来工作的规划和策略。例如，图12-13显示美国1900～1970年11种主要传染病及慢性病等历年占总死亡率百分比的动态，从1900年占40%到1970年仅占6%；相应的心脏病、肿瘤和脑卒中在此期间占比从20%上升到59%；意外事故死亡所占比重则变化不大。

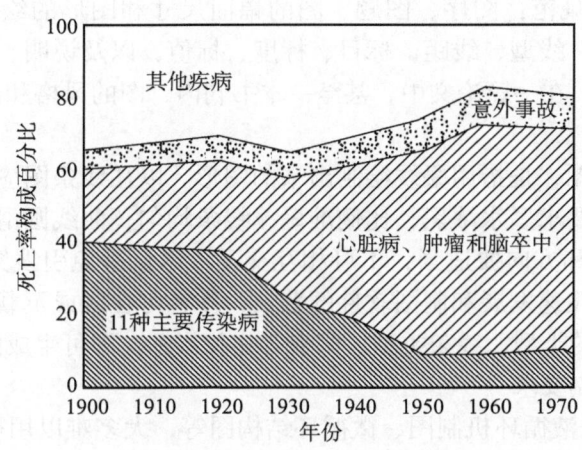

图12-13　1900～1970年美国传染病和慢性疾病死亡率构成动态变化

四、图的设计原则和绘制要求

1. 插图设计的一般原则

为了提高医学论文插图的表达效果和降低印制成本，插图设计一般应遵守以下原则：

（1）插图必须精选：一篇论文并不是图越多越好，而是要恰到好处。插图精选有两方面的含义。一是根据所要描述的对象和插图本身的功能决定是否应当采用插图。三言两语能说清楚的就用文字叙述，否则可考虑用插图或表格。若强调的是物体的形貌，或者需要形象、直观地表现事物的运动过程和事物之间的关系，以及参量变化的过程和结果等，宜采用插图；反之，若描述的重点是对比事物的隶属关系或对比量、数值的准确程度，或者要给出为定量反映事物的运动过程和结果而记录的系列数据，或者为消除或减少某些重复性的文字叙述，则宜采用表格。二是在初步确定采用插图的基础上，对同类插图进行比较分析，确认能否合并，甚至删减。这样，最后精选出确有必要、为数不多、各具典型性的插图，从而能准确、生动、简明地表达科学内容。

（2）插图类型要合适：线条图含义清晰、线条简明，适用于表述说理性和假设性强的内容，也适用于表达事物或现象之间的定性或定量关系，而且描绘和印制也比较方便；照片图层次有变化，立体感强，适用于反映物体外观形貌或内部显微结构要求高的原始资料，其中彩色照片的色彩丰富，形象逼真，适用于需要色彩表达才能说清楚问题的场合。

总之，应根据表述对象的性质、论述的目的和内容，并考虑到印制费用来选取适宜的插图类型。

（3）插图形式要合理：平面图的特点是简洁、明快，立体图的特点是立体感强。对于一个或一组物体是用平面图或投影图，还是用立体图表达，要认真比较，合理选择。一般来说，用写真的方式来描绘一种实验系统或一组动态过程，不如用某种框图或单线条示意图，因为示意图形式多样，图形简练，使用灵活，绘制方便，所占幅面小。同样，对于一组参数的函数曲线，是采用立体曲面图还是一组离散的平面图；对于某一事物的成分，是用构成比直条图还是用构成比圆图表达，都应斟酌，合理选定。

（4）插图表达要规范：图序、图题、图的幅面尺寸和图形的绘制，图中的数字、符号、文字、计量单位、线型、线距、标目、标度、标值，以及说明、图注等，均须符合有关规定和惯例。同时，在一篇论文中，甚至一本书刊内，图的风格和体例应当一致。

2.线条图的绘制

线条图又称墨线图，是指用墨线绘制出来的图形。以往线条图应采用绘图纸和浓黑色绘图墨水绘制，图面要求墨水浓黑，比例准确，线条均匀，曲线圆滑，接头整齐，清晰洁净。图中引线的长短和方向要适当，不可相互交叉，尽量避免引线穿越图中的细微结构。随着数字图像技术的飞速发展和制图软件的普及，作者可在线或下载相关软件，按要求输入实验数据，选择图的类型、线条类型、像素等相关指标，即可生成图。

（1）线条图的绘制要求

1）模式图：如血液循环机制图、微循环结构图等，大多难以用摄影等写实方法表现，也不能尽如实际画于纸上。在设计模式图时必须注意清晰地表达其理性特征，至于形体的比例关系、繁简处理，则允许作一些灵活的安排，不必过于拘泥严格一致，因为其最终目的是揭示某些机制、原理、程度、途径等。

2）示意图：其绘制要求与模式图大致相似，但要求画得细腻，特别是要严格保持其科学性，如左肺为两叶，右肺为三叶，绘制时不能有误。

3）解剖图：涉及人体结构的插图必须符合解剖关系，以科学的观察与研究为依据，要求外部形貌，包括某些细节都要正确、逼真，各部位大小、长短、位置，必须合乎生物比例。

4）写实插图：要细腻地刻画出实物的质感，必须根据标本或图谱资料细心刻画，使插图尽量与实物形象接近。

（2）线条图的绘制方法

1）线化：在绘制插图之前，先将照片或草图上的形体结构进行线化，即从较为复杂的形体中提炼出线条，尽量使一切形体结构都用线条表达出来。

2）透写：经线化的图定稿后，可用黑墨水在硫酸纸上仔细描出，也可以透写在图纸上。

3）平行线画法：平行线用于表示局部结构或造成部分阴影效果来强调某一局部。在以平行线作为引线标注结构名称时，引线的一侧留出白边，以免形体结构与引线混淆。引线的长短、疏密、方向要一致，尽量避免穿越插图的细部结构。

3.统计图的绘制

（1）统计图的绘制要求

1）应具有自明性，即不看正文就可以明白图的内容。
2）应根据统计资料的性质来设计以何种统计图表达为宜。
3）应以经过统计学处理的数据作为设计的基础，而不是原始记录的数据。
4）应根据需要考虑图的大小及植字问题。
5）应根据需要绘制原大图，或比实际需要大1/4、1/3或1/2，以便直接制图或缩版制图。
6）横轴的尺度应自左至右，纵轴的尺度应自下而上，数字一律由小到大，但不必从0点开始。尺度间隔要疏密适当，纵、横应协调。
7）纵轴、横轴均应有标目，并标注法定计量单位或表示尺度的符号。
8）图例原则上应置于图中或直接在线条或条形图上标明。
9）图的横纵比例一般为7:5时较美观，也可根据实际需要灵活掌握。特殊情况，如受试者工作特征曲线（ROC曲线），一般需计算曲线下面积（AUC）和95%置信区间（CI），因此该图绘制为封闭的正方形为宜，横纵比例为5:5。

（2）统计图的绘制方法

1）直条图：各直条均应从同一基线或零线开始。一般应按条块的高低依次排列，有时也可根据资料的具体情况决定排列顺序。各直条的宽度及各直条间的间隔要相等，间隔的宽度约为直条宽度的一半至相等，不能相隔太宽或太窄。尽量不要用折断或回转的长条。直条可以直画或横画，但应有一条直线（横轴）作为各直条的公共基线。横轴表示各个类别，纵轴表示直条的数据，即横轴下标明资料的性质，纵轴侧标数据、标目及单位。纵轴的标值一般需从0开始，且间距相等，不能折断。必须折断时应以删去号"—‖—"表示，否则，各直条的长度就不能正确反映数据的实际比例。复式直条图与单式直条图不同的是，前者以组为单位，每组包括两个以上直条，同组直条间不留间隙。各直条所表示的类别应以图例说明。

2）百分条图：与直条图刚好相反，百分条图以横轴为表示1～100的尺度，以纵轴为0点，分组标目写在纵轴的左侧。从纵轴开始，至100处，根据比较资料的组分，可绘制成若干组与横轴平行的条块。条块之间的间距及各条块的宽度、长度完全一样。条块应从左至右分段，根据各组资料的内部构成比例，按从大到小的顺序排列。相应的文字及所占百分数写在相应的组段内，可用顺序一致的条纹或图案表示相应组段所代表的事物。

3）圆图：用扇形面积表示各组资料所占的百分比（率），以圆的面积为100%，因圆周为360°，故每3.6°所对应的扇形面积为1%。用各部分的百分比乘以3.6，即可得该部分所占角的扇形面积。圆图上各部分按数据大小或习惯排列，应从相当于时钟9点处开始，顺时针方向，由大到小。图中各部分用线条分开，以简要文字（或图例）和百分比数字标示。图题中应注明资料的总数。两种或两种以上性质类似的资料相比较时，各圆的直径要相等，且每个图中各部分的排列次序要一致，以便比较。

4）线图：横坐标表示某一连续变量，如时间等；纵坐标表示某种率或频数。各坐标用同样粗细的线条表示。坐标线与标值线可以等粗，但都细于坐标内曲线；坐标线也可粗于标值线，但二者仍细于坐标内曲线，即曲线>坐标线>标值线。如标值的大小已明确坐标轴的增值方向，坐标轴的顶端就不需画出表示增值方向的箭头，反之则需画出。横坐标和纵坐标总长度之比一般为7:5。纵、横坐标的标值如果都是从0开始，则将0放于两坐标相交处、两坐标交角中线上；纵、横坐标如果不都是从0开始，则将0放于纵坐标的起点外侧或横坐标起点下面。如纵、横坐标标值取值范围大而导致坐标和曲线较长，图面太大，则可根据文稿内容缩略掉曲线的某一部分，采用删去号"—‖—"截去纵、横坐标的某一段，起点标值可以分别标出，也可以都不标。相对重要的标值线可长一点，次要的可短一点。两坐标线上末尾一根标值线应包容坐标内全部曲线或坐标点。标值线旁边均应有对应的标值，标值的排列应均匀有规律，防止过稀或过密。其数值一般不超过3位数，小数点后不超过一个0。另外，同一图内的曲线数不宜过多，以4以下为宜。

5）半对数图：其画法与线图相同。半对数图纵坐标的起点根据资料的情况可为0.1、1、10……如起点为0.1，则第一周（级）为0.1～1，第二周（级）为1～10……若起点为1，则第一周（级）为1～10，第二周（级）为10～100……即后一级的对数尺度标值为前一组的10倍。

6）直方图：其横坐标尺度表示被观察数量（变量）；纵坐标尺度表示频数，标值从0开始。同一坐标上的尺度必须一致，各直条的宽度应等于组距，各直条的高度等于该组的频数或百分比。图内不能有任何文字或数字。

7）多边图：将直方图中各直方顶线中点用线连接，即得多边图。其纵坐标起点必须从0开始，横坐标起点可以从0开始，也可以不从0开始。

8）点图：纵坐标、横坐标各代表一个事物，前者为自变量，后者为因变量。两坐标的起点不一定从0开始，可以根据具体情况而定。将每组观察值自变量与因变量数值交叉处绘制为图上的一点，即成点图。

9）统计地图：先画出一张某地区的地图，然后把不同的统计资料绘制在地图的相应位置上，用不同颜色、线条或点来表示数量的大小。用图例说明不同线条或颜色的数量，如用点则要说明每点的数量。

4. 照片图的要求

作者提供的照片图除要有足够的大小外，还要能真实反映形态的原貌和特征。图片要清晰，对比度好，色彩正常。基本要求如下：

（1）图片必须是原始图像或由原始图像加工成的照片，图像要能显示出形态特征，必要时需加提示或特指符号，如箭头等。

（2）数码照片的图像分辨率，彩色图的像素为600 dpi或以上，灰度图或黑白图的像素不低于300 dpi，图像文件用tif格式。

（3）大体标本照片上应有标尺，显微照片应注明染色方法和拍照时的放大倍数。

（4）插入文本文件中的图片，在调整其大小时要保持原图像的宽与高比例，即先按下计算机的Shift键，再进行缩放操作。

（5）不要对一张图片的局部进行增强、模糊、移动、移除或插入新内容等操作，可对整张图片的亮度、对比度或色彩平衡进行调整，不能隐藏、消除或歪曲原图的信息。允许从同一凝胶上不同部位，或不同的凝胶、区域、曝光区取得图像进行图片拼合，但须使用明确的分割线表示它们来自不同的原图，并在图注中予以说明。

五、图的规范表达

医学论文中坐标图最为常用,故在此以坐标图为例介绍图的规范表达。

1. 图序与图题

(1) 图序:指插图的序号,系按图在论文中出现的先后对它们所作的顺序编号,如"图1""图2"等。如果一篇论文中只有一幅图,图序用"图1"字样,而不用"附图"。

(2) 图题:指图的名称。拟定图题的要求与拟定论文标题类似,应准确得体,能确切反映图的特定内容,简短精练,而且一般用以名词或名词性词组为中心词语的偏正词组。要避免使用泛指性的词语做图题,如"曲线图""结构示意图""电泳图"这样的图题就缺乏专指性,不便于理解;同时也不必所有的图题都用"图"字结尾,例如"温度与药效的关系曲线图"改为"温度与药效的关系曲线",既简洁又明确。

每个图必须有图序和图题。图序与图题之间留一个汉字的空格,其间不用任何点号。图序和图题一般应排在图面的下方,对整幅图面左右居中,其总体长度不超过图面的宽度,否则图题应转行排版。

(3) 子图序和子图题:有时几个坐标图有共同的自变量和(或)因变量,但不宜用一个图表达;有时几个图形表述的事物相同,只是从不同的侧面或角度去描述;有的图是对事物或现象进行分类。在这些情况下,几幅图形要共用一个图序和图题,那么每幅图都应有子图序,如(a)、(b)、(c)或(A)、(B)、(C)等,有时还可能需有子图题。子图序和子图题一般应置于横标目下方,相对于整个横坐标轴居中排;有时也可置于图面空白处,每个子图序和子图题在各个图面中的位置应统一。

2. 坐标轴

平面直角坐标图的纵、横坐标轴应是相互垂直的直线,并交于坐标原点。若坐标轴表述的是定性的变量,即未给出标值线和标值,则应在坐标轴的尾端按变量增大的方向画出箭头,并标注变量如x、y及原点0;若坐标轴上已给出标值线和标值,即坐标轴上变量增大的方向已经明示,则不应再画箭头。

3. 标值线与标值

(1) 概念:标值线通常称作(坐标轴的)刻度线,是坐标线经简化后在纵、横坐标轴上的残余线段。与标值线对应的数字称为标值。标值线应疏密适当,标值大小要适中。

(2) 规范表达:要防止选用不规则的标值。例如把标值定为62.5、78.3、101.4等,这很不规则,显然是把实验数据直接拿来作为标值。出现这种情况时,可将标值改为规则的数值,将62.5、78.3、101.4等改为60、80、100等,并相应平移标值线。当然,图内的数据点或曲线不能改动。使用制图软件,则可自动生成标值线和标值。

为了满足法定计量单位使用规则的要求,也为了方便阅读,标值的数字一般不应超过3位数,或小数点后面不超过一个"0"。为此,可通过改用标目中单位的词头或量符号前的因数,以保证标值的数值尽可能处在0.1~1000之间。例如,某图上的标值是1200、1400、1600等,其标目为p/Pa,则可将标目改为p/kPa,相应的标值即改成1.2、1.4、1.6等,其他单位如bp换算为kb等。

4. 标目

（1）标目的内容：纵标目和横标目分别是纵、横坐标的说明，通常由文字、量和单位符号组成。横标目为主语，说明研究对象；纵标目为宾语，说明统计指标。标目的量符号与单位符号之间用斜分数线（/）相隔，如 P/MPa，不可写成 "P，MPa"。标目中的量符号必须与正文中的一致。标目中必须含有标准规定的量符号、单位，不应同时含有量名称和量符号。

（2）标目的位置：标目应当与坐标轴线平行，且居中排。具体来说有4种情况。①下横坐标：标目排在标值的下方；②上横坐标：标目排在标值的上方；③左纵坐标：标目排在标值的左侧，并且转90°，标目顶部朝左，底部朝右，即所谓"顶左底右"；④右纵坐标：标目排在标值的右侧，也是"顶左底右"。非定量的、只有量符号的简单标目，如 x、y 或 x_1、y_1 等，也可以排在坐标轴尾部的外侧。

5. 曲线

曲线常用来描述自变量 x 与因变量 y 之间的相互依存关系。医学论文中常把实验或计算结果转化为曲线，据此进行理论分析。在根据数据描点的过程中，必要时可把实验或计算误差精确地表示出来，如图12-14A所示，矩形的短边代表自变量 x 的误差，长边代表因变量 y 的误差，中心的圆圈的圆心代表算术平均值。如果自变量与因变量的误差相等，则可用"○"代表点，其圆心为算术平均值，半径为误差；当自变量无误差或误差可以忽略不计，而因变量有误差时，可用图12-14B的形式表示，其中竖直线代表各点的误差。

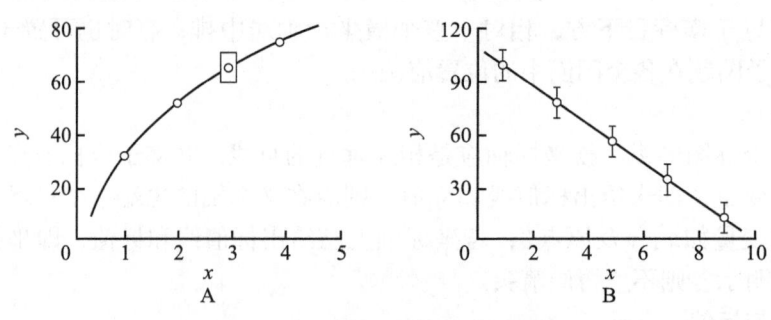

图 12-14　变量有误差时点的描法
A.自变量和因变量均有误差时；B.自变量无误差而因变量有误差时

若同一图上有参变量不同的若干条曲线，则点的画法应有区别，所有点都用圆形点比较好；而属于不同曲线的各个组的点，则可用圆圈内的不同图案加以区别，如○、●、◎等，也可用□、■、△、▲、◇、◆等其他形状。

6. 图例

当插图中用某一符号来代表某一变量时，就要用图例来说明符号的意义。图例常被置于图内并成为插图的一部分，因此字体和记号应与图的其他部分一致。如有可能，最好把图例放在坐标轴的区域内。如为地图，图例是集中于地图一角或一侧的地图上各种符号和颜色所代表内容与指标的说明，有助于更好地认识地图。

7. 插图植字

（1）插图植字的总体要求：包括3个方面。①准确：插图中的字（包括数字、符号、中外文字等）应以印刷体植入。要注意各国文字的特点，尤其是希腊字母，不能与英法等文字相混淆。②规范：植入的字、符号和法定计量单位要规范。③美感：插图植字与构成图的各个要素共同保持图的准确、协调与庄重，有助于突出美感。

具体来讲，对于照片图，为了便于读者理解，重点部位可植入字符或箭头指示，或另绘简单的线条图以作对照。

（2）插图植字应注意的问题：对于坐标图，植字时应注意三个问题。

1）内容简明：简单的坐标图植字要简明，复杂的坐标图植字更要简明。坐标轴上的数字呈规律性排列，标值植字就可省掉1/3～1/2。例如，标值是从0开始到10，则可以在2、4、6、8、10标值线旁植字，以免造成拥挤、繁杂。另外，植字的标值线可比不植字的标值线画得略长一点。如果一幅图是由几个分图垂直或水平排列组合而成，这些分图纵、横坐标上的标值、标目及其单位均相同，那么，垂直排列的各分图纵坐标上的标值就一一标明，横坐标植字只在最底下的分图横坐标进行一次，其余不必重复；水平排列的各分图横坐标上的标值一一标明，而纵坐标植字只在最左的分图上进行一次，其余不必重复。

2）格式正确：坐标上的标值和图内文字一律水平排；横坐标的标目与单位应水平排列，纵坐标的标目与单位则垂直排列。图内文字不能超过坐标线。字与线（包括坐标线、标值线、坐标内线条或坐标点，以及指引线等）之间应根据图的大小留0.5～1.2 mm的空隙。

3）植字对齐：包括植字底齐、顶齐、头齐、尾齐、居中齐、阶梯齐和弧线齐等。在图上哪个部位须选哪种对齐，不仅要从图的某个局部来考虑，还要从图的整体来考虑。另外，在图样较小、文字较多的情况下，可以加引线，并在引线处植字。

8. 图注与说明

图一般都有自明性，须为读者读懂图而提供必要的信息。图有了以上各个组成部分，一般来说已经完整，但是如有必要，还应在图上给出诸如试验条件，其他有关参变量的符号、数值和单位，多条曲线中各曲线的代号或名称及其相应的注释，以及必要的其他说明语等。

图注与说明中的量及其符号、数值和单位要规范，说明语要准确、简洁，位置安排应合适。图注在图形中的位置有两种：图注置于图形中和图形外。置于图形中者，阅读比较方便，不必看了序号后将视线移到图外看注解；置于图形外者，图面比较简洁，而且图形制版后还可进行修改。

9. 缩图

医学文稿的底图常比版图画得大一些（大1倍以内），故制成版图时常需把底图缩去一部分。缩图的比例应根据图在正文中的地位、线条粗细与疏密、说明文字的多少，以及与其相邻编排的其他图的尺寸等因素做出综合判断。底图的缩度一般以缩去1/10～3/10为宜。因此，底图植字的大小必须与缩图的比例相对应。

组织病理切片和细胞、细菌图像等显微照片应标明染色方法和放大倍数，一般用原照片的大小制版。关于缩放后如何标注放大倍数，有人认为应按缩放比例折算标注放大倍数，但现已公认只需标注光镜或电镜观察时的实际倍数，无须折算。标注放大倍数的意义只是在于，在放大若干倍的条件下可以观察到图中的情况，并不是说图中的图像就是实际大小的若干倍。有些标本在照相时附标尺，有些光镜镜头附有测微刻度，则可以标示出图中物体的实际大小。

六、统计图设计和绘制的常见错误

1. 内容重复

（1）图文重复：如文稿正文的某些内容已用图表达清楚，而又在正文中对图作十分详细的叙述，或在图下加一段冗长的图注。

（2）图表重复：如统计表与统计图表达同一内容。

（3）图图重复：即用多幅图表达同一内容，如同时列出某组织切片放大100倍和400倍的图像。选图的原则是少而精，选图的目的是使图恰到好处地为论文服务。

当文稿中出现图与文、图与表、图与图重复时，必须删文、删图或删表，具体处理取决于文章的内容。一般来说，图文应该是相互配合的，即图文并茂，以文字说明图，但更为重要的是以图辅助文字，描述那些难以用文字表达的内容。

2. 内容过简

（1）不必要的统计图：一些文稿中常会使用内容非常简单的图，这些图一般情况下可删去，代之以简洁的文字表达反而使论文的内容更明晰。

（2）可合并的统计图：有时文稿中同时出现几幅内容相近、坐标相同的两种或两种以上不同意义的简单曲线图。如将它们叠放，共用一个坐标轴，再辅以适当的文字说明，那么可节约版面。因此，当一幅图能说清楚几个问题时，应尽量用一幅图，不要同时用几幅图。

3. 内容繁杂

图中包含的内容太多，呈现双纵轴或横轴，甚至三纵轴时，如果它们之间缺乏可比性，则应根据内容拆分成两幅或三幅图。

4. 项目缺失

每幅图均应有图序、图题、坐标轴、标值线、标值、标目及单位、曲线（直线）、图例和图注等。但不少文稿插图中这些项目因标示不全而缺失，缺失的项目少则一个，多则在两个以上。缺失最多的项目是图题、标目和标目单位，其次是图例或图注等。图中任何一个项目对构成图的完整性和清楚表达正文的内容都是十分重要的，绘制图之后应用检序法逐一检查底图的全部项目，缺失的必须补上。

5. 规范性差

（1）文字不规范：如图中有关说明性文字的名词术语、字符与正文不一致，甚至用错误的字符及不规范的简写字和词；不同的外文字母混淆，正斜体、大小写不分，如标目的物理量应该用斜体拉丁化字母给出，却用了中外文的文字叙述表示法，而国际通用单位字符应该用正体却用了斜体。

（2）标值的计量单位不规范：任意使用非国际单位和非法定计量单位，不注意新旧计量单位间的换算。

（3）位置不规范：标目的正确位置应该是平行居中在坐标轴和标值的外侧，量与单位之间以斜线隔开，非定量的且只有一两个字母标注的简单标目如 x、y 等，也可以直接放在坐标轴顶端的外侧，但不能任意放置。

（4）纵横尺度比例失调：横坐标或纵坐标过长，导致图中曲线的变化趋势不明显。常见的还有横坐标的尺度与纵坐标的尺度相差太大，很不协调。

（5）象限不规范：象限又称象限角，是平面直角坐标系中横轴和纵轴所划分的四个区域，每一个区域叫作一个象限。象限以原点为中心，X、Y轴为分界线。右上称为第一象限，左上称为第二象限，左下称为第三象限，右下称为第四象限。原点和坐标轴上的点不属于任何象限。统计图原则上应把线绘制在第一象限，不能绘制在第二象限或其他象限。检查图稿时，应注意项目须放在规定的位置；图的比例应合适，应放在正确的象限内。

6. 绘制粗糙

线条粗细不均，接头不流畅；不注意在保持自然顺序资料的基础上，依由高到低或由低到高的顺序排列，而是高低交错，任意组合；各长条的宽度不一致，长条与长条间的间隔不等；标值线的长短不符合 1～1.5 mm 的要求，或超过 2 mm，或画得太短而看不清楚；不遵守横轴尺度从左至右、纵轴尺度从下至上，数值一律由小到大的原则；或者虽然数值是以从小到大排列表示增值方向，但相邻数字之间反映不出诸如等差、等比等一定的规律性。

7. 资料性质与图的类型不符

不同的统计资料应采用相应的图形表达，否则有违统计图的设计要求，且问题不易表达清楚。如为连续性资料，可用线图，非连续性资料则宜用条图。

8. 布局失调

统计图的整体布局不容忽视，否则可影响图面的整体协调性。坐标图的纵轴与横轴的长度之比一般为5:7（高:宽），不能随意加以变化。一般情况，单栏图的宽度不能大于7 cm，双栏图的宽度不大于14 cm。有的图较大，图内却只有一两条简单的曲线，因而显得空旷、松散；有的图较小，图内却有多条曲线，甚至把图注也标在图内，因而显得拥挤、杂乱。

坐标图内的线条粗细通常分为三种规格，由粗到细依次为图内线条、轴线、标值线。当然，图较小时也可取两种规格，即轴线等于标值线。粗线与细线之比多为2:1。总之，制图时必须注意合理布局，做到小图不挤、清晰明了、大图不空、内容饱满。

第3节　数字的表达技术

一、数字的分类与选用

数字是用来计数、计量或表示顺序的特殊符号。在我国较常使用的有阿拉伯数字、中文数字及罗马数字等，医学论文及日常工作中以阿拉伯数字的使用频率最高。

医学论文中的结果多用经过统计学处理后的数字指标表示，故有关数据的收集必须非常严谨，记录与书写要认真、规范、无误。鉴于医学论文写作乃至实际工作中对数字的使用尚存在不少问题，故对数字表达的有关问题介绍如下：

1. 阿拉伯数字

阿拉伯数字虽然只有"0～9"共10个数字，却可用来表示所有的数值或量值。医学论文写作中，阿拉伯数字使用的基本原则是，凡是可以使用阿拉伯数字而且又很得体的地方均应使用阿拉伯数字。阿拉伯数字主要用于：

（1）凡是具有科学计数、计量和统计学意义的数值均必须用阿拉伯数字规范表示，如使用频率较高的整数、小数、分数、百分数乃至倍数、约数、范围数等。

（2）过去习惯用中文数字表示的世纪、年代也应改用阿拉伯数字，年、月、日、时、分、秒，更应用阿拉伯数字表示。例如"二十世纪九十年代"应表示为"20世纪90年代"，又如1996-05-09-08:28:36等。

（3）绝大部分中文数字表示的序数词均宜改用阿拉伯数字表示，如期刊的卷、期，以及书籍的章、节等。

（4）书刊中的层次划分可采用国际通用的"阿拉伯数字分级编序法"。

（5）少数竖排的书刊、报纸中的数字也可使用阿拉伯数字，且应采用"顶左底右"的方向横置。

2. 中文数字

中文数字历史悠久，主要有大写、小写与商码三种，现在常用的主要为前两种，大写主要用于财经等专业领域。中文数字主要用于：

（1）当数字作为词素用来构成定型的词、词组、惯用语、缩略语或其他具有修饰色彩的词语时，均须使用中文数字。如十滴水、四氧化三铁、二元二次方程、一律、二倍体、三叶虫等。

（2）农历月、日及我国清代以前的历史纪年。

（3）为便于阅读，竖排书刊中的数字多采用中文数字。

（4）古典医籍中的版、卷、页、出版年。

（5）当用两个相邻数字表示约数、名词前的数字为"一"，或形容词前带数字时均应使用中文数字，但相邻的两个中文数字间不应加顿号。例如，"十之八九""一方面……另一方面……""这一方法具有六大优点"等。

（6）星期几的数字一律采用中文数字。

3. 罗马数字

（1）表示方式：虽然罗马数字仅有Ⅰ（1）、Ⅴ（5）、Ⅹ（10）、L（50）、C（100）、D（500）、M（1000）7个基本数字，但也可用来表示所有数值。其记数法则为：①右方附加一个较小数字表示为两数之和，如Ⅶ表示7；②左方附加一个较小数字表示为大小数之差，如Ⅸ表示9；③数字重复几次，即表示该数扩大几倍，如ⅩⅩ表示20；④数字上方加一条横线表示该数扩大1000倍，如$\overline{\text{Ⅵ}}$表示6000；加两条横线表示该数扩大100万倍，如CLⅤ表示155，则$\overline{\text{CLⅤ}}$表示155 000，$\overline{\overline{\text{CLⅤ}}}$表示155 000 000等。

（2）使用范围：伴随阿拉伯数字应用范围的日益扩大，罗马数字在我国的使用频率正在进一步减少，现多用来组成诸如"Ⅱ度烧伤""心功能Ⅲ级"等固有特殊用词。另外，罗马数字尚可用于专著辅文，如目录、附录、插页等的编序。

二、常用数值的正确表示

"数"虽可分为实数与复数（虚数）两大类，但在医学论文及日常生活工作中使用最多的仍为实数中的整数、小数、分数，以及对数、指数等。

1. 整数与小数的正确表示

（1）字体：阿拉伯数字虽也有正斜体、黑白体之分，除位于篇、章、节及书刊名、篇名、题名等中的数字有时采用黑体或斜体外，通常均使用正体、白体。

（2）分节：对四位（有关标准含四位）以上的数字，应采用国际上通用的"三位数分节法"，即自小数点向左或向右，每三位数字为一节，节间空半个字符（1/4格）的分节方法。过去采用的每三位数字间加"千分撇（′）"或逗号的分节方法一律停用。如19390509应写为19 390 509，而不能再写成19′390′509或19,390,509。但作为标准代号、代码、部队番号或身份证号码等时，则不分节。

（3）高位数字表达：当整数尾数的"0"多于5个时，可改用万、亿为位数词，但不能用十、百、千、十万、百万等。如45 000可写成4.5万，但不能写成4万5千。对带单位的高位数字，可用适当的SI词头（如10^3用"k"，10^6用"M"表示），如90 000 g宜写成90 kg等。当小数点后有三或三个以上的"0"时，可采用"$\times 10^{-n}$"的形式表示，如0.000 25可表示为2.5×10^{-4}。当此类数字后带单位时，则应采用SI分数单位词头（如10^{-3}用"m"，10^{-6}用"μ"）替代，如0.000 250 mol/L，应为250 μmol/L。

小数点后的位数应根据测量精密度或实际需要而定，不可任意取舍，而且全文应保持一致，图表等中的数字也应在小数点位置上下对齐。当为纯小数，即小数点前无整数时，小数点前必须加"0"。当采用"$\times 10^n$"表示过大数或过小数时，通常要求小数点前应保留一位整数，并应遵守有效数字规则。如9 800 000宜表示为9.80×10^6或980×10^4，但不能表示为98×10^5或9.8×10^6等。多位数或带%、$\times 10^n$等的数值不能拆开转行。

（4）数字与单位符号：单位符号前必须用阿拉伯数字，数字与单位符号间应空半个字符（即1/4格），不能连写。单位符号前的数字一般为0.1～1000的整数或小数，不可用分数，必要时可加适当的词头符号。

2. 分数的正确表示

为减少篇幅、便于排版和制版，医学论文中的分数多采用斜式（即用斜线代替分数线），少用或不用竖式。此种情况下，分子应与分母位于同一水平线上，分子不能高于分母。当报告疗效时也多采用此种分数形式表示，这种情况下的分母即为样本的总例数，如治愈14/20例，故该形式的分数决不可约分。

当表示构成比或相对数时，习惯用百分数（%），此表示方法既直观又便于理解，可继续使用。但在%后附加有关符号（如m/m、m/V等）表示各类百分浓度的方式不建议使用，那种将百分数一律改用小数的做法也不一定科学。

当为分式、有关数理方程等时，为便于化简仍可采用竖式，也可采用负指数的形式，如$a/b/c$，可表示为$ab^{-1}c^{-1}$。

3. 起止数、范围数的正确表示

表示起止、范围的数值间宜用起止号（～），或称浪纹线、范围号；少用或不用连接号

（一），或称一字线；不用连字符（-），或称短横线，因其容易与减号混淆。通常应将较小数值写在前，较大数值写在后，其间加"～"即可。但当两数值带%、×10^n、万、亿等时，则前后两数值均应同时标出，不能只标后者。如3%～5%、3×10^5～5×10^5、3万～5万，可以用括号的形式简化为（3～5）%、（3～5）×10^5、（3～5）万，但不能错误地写成3～5%、3～5×10^5、3～5万。

当标注参考文献的起止页码时，多数期刊采用连字符"-"，不用起止号"～"，如258-264。有些期刊采用简写形式，如361-4即表示361-364，368-75即表示368-375等。

4. 约数的正确表示

严格地说，约数（概数或约略数）也应属于起止数（范围数）的范畴，但因其起止范围较小，多不加"～"表示。约数可采用下列方式之一表示：①当为一位数时，用相邻的两个中文数字表示，应注意相邻的中文数字间不能加"、"，更不能加"～"，如"十之八九""产量提高二三成"等。②当为较大数值时，多在阿拉伯数字前加"大约""约"表示，或在数字后面加"左右""上下"等表示，但应避免"大约""约"与"左右""上下"重复使用。例如，"约增加二三成"的表达方式欠妥当，应改为"增加二三成"或"约增加几（只用具体的一个数字）成"。

另外，尚应注意约数与近似数、准确值与近似值等的区别，避免混用或乱用。

5. 数值增加或减少的正确表示

数值的增加既可用倍数也可用百分数表示。例如，"提高3倍"，即表示原来为n，现在为$4n$；"提高至3倍"，则表示现在为$3n$；"增加20%"，表示原来为1（100%），现在为"100%+20%"，即120%。

而数值的减少只能用百分数和分数表示，不可用倍数表示。例如，"降低20%"，表示原来为1（100%），现在为80%；"降低到20%"，表示原来为1（100%），现在为20%；减少了"1/4"，则表示现在为原来的"3/4"等。

当用%表示某些数值的增加或减少时，金融行业习惯用百分点（即%）表示。如增加或减少x个百分点，即表示在原百分数（y%）的基础上增加为"$(y+x)$%"，或减少为"$(y-x)$%"。

6. 指数的正确表示

当任意一个数（a）自乘若干（x）次时，可简便地用"a^x"表示，其中a称为底数，x称为指数或幂指数。书写时，x用斜体字母作上角标处理，指数与底数不能拆开转行。x通常为正整数，但也可为负整数、正负分数、正负小数、零甚至无理数。当指数x为分数时，通常采用斜式而不用竖式或根式表示，如$a^{1/2}$等。

7. 对数的正确表示

医学论文中使用对数及有关运算的机会也较多，当$a^x=n$（$a>0$，$a\neq1$；$n>0$）时，根据数学运算规则也可表示为$\log_a^n=x$，前者即为"指数式"，后者则为"对数式"。在此二式中，a均称为"底数"，x在指数式中称为"指数"，在对数式中则称为"对数"，n在指数式中称为"幂"，而在对数式中则称为"真数"。书写对数式时，对数符号（即log、lg、ln）、指数（n或有关阿拉伯数字）及对数（x或有关阿拉伯数字）应位于同一水平线上，而底数（a或e及有关数字）则应作下角标处理。

根据底数的不同，可分为以"10"为底的"常用对数"，以"e（约等于2.718 28的无理数)"为底的"自然对数",以及以"2"为底的对数。常用对数常以"$\log_{10}$""表示,通常简化为"lg n";自然对数以"$\log_e$""表示,通常简化为"ln n";以2为底的对数以"$\log_2$""表示,通常简化为"lb n"。也就是说 log、lg、ln、lb 为不同的对数符号,当使用"log"时必须注明底数,而当应用"lg、ln、lb"时则底数不注自明,但因其底数不同决不可混用。

对数的整数部分称为"首数",其小数部分则称为"尾数"。当首数为负数时,可将表示负数的"-"加在该首数的上方,而不能加在首数的前方。

8. 一位数的正确表示

一位数的表示有的采用阿拉伯数字,有的采用中文数字,甚至有同一篇论文中既使用阿拉伯数字又使用中文数字的情况。一位数的表示应区别对待,其具体原则为:①当一位数字后为"量词"或单位符号时宜用阿拉伯数字,如1本书、6名患者、12 h等;②作为序号或编号的一位数字应使用阿拉伯数字,如12号病房、公式3等;③当名词前数字为泛指且其计量意义不强时,则必须使用中文数字,如另起一行、一疗程等;④当一位数字后为形容词时也宜使用中文数字,如"本方法具有六大优点"等。

当一般量词(如只、种、头、条等)前的数字为"二"时,通常使用"两"而不用"二",如两只、两种等。

三、常用数字符号的正确使用

医学论文中除经常使用数字、数值、数量外,尚需使用多种数字符号,其使用必须严格遵守国际或国家有关标准规范。常用的数字符号有:几何符号,数理逻辑符号,集合符号,杂类符号,运算符号,函数符号,指数函数和对数函数符号,三角函数及双曲函数符号,复数符号,矩阵符号,坐标系符号,矢量和张量符号,特殊函数符号。

运算符号中除了经常使用的+、-、×、÷、±等外,表示相乘可用 ab、$a \cdot b$、$a \times b$ 三种形式之一,数字、矢量或符号与其后面的数字相乘时必须用乘号"×"。表示相除可用 a/b、ab^{-1} 等,数字相除多用"/",式中仍用"÷",组合单位多用 ab^{-1} 表示相除。分数指数多用斜式或根式表示。平均值可在符号上加横线,如 $\bar{x}$ 即表示算术平均数。

数字式需转行时,应优先在关系符号(如=、≠、≈、>、<等)处,其次可在运算符号(如+、-、×等)处,关系符号和运算符号置于行末。

四、数理公式的正确表示

医学论文中,数理公式的使用虽不常见,但由于数理公式具有科学、严谨、说服力强等优点,在某些问题的阐述或论证上又确有独到之处,因此在十分必要时仍需要选用某些数理公式。绝大多数数理公式均具有使用符号多、书写排版困难、所占版面较多等特点,所以在必须使用时应遵循以下原则:为节约版面应尽量使用斜式(横排式),少用或不用竖排式(叠排式);应尽量采用同行书写或编排的形式,有关说明或注释能省则省,不能省略时应使用最简练的语言或符号同行写在公式后的括号内;只有那些非常重要的数理公式,即结论性或重要论据性的数理公式或在文中须反复引用者方另行居中书写,必要时可编写式码,为节约篇幅,公式中有关符号的注释或说明也宜同行书写。

书写数理公式时应注意：公式的主体部分应位于同一水平线上，尤其是繁分式，除横平竖直外，有关字符如指数、底数、角标等须书写规范，应特别注意大小写、正斜体、文种等；为节约篇幅可适当改变有关公式的书写形式，如将分式变为斜式、将根式变为分数指数形式等，但必须严格掌握只变形式、不改变其原意的原则。

第4节 量和单位的正确使用

计量单位的统一，即使用我国法定计量单位，是医学论文表达规范化和医学期刊编排标准化的一个极其重要的方面。作者必须熟悉法定计量单位，尤其要熟练掌握法定计量单位的使用规则，确保在论文中正确使用我国法定计量单位。

一、国际单位制与国际单位制单位

1.国际单位制的组成

国际单位制（简称SI）是世界各国所公认普遍采用的一种计量体系。SI由SI单位（基本单位、辅助单位及各类导出单位的总称）、SI词头及由SI词头与SI单位构成的众多倍数或分数单位，共三大部分组成。

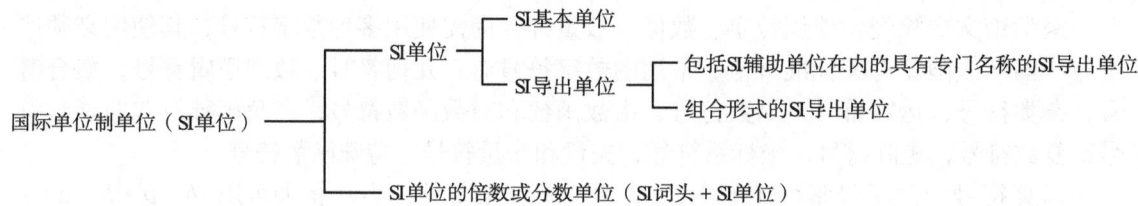

2.国际单位制单位

（1）SI单位：在SI中将那些具有独立定义且不带SI词头的SI基本单位、包括SI辅助单位在内的SI导出单位及其他组合形式的SI导出单位合称为"SI单位"。SI单位具有以下特点：①均具有严格定义，且在量纲上彼此独立；②不带SI词头（质量单位kg为唯一例外）；③与基本单位间的导出系数均为1（摄氏温度单位℃为唯一例外）。

（2）SI单位的倍数或分数单位：尽管大多数SI单位的大小比较适中，但对某些特殊领域而言，有些SI单位仍然显得过大或过小。如体积的SI单位m^3虽可适用于绝大多数领域，但在医学领域中用来表示红细胞体积则显得过大，此时可使用SI词头μ与SI单位m^3组成的SI单位的分数单位$μm^3$；又如压强的SI单位为Pa，其倍数单位有kPa、MPa等。

3.SI基本单位

SI单位由SI基本单位及不带词头的各类SI导出单位组成。

（1）SI基本单位：经历届国际计量大会（CGPM）选择、修正，选定了7个量的单位作为国际单位制的基本单位，并规定了它们的名称、符号和定义（表12-13）。从表12-13可以看出，除质量单位kg外，其余6个都是根据自然现象的永恒规律定义的。

表 12-13　SI 基本单位

量		单位		
名称	符号	名称	符号	定义
长度	l	米	m	米是光在真空中于 1/299 792 458 秒时间间隔内所经路径的长度（1983 年第 17 届 CGPM）
质量	m	千克（公斤）	kg	千克是质量单位，等于国际千克原器的质量（1901 年第 3 届 CGPM）
时间	t	秒	s	秒是铯-133 原子基态的两个超精细能级跃迁相对应的辐射的 9 192 631 770 个周期持续的时间（1967 年第 13 届 CGPM）
电流	I	安［培］	A	安培是电流的单位。在真空中，截面积可忽略的两根相距 1 米的无限长平行圆直导线内通以等量恒定电流时，若导线间相互作用力在每米长度上为 2×10^{-7} 牛顿，则每根导线中的电流为 1 安（1948 年第 9 届 CGPM）
热力学温度	T	开［尔文］	K	热力学温度单位开尔文是水三相点热力学温度的 1/273.16（1967 年第 13 届 CGPM）
物质的量	n	摩［尔］	mol	摩尔是一系统的物质的量。该系统中所包含的基本单元数与 0.012 千克碳-12 的原子数目相等。使用摩尔时，基本单元应予指明，可以是原子、分子、离子、电子及其他粒子，或是这些粒子的特定组合（1971 年第 14 届 CGPM）
发光强度	I_v	坎［德拉］	cd	坎德拉是一光源在给定方向上的发光强度，该光源发出频率为 540×10^{12} 赫兹的单色辐射，且在此方向上的辐射强度为（1/683）瓦/球面度（1979 年第 16 届 CGPM）

注：（1）单位名称栏中，圆括号中的名称是它前面名称的同义词。方括号中的字，在不致引起混淆、误解的情况下，可以省略。去掉方括号及其中的字，即为该单位的简称。无方括号的名称，简称与全称相同。

（2）单位符号，是国际单位制的国际符号，也是我国的法定符号。符号的使用是强制性的。

（3）量的名称和符号，是 ISO 国际标准和我国国家标准规定的。

（2）SI 导出单位：可分为两大类。

1）包括 SI 辅助单位在内的具有专门名称的导出单位。此单位既有专门名称又有专用符号，是除基本单位外应用范围广且重要的一类 SI 单位。除摄氏温度单位℃之外，其与基本单位或导出单位间的导出系数均为 1。平面角的单位弧度和立体角的单位球面度，原属 SI 单位中的一类特殊单位，称为 SI 辅助单位。但自 1980 年以后，已将它们归入 SI 导出单位一类，它们是具有专门名称和符号的、量纲为一的导出单位，仍称为辅助单位。包括 SI 辅助单位在内的具有专门名称的导出单位，是 SI 导出单位的一种，由于 SI 导出单位名称复杂，不易读记，国际计量大会给部分导出单位确定了专门名称，以便于使用。这类单位共 21 个，除流明（lm）、勒克斯（lx）、弧度（rad）和球面度（sr）外，其余 17 个均是以有关学科领域中取得显著成就的科学伟人的姓氏命名的。

2）组合形式的导出单位。用SI基本单位和具有专门名称的SI导出单位和（或）SI辅助单位以代数形式表示的单位称为组合形式的SI导出单位。组合形式的单位是SI单位和我国法定计量单位的重要内容。没有组合形式的单位，SI单位和我国的法定计量单位就难以满足各行业、各领域的广泛需要。但是由于组合形式的单位众多，无论是SI单位还是我国的法定计量单位都不可能一一给出，而只能由使用者根据其组合形式的基本原理和要求，在实践中灵活、具体地应用。

组合形成的法定计量导出单位的构成方式有以下几种：①基本单位与基本单位的结合，如面积的"平方米（m^2）"，速度的"米每秒（m/s）"；②基本单位与包括辅助单位在内具有专门名称的导出单位的结合，如力矩的"牛顿米（N·m）"，角速度的"弧度每秒（rad/s）"等；③基本单位与国家选定的非国际单位制单位的结合，如质量浓度的"千克每升（kg/L）"，线能量的"电子伏特每米（eV/m）"等；④包括SI辅助单位在内具有专门名称的SI导出单位之间的相互结合，如辐射强度的"瓦特每球面度（W/sr）"等；⑤包括SI辅助单位在内具有专门名称的导出单位与国家选定的非国际单位制单位的结合，如电能的"瓦特小时（W·h）"等；⑥国家选定的非国际单位制单位之间的相互结合，如航海速度的"海里每小时（n mile/h）"等。

总之，根据上述方式，在严格遵循自然物理规律和国际有关规定的前提下，通过SI基本单位，包括SI辅助单位在内具有专门名称的导出单位，以及国家选定的非国际单位制单位相互之间的代数运算，就可产生出满足各行业、各领域需要的多种组合形成的单位。

二、中华人民共和国法定计量单位

1. 法定计量单位的组成

我国的法定计量单位，是指我国政府以法令或法律形式，规定允许使用或强制使用的所有计量单位的总称。我国法定计量单位是以国际单位制为基础，根据我国的实际情况，加选16个非国际单位制的单位构成的。

2. 法定计量单位使用规则

（1）单位的名称及使用规则：单位的名称是国际单位制单位和我国的法定计量单位在口头或文字上的称谓。法定计量单位的中文名称，有全称、简称；无简称者，全称和简称相同。如"牛［顿］"，在不引起混淆、误解的情况下，可简称为"牛"，"牛"即为简称，"牛顿"为全称。作为单位的名称，全称和简称的使用规则相同，但单位的简称还可作为该单位的中文符号使用。单位名称的使用规则如下：

1）我国法定计量单位给定的单位名称，可用于口述，也可用于叙述性文字中（不得用于公式、图表中），如千克（公斤）是质量单位。

2）单位名称必须作为一个整体使用，不得拆开。如摄氏温度单位"摄氏度（℃）"，表示"20 ℃"时，在文字或语言表述时不能写为或读为"摄氏20度"，而应写为或读为"20摄氏度"；"30 mg/L"不能写为或读为"每升30毫克"，而应为"30毫克每升"。

3）指数是-1或分子为1的单位名称，应以"每"字开头。如焦度的单位符号为"m^{-1}"，其名称为"每米"，而不是"负一次方米"或"米分之一"。

4）用长度的2次或3次幂分别表示面积或体积时，相应的指数名称分别为"平方"或"立方"，表述时应置于长度单位之前。如体积单位"m^3"的名称是"立方米"。但如表示的不是面积或体积，则不必如此。指数形式的单位名称，由相应的数字加"次方"构成，如截面系数单位"m^3"的名称是"三次方米"，[运动]黏度单位"cm^2/s"名称为"二次方厘米每秒"，而不是"平方厘米每秒"。

5）组合单位的中文名称与其符号表示的顺序一致，乘号无对应的名称，除号的名称为"每"，但"每"字只能用一次。如电阻率单位符号"Ωm"，其名称为"欧姆米"；表示电泳速度的单位符号"$\mu m/(s\cdot V\cdot m)$"，其单位名称为"微米每秒伏米"，而不是"微米每秒每伏每米"。

6）书写单位名称时，不加任何表示乘和（或）除和（或）其他符号，如[运动]黏度的单位"$Pa\cdot s$"称为"帕斯卡秒"或简称为"帕秒"，不能写成"帕·秒""帕-秒"或"（帕）·（秒）"等。

（2）单位符号及其应用：按照国际通用原则，单位符号采用了外文惯例形式（即国际符号），国家标准只推荐使用法定符号。单位名称的简称可作为该单位的中文符号，只在小学、初中教科书和普通书刊中在有必要时使用，科技论文中不允许使用。因此，对单位中文符号的使用规则不作过多的叙述。单位符号使用时应注意以下问题：

1）单位符号可用于公式、数据表、曲线图、刻度盘和产品铭牌等需要明了之处，也用于叙述性文字中。

2）单位符号的字母均为正体，不附省略号，也无复数形式。不得对符号进行修饰，即符号上不得加任何其他标记或符号，如"用药量10 mg/kg体重"，应为"用药量10 mg/kg"或"用药量每kg体重10 mg"。

3）单位符号一般为小写体，若单位名称来自人名，首字母大写。如时间单位"秒"的符号是"s"，而电流单位"安培"的符号是"A"，压强的单位"帕[斯卡]"的符号是"Pa"。但单位"升"的符号用小写"l"时，易与数字"1"混淆，故大小写均可用。无词头时，用大写，如1 L、10 mol/L；有词头时，用小写，如5 ml、10 μl等，以免混淆。

4）由两个或两个以上单位相乘构成的组合单位，其符号有下列两种形式：如[运动]黏度单位"帕秒"的符号为"$Pa\cdot s$"或"Pas"；若组合单位符号中某单位的符号同时又是某词头的符号，并有可能发生混淆时，则应将它置于右侧，如力矩单位"牛顿米"的符号应写成"Nm"或"$N\cdot m$"，不宜写成"mN"，以免误认为"毫牛顿"。

5）由两个或两个以上单位相除所构成的组合单位，其符号可用下列三种形式之一：如浓度的单位"摩[尔]每立方米"可表示为"mol/m^3"、$\dfrac{mol}{m^3}$、"$mol\cdot m^{-3}$"，前两者常用。

6）必要时，非物理量的单位可以用汉字与单位的符号构成组合形式的单位，如元/d。

7）单位符号应写在全部数值之后，并与数值间留适当的空隙，一般空1/4～1/2个汉字的位置。在表示摄氏温度时，摄氏度符号℃的前面也应留空隙，如23 ℃。唯一例外为平面角的单位度、分和秒，数值和单位符号之间不留空隙，如121°45′34″。

8）单位符号必须作为一个整体使用，不得分开。如20 ℃，不能写为20° C；"15 Pa"不能写为"15 P a"；单位和词头也不能拆开，如"10 ml"不能写为"10 m l"。

9）在用斜线表示相除时，单位符号的分子和分母都与斜线处于同一水平。当分母中包含两个以上单位符号时，整体分母一般应加圆括号，表示相除的斜线不应多于1条。也可以使用负指数，如表示药物用量时，可用"mg/（kg·d）"或"mg·kg^{-1}·d^{-1}"，而不能写成"mg/kg/d"。

（3）词头的使用规则：为了合理有效地使用SI单位的倍数单位，国际单位制及我国法定计量单位对SI单位的倍数单位及SI词头的应用作出了明确的原则规定。

1）根据使用方便的原则选取。通过适当的选择，可使数值处于适用范围内。一般应使量的数值处于0.1～1000。如$1.2×10^4$ N可写为12 kN；0.003 94 m可写为3.94 mm；1401 Pa可写为1.401 kPa；$3.1×10^{-8}$ s可写成31 ns。但在某些情况下，习惯使用的单位可不受上述限制。如大部分机械制图使用的单位为毫米，导线截面积用平方毫米，领土面积用平方千米。

2）在同一量的数值表中，或叙述同一量的论文中，为了对照方便，使用相同单位时，不必使量的数值均处于0.1～1000。

3）词头h（百）、da（十）、d（分）、c（厘）一般用于长度、面积和体积单位，不用于其他计量单位。如100 g，不可写为1 hg。

4）通过相乘构成的组合单位的词头，一般加在第一个单位之前。如力矩的单位kN·m，不能写成N·km。

5）通过相除构成的组合单位，或通过乘除构成的组合单位，其词头一般应加在分子的第一个单位之前，分母中一般不用词头。但质量单位kg在分母中时例外，如质量摩尔浓度的单位为mol/kg。

6）当组合单位分母是长度、面积或体积单位时，分母中可以选用某些词头构成倍数单位。如体积质量单位可选用g/cm^3。

7）一般不在分子、分母中同时采用词头，但kg作为分母时例外。如质量浓度宜用mg/L，不宜用μg/ml。

8）SI词头符号一律用正体字母，大于等于10^6时用大写字母，小于等于10^3时用小写字母。有些字母的大小写均为词头，但其表示的数值相差很大，如p为10^{-12}，P为10^{15}，y为10^{-24}，Y为10^{24}，使用时应特别注意。

9）词头不能单独应用，也不得重叠使用。如不能以μ代替μm，nm不能写为mμm。质量单位kg实际上已包含了字头k，所以质量的十进倍数单位由词头加在"g"前构成。如mg，不得用μkg。

10）词头与所紧接的单位（指SI基本单位和具有专门名称的SI导出单位），应作为一个整体看待，它们一起组成一个新单位并且有相同的幂次，而且还可以根据习惯和其他单位构成组合单位，词头与单位之间不留空隙，不加任何符号。如1 cm^3=（10^{-2} m）^{3}=10^{-6} m^3；1 μs^{-1}=（10^{-6} s）$^{-1}$=10^6 s^{-1}。

11）摄氏温度单位℃或非十进制单位，如时间单位d、h、min，平面角单位（°）、（′）、（″）等，不得用SI词头构成倍数单位。但时间单位s可以，如ms、μs等。

三、计量单位和单位换算

1. 计量单位

为量度或比较同一或同类物理量的大小,就必须规定或协议一个可供比较的标准,这个标准即被称为"计量单位",简称"单位"。计量单位可分为两大类:有制单位和制外单位。有制单位即隶属于某一单位制的单位,由该单位制的基本单位按照一定的物理关系导出,也即某一单位制中基本单位、各类导出单位及上述单位的倍数或分数单位的总称。制外单位又称无制单位,以及非隶属于某一单位制或某一单位制导出或定义的所有计量单位的总称。医学中曾使用过的热量单位"卡(cal)"、压强单位"mmHg"和"cmH_2O"等均属制外单位。

2. 单位换算

(1)临床检验值的新旧单位换算:根据世界卫生组织的建议(参见本书附录3)。

1)凡是已知相对分子质量的物质,在人体内的含量,都应当用物质的量浓度代替旧制中的质量浓度。如血液中的电解质及无机物,无论旧制是"mg/dl"还是"Eq/L",新单位一律为"mol/L"。

2)人体体液中有少数物质的相对分子质量还未精确测得,可以暂用质量浓度表示。如血中的血红蛋白浓度,原为"g/dl",应改为"g/L"。

3)统一用升(L)作为单位的分母,以避免使用μl、ml、dl及mm^3作分母时的混乱,更不宜用不是计量单位的"%"来代表"dl"。

4)统一用小数报告检验结果的构成比。如白细胞分类中的各类白细胞,均改"%"为小数表示。

(2)表示试剂或注射液组成的量和单位:在医学论文中,经常笼统地使用"浓度"一词,把质量浓度称为浓度,把质量分数说成是质量百分比浓度,把体积分数说成是体积百分比浓度,还有ppm浓度、ppb浓度等。只要是与表示溶液组成有关的量,均称为浓度,这是错误的。与溶液组成有关的量的正确表示方法如下:①B的浓度即B物质的量浓度,$c_B = n_B/V$;②B的质量浓度,$\rho_B = m_B/V$;③B的质量分数,$w_B = m_B/m$;④B的体积分数,$\varphi_B = V_B/V$。

未指明量时,不能笼统地使用百分号(%)。如"70%的乙醇"是不确切的。如为质量分数,应叙述为"乙醇的质量分数为70%(0.70)"或"$w(C_2H_5OH) = 70\%(0.70)$";如为体积分数,应叙述为"乙醇的体积分数为70%(0.70)"或"$\varphi(C_2H_5OH) = 70\%(0.70)$";如为质量浓度,应叙述为"乙醇的质量浓度为700 g/L"。

ppm为"10^{-6}",即百万分之一,并不是计量单位,更不是量;国家标准中仅收入%(10^{-2})这一个因数,而‰(10^{-3})、ppm、pphm、ppb均未收入,今后也不应再使用。另外,国家标准规定,当组合单位的分母是长度、面积、体积时,分母中可选用某些词头构成倍数单位,如某一试剂质量浓度的单位可用g/cm^3。但分子和分母不能同时用词头,如某试剂的质量浓度的单位不能写为ng/μl,而应为10^{-9} g/μl或mg/L。

四、常用量和量值的正确表示

医学论文中使用的有关数据除少部分为单纯数字外，绝大部分为既有数字（量值）又有单位的物理量，如最常使用的年龄、身高、体质量、药物剂量等。任何一个量（如量 A）均可用该量使用的单位（用 $[A]$ 表示）与使用该单位时所具有的数据值（用 $\{A\}$ 表示）的乘积形式表示，即 $A = \{A\} \cdot [A]$。

1. 叙述性文字中量和量值的正确表示

当正文中涉及某一量时，通常写出其量名称并在其后的括号内注明量符号即可，对较为常用而公知的量仅写出其量符号即可；但对那些较少使用或易引起混淆的量，应规范写出其量名称、量符号（参见本章表12-13 SI基本单位）。量名称、量符号与该量所使用的单位无关，一个量可用多个单位表示，故在不涉及量值时不必注明所用单位，但当涉及量值时则必须规范注明所用单位及使用该单位时所具有的数值，且宜采用数值方程的形式表示。

2. 图表中量和量值的正确表示

有些医学论文的图表中量、量值的表示仍采用诸如"量（单位）""量，单位"及"量名称（单位符号）"等非规范形式。按照国家有关标准，图表中量和量值的表示方法有以下两种：

（1）量符号在前，单位符号在后，其间加一斜线（/）。如"c/（$mol \cdot L^{-1}$）"即表示以 mol/L（$mol \cdot L^{-1}$）为法定单位的浓度等。

（2）用大括号"{}"将量符号括起，以所用单位的单位符号为下角标。如以 nm 为法定单位的波长（λ）即可表示为"$\{\lambda\}_{nm}$"等。

上述两种方法中前者较为常用，且便于书写与排版，此种表示方法也最切合上述 $A = \{A\} \cdot [A]$ 的含义。

将上述两种方式之一表示的量值（量/单位）符号置于图的相应坐标轴或表的相应栏目中，则在相应坐标或栏内标出相应数字即可。当表内各栏单位相同或大部分相同时，可将所用单位的单位符号标在表的右上方或表题后的括号内即可。应注意的是，量的表示均须用量符号而不用量名称，单位用单位符号而不用单位名称；且量符号必须用斜体，单位符号必须用正体，并注意其文种、大小写等。

3. 范围量值的正确表示

范围量值的表示有以下几种情况需特别注意：

（1）同一量的变动范围采用同一单位，仅单位符号写在变动量值之后即可，不必一一列出。如 13～15 mol/L 不能写成 13 mol/L～15 mol/L。但当所用单位不完全相同时，应将单位符号分别标出，或将单位换算统一后标出。如 42°～48°30′也可表示为 42.0°～48.3°。

（2）当变动范围以算术平均值±标准差表示时，单位符号应标在标准差之后，算术平均值和标准差放在括号之内。如（150.6±3.5）mol/L，不能表示为 150.6±3.5 mol/L。

（3）当表示绝对值相等、偏差范围相同的范围量值时，范围号应该写出，不能省略。如 -18°15′～18°15′，不能写成 ±18°±15′或 ±18°15′。

（4）医学论文中较常使用的各类生理常量实际上也是范围量值。当呈正态分布时，多用算术平均值±标准差表示；当呈非正态分布时，可采用中位数、四分位数、百分位数或几何均数等形式表示。无论采用何种表示形式，均宜将实测范围同时列出。

4. 量值数字的正确表示

量值数字的表示有以下几种情况：

（1）量值中的数字必须使用阿拉伯数字中的整数或小数表示，不可用分数表示；数字与单位符号之间应空半个字符（1/4格），不能连写，但当单位符号为"°"" ' "或" " "等特殊符号时，可不留空隙。

（2）量值中的数字最好为0.1～1 000间的整数或小数，当数字过大或过小时，可换用适当词头符号或采用"×10ⁿ"的形式等值变换，但应遵守有效数字规则。如0.002 50 mol/L，可表示为2.50 mmol/L或2.50×10^{-3} mol/L，但不能写成2.5 mmol/L。

（3）当一系列数值均具有同一单位时，可将系列数值按顺序列出，仅将单位符号写在最末一个数值后即可。例如，细胞分别培养24 h、48 h、72 h，可写成24、48、72 h。

（4）用两长度之积表示面积、三个长度之积表示体积时，各个数值后均须写出单位符号。如5 mm×6 mm、5 mm×6 mm×7 mm，不能写成5×6 mm、5×6×7 mm或5×6 mm²、5×6×7 mm³，但可写成（5×6）mm、（5×6×7）mm。

5. 几个常用量值的正确表示

（1）时间：应按时、分、秒的顺序全部用两位阿拉伯数字表示。如上午8时30分30秒和下午4时29分30秒，应分别表示为"08：30：30"和"16：29：30"，不能写成"8h30min30s"和"下午4h29min30s"。采用12 h计时者，可在数字后面加上"AM或am"表示上午，"PM或pm"表示下午。如"16：29：30"也可表示为"04：29：30pm"，但不能写成"16：29：30pm"。当表示上午时AM或am常常省略。

需要注意的是，时、分、秒的分隔符为冒号（：）而不是比号（∶），当时、分、秒是个位数时需要在十位上加"0"。有些时间指标，如生物电、超声波检测等的指标，应以毫秒（ms）等为法定单位表示。而由时间单位min构成的组合单位如L/min等，没有必要将其一律换成法定计量单位s。

（2）日期：采用"公元纪年"按年、月、日的顺序全部用阿拉伯数字表示。其中，年用4位数字，月和日用2位数字。如2008年8月8日可分别表示为：①2008-08-08（用连字符分隔）；②2008 08 08（留出一个字符间隙）；③20080808（连写）。医学论文写作中多采用第一种方式，且年、月、日的数字间用连字符（占一个数字，即半格），而不能用连接号（占一格）。具体使用中可将日期与时间联合使用，如1996年6月9日下午2时45分可表示为"1996-06-09-14：45：00"。

（3）年龄：采用一般时间单位"日""周""月""岁"等表示，当为新生儿时，可用"时"。

（4）药物含量：①片、丸、胶囊等制剂多采用单位包装所含主药的质量（如g、mg等）表示。②瓶装注射剂可将主药质量写在前，注射液容积写在后，其间加"/"或"∶"均可，如1 mg/2 ml或1 mg∶2 ml。③瓶装输液用药物应采用准确的药物（质量）浓度表示。当主药为混合物或其相对分子质量尚未准确测得时，采用质量浓度，以g/L或mg/L为单位表示；当主药的相对分子质量已知时，采用物质的量浓度，以mol/L或mmol/L为单位表示。

（5）药物剂量：①口服药，当为固体药物时以每次服用药物的主药质量以g/d、g/次等表示;当为液体药物时则以每次服用药液容积以ml/d、ml/次等表示。②注射或输液用药物,应准确写出药物的标示量或浓度及注射或输入的药物容积,如1 mg/2 ml等。

五、量和单位使用的常见错误

1. 量名称和符号使用的常见错误

(1)量名称不规范:国家标准《力学的量和单位》(GB/T 3102.3—1993)对基础科学各学科领域常用的614个量给出了规范化的名称。由于受传统习惯的影响,医药卫生各领域现在仍在广泛地使用以下不规范的量的名称。

1)重量:GB 3102.3—1986(已废止)规定,质量和重量(量符号均为m)的单位均为kg,重力(量符号为W、P或G)的单位为N。新标准(GB/T 3102.3—1993)中将量"重力"改为"重量",量符号为W、P或G,单位符号为"N",并将重量定义为"物体在特定参考系中的重量为使该物体在此参考系中获得其加速度等于当地自由落体加速度时的力"。在备注项中说"重量"一词按照习惯仍可用于表示质量,但是不赞成这种习惯。因此,在涉及"重量"和"质量"时,若单位符号为"kg",则法定量名称应为"质量";若单位符号为"N",则法定量名称为"重量"。如"体重""干重"等量名称应改为"(身)体质量""干质量"等。

2)原子量和分子量:新标准中规定,相对原子质量(A_r)和相对分子质量(M_r),以前分别称为原子量和分子量。在使用中,应有计划地逐步采用本标准的名称,不应将它们与摩尔质量混淆。A_r为元素的平均原子质量与核素^{12}C原子质量1/12之比;M_r为物质的分子或特定单元的平均质量与核素^{12}C原子质量1/12之比。它们都是量纲为一的量。因此,说某物质的分子量为××Da是错误的,应为某物质的相对分子质量为××。

3)百分比浓度:是一个不确切的量的名称,B的浓度指的是B的物质的量浓度,其定义为B的物质的量除以混合物的体积。因此,说"浓度为70%的乙醇"或"70%的乙醇"是错误的和不确切的,一定要指明为何种量。如为体积分数,规范的表达应为"乙醇的体积分数为70%(0.70)"或"φ(C_2H_5OH)= 70%(0.70)";如为质量浓度应规范表达为"乙醇的质量浓度为700 g/L"或"ρ(C_2H_5OH)= 700 g/L"。临床上消毒效果最好的乙醇溶液,有的说为"70%的乙醇",有的说为"75%的乙醇",实际上二者是同一溶液的不同量表示,前者为质量分数,后者为体积分数。临床及实验室常用"5%的葡萄糖溶液""50%的甘露醇溶液"等均为不规范的表达,应改为"质量浓度为50 g/L的葡萄糖溶液""质量浓度为500 g/L的甘露醇溶液"。

4)摩尔数(克原子数、克分子数、克离子数、克当量数):是在量的单位名称"摩尔"后加"数"组成的量的名称,类似情况还有"摩尔浓度""米数""瓦数"等,均为不规范的量的名称。其规范的量名称"摩尔数"为"物质的量","摩尔浓度"为"B的浓度"或"B物质的量浓度","瓦数"为"功率","米数"为"长度"。

5)比重:是一个含义模糊的旧名称,当其单位为kg/m³时,应称为密度;当其单位为1,即表示在相同条件下,某一物质的密度与另一参考物质的密度之比,应称为相对密度。临床上常说的"尿比重",应为"尿的相对密度"。

（2）量符号不规范：新标准中，对每个量均给出了一个或一个以上的量符号。量符号通常是单个拉丁字母或希腊字母，有时需带有下标或说明性的标记。无论正文的字体如何，量的符号必须用斜体，符号后不加圆点（pH当作量的符号使用，须用正体）。医学论文中涉及这些量时，应优先使用标准中规定的量符号，其大小写、正斜体、上下角标都须与规定一致。然而在医学论文及书刊中，使用量符号不规范的地方很多，常见错误如下：

1）把量符号写成正体；把量符号的大小写字母混淆，如把速度 v 写成体积 V；把下角标写成与主符号齐线，如把相对原子质量 A_r 写成Ar。

2）出现最多的是以英文缩写代替量符号，如P、R、BP分别代表脉搏频率、呼吸频率、血压，以BSA代替体表面积，等等。如果把这些缩写作为量的中文名称的同义词，仅用于叙述性文字中，也尚可（但不规范，应尽可能用其量的国际符号），但把它们作为量符号，用来表达量值，或用于公式、图表中，就完全不规范了。因为首先是未按国际规定的符号使用，其次是违反了关于量符号的规定，即量符号通常是单个拉丁字母或希腊字母，有时带有下标或其他说明性标记。确定这类量符号时，首先看其属于何种量，然后确定量符号，再根据实际需要加注说明性的下角标。

3）把元素符号作为量符号使用，如 $O_2:CO_2=95:5$，其含义是不清楚的。如为质量比，应为 $m(O_2):m(CO_2)=95:5$；如为体积比则为 $V(O_2):V(CO_2)=95:5$；如为物质的量比，应为 $n(O_2):n(CO_2)=95:5$ 等。在元素符号或分子式后加%，将其当作量符号使用，如 $O_2\%=95\%$，其含义也是不清楚的，是错误的。

（3）图表标目中数值的表示法错误：新标准规定，为了区别量本身和用特定单位表示的量的数值，尤其是在图表中用特定单位表示的量的数值，可用下列两种形式之一表示。①用量与单位的比值，如 $\lambda/\text{nm}=589.6$；②把量的符号加上大括号，并用单位的符号作为下标，如 $\{\lambda\}_{\text{nm}}=589.6$。两种方法中以第一种较好。但目前大多数稿件未按此规定执行，仍采用"标目（单位）"或"标目，单位"的形式。如"硫酸浓度（mol/L）"或"硫酸浓度，mol/L"，正确的表示法应为" $c(H_2SO_4)/(\text{mol}\cdot L^{-1})$ "。在表格中，如果所有标目的单位均相同（包括词头在内的整个单位都一样），则可把共同单位提出来标示在表格顶线上方的最右端缩进一个汉字的位置，共同单位的标目在表中仅写出量符号。

2. 量单位和符号使用的常见错误

（1）使用非法定单位

1） A_r 和 M_r 量纲均为一，任何量纲一的量其SI一贯单位都是一，符号为1，在表示量值时一般不明确写出。但现在仍在使用Dalton、Da、D作为其单位，均是错误的。

2）浓度的单位仍在使用N、M、Eq/L、mg%、mg/dl、ppm、pphm、ppb等已被弃用的非法定单位。

3）血压、中心静脉压、颅内压等量仍在使用mmHg或 mmH_2O 等，应换算为kPa。

4）热量的单位仍在使用cal、kcal，应换算为J。

5）把英文缩写当作单位应用，如cpm（count per minute，每分计数）、dpm（disintegration per minute，每分衰变数）、bpm（beat per minute，每分搏动次数）、rpm（round per minute，每分转速）等。cpm和dpm作为放射活度的单位已被普遍承认和使用，cpm是仪器测定后给出的直接读数，而dpm为校正值，建议用 min^{-1} 取代cpm和dpm，bpm也以 min^{-1} 表示为

宜，rpm的法定单位为r/min。

（2）法定计量单位的非标准化使用

1）使用中文符号：国家标准规定，中文符号只在小学、初中教科书和普通书刊中有必要时使用，医学论文中必须使用法定符号。

2）单位符号的大小写错误：新标准规定，单位符号一律用正体字母，除来源于人名的单位首字母要大写（如Pa、N、W、V等）外，其余均为小写字母（升的符号L既可大写，也可小写）。在医学论文中经常将"m"写作"M"，将"s"写为"S"，将"V"写成"v"，这些是不正确的。

3）不使用法定的单位符号：如将"年"的符号"a（来自法文année）"写成"y"或"yr"，"秒"的符号"s"写成"sec"，"小时"的符号"h"写成"hr"等。

4）在单位符号后加s或圆点：常见为yrs、hrs等。新标准规定，复数时单位符号不变，除正常词法句子结尾的标点外，单位符号后不加圆点。

5）组合单位一行内斜线（/）超过两条：常见药物剂量单位用mg/kg/d，正确的写法为mg/（kg·d）或mg·kg^{-1}·d^{-1}，不能写成mg/kg·d。

6）对单位符号附加说明：常见mg/kg体重、mg/g·pro、mg（AL）/L、dB（A）、%（m/m）、%（w/w）、%（V/V）等错误写法。正确的写法为mg/kg、mg/g、ρ（AL）=××mg/L、dB、m（B）=××%、w（B）=××%、φ（B）=××%。

7）错用单位符号：把平面角的单位用作时间单位。"′""″"是平面角的单位符号，它们与时间的分和秒完全不同。经常有人将其作为时间单位应用，如"手术时间15′30″""新闻30′"等，都是错误的，应改为"手术时间15 min 30 s""新闻30 min"。错把平面角单位（°）用来表示程度、含量等，如"Ⅱ°传导阻滞""65°乙醇"等，应改为"二度传导阻滞""乙醇的体积分数为65%"。

8）时间单位与时刻表示混淆：h、min、s等是时间的单位符号。把"实验从13时20分30秒开始"写成"实验从13 h 20 min 30 s开始"是错误的，其国际通用符号的正确表示应为"实验从13：20：30开始"，其中的分隔号为冒号。反过来，把表示时刻的方式用来计量时间也是不正确的，如"手术所用时间为05：10：00"应改为"手术所用时间为5 h 10 min"。

9）数值和单位符号间未留适当空隙：新标准规定，单位符号应写在全部数值之后，并与数值间留适当的空隙。这个"适当的空隙"以0.5～1个阿拉伯数字为宜。作者在打印和校对稿件时应注意此问题。如0.5ml应写为0.5 ml。

（3）词头的使用错误

1）单独应用词头作为单位符号：词头是西方语言文字中的一种构词成分，又称前缀。词头既不是词，也不是数，不能单独使用，只能与单位符号联合构成倍数单位。如用"μ"表示"μm"等。又如临床上常用"血红细胞值为3.3 T/L"和"血白细胞值为12.0 G/L"，其中的T（10^{12}）和G（10^9）也属于词头单独使用，因为这两个单位的分子为1。正确的表示应为3.3×10^{12}/L和12.0×10^9/L。

2）不善于用词头：标准规定，倍数单位的选取，一般应使量值处于0.1～1000。大于或小于此值均应使用词头。有些作者不善于用词头，使数值过大或过小，特别是在图表中。

3）重叠使用词头：标准规定，词头不应重叠使用。如"mμm"就是重叠使用了词头，应改为"nm"。在文字叙述中，常见的"毫微秒级""微微米级"等说法，也是重叠使用了词头，应分别改用"纳秒级（或ns级）""皮米级（或pm级）"。"kg"是基本单位，可以在分母中出现（国标规定分母中不应用词头），但实际上已经包含词头"千"，所以质量的倍数单位应由词头加在"克"前构成。例如，"μg"不能写为"nkg"等。

组合单位的倍数单位，一般只用一个词头，并尽量用于组合单位中的第一个单位之前，通过相乘构成的组合单位的词头，通常加在第一个单位之前，通过相除构成的组合单位，或通过乘和除构成的组合单位，其词头一般应加在分子的第一个单位之前，分母中一般不用词头，当组合单位分母是长度、面积或体积单位时，分母中可以选用某些词头构成倍数关系，但分子分母不应同时用词头。例如，mg/ml是错误的，应改为10^{-3} g/ml（或g/L）。

4）未将词头与单位符号看作一个整体：词头与单位符号应作为一个整体看待，它们共同组成一个新单位，并且具有相同的幂次。如1 cm^3 =（10^{-2} m）^{3} = 10^{-6} m^3。常见的错误为词头与单位不具有相同的幂次，如误将5 000 000 m^2 = 5 Mm^2，7000 m^3 = 7 km^3，实则5 000 000 m^2 = 5 km^2，而7000 m^3则不必加词头。

5）词头字母的大小写错误：表示因数大于等于10^6的词头符号为大写，其余为小写，经常有作者将P（10^{15}）与p（10^{-12}）混淆，二者相差10^{27}。

6）对不允许采用词头的单位加了词头：国家标准指出，摄氏温度单位摄氏度，角度单位度、分、秒，时间单位日、时、分等不得用SI词头构成倍数单位。例如，将300 d写为3 hd、5000 h写作5 kh等，这些都是错误的。

（姜春霞）

参 考 文 献

敖慧斌，2007. 医学期刊统计表格常见问题分析. 编辑学报，19 (1): 33-34.
陈莲一，宋咏堂，2012. 医学论文中表格常见的问题与对策. 江汉大学学报 (自然科学版)，40 (4): 140-142.
杜育任，2020. 医学论文中矢量图的编辑处理对策. 天津科技，47 (8): 103-105.
樊瑞华，2002. 医学论文中常见的量与单位错误浅析. 临床医药实践，11 (9): 714-716.
郝拉娣，于化东，2005. 统计学结果的修约. 编辑学报，17 (4): 255.
金永勤，2008. 医学论文中三线表的规范化问题. 肝胆胰外科杂志，20 (5): 373-374.
冷怀明，刘洪娥，汪勤俭，2005. 医学期刊论文中表注的不规范表达及其修改. 编辑学报，17 (1): 25-26.
李晖，2002. 第九讲 医学论文中如何正确使用统计图. 中华预防医学杂志，36 (3): 208-211.
李家烈，侯万儒，2006. 科技书刊数字用法的规范化问题. 编辑学报，18 (4): 257-259.
李晓萍，王丽，姜瑾秋，等，2005. 医学论文中量和单位的正确应用及常见错示例. 深圳中西医结合杂志，15 (4): 255-257.
刘祥娥，2004. 坐标图中常见错误分析. 编辑学报，16 (4): 268.
刘振民，刘笑达，2007. 三线表栏目的规范化表示. 编辑学报，19 (5): 336-337.
陆丽明，陈雯，凌莉，2014. 常见医学论文统计学问题及释疑 (四)：统计图或表的常见问题. 器官移植，5 (5): 321-323.
栾嘉，徐迪雄，华兴，等，2016. 关于医学论文中影像学图片编校问题及其规范的建议. 编辑学报，28 (4): 341-343.
马伟平，2024，医学类科技论文中三线表设计常见问题的分析. 学报编辑论丛，(1): 382-386.
倪天辉，赵冬梅，蒋传岱，2008. 医学论文中直方图与茎叶图辨析. 中国实用医药，3 (3): 147-149.
阮爱萍，马艳霞，王沁萍，等，2018. 医学论文中条图常见错误分析. 山西医科大学学报，49 (12): 1547-1550.
孙岩，邓晓群，沈志超，2005. 医学论文编辑中怎样明确表格的自明性. 学报编辑论丛，(1): 107-109.

王丹娜, 陈晶, 李颖, 2006. 规范化使用医学论文中的表格和插图. 中国地方病学杂志, 25 (6): 736-737.
王国建, 黄栩兵, 2003. 第二讲 医学论文的主要表达方式. 人民军医, 46 (5): 301-303.
王秀丽, 2006. 科技论文三线表中的常见问题分析. 编辑学报, 18 (4): 267-268.
王渝生, 周厚永, 张桂祯, 等, 2004. 医学论文常见量和单位使用不规范情况分析. 西南军医, 6 (4): 87-88.
许卓文, 杜媛鲲, 2013. 医学论文中插图的正确表达和编辑加工. 临床荟萃, 28 (9): 1079-1080.
姚清林, 2005. 科技术语、符号和单位变更的处理对策. 编辑学报, 17 (1): 18-20.
张娟, 詹凤羽, 杨珉, 2015. 医学文献中统计图使用比例及其应用错误的抽样调查. 现代预防医学, 42 (19): 3485-3488.

第13章 医学论文的评价与常见错误分析

第1节 医学论文的基本要求

不以规矩,不能成方圆;不以六律,不能正五音。任何一门科学、一项工作,都有其自身的准则和规律可循。论文写作也不例外,即使读了几本医学写作的指导书也不一定能写好医学论文。这是因为写作中不仅需要引用各种文献的知识,还涉及如何认识理论与实践的关系,如何正确处理个人知识的深度与广度,以及练习医学写作的方法步骤等。因此,要想写出一篇高水平的论文,除了具备扎实的专业基本功和文学基础并有广博的知识外,还需了解医学论文的总体要求和写作要求。

一、医学论文的总体要求

1. 创新性

创新是一种科学发现,它将对人类的认识在哲学的高度上产生深远的影响。医学论文是医学科学研究和技术创新成果的科学记录,用来交流医学新成就,发表新理论,报道新发现,提出新方案、新方法,介绍新材料、新工艺等。

那么,科技人员撰写的论文,创新性应该体现在哪些方面呢?国际著名期刊 Science 的要求是:创新是科研成果新颖、引人注意(出人意料或令人吃惊),而且该项研究在该领域之外具有广泛的意义,无论是报道一项突出的发现,还是某一重要问题的实质性发展的第一手报告,均应使其他领域的科学家感兴趣。Nature 对创新的要求是:对自然或理论提出新见解,而不是对已有研究结论的再次论证,内容激动人心并富有启发性,具有广泛的科学兴趣。具体来说,就是在已沉寂的研究领域提出创新思想;在十分活跃的研究领域取得重大进展;或者是将原先彼此分离的研究领域融合在一起。这样的要求对于上述两种期刊似乎还说得过去,但对大多数科技期刊来说,只能作为办刊人员的奋斗目标和期刊的最高标准。

目前,国内一些期刊的要求并不像 Science 和 Nature 那样高的标准,但也要求在基础研究和应用研究方面具有创造性、高水平和有重要意义的成果,能反映研究者独到的见解,课题不一定很大,但研究一定要很深入。如果某项科技成果国外已有,而在我国属于首次,这类具有国内先进水平的科技成果也是创新;而消化国外已有的先进技术,以及利用已有的原理、应用于生产实践的技术革新,只要有独到之处,亦是创新。有了这种创新性,科学才能不断发展,技术才能日益进步。

2. 科学性

科学性是医学论文的一个非常重要的特点,论文的科学性特点正是与科学研究的特点相联系的。其中包括三方面的含义,即内容科学、表达科学、态度科学。

（1）内容科学：要求真实、先进、可行。具体来说，真实即要求医学论文内容必须是客观存在的事实或被实践检验的理论，论述与探讨的问题必须符合客观事物发展规律；先进即要求论文成果具有当代科研先进水平，属于新发现、新技术、新理论；可行即要求论文成果不脱离实际，具有理论意义和应用价值。

（2）表达科学：要求论点客观正确、论据真实充分、论证严谨周密。论文必须从客观实际出发，尊重事实，在一定材料的基础上提出符合实际的论点，不得主观臆造；选取真实、可靠、充分、典型的材料是论文立论的依据，也是科学性的主要体现，必须周密观察、详细调查、精心实验；有充分论据资料来支持论点；将论据组织起来说明论点的论证过程需要思维缜密、推理严谨、合乎逻辑，充分显示论文的科学性。

（3）态度科学：撰写论文不仅应在内容或表达上具有科学性，还应具备严谨的科学态度，这才是最根本的。一切从实际出发，讲事实证据而不主观臆断，并且考虑问题全面周到，逻辑性强。

3.可读性

一篇医学论文的可读性是由如下几个因素决定的。

（1）内容真实、可信：研究工作是否取得了实质性进展，所得结论是否可靠，结果是否深刻和有启发性。医学文献主要有两类不同形式：一是理论阐述，二是实践记录。理论有正确的，也有错误的；实践记录有真实、客观的，也有片面、虚构的，有时也可能是凭记忆记录的。引用他人的文献时也要充分进行推敲，仔细甄别，尽量选择正确、真实的材料，摒弃错误、虚假的材料。如果是阶段性成果，要考虑它对后续的研究有什么样的指导意义，是否是重要发现的前奏。如果研究工作没有获得阶段性或最终的结果，就不应动手写论文。仅凭平淡的研究结果很难写出好文章。

（2）构思缜密、论证严谨：作者要对论文进行完整的构思，体现严密的科学思维。一项研究课题经过长期努力工作而得到结果时，就应当像艺术家构思一幅作品一样，精雕细刻，一丝不苟。不仅要有新颖而又充实的科学内涵，而且要合乎逻辑。对论文的论述方式、内容的取材、学术思想的解释、研究背景的介绍等需要反复推敲、斟酌；对所引用的文献，一方面要与己文己意互相连贯、前后呼应，同时所引用的语句本身也要前后关联，符合客观事物发展的规律，以期做到论文的结论严谨、内容充实、论述完整、逻辑性强。如果做不到这一点，那么论文就难以引起读者的阅读兴趣。

（3）语言规范、生动：要做到论述深入浅出，表达清楚、简练，专业术语准确、前后一致，语言要规范生动，文字与插图配合恰当。

（4）标题新颖、醒目：学术期刊论文有共同的体例格式要求，其中标题、摘要和关键词是引起读者兴趣的关键。标题应清晰地描述文章的内容，能反映与其他文献的区别，要新颖显目，富有吸引力。

（5）摘要简明、具体：摘要首先是对论文主题及其所属的领域和研究对象进行简短的叙述，更重要、更严格的要求是对论文的理论或实验结果、结论及其他有意义的观点给出清晰、明确且较具体、简要的叙述，对论文能起到画龙点睛的作用。

4.信息量

信息量是指在篇幅有限的情况下，论文能向读者提供多少有关该论题的信息。例如，有一些期刊的投稿规范要求尽可能多地给出有关研究的信息，尽可能少地运用"调查""研究""探讨"等词。也就是说，阅读之前不知道或者模糊不清或者不确切的知识，在读过该文之后不仅能获得新知识，还消除了模糊不清和不确切之处，就说明这篇论文包含较多的信息量。简言之，当你读完一篇论文后获得的新知识越多，说明它的信息量越大。

当前，国内外一些著名期刊对论文的篇幅作了较严格的限制，这就迫使作者想方设法删除那些与论文主题关系不大的或次要的内容。作者面对篇幅的限制，不得不一次又一次地重新构思论文的框架、选择最重要的素材、采纳最恰当的表述，从而使论文的内容更充实、信息量更大、主题更鲜明，论文的质量进一步得到提高。

5.参考文献

参考文献往往对论文评估起着重要作用。对于作者来说，一项研究工作从选题开始就离不开阅读文献资料。在选题阶段，一定要把启迪自己产生新学术思想的最重要的文献记下来，作为重要的参考文献，说明当前研究达到的水平；在研究过程中，受哪些文献资料的启发，从哪些论文中获得了教益，促进了研究进度，这类文献均应列出；在撰写论文时，要针对论文涉及的学科内容和论点，全面检索文献，看是否遗漏了重要的相关文献。

一篇论文所起到的作用还有承前启后，除了自己独立创新的那一部分外，在论文中不必也不可能对涉及的相关问题逐个详细论述，这时给出有关的参考文献，就为自己的论文作了补充和完善。编辑和审稿人将根据论文的参考文献清单初步判断该论文的水平及作者的有关学科的背景知识水平，在一定程度上也可以判断作者的科学素养，若未能在论文中列出与本研究工作密切相关的主要文献，会被读者、编辑看作学风不良。文献的选择是一项极为严肃的事，它关系到论文的可信度和作者的声誉。

目前，国内外倡导以论文被引次数来评价研究成果，评价者除了收录论文的作者、题目、源期刊、摘要、关键词之外，还特意将论文所列的参考文献全部收录下来，这样就能把一篇论文与其他论文之间有学术意义的联系勾画出来，从而评估一篇论文在该学术领域所起的作用。

引用参考文献需注意以下几个问题：为了省事而转引文献，既不核对又未阅读过，引用不恰当、不准确；只引用自己的论文，这既是自负又是无知的表现；阅读的是中文文献，标引的是外文文献，即引用他人引用的文献；引用文献中近3～5年的文献太少，降低了论文的质量。

二、医学论文的写作要求

1.清楚、确切

清楚和确切在很大程度上是相互关联的。清楚是层次有条理、上下文连接、前后意思连贯。确切是语言文字使用规范、措辞准确恰当、词能达意、真实可靠，无歧义或不致引起误解。出现表述不清楚、不确切的常见原因如下：

（1）作者对题意和材料的内容了解得不够清楚，因而不可能有清楚和透彻的叙述。

（2）作者对题意和材料的各个部分虽然有所了解，但没弄清楚其中所包括的若干因素之间的相互关系，找不出重点，分不清主次，所以就不可能把论文写得有条理。

（3）作者对题意、材料及各因素之间的关系，虽然都有透彻的了解，但是由于词汇量有限，或是不善于造句和修辞，缺乏写作经验，所以写出的文章往往词不达意。

（4）作者对题意非常熟悉，对材料的内容了解得也十分透彻，认为其他人对这个题目认识的程度和自己一样，写论文时没有从读者的角度考虑，因而写出来的论文只有自己能看懂，其他人看不懂。

下述实例为词意不清（A句）和修改样式（B句）。

【实例1】
A.他的所有这些工作，把以前一向不知道的情况和问题公开了。
B.他的工作提供了新的事实和新的理论。

【实例2】
A.当口服青霉素引起过敏反应，可能有其他给药方法。
B.当患者口服青霉素发生过敏反应时，可以改用其他方法给药。

【实例3】
A.这一新的RH-因子，是由Rhesus一字的前两个字母而命名的。
B.这个新的因子，称为RH-因子，它是采用Rhesus（罗猴）的前两个字母来命名的。

2. 简明、直截

应尽量使文字简练，用尽可能少的字句把意思表达清楚。语气越直截，就越容易把意思表达清楚。相反，语句越长，越绕弯子，就越难使人看懂。字句繁赘，会冲淡读者的兴趣与注意力。

【实例4】
A.在文献里，有很多的证据可以被用来支持这一看法。
B.支持这一看法的证据在文献里很多。
C.文献里有很多支持这一看法的证据。

【实例5】
A.作者忽视了一个事实，即这种实验在以往曾经有许多人做过很多次了。
B.作者忽视了以往别人做过的多次同样实验。

3. 客观、朴素

医学论文的体式，应该反映作者对于自己研究的问题和结果的客观态度。不同于文学作品，医学论文要求语气正式，不带个人情感。怎样才能做到客观、朴素呢？应注意下面八个方面。

（1）人称要明确、统一。对于医学论文中的人称问题仍有不同意见，有的期刊建议用第一人称，认为用"我"或"我们"显得简明、直截。但大多数期刊则要求用第三人称，认为这样显得客观。在用第三人称时，应注意两点：一是作者应称自己为"本文作者"，不可只写"作者"，以免与引用文献的"作者"混淆。也可写"本文"、"本研究"或"本实验"。二是文内的人称应统一，不可"本文作者"和"我"并用。实际上，如果写论文时本着客观的精神，用个人口气的机会一定很少，既不需要写"我"，也不需要写"本文作者"。

（2）正确使用语态。在医学论文中，常用的是被动语态。这样写，一方面表示作者是从客观的立场讨论问题，另一方面是因为在实验中所观察到的事物是主要的，而个人因素是次要的。但是，被动式常显得语气不够重，为了加重语气，有时需要用主动式。

【实例6】
A.这一方法的优劣，由它的经济价值来决定。（被动式）

B.经济价值决定这一方法的优劣。(主动式)

【实例7】

A.在加热过程中,以另加的水来补充被蒸发的水分。(被动式)

B.在加热过程中,另外加水以补足蒸发的水分。(主动式)

(3) 避免用俗语、口语和行话。论文里应使用公认的、合乎规范的科学名词和术语,如果有必要使用或创造一个新词,应该先给它下一个定义或加以解释。对于一些不常见的专业名词,在文中第一次出现时,也需要加注解。

(4) 少用或不用非肯定的词类。在论文里,凡是能够肯定的事实或结论,就不要用"可能""也许""基本上""一定程度"等类似的词语。武断当然是不应该的,但过分谦虚也是不必要的。把事实夸大自然不好,但不敢把能肯定的事情肯定下来,那就失去了论文应有的作用。

(5) 本结果与引用文献需分清。自己的研究结果要明确提出,在引用他人的材料时要标明出处:一是不要把他人的结果说得好像是自己的,含混不清;二是不要把自己的结果与他人的结果混为一体,写得像综述。

(6) 争论问题要重事实,语气要诚恳。在与他人的工作进行比较,对他人的工作进行批判,也就是和他人进行争论时,要以事实说话,语气要诚恳,不要用苛刻的词语或狡辩的语气。否则,不仅不能增强说服力,反而会使读者感到作者高傲自大,不是在虚心地追求科学真理。

另外,在评论他人的工作时,如果认为他人的结果有错误,应该就其事实和文字进行讨论,切不可有推测他人动机的语气。如"在某些国家,把营养素供给标准的数字定得如此之低,就是为了使广大劳动人民得不到充分的营养",这样的措辞十分不妥。如改成"……那将意味着广大劳动人民得不到充分的营养"就比较妥当。

(7) 不用华丽或带情感的词句。在医学论文里,不需要用一些华丽的或是带情感的词句。例如:"这种代乳粉的营养效果是可以和牛乳粉媲美的。""那个地区的蔬菜品种是丰富多彩的。""很遗憾,当时未能取得有关这方面的资料。"

如果把"媲美"改为"相近""相似"或"相当",把"丰富多彩"改为"很多""繁多"或"非常之多",就显得较为合理。"很遗憾"这个感叹词是根本不需要的。应该写的是说明未能取得有关资料的原因和缺少这部分资料对结果的影响,而不是仅仅表示后悔。

(8) 应用比喻要严密审慎。比喻是否可以在医学论文里使用,要视论文的性质而定。在通俗读物、初级教科书或非正式的科学性文章里,有时用些比喻来帮助叙述科学理论,以便使读者感兴趣,更加形象,易于理解。

有人主张,在严肃的医学论文里应该限制比喻的使用,但是这绝不意味着完全排除用比喻的方式来表达某些一时难以用恰当的语言来形容的现象或机制。例如,在阐述关于酶的作用学说时,曾有人把酶和基质通过结构互补而生成为复合物的这种设想,比作"锁钥"关系。

另外,应该把比喻和类比区分清楚,类比是科学研究工作中常用的科学方法。例如,从研究动物的生长发育规律来推测人类的生长发育规律,在医学论文中是完全正确的。但是,有人把儿童生长发育的整体性、局部性、连贯性、阶段性、发育速度时高时低、生长曲线有起有伏的现象比作有"旋律"、有"节奏"的一部"交响乐",这就不是严肃的医学论文里应有的笔调。

第2节 医学论文的科学性评价

研究结果是否符合科学性，取决于其是否经得起重复。不能被他人重复的结果，是不易被承认的。为了能达到可被重复的目的，应该从医学科研方法学的角度，对论文的选题和命题、样本的代表性和可比性、观察的精确性、观察指标的可靠性、统计指标的应用及逻辑推理等方面进行正反两面的分析。

一、选题与命题的评价

"好题文一半"，这里的题并非只指论文的题目，同时也有选题之意。一个好的选题和一个好的题目才算是真正的好题。这两部分的内容都做好了，论文的内容自然不会差到哪里。那么，什么样的选题与命题才算好题呢，可从以下三个方面进行评价。

1. 选题的时效性

科技论文的价值在于反映当前的研究成果，为今后的研究提供科学依据，推动科技进步。研究成果的时效性是其学术价值的重要体现。有的科研设计、结果分析具有科学性，论文写作规范，但时效性较差，其刊发意义不大。比如，一篇有关对某疾病监测的论文，其所用数据全部来自10年前的资料，而现在的疾病谱已发生较大的变化，其学术价值和借鉴意义也随之降低了。

2. 选题的科学性

科研选题应建立在总结过去有关实验成果和理论的基础上，基础研究课题的科学性体现在是否有充足的事实和实验观测结果作为依据，应用性研究课题的确定，必须以科学理论为根据。如果选题不科学，即使研究方法先进、统计学分析方法运用恰当，其结果也是没有价值的。如一篇题名为"p115RhoGEF/RhoA信号通路在高糖致脑微血管内皮细胞通透性异常中的作用"的论文，该研究中培养基的高糖浓度分别设计为100、200和300 mmol/L。实际上，当糖浓度在100 mmol/L以上时，会明显影响培养液渗透压和细胞生长、代谢，如果人的血糖浓度达到100 mmol/L，则人不可能生存。显然该研究结果无实际意义和应用价值，选题缺乏科学性。

3. 选题的创新性

创新性一直是选题的重要要求，是学术价值的基本特征，也是评价稿件的核心标准之一。一般认为创新的基本特征可概括为下几种：①用新理论、新方法解决新问题；②用新理论、新方法解决老问题；③用已有的理论和方法解决新问题；④从新的研究视角解决老问题。有的作者为了突出其选题的新颖性，夸大创新性或重要性，前言中使用"国内几乎未见相关研究报道"的措辞，但研究结果却很简单。此外，作者的研究经历、所在研究机构、基金资助情况和参考文献的时效性，亦有助于从侧面对文稿的创新性作出评价。

二、研究对象的评价

1. 样本的代表性

（1）遵循随机抽样的原则：研究的对象一般是从总体中抽取出来的，为了使样本能代表总体，抽样时必须严格遵守随机化的原则。但是，如何正确随机抽样，往往被忽略。

（2）明确受试对象：选择观察对象时，应尽可能按照公认的标准进行，如国际性或国家级专业学会制定的疾病诊断标准、疗效判断标准等，不应再有附加因素。应用有确诊意义的指标和方法，一点也不能含糊，有人称之为"金标准"。例如，在观察某种药物的疗效时，除按诊断标准选择病例外，还应选择没有并发症或很少并发症的病例。这一点在许多医学论文中并没有给予重视，以致在观察过程中出现偏差而得出错误的结论。例如，观察某药物对感冒的疗效，把发病24小时与72小时的患者疗效混在一起计算，势必会有一部分患者并非药物治愈而是自然痊愈的。如果在观察对象中混入一些非感冒的人，就更谈不上科学性了。

（3）合理分组：应按事物的本质进行样本的分组，方能反映事物的实质。例如，一篇用抗癌Ⅰ号治疗肝癌疗效观察的文章，治疗组用抗癌Ⅰ号，对照组用常规化疗，早期和晚期病例混在一起统计病死率，治疗组为45.82%，对照组为60%，结论是治疗组疗效明显优于对照组。若将该试验中的早期、晚期病例分开并重新统计病死率，则治疗组的早期病例为20.75%，晚期病例为80%；对照组的早期病例为20%，晚期病例为70%。实际上，两组疗法效果相差不大。只有按事物的本质进行分组，才能反映客观规律性。

（4）样本量大小问题：从统计学原则上说，样本量越大越好，越接近总体数越好。所以，有些人强调大规模协作，以求文章有个大数据。其实，在实际工作中两个或多个单位之间的条件是很难相同的，把不同条件下得出的数据用同一指标进行统计分析，其结论的可靠性是值得怀疑的。

2. 组间的可比性

事物只有在比较情况下才能分出优劣，对比必须在齐同条件下进行才符合科学性。强调对比性，在医学论文中已日渐得到重视，但以下错误仍然常见。

（1）对照组缺如：不设对照组，由于无从对比，优劣难分，很难说明其研究因素之间的关系，失去了可比性，结果的可靠性也就不存在了。有的试验将几种已知有效的药物相加，想当然地认为其有加强作用，不做对照观察。如用大量苏打片加次碳酸铋和维生素B_6治疗胃溃疡，不设对照组，既不知是什么药物有效，也不知哪种药物在治疗中是多余的，既有可能加重患者身体负担，也有可能造成浪费。

（2）处理组与对照组样本量相差太大：例如，某研究用盐酸可乐定注射液治疗Ⅲ期高血压，甲组103例，用药剂量为0.15 mg，有效率为87.4%，乙组15例，用药剂量为0.3 mg，有效率100%，$P < 0.05$，结论是乙组优于甲组，建议推广使用0.3 mg。两组病例数相差太大，本身即不存在可比性。要验证该结论的可靠性，必须扩大乙组的例数再行对比。

（3）对比不完善：在设置对照组时应考虑到可能影响阐明问题本质的各个方面，从各个方面进行对比。例如，某文在观察感染期患儿血浆皮质醇水平时，设置了全身性感染组、局部感染组，以同期非感染组为对照。此例中只设非感染组为对照组是欠缺的。因为影响体内皮质醇水平的因素并不仅感染这单一因素,如果能加设一个同龄健康儿童组作为对比,则更能揭示事物的本质。

(4)对照不当:观察组与对照组来自不同质群体,最常见的实例是观察组为患者,而作为对照组的健康人为某医院职工或献血员。观察组患者来自普通人群,而对照组则来自特定性质的群体,这样的对照是缺乏可比性的。有的试验以可能对人体有害的处理因素作对照。例如,某文研究溃疡病的治疗时,观察组用呋喃唑酮治疗,对照组用粗制核黄素治疗。核黄素粗制品可能含有对人体有害的物质,用于治疗人体疾病是十分不当的。

样本代表性或齐同对比的问题,以科学性来要求,最好在遵循随机化原则的基础上,以双盲的形式进行。在情况许可时,最好加安慰剂对照或空白对照。

三、研究方法的评价

1. 研究设计的合理性

有些文章的研究设计存在缺陷。例如,一篇名为"血脂康联合氨氯地平治疗高血压合并血脂异常的疗效分析"的文稿,将60例高血压合并血脂异常的社区患者分为两组,在改善生活方式及服用氨氯地平的基础上,治疗组给予血脂康治疗,对照组服用阿托伐他汀,观察服药6个月的疗效及安全性。作者采用血脂康联合氨氯地平与阿托伐他汀联合氨氯地平进行比较,观察治疗前后患者血脂、血压的变化,实际是在观察血脂康与阿托伐他汀的调脂作用有无差别。此试验设计的缺陷在于,未考虑到不同药物的联合使用,可能出现相加作用,也可能有拮抗作用。建议作者改善设计,直接选取血脂异常的患者比较两组疗效。

2. 观察结果的精确性

影响观察结果精确性的因素均可直接影响结论的正确性。仪器误差大、技术水平参差等,是影响结果精确性的主要原因。在一些论文中常见到人为地排除一些未知结果的案例,如分析问题时用"以资料比较完整的材料进行分析"。又如,在治疗病例中将未能按预定计划完成疗程者弃之不计,随访例数与观察例数相差甚远,等等。这些无疑都会严重影响观察的精确性,影响结论的正确性。

观察结果的精确性还与受试对象、观察指标及专业知识等有关,这些都是需要考虑的。

3. 观察指标的可靠性

选取观察指标时,最好采用公认的标准,如全国性学术会议制定的某病疗效判断标准等。观察指标应尽可能用计量性的,避免用计数性的指标。如果所用的观察指标不符合事物本身的客观规律,事物的本质就容易被掩盖。例如,某文在报告某方药治疗原发性肝癌时,使用了显效、好转、无效等比较含糊的指标。已有的资料表明,原发性肝癌在确诊后若未采取有效的治疗措施,存活时间约半年。如果用存活时间作为观察指标,其科学性无疑会比显效、好转等更能反映事物的本质。

4. 统计处理的正确性

数据的统计处理是论文的主要内容之一。常见存在的问题是统计指标使用错误和对显著性检验结果的误解等。在统计指标应用中,最常见的有将"率"与"比"混淆、平均数指标的应用欠妥等。比如,在观察值的大小分布比较对称时应该用均值,对大部分集中、少数较分散的观察值用中位数。不少文章没有注意这一点，把该用中位数表示的观察值错用均值表示。如平均住院天数、平均潜伏期等观察值一般比较分散，应该以中位数表示，若用均值表示，则无代表性。

四、研究结果的评价

将研究中所获得的数据和现象，经分析、综合、归纳、演绎等推理论证，从感性认识提高到理性认识的水平，从而揭示事物的发展规律，用以指导实践，这是撰写论文的最终目的。对医学研究论文所得结果的评价主要有以下五个方面。

1. 科学性

科学性又称真理性，是保证学术论文质量最基本的要求，也是保证论文质量的关键。论述内容的科学性、可信性评价包括：假说（论点）是否明确，支持此假说的立论依据是否充分；论证是否始终紧密围绕假说（论点）展开，论据是否充分，论证过程的层次是否清晰、是否严谨、是否符合逻辑性、是否引证了最新的重要文献。所得结论是否有充分的依据，推理是否严密、具有说服力，因果关系是否明确或成立，以及结论的真实、准确、深刻的程度。

2. 创新性

创新性和科学性是构成论文学术质量的最基本因素。创新性是指科学知识的重大发现，具有自主知识产权的核心技术，以及将知识、技术的创新成果用于传统领域的研究或解决实践问题的行为。可以从以下四个层面来评价研究论文的创新性。

（1）材料创新：论文的学术性主要体现为以新的或未被发现或未被利用的材料为主要研究对象，并做出了较有深度的理论归纳。

（2）方法创新：主要体现在研究者能够从一个新的、独特的角度去研究一种现象或问题，从而得出一个全新的、独到的见解。方法的创新也会带来观念的创新。

（3）论点创新：论点是文章的灵魂与统帅，也是作者认识与评价最集中的体现，因此论点的学术价值是论文学术质量高低最直接的体现。

（4）体系创新：指论文的内容建构起一个新的理论体系或逻辑体系。独立的理论体系以独立的研究问题、逻辑概念、逻辑起点、逻辑框架等为标志，体现出对一个研究问题或研究领域的比较成熟的研究方法和研究成果。

3. 真实性

真实性是指论文取材是否确凿可靠、客观真实，实验结果是否忠于事实和原始资料，有无弄虚作假、浮夸失实、剽窃、抄袭。真实性维度指标可依据评价内容分为判断研究本身的真实性和论文的真实程度两项。研究本身的真实性主要体现在，研究对象或材料是否真实，假说是否有充分依据，研究方案和方法是否正确可行，所得结果是否可信；论文的真实程度主要体现为，统计学分析方法是否正确，论据是否充分、可信，论证过程是否严谨。

4. 实用性

论文的实用性可从两个方面来检验：一是论文能否解决防病治病的实际问题，具有实用价值；二是论文是否能促进医学科学技术发展，具有理论价值。一篇好的论文，具有实用性是十分必要的，发表论文的最终目的就是给同行参用，推动医学事业发展。如果论文内容空洞、不知所云，没有实用性，那么这篇文章也就没有发表的意义了。医学论文发表后，对医学事业具有使用价值，是一种社会承认的劳动。

5. 伦理

临床研究论文涉及的伦理问题包括研究本身与论文发表两个层面。于研究层面，要求在研究实施过程中遵守医学伦理学基本要求和规范，维护受试者的基本权利和利益。作者在投稿时须提供临床研究伦理审查同意批件、试验性研究受试者的知情同意书复印件、利益冲突声明及备查的伦理审查申报书。于论文发表层面，论文是否有意无意地泄露了受试者可识别的个人资料信息，是否保护了受试者的隐私，是否不恰当地公开了一些科研成果的机密信息。

综上所述，医学论文的科学性似乎可以归纳为这样一句话：对明确的受试对象，遵循随机化原则，在齐同条件下对比，实现可重复性。当然，一篇论文的质量不仅是一个科学性问题，他人能重复的结果不一定都是好结果，还有先进性和实用性问题。满足了科学性、创新性、实用性的要求才不愧为一篇好论文。

第3节 医学论文中常见错误与分析

医学论文中的错误，很多是属于概念、判断和内容及语法、修辞等逻辑的错误。避免这些错误的方法：对所搜集的材料要有详尽的分析，对所阐明的问题要有透彻的理解。医学论文中常见的错误和防止方法可归纳为以下几个方面。

一、概念表述的常见错误与分析

认识论认为，概念是客观事物的特有属性（或本质属性）在人们头脑中的抽象反映，无论什么事物，只要人们认识了它的本质属性，就会在头脑中产生相应的概念。表述概念要靠语词，从思维的角度看，概念是语词的思想内容，语词是概念的外壳。没有语词，概念就无从表述和交流，而没有概念的语词，在思想交流中（包括科技思想的交流）就没有任何意义。

医学论文的撰写，是通过语词来表述正确的概念。在撰写和修改文稿时要特别注意概念的正确表述，对概念表述不正确的予以匡正，对表述不完善的使之完善。下文就医学论文中常见的概念表述错误进行分析。

1. 概念使用混乱

【实例1】

自1991年10月起，全国1700余名1982年以后毕业的大学生和年龄在35周岁以下、已聘干部岗位的工人编制"五大"毕业生，每人每月享有两天阅读科技情报资料的公假。在科技对社会发展作用越来越大的今天，宝钢的领导高瞻远瞩，从长计议，不惜从宝贵的工作时间中每月抽出两天让知识分子阅读科技情报资料，来优化青年科技人员的成才环境。

这里表述"科技人员"的概念有四个：①1982年以后毕业的大学生；②年龄在35周岁以下、已聘干部岗位的工人编制"五大"毕业生；③知识分子；④青年科技人员。就概念的外延来看,"知识分子"最大,"青年科技人员"次之,他们包涵了①和②,但不等同于①、②,因此用"知识分子"和"青年科技人员"指代①、②是不妥当的,引起了概念的混乱。

2. 概念划分不当

把一个概念分成若干个小类是常用的逻辑方法,在医学论文写作中也很常用,但如处置不妥就会使概念划分不当,产生概念交叉。

【实例2】

关于维生素E,在补充适当剂量硒的情况下,本实验中未观察到有明显差异,但与东北、河南、河北病区比较,含硒较高,与非病区及部分城市的水平接近……

病区与非病区是一种划分方法,城市与农村又是一种划分方法,现在两种方法并用,势必产生概念交叉。文中所说的部分城市,可能有的属于病区,有的属于非病区。

【实例3】

1984～1988年的住院工业外伤共2047例……其中共有轻伤1995例,重伤38例,死亡14例。

一次划分只能有一个依据。伤势的轻、重是一个划分的依据,存活与死亡又是一个划分的依据,两个依据并用就不合逻辑了。本句如改为"……除死亡14例外,其中轻伤1995例,重伤38例"就可避免上述逻辑错误。

3. 部分与整体处置不当

在运用概念时,难免要涉及部分与整体的关系。有时"整体"概念外延太广,而如果把"部分"都罗列出来又嫌太多。

【实例4】

A. 应用甲螨检测土壤重金属污染

B. 铁路系统儿童青少年肺炎支原体抗体分布特点的研究

A文是论述用甲螨检测土壤中汞、镉、铜的污染情况,B文是报道南京、广州、齐齐哈尔铁路地区儿童和青少年肺炎支原体抗体的分布特点。其实,重金属不仅包括汞、镉、铜,铁路系统也不仅包括上述三个铁路地区。二者都是整体与部分的关系。作者的本意也许是要缩短论文的标题,可是这样一来,既不合事实,又使文题专指性降低。权衡再三,还是改为"应用甲螨检测土壤汞、镉、铜污染"和"南京、广州、齐齐哈尔铁路地区儿童青少年肺炎支原体抗体分布特点的研究",前者字数并未增加,后者虽增加了些字,但文题专指性强了,逻辑上也能成立。

【实例5】

水产品生产有很强的季节性,这是由于种鱼生产和鱼类生长带有季节性,天然捕捞具有周期性。

水产品包括鱼、贝、虾及水生植物等,在阐述水产品生产季节性强的原因时,只提到鱼类而未涉及其余,显然不周全。如能根据文章主题把"水产品生产"改为"渔业生产",或把"这是由于"改为"如",即只对水产品中的一部分举例阐明,而对其余部分不加论述,也是可以的。

4. 概念限制不当

限制的目的是用适当的语词修饰概念，增加概念的内涵，减少概念的外延，使概念更加明确。限制不当的情况时有所见。

【实例6】

由于文山县地处我省边疆，学龄儿童入学率尚不高，故普查对象的年龄范围扩大到12岁以上。

作者的本意也许是扩大到12岁，现在加了"以上"二字，年龄范围实际上已没有上限；"范围"也就无从谈起了。

【实例7】

有关资料记载，猪受到应激时，其中心体温高达42～45℃以上。

既然可高达45℃，也就达到了42℃、43℃、44℃，没有必要写"42～45℃"了。"高达45℃以上"，概念就失去了上限。此处不妨改为"其中心体温可达45℃，甚至更高"。

【实例8】

A.……实验进行到2周后，每日造模前定时给予实验小鼠腹腔注射SAHA 50 mg/（kg·d）。

B.采用结晶紫染色方法，评价了GC和5-FU单独干预48小时后HCT116细胞的存活率。

上述A例中的"2周后"，B例中的"48小时后"，均属于时间观念限制错误。实验处理时间是一个特定的"点"或"范围"，而不可无上限。试想"2周后""48小时后"，究竟是何时？又如何进行实验操作？

【实例9】

A.近年来，国外工业发达国家热管技术的研究、应用发展很快。

B.中医学能在那样早的年代，融进大量物候知识，且有全面记述，这在世界医学史上是少见的奇迹。

"工业发达国家"肯定在中国之外，"奇迹"本身就有"罕见"之意，不存在"常见"或"少见"的"奇迹"。这些概念是不言而喻的，加了"限制"反而画蛇添足。所以，对文稿中的限制词要谨慎对待，只有那些增加内涵减少外延、有助于明确概念的限制词才能保留，否则应删去。

5. 概念含糊

清楚、确切是医学论文的基本要求，用词和措辞必须恰当，以免引起误解。对于专业名词，特别是某些不属于自己专业范围的学术名词，使用时必须谨慎，如果不知道它的确切意义，切勿随便使用。非用不可时，应该请专业人员核对。

（1）同义名词不同用：一个名词可能不止一个意义，几个名词可能代表同一事物。在一篇论文里一个名词只能用来表示一个意思，一件事物只能用一个名词来表示。不应该在一篇论文里同时使用几个同义名词，例如，电解-电离，溶解-溶化，溶剂-溶媒，活力-活性，代替-取代，抽提-提取-萃取，特异性-专一性，糖类-碳水化合物。

（2）广义、专义词不混淆：不要把广义名词当作专义名词使用。例如，以下广义和专义名词不能相互代替使用：雄性激素-雄固酮，类胡萝卜素-胡萝卜素，类脂-脂质-脂肪-油脂-植物油-豆油-牛油，蛋白质-白蛋白-蛋清，维生素B-维生素B_1-维生素B_2，食品-食物，饮食-膳食。

（3）相似名词要分清：对于一些含义相似但确不相同的名词，在使用时必须严格地加以区别。例如，分析-测定-化验，结果-效果-效用-影响-关系，手续-步骤-程序，方法-过程，成分-含量-浓度-组成-构成，实验-试验-检验-鉴定-鉴别-检查，评定-评判，营养-营养素-养分，对-对于，相当-相应。

（4）比较词需慎用：在医学论文中，用比较词时应该慎重。在普通谈话中常用的一些比较词，如比较满意、比较高、实在太差、相当严重等，听起来很习惯，但撰写论文时不可随便使用。又如，偏高、偏低、较快、较慢、更多、更少、最深、最浅、太大、太小、较好、较坏等概念含糊、无确切词义的词，应避免在论文中出现。

6.概念陈旧

随着科学的进步和社会的发展，人们对客观事物的认识越来越深刻，越来越全面，用新定义去否定旧定义的事经常发生。过去认为没有病就是健康，现在人们的认识发展了。世界卫生组织对健康的定义提出了10项内容，即精力充沛，处事乐观，睡眠良好，适应能力强，能抵抗一般的疾病，保持标准体重，眼睛明亮，牙齿完整，头发有光泽，肌肉皮肤弹性好。这样的定义比"没有病"更明确、更深刻、更全面。

有时人们从不同的角度、不同的侧面理解观察事物，对同一语词的定义常有不同的解释。遇到这种情况，在使用该语词时，应首先说明个人遵循的是该语词的哪一种解释，使读者、作者先有"共同语言"，然后才能展开叙述。如过去认为"多发伤"就是机体同时遭受两个以上解剖部位的损伤。在一篇论及"多发伤"的论文中，作者认为这一定义太广而赞同另一界定，即"在同一机械因素作用下，人体同时或相继遭受两个或两个以上解剖部位或脏器的严重创伤，其中至少一处损伤可危及生命"。作者文中的论述就是据此而展开的，避免了理解不一而出现的分歧。

二、判断的常见错误与分析

撰写医学论文是为了阐述科研过程，记述科研成果，与同行交流信息，促进医学科学技术发展。这就要求医学论文对科学研究的描述必须准确、客观。欲达此目的，必须在正确使用概念的基础上做出准确、恰当的判断，否则就不可能做出符合逻辑的推理，无法进行科学的论证。下文介绍医学论文中常见的判断错误。

1.简单判断句主项和谓项搭配不当

一个简单判断句包括主项、谓项和联项。主项是判断中表示判断对象的概念；谓项表示判断对象的性质。判断恰当是指主项所表示的对象要有谓项所表示的概念的性质。

【实例1】

使用该装置试生产的药品又快又好。

主项是"试生产的药品"，指的是一种物品。它与谓项中的"好"搭配是合理的，但物品没有快慢之分。显然，主项"药品"不能与谓项中"快"搭配。一"主"二"谓"，顾此失彼，也是主项和谓项搭配不当的一种表现。

【实例2】

90% P388D1细胞的Fc受体都得以表达，并介导特异性吞噬功能，是一个较纯的细胞群。

此例中，主项是"细胞的Fc受体得以表达，并介导特异性吞噬功能"，谓项是"一个较纯的细胞群"，主项没有谓项所表示的概念的性质。也就是说，主项"细胞的Fc受体得以表达，并介导特异性吞噬功能"这个短语的含义不能被判断为"一个较纯的细胞群"。主项与谓项搭配不当，所以这个判断是不恰当的。

2. 判断模棱两可或含糊其词

【实例3】

因而对血管舒张和收缩功能而言，激光烧灼对严重粥样硬化的血管似并无明显害处，当然说不上有利。

这个判断给人一个非常模糊的结论。人们在思考问题和表达思想时，若对事物的性质认识不清，不能分辨真伪或有意回避矛盾，常可做出这样的判断。形式逻辑要求，在同一个思维过程中，对两个互相矛盾的判断不能同时否定，而是要做出不是这个就是那个的明确选择。本句话的作者既否定"害处"，也否定"有利"，显然违反了逻辑思维规律的排中律。

3. 判断的质不恰当

判断的质指的是判断的肯定和否定的问题。在医学论文中，使用单项否定较少出现错误。但是，在使用双重否定表示委婉或加重语气时，则容易将原意弄反。

【实例4】

使用本方案治疗肺癌患者，切忌不要生搬硬套，应视患者的具体情况辨证施治方可取得良好效果。

作者此句的原意是提醒使用"本治疗方案"的人不要生搬硬套，但在"不要生搬硬套"前加上带有否定意义的"切忌"二字，则使其与原意相悖了。

4. 联言判断的结构残缺

联言判断是一种复合判断，由两个或两个以上的简单判断构成，同时判断几种事物情况的存在。它的结构必须是完整的，否则所做的判断就是不恰当的。

【实例5】

加强食堂及个人卫生管理措施的落实，坚持分餐制或使用公筷、公勺。这不仅能有效地预防病毒性肝炎。

这是一个表示递进关系的联言判断，常用的关联词是"不仅……而且……"。按作者的原意"坚持分餐制或使用公筷、公勺"不仅能预防肝炎，而且还能预防其他消化道传染病。从语法上讲，这种递进复句还应该有后半句将前半句的意思向前推进一步，使程度加深或使范围扩大。在此句中，作者省略了"而且"所引导的一个联言词，所以这个判断是不全面的，并且在语法上也讲不通。

判断的结构不正确还表现为简单判断中主项与谓项不相应。

【实例6】

有利于患者的恢复是衡量一项医疗卫生制度好坏的标准。

这个判断的主项"有利于患者的恢复"，谈到事物的一个方面；而谓项"衡量一项医疗卫生制度好坏的标准"，涉及事物的两个方面。显然，主项只能和谓项中"好"的一面相应。所以，这个判断的结构是不正确的，判断中主项与谓项不相应，其做出的判断也是不科学的。

【实例7】
综上所述,SAHA可能通过抑制凋亡相关蛋白Caspase 9和Caspase 3上调保护慢性间歇性低氧所引起的损伤。

该句子的组成复杂,语病较多,很难分清其成分的主、谓、宾。首先,作为实验研究论文的结论,尽量不要含糊其词,用"可能"似有推测之意,如有足够证据,应使用"证实""揭示"之类肯定的语词;其次,此句中"抑制凋亡相关蛋白Caspase 9和Caspase 3上调","抑制……上调"是否就是"下调了"?再次,句子的谓语是"抑制"和"保护",属于联言判断句,也有递进或因果关系的含义;最后,"损伤"可能是减轻或加重,怎么能"保护损伤"呢?综合上述语病,并通过正文知道,其研究的是"肝脏组织损伤"。建议改为"综上所述,SAHA可通过下调凋亡相关蛋白Caspase 9和Caspase 3的表达,减轻慢性间歇性低氧所引起的肝脏组织损伤"。

从形式逻辑角度讲,判断是一种思维形式,其表达必须通过语句才能实现。同一个判断可以用不同的语句表达,而同一个语句亦可表达不同的判断。判断恰当,才能使相应的语句形式符合思想内容,前后不出现矛盾,通畅达意;也才能科学地揭示事物的客观规律;进行合乎逻辑的推理和论证,准确地表达文章的思想内容。

三、内容表达的常见错误与分析

1. 人为错觉

对实验中得到的数据或现象进行解释、推理、发表意见及做出结论时,应该从以下几方面仔细考虑,否则会产生错觉。

(1)数据误差:数据误差的来源很多,主要包括个人操作或肉眼观察的误差、实验条件或环境改变的误差和计算的误差等。应该考虑哪些误差是主要的,哪些误差对结果的影响最大。

(2)公式不符:在运用数学公式时,应该考虑运用得是否恰当。对于一个数学公式,如果不十分了解它是根据什么事实或假说推演出来的,就不要随意运用。

(3)对照不当:有时几个实验不是在同样严格控制的条件下进行的。对于这样几次实验所得的结果,应该特别注意识别起主要影响的是哪些因素,考虑能否当作重复实验,其中某些实验能否当作全部实验的对照,这样几次实验结果是否可以相互比较。

(4)事实、推论和意见混淆:事实、推论和意见是完全不同的,事实是由实验结果提供的,必须先有事实。推论必须以直接事实为依据。意见可以是推测的,也可以是设想的,虽然不能毫无根据,但不一定立即就有很具体、很直接的事实为根据。在论文中应该注意避免把事实、推论和意见三者混淆。

2. 不当引申

(1)不对应引申:随意将实验的某项结果不对应地引申。例如,将某药对因化学物质导致的动物中毒性肝炎有保护作用,引申到能治疗人的病毒性肝炎。这里除了动物和人不等同这一前提外,化学物质所致的中毒性肝炎与病毒性肝炎也有质的区别。又如观察到某药能改善甲皱微循环,就断言该药可用于活跃肝微循环;将某药能提高全身缺氧耐受能力引申为有抗心肌缺氧和治疗冠心病的作用。上述例子都属于不当引申，结论偏移，应引起作者关注。

（2）盲目引申：将临床病例统计数据引申到人群中，当作人群患病情况。这种盲目引申现象在文章中常可见到。临床病例统计是不能代替对人群的现场调查的。举一个显而易见的例子，在某基层医院门诊患者中男多女少，以此引申为人群中男性的患病率大于女性，这显然不是真实情况。

（3）任意引申：将在生理条件下所得的实验数据任意引申到病理条件中去；将局部实验结果任意引申到全身，或者反之，如阿司匹林的解热作用只是在发热时呈现降体温效应，对体温正常者并不会使体温下降。在实验研究中的很多情况下，局部变化与全身变化是不可等同的。

3. 夸大结论

实验观察结果往往是在特定条件下获得的，其适用范围有一定限度，不可夸大。在做结论时，甚至在整理材料时，就应该充分注意。不要依据很少的数据（事实）就做出结论，更不要依据有限的数据（事实）就做出很广泛的结论。在很多情况下，曲线的有效范围是有一定限度的，如有必要从延长的曲线上读数而做出结论时，应该慎重。

对于所有结论，应该说明它的适用范围，或是指出预期的出入。如果试图做出推测或提出意见，必须在表述上能使读者体会它是推测或意见，而不是有可靠依据的论断。

4. 因果关系不明确

追求因果关系、寻求因果规律是科研的主要任务之一。因果关系是有一定规律的，但不是绝对的，因此不能把因果关系绝对化，即认为有了某种原因就一定出现某种结果，或者某种结果就一定是由某种原因引起的。在生物医学研究中，由于某些影响因素不能很好地被控制，在下结论时应该特别注意以下几点。

（1）不要按某些现象出现的先后而总是把它们当成前者是原因后者是结果。不要试图把相同的结果都看成是由于同样的原因。同样的现象，在某种情况下的出现是某种原因所造成的，而在另一种情况下的出现就可能是另外一个原因所造成的。例如，水肿可能是由肾脏病或心脏病所引起的，也可能是由营养不良引起的。

（2）某个现象的出现是几个原因的综合结果。例如，齿龈出血的原因可能是缺乏维生素C或口腔卫生不良，也可能两个原因都有，其中一个是主因，另一个是次因。

（3）在两件或多件事物中，不要根据它们的一个共同特点，就推想其他特点也是共同的。例如，碳化钙遇水发生的气体可以燃烧，同时生石灰遇水也发生气体，也就认为这种气体可以燃烧。两种形态相似的物体，遇水都发生气体，一种气体能燃烧，另一种气体却不一定能燃烧。

（4）从两个实验过程中得出同样的数学公式或是得出类似曲线，不能就此认为两个实验过程本身就是完全一样的。例如，两组动物吃不同膳食，一组吃牛奶粉，另一组吃豆制代乳粉，在一定的生长期内，两组动物体重的生长曲线形状是相似的，但是不应该由此而得出以下结论：牛奶粉和豆制代乳粉的营养价值是相同的，两组动物的身体外形、身体成分、内脏组织的发育都是一样的，对于某些疾病的抵抗能力也是相同的，等等。

5. 主观臆断

追求真理、大公无私是对待科学研究工作的根本态度，应该用一切可能的客观手段来收集资料，尽力用客观的态度对所获得的资料进行分析、解释或推断。然而，无论如何总是要通过人的思维活动才能完成这项工作。为了避免做出错误的判断，应注意以下几点。

（1）不要有"先入为主"的片面思想，不要拒绝承认某些不中意的实验结果。无论是正面还是反面的结果，是不是符合预期，只要是肯定的事实，就应该受到一律平等的对待。有些反常的现象会成为新发现的根源。狡辩或苛刻的论断，不但不能增加说服力，反而会显得理由不够充足。应该避免做出毫无根据的判断、推断和揣测，而且把话说得很肯定。

（2）不要把假定当作结论，不要把原来的假设在无证据的情况下换一个说法变成结论。

（3）不要把未经证实的意见当作真实的。不要根据未经证实的意见做出结论。不要把未经证实的权威的意见当作事实而加以引用继而做出结论。

（4）不要因为自己能把支持某个意见的一些理由驳倒，就肯定那个意见是完全错误的，因为可能还有更充足的其他理由支持那个意见。

6.逻辑混乱

有时论文中出现一些以偏概全或因果脱节等逻辑上的差错，修稿时应注意及时发现和改正。如在一篇研究低温下生物细胞结构受冰晶破坏的文章中，有如下两个句子："细胞被冷却至-196℃（液氮温度）。""冰晶破坏了细胞的超微结构图像。"

第一句括号内的文字说明，"-196℃"的低温是从液氮中获得的"液氮温度"，但实际上"液氮温度"是一个温区，包括从氮的液化温度-6℃开始，直到形成固态氮的温度（-211℃）。而"-196℃"仅是这个温区中的一个温度点，故严格地讲，括号中应写"氮的液化温度"，而不是"液氮温度"。第二句中，应为"冰晶破坏了细胞结构"，而不是破坏了"图像"，"冰晶"与"图像"并无直接因果关系。由于这种破坏现象是通过电子显微镜从细胞超微结构图像中观察到的，故作者稍不留意就把"冰晶"的破坏作用直接与"图像"联系起来了。

四、语法应用的常见错误与分析

一篇好的论文应当符合以下三个基本要求：①主题集中鲜明，重点突出，完整地揭示出创造性的见解或发现；②思路清晰，论证严密，前后贯通，首尾一体；③语言表达准确、简明、规范。其中，第三点特别提到了语言表达问题。

语言是表达研究思想和成果的载体，不管是作者还是期刊编辑，都需要学会准确、简明、规范地使用语言，除了在实践中不断积累经验之外，还应学习语法、修辞和逻辑。人们平时所说的"文理不通"，大体上就是指文章中的句子在语法上有毛病，在措辞上有欠缺，在逻辑上有错误。

句子是语言的一个基本单位，它上连篇章下连字词，在思维活动和思想交流中有重要作用。所以，安排好文章中的每一个句子，避免各种语病，是写好论文的最基本要求。句子是由词或短语组成的，这些词或短语充任不同的句子成分，成分和成分之间存在着一定的语法关系。例如，"这家研究所最近研制成功一种新型抗癌制剂"这样一个句子，就是由"这|家|研究所|最近|研制|成功|一种|新型|抗癌|制剂"10个词组成的。这些词又组成了一个个短语，即"这家研究所|最近|研制成功|一种新型抗癌制剂"。不同的语法成分在

句子中所起的作用不一样。有起主干作用的成分叫中心成分，有起枝叶作用的成分叫附加成分。

上面提到的句子的中心成分是：研究所|研制|制剂。"研究所"是主语，是这个句子的陈述对象，表明"谁""什么"；"研制"是谓语，对主语加以陈述，叙述主语的动作行为，表明"做什么""怎么样"；"制剂"是宾语，是谓语关涉的对象，回答"谁""什么"。为了使语义更明白、更精确，对句子的主要成分还要加以修饰、限制和补充。这样的附加成分虽然被称作"枝叶"，但它们的作用并不小。哪个研究所？"这家"研究所；怎样的制剂？"一种新型的抗癌"制剂。这种位于名词性中心词（"研究所""制剂"）前面的附加成分叫定语。什么时候研制的？"最近"研制，这种位于谓语性中心词（"研制"）前面的附加成分叫状语，它一般回答动作的时间、处所等。研制得怎样了？研制"成功"了，这种位于谓语性中心词（"研制"）后面的附加成分叫补语，它一般补充说明动作的结果、程度、趋向、数量等。

根据上面的分析，这个句子的语法结构是这样的：

<u>这家</u> <u>研究所</u> <u>最近</u> <u>研制</u> <u>成功</u> <u>一种新型抗癌</u> <u>制剂</u>
定语　主语　　状语　谓语　补语　　定语　　　　宾语

可以说，撰写论文就是不断地造句的过程。学会分析句子的语法成分是掌握造句的一般规则。掌握了造句的规则，就容易判断所造的句子是不是站得住脚。这就是运用语法规则了。

医学论文中常见的语法错误可归纳为以下六个方面。

1. 搭配不当

【实例1】

该县的环保工作取得了很大成绩，居民的饮水问题也从根本上改善了。

这个句子的毛病出在"问题……改善"上。"问题"是主语，"改善"是谓语，"问题"可以说"解决"，怎么能说"改善"呢？这就是主语和谓语搭配不当。

【实例2】

市医院利用这笔贷款新建和改建了一些旧病房。

这个句子中，作谓语的是个动词短语，或者称动词词组"新建和改建"，这两个动词带了一个共同的宾语"旧病房"。说"改建旧病房"可以，说"新建旧病房"就不通了。毛病出在谓语和宾语搭配不当，又称动宾搭配不当。此句可以改作："……改建了一些旧病房，又扩建了一些新病房。"

【实例3】

这些资料表明，稀土元素所需要的范围是极其广泛的。

在这个句子中，"范围"是中心词，修饰它的附加成分（即定语）是"稀土元素所需要的"。可以看出，定语与它所修饰的中心词配合不当。"稀土元素所需要的范围"应改为"稀土元素的应用范围"。

【实例4】

五年多来，课题组深入细致地调查和记录了这个地区的高血压流行情况，获得了一系列成果。

这里"调查和记录"是中心词，"深入细致地"是修饰中心词的附加成分。说"深入细致地调查"可以，但说"深入细致地记录"就不通了。这个句子就是状语与中心词搭配不当。应该改为"深入地调查并详细地记录了"。

【实例5】

这个乡的医务人员对流感疫情估计得很正确，很及时。

在这个句子中，"估计"是中心词，"很正确"和"很及时"是补充中心词的附加成分。"估计得很正确"说得通，但"估计得很及时"就不通了。这叫作补语与中心词搭配不当。由于句子比较费解，必须参考它的上下文修改。可改为"这个乡的医务人员对流感疫情估计得很正确，反映得很及时"。

2.残缺不全

需要注意的是，并非每一个句子所有的成分都必须齐备。这里所说的"残缺不全"，是指一个句子中缺少了某些必不可少的成分。

【实例6】

从大量的研究成果中告诉我们，艾滋病是以患者的血液、唾液、精液等为传播媒介的。

粗略看一下，"从大量的研究成果中"似乎是句子的主语。但是，这种介词短语在句子中可以充当状语，不能做主语。介词使用不当，最容易造成主语残缺的语病。修改的办法很简单，就是删去介词"从"和方位词"中"，这样，"大量的研究成果"就是名正言顺的主语了。

【实例7】

由于新生儿肝脏微粒体酶的活性尚未完善，对很多药物的氧化代谢比较缓慢的特点，因此使用大剂量氯霉素可造成灰婴综合征。

句子中如果没有"的特点"，句子还说得通。加上了这个"的特点"，反而将"氧化代谢比较缓慢"变成"特点"的修饰成分，谓语没有了，句子也就不通了。这叫作谓语残缺。全句应改作："由于新生儿肝脏微粒体酶的活性尚未完善，对很多药物的氧化代谢比较缓慢，因此使用大剂量氯霉素可造成灰婴综合征。"

【实例8】

物质发展的过程是一个永远不停地运动、变化和转化。

"物质发展的过程"是个什么？句子悬在半空中，这是因为缺少宾语。毛病在于把"一个永远不停地运动、变化和转化"这个定语成分当作宾语了。这叫作宾语残缺。应该在这个定语之后加上"的过程"，句子才说得通。

【实例9】

敦煌艺术宝库的保存，使得我们能够了解历史。

粗略地看一下，这个句子还算通顺。但是，"使我们能够了解"什么样的历史？没有交代，让人感到茫然。毛病出在"历史"缺少必要的修饰和限定成分，比如可以在"历史"的前面加上"中国传统文化的"或者"隋唐时代艺术的"等。这种语病称为定语残缺。

【实例10】

目前具有的如此独特的适于猴类种群自然繁衍的生态环境是不多的。

句子还算通顺，问题在于这种"生态环境"在怎样的范围里是"不多的"，没有交代，显得不够严密。就是说谓语"是"的前面缺少了一个起限定范围作用的状语，如"在我国西南""在亚洲""在世界上"等。这种语病叫作状语残缺。

3. 多余累赘

【实例11】

近年来，我们国家超导研究取得了巨大成绩，我们已经达到世界先进水平。

这是主语多余。把后一个主语"我们"删去，这样句子就显得紧凑了。

【实例12】

采用Western blot法对小鼠肝组织中裂解型胱天蛋白酶3（c-Caspase-3）、Caspase-9的蛋白水平进行检测。

用"检测"作谓语就很好，说成"进行检测"就显得多余了。这种语病是谓语多余。应改为"采用Western blot法检测小鼠肝组织中裂解型胱天蛋白酶3（c-Caspase-3）、Caspase-9的蛋白水平"。

【实例13】

这家药厂生产一次性注射器，严格地遵守了国家标准，采用了特种工艺制造。

这个句子的谓语有"生产"、"遵守"和"采用"，最后那个"制造"也要算作谓语，但这个谓语是多余的，直截了当地说"采用了特种工艺"就足够了，完全不必要画蛇添足加上一个"制造"。这种语病也是谓语多余。

【实例14】

当卫星的姿态控制方法是自旋稳定时，总是把卫星做成直径大于高度的圆柱形、鼓形和扁球形的卫星。

这是一个"把"字句，"把卫星做成……卫星"在逻辑上不算错，但不简练。如果删去最后"的卫星"，句子就顺畅多了。这种语病叫作宾语多余。

【实例15】

……而是对现场或人群中已经客观存在的现象、差别和联系进行观察与调查。

用"已经"修饰"客观存在"，属于过度修饰。"客观存在"肯定是已有的，无须修饰。

4. 位置不当

【实例16】

科研工作者对于数据的处理来说，确实是个关键。

分析一下这个句子，"确实是个关键"所陈述的主体是什么呢？应当是"数据处理"，而不是"科研工作者"。主语应为"数据处理"，这是主语位置不当。句子可改作："数据的处理，对于科技工作者来说，确实是个关键。"

【实例17】

在大鼠饲料中这种元素的用量只需要大约家兔饲料中的四分之一。

这个句子的语病是状语位置不当。状语"大约"不能修饰"家兔饲料"，应该放在谓语"需要"之前，全句改作："在大鼠饲料中这种元素的用量大约只需要家兔饲料中用量的四分之一。"

【实例18】

故宫博物院展出了两千多年前新出土的文物。

在这个句子中，"文物"是个名词性的中心词。什么样的文物呢？作者意在告诉读者，是"两千多年前的"文物，是"新出土的"文物。但是说"两千多年前新出土的"，就使人费解了：文物是什么时候出土的？不可能在两千年前就出土了。这种语病叫作定语位置不当。应该改作"新出土的两千多年前的文物"。

5.多余修饰

【实例19】

……故对肺结核伴肝功能异常者可做肝穿活检，以明确诊断，从而进一步加强治疗。

句中"明确诊断"和"加强治疗"都是肝穿活检的目的，可视为并列成分，因此删除"从而进一步"，不仅不影响原意，而且语气更加肯定，意思更加明确，并可避免"进一步"与"加强"的概念重复。

【实例20】

糖尿病高渗昏迷发病头几个小时是迅速补液及成比例地补充电解质、决定抢救是否成功的关键时期。

句中"发病头几个小时"就是"发病初期"；给患者补液和补电解质都是按"丢、缺、需"的原则掌握的，没有必要刻意指出"成比例地"。因此，上句试改为"糖尿病高渗昏迷初期是决定抢救是否成功的关键时期，应迅速补充液体和电解质"。改后的句子不但使"初期"与"关键时期"紧密呼应，而且很明确，在这个"关键时期"应该做什么。

【实例21】

急性感染期，应及时应用有效抗生素……

医生用药都是以"有效"为前提的，否则便是滥用。如果照例句套用，岂不可以类推出给患者做"有效手术""补有效液体""扎有效针灸"。这样写出的文章令人费解。

【实例22】

此法具有较好的先期预防效果，可减轻患者的痛苦。

"预防"都是"先期"的，"先期"是多余修饰，删除并不会影响原句的完整性及对其意的理解。

【实例23】

上述这些先进的医疗技术……

"上述"和"这些"都是指代上面提到的内容，删除两者中哪一个都无损原意。但根据上下文可做选择：①如果被指代的内容与指代词之间有其他内容相隔，宜用"上述"；②如果被指代的内容与指代词之间无其他内容相隔，宜用"这些"。

6.语意不清

【实例24】

从尿动力学和残余尿等参数分析，患者有恢复到扩张前参数的趋势。

"患者有恢复到扩张前参数的趋势"，句子的含义不清。结合前半句看，全句可改为"根据尿动力学和残余尿等参数分析，病情有恢复到扩张前的趋势"。或改为"根据患者尿动力学和残余尿等参数分析，这些参数有恢复到扩张前水平的趋势"。

【实例25】

此法操作简单、损伤小，缺点是需要特殊的器械设备，而且冷冻深度、范围不易掌握，控制不好有可能直接损伤直肠、膀胱。

"需要特殊的器械设备"不能算是一种手术方法的缺点，缺点是"冷冻深度、范围不易掌握",可能造成损伤。改为如下表达似较妥当"此法操作简单、损伤小,但需要特殊的器械设备;缺点是冷冻深度、范围不易掌握,控制不好有可能直接损伤直肠、膀胱"。改动虽不多,但表述的意思非常清楚。

【实例26】

因此,筛检试验经济、方便和受益,而诊断试验要求更高的灵敏度和特异度。

"筛检试验"的优点可以是"经济、方便",但是"受益"就不好理解了。该句子的后半句好像要表达"诊断试验"的缺点,但"要求更高的灵敏度和特异度"并非诊断试验的缺点。而且,前半句表述的"筛检试验"的优点与后半句表达的"诊断试验"的缺点并不对称,前者强调的是实用性,而后者强调的是准确性,其实两者无可比性。这个句子是典型的语意不清,不知要说什么,故而无从修改。

五、统计学应用的常见错误与分析

医学论文是探讨、研究医学学术问题的一种书面形式,目的是表明作者的学术观点和研究成果。因此,作为论文中支持这些观点和成果的统计学数据,其准确性和客观性是第一要素。缺乏第一要素,势必将影响作者的学术观点及学术成果的准确表述,甚至会导致重大偏差。为此,要重视医学论文中经常出现的统计学分析及其表达形式方面的错误。

1.表达假设检验结果时的常见错误

(1) 仅凭观察值的大小下结论:某些论文未对资料做任何统计学分析,仅凭观察值的大小就做出两者之间的差异有无统计学意义的结论。临床研究的结论不仅取决于实验组和对照组之间观察值的大小,还取决于随机误差的大小。一般来说,统计资料仅反映样本的情况,不能简单地将其视为总体的真实写照。既然是样本,就不可避免地存在抽样误差。只有排除了抽样误差的影响,方可根据样本所提供的信息推论总体的规律性。而排除抽样误差的最有效手段是正确运用统计学方法,对具体问题提出检验假设,并计算检验统计量,再利用随机变量的概率分布规律作出合理的推断。因此,未对统计资料进行统计学处理,仅凭指标的绝对值大小就下结论是很不严谨的,也极易得出错误结论。

(2) 未合理选择假设检验的方法:在表达假设检验的结果时,由样本信息推断总体信息,必须行假设检验,借此判断差异是由抽样误差造成的还是本来就有差异,不能仅凭数据就下结论,应根据资料的类型及分析的目的,合理选择假设检验的方法。表达假设检验结果时常见的错误有:①虽进行了统计学处理,但仅列出P值,而未交代所选用的统计学分析方法;②虽作了统计学处理,也交代了所选用的统计学分析方法,并给出了P值,但未列出所计算的统计量值。

表达假设检验结果时,最好同时给出选用的是何种统计分析方法,交代得尽可能具体一些。①如选用t检验,则要说明是成组设计资料的t检验,还是配对设计资料的t检验;②若选用方差分析,则应说明是单因素设计资料的方差分析,还是随机区组设计资料的方差分析;③对于四格表的资料,则应具体说明是一般四格表资料的χ^2检验,还是配对四格表资料的χ^2检验或四格表资料的确切概率法等。总之,论文中应具体写清楚所使用的统计学方法,所计算的统计量的具体取值,如"$t=3.513$",假设检验的确切P值,如"$P=0.542$"。

（3）不能正确理解差异有无统计学意义：论文中常见这样的描述，A与B参数间"差异有统计学意义"或"差异有高度统计学意义"，进而说参数相差很大。统计学上，差异有统计学意义，不应该理解为相差很大；反之，差异无统计学意义，不应理解为相差不大，或一定相等。例如，两样本均数比较时，结论为差异有统计学意义，不能理解为μ_1与μ_2相差很大，应理解为两个总体均数间有本质差异，即差异不是由抽样误差引起的。例如，给高血压患者应用某降压药物后，平均舒张期血压下降3 mmHg，经统计学处理后$P < 0.01$，此时仅能说血压下降有高度统计学意义，但根据专业知识，尚不能说明该药物的降压作用非常显著，换言之，不能用统计结论代替专业结论。

（4）未根据资料的性质选择假设检验方法：不同类型资料、不同设计均有其相应的假设检验方法。若假设检验方法选择错误，则会得出错误的结论。选用统计方法之前，首先要明确资料的性质，是计量资料、计数资料，还是等级资料。每种假设检验方法均有其特定的适用条件。对于同一个资料，采用不同的方法处理可能会得出相反的结论。如用成组设计资料的方法处理配对设计的资料，则会损失信息，降低检验效率，可能造成本应是有统计学意义的结果，却得出无统计学意义的结果。

2. 计量资料统计分析中的常见错误

（1）统计指标选择不当：错误地使用描述正态分布资料的方法描述呈偏态分布的资料。有些资料的标准差比均数大很多，这样的资料不服从正态分布，而是偏态分布。在选用统计指标描述资料的平均水平和离散趋势时，应根据资料的分布类型选择合适的统计指标。对于正态或近似正态分布的资料，常使用均数和标准差描述；而对于偏态分布的资料则应使用中位数和四分位数间距进行描述。

（2）数据不满足t检验的使用条件：在两个均数比较时，应先判断是否符合t检验的条件。首先，要判断两个样本分别来自的总体是否均是正态总体，两个总体的方差是否齐性。如果不是正态、方差不齐，则不能直接使用t检验，可用非参数统计方法或用近似t检验，也可进行数据转换，满足了t检验的使用条件，才可用t检验。

（3）误用t检验代替方差分析：t检验仅适用于两个样本均数之间的比较，而且要求两样本均来自正态总体、两个总体的方差相等。在许多医学论文中，对多个均数进行比较时未使用方差分析，而是采用t检验比较每两个均数，这是错误的。多个样本均数间的比较应该使用方差分析，当检验结果为$P \geqslant 0.05$时，还应进一步行多个样本均数间两两比较的假设检验。若对多个均数间的比较以t检验代替方差分析，则会增加假阳性错误的概率，从而降低了统计结果的可靠性。

3. 计数资料统计分析中的常见错误

（1）错误应用相对数：常见于以下3种情况。

1）计算相对数时样本数太小：一般而言，当观察的样本数足够大时，计算的相对数比较稳定，能够正确反映实际情况。如果观察例数太少，计算的相对数不够稳定，不但不能正确反映真相，而且可能会造成错觉，故此时不宜计算相对数，应直接列出实际例数。

2）误用构成比取代率：构成比仅能说明部分在全体中所占的比重，而不能表示发生频率的大小；率是用来说明某现象发生的频率或强度，两者不应混淆。

3）发病率与患病率、病死率与死亡率相混淆：发病率是指在一定时期内，在可能发生某病的一定人群中，新发生某病的强度；而患病率则指在某时点检查时，一定人群中现患某种疾病的频率;病死率是因某病死亡人数与某病总例数之比;死亡率是某病在平均人口数中的死亡频率。

(2)错误使用χ^2检验:常见于以下4种情况。

1)误用一般χ^2检验取代校正的χ^2检验或配对的χ^2检验:在进行χ^2检验时,须先判断样本资料是否满足使用一般χ^2检验公式的条件,若不能满足条件,则应根据具体情况选用校正的χ^2检验或配对χ^2检验。分析一般四格表资料时,通常有3种方法:①当$n \geq 40$,且理论频数(T)均> 5时,选用一般的χ^2检验;②当$n \geq 40$,但$1 \leq T < 5$时,选用连续性校正的χ^2检验;③当$n < 40$,或有1个$T < 1$时,选用确切概率法。

2)误用一般χ^2检验取代确切概率法:在进行两个样本率比较时,应先判断资料中的样本例数是否足够大,是否满足使用一般χ^2检验公式的条件,若不满足条件,则应使用确切概率法。

3)误用一般χ^2检验取代Ridit分析或秩和检验:在某些医学论文中,经常出现治愈、显效、有效和无效等指标,此为单向有序行列表资料,应使用Ridit分析或秩和检验,不宜使用χ^2检验。

4)混淆率与比、倍数与百分数:在分析疾病与相关致病因素之间关系的过程中,作者经常以构成比来反映某事件出现的频率或强度,造成"率"与"比"的混用,出现这类问题的原因是作者对"率"和"比"的概念不清,认为其都是百分数而相互混用;论文中经常有似某某值"减少了×倍""降低了×倍"的表述。值得注意的是,"数值的减少"一般不用倍数来表示,而应该用百分数或分数表示,只有表示"数值的增加"才可以用倍数和百分数表示。

4. 统计表格中内容的常见错误

(1)小数位数不一致:整个表中所列数据小数点后保留位数有1位的,有2位、4位的,作者常以实际运算结果作为最后结果,未能顾及其他数据小数点后的位数。

(2)表内不当空格:作者常以空格的方式表示某个项目不存在,这种错误十分普遍。表内所有位置都应填写适当内容,确无内容处,应以"—"表示,暂缺或未记录应以"…"表示。

(3)省略"0"数据:作者常将表格中数据为"0"的项省略,让人误以为此处无统计结果。

(4)不当简写:相邻的数字、文字内容相同时,以"同上"、"同左"或" " 表示。这种表示方法在日常生活中填写表格时常见,有的作者错将其沿用到统计学表格中。

5. 统计表格式的常见错误

(1)结构不规范:完整的统计表应包括表序、标题、标目、线条和必要的表注等,内容应包括主语和谓语。常见问题有表格无表序(尤其是全文仅有一个表时)、标题、标目,结构混乱,线条太多等导致内容混乱、不突出,缺乏主语和谓语的表题、标目,文字不够简明、确切,表题不能涵盖表的内容。表格的正确格式详见本书第12章第1节。

(2)内容排列缺乏逻辑性:统计表要求主谓分明,主语是被研究事物,通常为横标目,列在表的左侧;谓语是说明主语的各项指标,通常为纵标目,列在表的上部,主谓倒置是统计表的常见错误。

(3)对比不鲜明:统计表应将不同组别、时间数据列在一起,尽力使其获得鲜明的对比效果，使对比关联事项尽量归类和靠近排列。常见的问题是数据的随意堆砌，未考虑其内在关系，导致对比关系不能一目了然。

（4）表达不准确：表示相对数时，在表中只标明"%"，未说明是百分率还是百分比，或只写出百分率，没有注明百分号"%"。

6.统计符号书写的常见错误

统计符号是严格特定的，不能随意更改字体及其大小写、正斜体，否则表述内容会出现偏差。按GB/T 3358.1—2009/ISO 3534-1:2006《统计学词汇及符号 第1部分：一般统计学术语与用于概率的术语》规定，医学统计中常用的符号应按下述要求表示：①样本的算术平均值用英文小写"$\bar{x}$"（中位数用M）；②样本标准差用英文小写"s"；③t检验用英文小写"t"；④F检验用英文大写"F"；⑤卡方检验用希文小写"χ^2"；⑥q检验用英文小写"q"；⑦相关系数用英文小写"r"；⑧概率用英文大写"P"。注意，以上符号均为斜体。

（1）大小写之误：①样本的算术平均数（均值）"$\bar{x}$"，误写为英文大写"X"；②"t"检验误为英文大写"T"；③P值误为英文小写"p"。

（2）正斜体之误：①表示"样本数"的英文小写斜体"n"，误用正体；②表示"自由度"的希文小写斜体"ν"，误用正体；③表示"样本的相关系数"的英文小写斜体"r"，误用正体表示；④F检验用英文大写斜体"F"，误用正体。

（3）缩写符号之误：①标准差为英文小写斜体"s"，误写为"SD"；②平均值±标准差"$\bar{x}\pm s$"，误写为"$\bar{x}\pm$SD、$\bar{x}\pm$sd"或"M±SD、mean±SE"。

（4）字体之误：①表示"卡方检验"应为希文"χ^2"，误用英文小写斜体"x^2"；②"自由度"的表达应为希文"ν"，误用英文小写斜体"v"。

医学统计方法是现代医学研究的重要手段，只有正确加以应用，才可确保研究结论的科学性和真实性。否则，将会由于误用统计方法或表达形式错误而导致结论错误，失去对医学实践的指导作用，甚至产生严重的误导。

六、英语表达的常见错误与分析

为了开展国际学术交流，介绍我国科技发展成果，也为二次文献提供资料，目前我国出版的科技期刊大都附有详细的英文摘要，有的采用中英文合刊形式，还有的直接出版英文版本。无论哪种出版形式，都涉及英文表述问题，而表述正确与否不仅直接影响论文的学术水平，而且还关系到刊物的质量甚至国家的声誉。

科技论文的英语表达不仅涉及英语语言本身，而且还涉及自然科学甚至社会科学的各个领域。仅就语言本身而言，它亦涉及语法、惯用法、修辞与笔法等各个方面。下文列举一些医学论文中常见语法错误的典型实例，并探讨其正确的表达方式。

1.主语和谓语的一致

英语表达中，谓语动词必须与主语的人称、数保持一致，这是英语的基本语法规则。然而在论文中，主谓语在数和人称方面不一致的现象并不少见，其原因多为作者对主语的人称和数的判断不准确。因此，要正确处理这个问题，必须对主语及其人称和数做出准确判断，并据此确定谓语的形式。

（1）含并列连词and时，应正确区分是单个主语还是并列主语，前者谓语用单数形式，后者采用复数形式。

误例1：Description of the experimental conditions and the results of the present investigation are made in detail in this paper.（主语为description，the experimental conditions and the results of the present investigation在这里用于修饰description，误为复数）

纠正：Description of the experimental conditions and the results of the present investigation is made in detail in this paper.

或：The experimental conditions and the results of the present investigation are described in detail in this paper.

误例2：Growth and isolation of M_{13} virus was described.（为复合主语，用复数第三人称）

纠正：Growth and isolation of M_{13} virus were described.

误例3：Ice and water were used as the coolant in this experiment.（貌似复合主语，实际上只表示同一概念，作"冰水"解，应是单数第三人称）

纠正：Ice and water was used as the coolant in this experiment.

（2）用as well as连接的主语，谓语动词须与其前面的主语在人称和数上保持一致。

误例4：The composition as well as molecular weight were confirmed by elemental analysis and mass spectrometry.（误当作复合主语处理）

纠正：The composition as well as molecular weight was confirmed by elemental analysis and mass spectrometry.

（3）由or、nor、either…or、neither…nor和not only…but also连接在一起的主语，谓语动词的形式应由靠近此谓语动词的主语决定。

误例5：Neither acids nor ammonia give satisfactory results.（误当复合主语处理）

纠正：Neither acids nor ammonia gives satisfactory results.

误例6：Depression or non-depression of melting point are invaluable in the identification of unknowns.（误当复合主语处理）

纠正：Depression or non-depression of melting point is invaluable in the identification of unknowns.

（4）由There引导的句子，如There be（exist, remain, stand, seem, appear…）的形式，谓语要与它后面第一个主语相一致。

误例7：There remain a test and an objective appraisal to be carried out before putting the device into operation.（第一个主语a test，单数）

纠正：There remains a test and an objective appraisal to be carried out before putting the device into operation.

（5）主语为集合名词（collective nouns），当它作为一个整体考虑时，谓语动词用单数；当考虑该整体中的各个部分时，则谓语动词采用复数形式。

误例8：Experimental data that we obtained is compared with previously reported results.（误将主语当作一个整体）

纠正：Experimental data that we obtained are compared with previously reported results.

误例9：The series are arranged in order of decreasing size.（误将主语作为个体考虑）

纠正：The series is arranged in order of decreasing size.

（6）表示数目的复数名词作主语时，谓语动词用单数形式。

误例10：Five grams of NaCl were added to the reaction solution.

纠正：Five grams of NaCl was added to the reaction solution.

（7）不定代词each、every作主语，谓语为单数形式。

误例11：Every rat injected and every rat dosed orally were included.

纠正：Every rat injected and every rat dosed orally was included.

误例12：Each of these carbon atoms are the center of another similar tetrahedron.

纠正：Each of these carbon atoms is the center of another similar tetrahedron.

（8）抽象名词作主语时，谓语用单数形式。

误例13：The formations of acetaldehyde and propylene oxide are favored in the case of inactive SiC.（formation为抽象名词，误用为复数形式）

纠正：The formation of acetaldehyde and propylene oxide is favored in the case of inactive SiC.

（9）物质名词作主语时，谓语动词用单数形式。

误例14：Lithium carbonates decompose on heating in a stream of hydrogen.（carbonate为物质名词，误用为复数形式）

纠正：Lithium carbonate decomposes on heating in a stream of hydrogen.

（10）不可数名词作主语时，谓语动词用单数形式。

误例15：Much time were spent in removal of the solvent.

纠正：Much time was spent in removal of the solvent.

（11）动名词短语作主语时，谓语用单数形式。

误例16：Thorough removing the water-soluble proteins from the mitochondria are required before further fractionation is attempted.

纠正：Thorough removing the water-soluble proteins from the mitochondria is required before further fractionation is attempted.

（12）不定式短语作主语时，谓语用单数形式。

误例17：To change this ratio by a factor of 10 to change the pH by one unit are necessary.

纠正：To change this ratio by a factor of 10 to change the pH by one unit is necessary.

（13）主语为从句时，谓语为单数形式。

误例18：That the reaction of the compound with phenyl isocyanate involves the dipole as an intermediate appear extremely doubtful.

纠正：That the reaction of the compound with phenyl isocyanate involves the dipole as an intermediate appears extremely doubtful.

（14）关系代词作主语的定语从句中，谓语动词的形式以先行词而定。

误例19：This investigation has been restricted to three types of silicone resins that in the following is referred to as A，B，C.

纠正：This investigation has been restricted to three types of silicone resins that in the following are referred to as A，B，C.

（15）并列句中各单句的谓语动词形式要由各自的主语决定。

误例20：The eluate was added to the column, and the samples was collected in 10 ml increments.

纠正：The eluate was added to the column, and the samples were collected in 10 ml increments.

2.分词短语作状语时的正确使用

分词短语作状语时，它的逻辑主语通常与句子的主语一致，或有其自己逻辑上的主语。但在科技期刊论文的英语表述中，常常发现与此原则相违背的句子。这类误句可采用下述方式修改。

（1）调整句子中的主语，使该主语亦是分词短语的逻辑主语。

误例21：Understanding the effect of substituents on the parent molecules, the ortho hydrogens could be assigned to the high-frequency peak.

纠正：Understanding the effect of substituents on the parent molecules, we could assign the ortho hydrogens to the high-frequency peak.

（2）将分词短语转成动名词短语，放在介词之后构成介词短语，在句中作状语。

误例22：Removing the excess acid completely, the solution was cooled.

纠正：After removing the excess acid completely, the solution was cooled.

误例23：Using the procedure described previously, the partition function can be evaluated.

纠正：The partition function can be evaluated by using the procedure described previously.

（3）将分词的宾语改成分词的逻辑主语，构成分词独立结构。

误例24：Having working out a new procedure, the yields rose.

纠正：A new procedure having been worked out, the yields rose.

（4）给分词加上恰当的逻辑主语，使其变成分词独立结构。

误例25：When sprayed with ninhydrin reagent, no amino acids were detected.

纠正：When the chromatogram being sprayed with ninhydrin reagent, no amino acids were detected.

（5）将分词短语改成状语从句。

误例26：Using pure water as the solvent for mixing the mercury and L-histidine, no complex was formed.

纠正：When pure water was used as the solvent for mixing the mercury and L-histidine, no complex was formed.

3.关于定语从句中的关系代词

限制性定语从句修饰"物"时最好用关系代词that，而非限制性定语从句修饰"物"时用关系代词which，这已成为目前英文刊物表述中遵循的一个原则。

例1：It was necessary to find a blocking group that would react with the amino group but not with the hydroxy group.（此句为限制性定语从句的主从复合句）

例2：The current-voltage curves, which are shown in Fig.6, clearly demonstrate the reversibility of all four processes.（此句为含非限制性定语从句的主从复合句）

七、参考文献著录的常见错误与分析

参考文献标识论文中引用资料的出处，反映论文的科学性和先进性，是医学论文的重要组成部分。将论文中未详细描述的内容，例如已有文献报道的技术方法、观点、发现等等，标识于参考文献，既可节省论文的篇幅，又可供读者查阅原始资料。

参考文献的著录格式需要遵循国家标准《信息与文献 参考文献著录规则》（GB/T 7714—2015）。目前参考文献著录仍存在不少问题，可概括为以下四类。

1.著录项目不全

GB/T 714—2015规定，非连续出版物（图书、论文集）中析出的文献，著录项目应包括析出责任者（著者）、析出题（篇）名、析出其他责任者（供选择）、原文献题名、版本和在原文献中的位置。对各种类型文献的著录项目也有明确要求，其中有部分"供选择"项目，可按标准的有关规定或根据文献自身的特征取舍。非"供选择"项目必须著录。所谓著录项目不全，即指应著录的项目而未著录，如缺著者、缺题名，以缺少出版事项者多见。

例1：Timoshenko S.Vibration Problems Engineering.1974.

此例中出版事项著录不全，看不出是专著还是期刊，或其他文献，无法查找其出处，失去了参考的价值。从题名推测，以专著的可能性较大。如果是专著，应写明出版地、出版者和页次。如原著未标识出版地、出版者，则应注明"出版地（出版者）不详"。

例2：朱洪荫.中国医学百科全书·整形外科学.上海：上海科学技术出版社，1986；136-137.

此例各著录项似乎无缺失，但是，作者所引文献是该书中的一节"手外伤"，该节的作者不是朱洪荫，而是汪良能。因此也属于著录项目不全。应该改为：汪良能.手外伤[M]//朱洪荫.中国医学百科全书·整形外科学.上海：上海科学技术出版社，1986：136-137.

2.著录顺序和引用顺序错误

目前，参考文献多采用顺序编码制，其著录项目的顺序是，按正文中引用文献的先后顺序，在文献的著者或成果叙述文字的右上角，用方括号标注阿拉伯数字编码序号（上标），在文后按此序号依次著录。引用多篇文献或同一作者多篇文献时，文内只需将各篇文献的序号在方括号内全部列出，各序号间用"，"；如遇连续序号，可用起讫序号连接，略去中间序号。也有少数期刊采用著者-出版年制。著录顺序和引用顺序常见的错误有以下三种。

（1）编码不连续：在正文中未按引用文献出现的先后顺序连续编码；文后著录序码虽与正文编码数字相符，但排列顺序无规律可循。

著者-出版年制在文后著录顺序不以正文引用先后为序，而是以作者姓的文种、笔画、字母顺序排列。但著者-出版年制和顺序编码制不能混用。如采用著者-出版年制正文引用处的标注不用序码。此类错误仍属于未能正确掌握顺序编码制。顺序编码制，顾名思义，是按"顺序""编码"，因此著录文献排序必须按引用先后顺序编码排列。

（2）正文序码与著录编码不符：这类错误有多种不同的表现。①文后有著录文献，而在正文引用处序码不全,甚至全无序码。这种情况多为作者原文的疏漏,编辑又未能予以补正。②正文引用文献处有序码,而在文后的著录文献中无此编码,多见于所引用的最后一两篇文献。可能是编辑加工时删去了文后著录的文献,而遗忘了将正文引用处的序码删除。③正文引用的是甲作者文献,而文后著录的是乙作者文献,前后作者姓名不同,甚至内容也不一致,这可能不是引自原始资料,而是转引自其他文献,或者作者根本未阅读原文,仅从其他文献中抄录了一个文题,这类文献原则上不应作为参考文献。

(3)重复引用同一文献:在正文引用处列出两个(或两个以上)序号,在文后重复列出同一篇文献。

此外,正文引用文献处编码序号及符号(括号)使用不当也屡见不鲜,主要表现为全部列出连续序号或只用半个括号,甚至不用括号等。

3.作者姓名书写错误

引证文献主要目的之一是尊重他人或自己以前的劳动成果,供读者查考。引证文献时将著者姓名书写错误,将造成以下后果:不利于读者查考此条文献;本条文献的学术责任者不明确;读者会对作者的学术水平及论文内容产生不信任感。参考文献著者书写错误多见于外国作者姓名,主要是由于引证者对外国人姓名的构成及文献著录规则不太了解。外国人姓名的构成和排列顺序比较复杂,有的有姓有名,有的有姓无名;有的名在前姓在后,有的姓在前名在后;有的一姓一名,有的一姓多名。在引用外文时要准确区分姓和名。

在正文中引用外国人姓名时,一般只写姓、不写名,不必姓名全写。文后著录作者姓名时,姓在前、名在后,名可以缩写为首字符大写。

欧美国家姓名排列顺序均为名在前、姓在后。例如:George Paget Thomson,前两个字(George Paget)是名,后一个字(Thomson)为姓。在原著中署名时,有时采用缩写形式,英国人习惯将第一个名缩写,或两个名均缩写,保留首字母并大写,但排列顺序不变。即G. P. Thomson 或 G. Paget Thomson。而美国人习惯将第二个名缩写,即 George P. Thomson。而在文后著录作者姓名时,应该姓在前、名在后,名的缩写字母之间和最后均不加省略符号".",即 Thomson GP。

英、美、法等国人也有复姓,例如,Jorge Albores-Saavedra,Guy Mendes-France。在引用或著录时,应将复姓全部写出,不能省略,即写成:Albores-Saavedra J,Mendes-France G。

有些英、美、法、德等国人的姓前有冠词或介词。例如:Mac、Mc、O、de、Le、La、von 等,书写时不能省略,其后的姓的首字母仍应大写。例如:MacDonald、La Fontaina、von Eschenbach。

英、美的作者署名时,常把学位写在姓名的后面。例如:George Paget Thomson,MD 或 Gerry Oster,PhD,在著录时不必将 MD、PhD 写出,更不能将 MD、PhD 误为姓或名。

日本人的姓名是姓在前、名在后,都用汉字,不用假名。姓和名均可由一个或几个汉字组成,最多者有八九个汉字。由多个汉字组成的姓名,不易区分姓和名,例如:"二阶堂进",姓"二阶堂"名"进"。正文引用时可只写"二阶堂"。文后著录时,无缩写形式。日本人用英文或其他西方国家文字发表文章时,常按英美习惯,把名放在前,姓放在后,例如:"木村 俊夫"译为"Toshio Kimura",在著录时,则应按上述著录英美姓名形式,即"Kimura T"。也有的日本人在用英文发表文章时,为了避免发生歧义,姓全部用大写字母,例如:"Toshio KIMURA",在著录时仍应写为"Kimura T"。

4. 刊名书写错误

参考文献著录中,中文期刊均用全称,不应缩写,一般较少有错误。外文期刊刊名采用缩写,刊名书写错误较多见。

目前,外文期刊刊名的缩写按国际标准ISO 4:1997《信息和文献 出版物标题和标题缩写的规则》的要求。有的作者对刊名任意缩写,该省略的不省略,不该省略的反而省略。按照规则,刊名缩写应遵循以下原则。

(1)用截短法缩写:即省略词尾一串字母(至少两个字母)。例如,Physiology缩写为Physiol,Immunochemistry缩写为Immunochem。

(2)冠词、连词、介词一律省略:刊名中的冠词、连词、介词(如the、and、of、in)一律省略。例如,Diseases of the Colon and Rectum应缩写为Dis Colon Rectum。

(3)独词刊名不缩写:由一个单独的词构成的刊名,不论由多少字母构成,均不缩写,如Lancet、Pharmacotherapy。

(4)单音节词或少于5个字母的词不缩写:如Cell、Drug、Hand、Blood。少数由6个或多于6个字母组成的词也不缩写,这只限于国际标准收集的词,如Microwave、Physician。在医学词汇中人体解剖名词一般不缩写,如Muscle、Rectum。

(5)一个词不能缩写为一个字母:但国际标准收集的词除外。例如,Journal可缩写为J,Giornale可缩写为G。

(6)一种缩写不能用于无关词:例如,Ind适用于Industry或Industrial,但它不能用于Indian、Indiana或Indigency。

(7)一个词只能用一种缩写:例如,International只能缩写为Int,不能缩写为Intern或Inter。

(8)某些机构、组织名称的缩写:只采用各词首字母的组合,如WHO(World Health Organization)、AMA(American Medical Association)、ICZ(International Congress on Zoology)。有少数刊物也是采用刊名各词首字母的组合,如AJNR(American Journal of Neuroradiology)、PACE(Pacing and Clinical Electrophysiology)。

(9)地名、国名的缩写:有的并不是省略词尾几个字母,而是有固定的缩写形式,如Afr(African)、Am(American)、Br(British)、Can(Canadian)、Dtsch(Deutsche)、Eur(European)、Ital(Italian)、Jpn(Japanese)、NZ(New Zealand)、Scan(Scandinavian)。

(10)不同出版地的同名期刊的缩写:应在刊名后标注出版地,加圆括号以示区别,如J Bone Joint Surg(Am)、J Bone Joint Surg(Br)、J Physiol(London)、J Physiol(Paris)。

(11)缩写不加点:刊名的缩写后一律不加表示省略的点号"."。

虽然刊名缩写有以上原则可循,但有时也难以掌握,特别是一些不常用的期刊,如不能确定其缩写形式,则应查阅该刊物。一般每个刊物在固定的位置,如目次、页眉或版权页上标记有该刊的缩写形式,应以此为准。

参考文献著录除了上述错误外,还可以举出一些。例如,标点符号错误也是较为多见的。作者和编辑,应对参考文献著录进行认真细致的审读、校正,如条件允许,每条参考文献应查找原著核对,以保证其准确无误,发挥著录参考文献的应有作用。

(殷国荣)

参 考 文 献

陈芃,2008. 医学论文中常见统计学及表达形式错误解析. 青海大学学报(自然科学版), 26 (4): 90-91, 98.

陈振平, 白永利, 2023. 论医学期刊责任编辑对论文质量的把控. 中国报业, (22): 204-205.

高申, 刘亚萍, 李翔, 等, 2018. 论医学科技期刊编辑对稿件的学术审核. 科技期刊发展与导向 (1): 154-157.

高莉丽, 2010. 辨析科技论文中几种常见的语法错误. 广西科学院学报, 26(1): 81-82.

黄栩兵, 2004. 第十一讲 医学论文常见语病举例. 人民军医, 47 (2): 107-108.

姜瑞涛, 2008. 医学科研论文中常见的统计学问题与对策. 中国预防医学杂志, 9 (2): 118-119.

李恩江, 1990. 医学文章中的概念和判断. 编辑学报, 2 (1): 54-55.

刘永新, 陈忠才, 1992. 科技期刊英语表述的常见错误及其修正. 编辑学报, 4 (3): 152-155.

刘永岩, 1992. 关于正确把握概念的几个问题. 编辑学报, 4 (4): 218-220.

栾嘉, 邓强庭, 李玥, 等, 2023. 医学临床研究论文质量评价指标体系构建. 中国科技期刊研究, 34 (2): 144-155.

王青, 1992. 科技论文中几种常见的语法错误. 编辑学报, 4 (4): 216-218.

王伟, 2004. 医学科研论文中常见的统计学应用错误分析. 中国现代神经疾病杂志, 4 (5): 335-336.

王友富, 2006. 文后参考文献著录常见错误分析与新版规范示例. 大学图书馆学报, 24(5):86-91.

余诗诗, 吴锦雅, 经媛, 等. 2024. 医学论文写作中的设计缺陷及统计学问题分析. 现代预防医学, 51(24):4597-4602

张菊, 2004. 医学论文参考文献标引中常存在的问题. 中山大学学报论丛, 24(3): 220-222.

第14章 英文摘要的撰写

一篇承载着重要科研成果的高质量论文，为了进行国际传播、交流，或被国际权威机构获知、承认，或被检索和转引，离不开论文中所附的英文摘要。联合国教科文组织规定，在全世界公开发表的科技论文，不论采用哪一种文种，都必须附有短小而精练的英文摘要。因此，提高英文摘要的写作水平已成为学术论文写作的重要内容之一。本章着重介绍英文摘要的写作内容及写作规范。

英文摘要置于论文前被称为 Abstract，若放在论文之后则称为 Summary。它以简洁的形式对文章内容作简明的介绍，提供与科研论文全文几乎同等的信息量，而略去文献、图表及缩略语。英文摘要是一篇独立于全文的短文，大部分期刊都会规定摘要的篇幅，字数以不超过250个单词为宜。摘要必须自成一体，能够独立使用。这是因为一些文摘专题服务机构会将它们独立于文章发表，比如 *Biological Abstracts*（美国生物学文摘）、*Medline*、*Excerpta Medica*（EM，荷兰医学文摘）等。这就是说，英文摘要的作用是除了介绍论文外，还可以作为独立的科技资料，使读者在没有全文的情况下也能对论文的基本内容有所了解。

写好英文摘要，不仅需要严肃认真的科学态度，还需要掌握英语特有的表达方式和语言习惯。一篇好的英文摘要既要做到简明扼要、准确传达文章的重要信息，又要能够引人入胜，让读者欲求读到全文。英文摘要的撰写犹如雕琢艺术，取精用宏，最后奉献给读者的是精品，从而起到相互交流、共同发展的目的。

第1节 摘要的演变与格式

一、摘要的出现与演变

摘要这一概念及文体式样本身不是新事物，但是论文前出现摘要的历史不算太长，20世纪60年代末才有这种附属物。例如，《中华医学杂志》英文版（*Chinese Medical Journal*）采用论著前冠以摘要始于1979年。近年来，国内多数期刊在论文前刊有摘要。

从概念上看，摘要逐渐趋于一致，这是实践多年的结果。美国的刊物多用 abstract 一词，英国及早期受英国文化影响的刊物则常用 summary。与这两个词的概念相近的还有 synopsis、resume、precis。现在大多数国际医学期刊使用 abstract 或 summary。近年，英国期刊也开始采用 abstract 一词，典型的当属《英国医学杂志》（*The British Medical Journal*, BMJ），随后是《柳叶刀》（*Lancet*）。应该指出，summary 按传统是写完正文后写的一段文字，或作为文章的最后一部分。目的是在读了全文之后，归纳出要点，给读者以深刻的印象；也有称之为总结或结论（conclusion）的。现在正文内总结或结论已基本消失，转而以文首摘要代之，所起功用相同，但更加醒目和方便读者获取关键信息。

文首摘要的出现是现代生物医学科学发展导致文献资料"膨胀"的结果。据统计，世界上约2万种生物医学期刊每年刊出200万篇以上的论文。倘若要全部阅读这些文章，每天的阅读量相当于6000篇。这如何能读完？当然，专科医生的阅读范围相对要窄些，但是无论如何也无法将本专业的重要文章都读遍。

因此，论文前摘要是帮助读者迅速了解论文梗概的一种形式，又比之为"桥"，它将读者与文章联结起来。因其篇幅小，大多在150～300字，内容必须高度凝练，是正文的微型化。若非必要，读者不必耗时去阅读全文，便可了解论文的关键内容。此外，摘要又可转载，易于传播，给二次文献查阅带来方便。国际上有不少这类摘要性期刊，颇受青睐。摘要的另一作用是有利于编制索引，计算机存储，以弥补文题索引的不足，建立完备的数据库，实现联机检索。随着计算机广泛用于科学文献资料的处理及信息的传播，摘要的作用越来越突出，因此对摘要相应提出了更合理的要求。

二、摘要的类型与格式

为了规范文摘编写，1976年国际标准化组织颁布了摘要出版国际标准ISO 214：1976（E），把摘要分为信息性摘要（informative abstract）、指示性摘要（indicative abstract）和信息-指示性摘要（informative-indicative abstract）。

1. 信息性摘要

信息性摘要也称报道性摘要或资料性摘要，其特点是全面、简要地概括论文的目的、方法、主要数据和结论，通常可以部分取代阅读全文。完整的信息性摘要一般包括下述内容：①开场白，即背景介绍、目的或作解题性说明；②研究方法、过程与结果；③结论、取得的成果的意义及所验证的假设；④对未来的展望。

但是，并不是所有的摘要都包括上述全部内容，很多摘要只写研究过程与结果或结论，因为在摘要中这部分内容最为重要。而研究背景与目的及对未来的展望则是次要的，作者可根据需要取舍。依据摘要的内容、篇幅与重点不同，摘要的写法有下述几种。

（1）只叙述研究过程与结果，不加作者评论：研究过程与结果都用一般过去时表达。

例1：Low-Dosage Clonidine (Dixarit) in Menopausal Flushing

In an open evaluation of low-dose clonidine therapy in 20 patients with symptoms of menopausal flushing, 12 of 17 patients who completed the 12-week trial noted an improvement in their condition: this improvement was marked in eight patients. The greatest improvement was noted in the perimenopausal group of women whose dose requirement was 25 μg three times a day. Postmenopausal women tended to be more refractory to the therapy and required larger doses for the relief of symptoms.

小剂量可乐定治疗绝经期妇女面部潮红症

我们用小剂量可乐定治疗20例绝经期妇女面部潮红症并对其疗效进行公开评价。在完成为期12周治疗试验的17名妇女中，有12例症状改善，其中8例显著好转。围绝经期妇女组效果最佳，其剂量为每日3次、每次25 μg。绝经后的妇女疗效较差，往往需用较大剂量才能使症状缓解。

（2）只叙述论文的结论，无研究过程与结果：只陈述作者对实验的结论和看法，这种摘要一般用现在时态来表达。

例2： Alcohol Use, Myocardial Infarction, Sudden Cardiac Death and Hypertension

Studying coronary risk factors, this article concludes that: moderate and regular use of alcohol may protect against major coronary events; regular use of three or more drinks daily is a probable risk factor for hypertension; the relations of alcohol use to coronary disease, hypertension, and cardiomyopathy are disparate.

饮酒、心肌梗死、心源性猝死与高血压

我们对冠心病的危险因素进行了研究，结论是：有规律的适度饮酒可防止严重的冠脉事件；每日饮酒3次以上可能是高血压的危险因素；饮酒对冠心病、高血压及心肌病三者的影响是完全不同的。

（3）叙述研究过程、结果和结论：这种写法较为完整，是最常见的一种写法。研究过程与结果用过去时态，结论用现在时态。

例3： Malignant Hypertension and Cigarette Smoking

The smoking habits of 48 patients with malignant hypertension were compared with those of 92 patients with non-malignant hypertension. Thirty-three of the patients with malignant and 34 patients with non-malignant hypertension were smokers when first diagnosed. This difference was significant, and remained so when only men or black and white patients were considered separately. Results suggest that malignant hypertension is yet another disease related to cigarette smoking.

恶性高血压与吸烟

作者对48例恶性高血压患者与92例非恶性高血压患者的吸烟习惯进行了对比研究。在初诊时就已吸烟的恶性高血压患者有33例，非恶性高血压患者34例。两者之间有显著差异。如仅对男性患者进行比较，或将白种人与黑种人分别进行比较，这种差异也仍然显著。本研究表明，恶性高血压是又一种与吸烟有关的疾病。

（4）附有开场白和对未来的展望：摘要的开场白包括叙述研究的背景、研究目的或仅仅是解题性说明。

1）叙述研究的背景：在摘要一开始叙述所研究课题的已知情况，即研究背景。用现在时或现在完成时态来表达。

例4： Impaired Pancreatic Polypeptide Release in Chronic Pancreatitis with Steatorrhea

Pancreatic polypeptide (PP) is a newly discovered hormonal peptide localised in a distinct endocrine cell type in the pancreas. PP circulates in plasma and in normal subjects levels rise substantially on the ingestion of food (mean rise 138 pmol/L). In 10 patients with chronic pancreatitis with exocrine deficiency, the PP response to a breakfast test was greatly reduced (mean rise 20 pmol/L, $P < 0.001$). PP response to the meal was normal in 10 patients with active coeliac disease and 12 patients with acute tropical sprue with steatorrhea.

慢性胰腺炎合并脂肪泻患者的胰多肽释放受损

胰多肽（PP）是最近发现的一种激素肽，仅由胰腺特殊的内分泌细胞分泌。PP随血浆循环，正常人进食后其含量会大幅升高（平均升高138 pmol/L）。10例慢性胰腺炎合并外分泌功能缺陷的患者，PP对早餐试验反应能力明显下降（平均升高20 pmol/L，$P<0.001$），而10例急腹症患者及12例急性口炎性腹泻并伴有脂肪泻患者，PP对进餐试验反应则属正常。

2）交代研究目的：用过去时态表达。下面这个句子是一篇摘要的开始，它说明了这篇论文的研究目的。

例5：Relation Between Mammary Cancer Growth Kinetics and the Intervals Between Mammographic Screening

The purpose of this study was to consider the time interval for periodic mammographic screening for breast cancer.

乳腺癌生长动力学与普查间隔时间的关系

本研究旨在探讨乳腺癌定期乳腺X射线摄影检查的间隔时间。

3）解题性说明：摘要中常用的解题性词语有describe（描述）、report（报告）、present（介绍）等。用一般现在时来表达。

例6：Angiosarcoma of the Heart

Two cases of angiosarcoma of the heart are described. In one tumour, which arose from the right atrium, was demonstrated during life by angiography. In the other, diagnosed only at necropsy, the tumour arose from the right ventricle.

心脏血管肉瘤

本文报道两例心脏血管肉瘤。一例系发生于右心房，是生前通过血管造影确诊的；另一例起于右心室，是死后尸检时确诊的。

上述报道性摘要的写作方法依作者要求而定，但不论哪种写法，都应该简洁明了，以说明主题为目的。

2. 指示性摘要

指示性摘要也称说明性摘要、描述性摘要（descriptive abstract）或论点摘要（topic abstract），一般只用两三句话概括论文的主题，而不涉及论据和结论，多用于综述、会议报告等。此类摘要较为简单，主要起提示作用。它对研究目的的叙述比较详细，而对方法、结果和结论的描述较为简单或者干脆省略。

例7：Megalencephalic Leukoencephalopathy with Subcortical Cysts in Two Siblings Owing to Two Novel Mutations: Case Reports and Review of the Literature

Megalencephalic leukoencephalopathy with subcortical cysts is a rare leukodystrophy characterized by macrocephaly and a slowly progressive clinical course marked by spasticity and cognitive decline. We report two full siblings with neuroimaging studies and clinical courses typical for megalencephalic leukoencephalopathy with subcortical cysts, in whom a pair of novel mutations in the *MLC1* gene was identified. We review the current knowledge of this disorder in relation to the patients reported. [J Child Neurol, 2005, 20 (3) : 230-234]

两个新突变导致的巨脑性白质脑病伴皮层下囊肿同胞患者：病例报告和文献综述

巨脑性白质脑病伴皮层下囊肿是一种罕见的脑白质营养不良病，其临床特点是巨脑和缓慢进展的震颤与认知能力下降。我们报道了两例巨脑性白质脑病伴皮层下囊肿患者的神经影像学改变和典型的临床过程，其中鉴定了两个新发现的 *MLC1* 基因突变位点。我们对已报道的此疾病的相关知识做了综述。[J Child Neurol, 2005, 20（3）：230-234]

例8：Stem Cell Therapy for Parkinson's Disease

The aim of stem cell therapy for Parkinson's disease is to reconstruct nigro-striatal neuronal pathways using endogenous neural stem/precursor cells or grafted dopaminergic neurons. As an alternative, transplantation of stem cell-derived dopaminergic neurons into the striatum has been attempted, with the aim of stimulating local synapse formation and/or release of dopamine and cytokines from grafted cells. Candidate stem cells include neural stem/precursor cells, embryonic stem cells and other stem/precursor cells. Among these, embryonic stem cells are pluripotent cells that proliferate extensively, making them a good potential donor source for transplantation. However, tumor formation and ethical issues present major problems for embryonic stem cell therapy. This review describes the current status of stem cell therapy for Parkinson's disease, as well as future research approaches from a clinical perspective. [Expert Rev Neurother, 2007, 7 (6) : 667-675]

干细胞治疗帕金森病

干细胞治疗帕金森病的目标是利用内源性神经干/祖细胞或移植的多巴胺能神经元重建黑质纹状体的神经通路。作为一种替代治疗，人们尝试用干细胞来源的多巴胺能神经元移植到纹状体，以期刺激局部突触形成和（或）多巴胺与细胞因子的释放。候选的干细胞有神经干/祖细胞、胚胎干细胞和其他干/祖细胞。其中，胚胎干细胞多潜能、增殖旺盛的特点使其成为移植的良好来源。然而，致瘤性和伦理限制给胚胎干细胞治疗带来许多难题。这篇文章综述了干细胞治疗帕金森病的现状，并对今后用于临床的方法作出展望。[Expert Rev Neurother, 2007, 7（6）：667-675]

3. 信息－指示性摘要

以信息性摘要的形式表述论文中信息价值较高的部分，以指示性摘要的形式表述较为次要的内容。

例9：Malignant Lymphoma Associated with Marked Eosinophilia

A 60-year-old black man with poorly differentiated lymphocytic lymphoma presented with generalized lymphadenopathy and marked eosinophilia. Extensive evaluation of the eosinophils revealed them to be normal morphologically and functionally. The patient responded to corticosteroid therapy with resolution of the lymphadenopathy and reversion of the peripheral blood counts to normal limits. Recurrence of the original clinical picture within months prompted institution of systemic chemotherapy. Response was transient, and the patient expired after an unremitting downhill course. Recent advances in our knowledge of mechanisms of eosinophilia and eosinophil function are reviewed. The relationship of lymphoma to eosinophilia is discussed. [Med Pediatr Oncol, 1978, 5 (1) : 73-78]

恶性淋巴瘤合并明显的嗜酸性粒细胞增多症

一名60岁低淋巴细胞型淋巴瘤黑种人患者，表现为全身性淋巴结肿大及嗜酸性粒细胞明显增多。对嗜酸性粒细胞进行广泛评估后发现，其形态与功能均属正常。患者经过皮质激素治疗后，肿大的淋巴结消失，周围血细胞计数恢复到正常范围。可是仅维持了几个月，患者原有症状复发，随即开始全身性化疗。但疗效是暂时的，患者病情恶化，最后死亡。本文综述了嗜酸性粒细胞增多症的发病机制和嗜酸性粒细胞功能研究的最新进展，并探讨了淋巴瘤与嗜酸性粒细胞增多症的关系。[Med Pediatr Oncol, 1978, 5（1）：73-78]

三、传统摘要与结构式摘要

摘要按其行文的格式可分为传统摘要和结构式摘要。传统摘要多为一段式，内容一般包括引言（introduction）、材料与方法（materials and methods）、结果（results）和讨论（discussion），即IMRAD写作格式。指示性摘要、信息-指示性摘要和一部分信息性摘要可归到传统摘要范围。到20世纪80年代，出现了一种新的文体，即结构式摘要（structured abstract）。这种摘要格式实际上是信息性摘要的结构化表达，其内容大致包括目的（objective）、设计（design）、地点（setting）、患者（patients）或对象（participants or subjects）、干预措施（interventions）、主要检测指标（main outcome measures）、结果（results）、结论（conclusions）等主要方面，强调论文摘要应含有较大的信息量。

1. 传统摘要

摘要写作从它出现开始就存在各种各样的问题。由于作者对编辑和文献索引人员的意图不甚了解，加之现代信息科学的飞速发展，摘要的写作往往不尽如人意。主要问题是内容不完整，即不能包括论文引言、材料与方法、结果、讨论的主要内容。从读者方面考虑，即要包括实验研究的意图、起因、解决什么问题、采用的材料与方法等具体细节，结果是否完整、可否重复，统计是否合理，主要数据及统计方法是否说明实验结论的普遍性及实际意义、缺陷等各部分。因此，先天地造成摘要文献良莠不齐，导致读者不易找到一些有价值的好文章。因摘要多由作者自己写就，若作者不了解写作要求，就很难达到预期的效果。有些作者在撰写摘要，当然也包括整篇论文的写作方面，由于没有受过专门训练，加之英语语言上的障碍，导致英文摘要的写作水平普遍与国际标准相去甚远。

目前，各种生物医学期刊所采用的信息性摘要，要求按IMRAD的格式撰写。一些有国际影响力的组织，如生物学编辑委员会（The Council of Biology Editors，CBE）、欧洲科学编辑委员会（European Association of Science Editors，EASE）、科学编辑学会国际联合会（International Federation of Science Editors' Association，IFSEA）和国际医学期刊编辑委员会（the International Committee of Medical Journal Editors，ICMJE），大多要求有关期刊推广、实施摘要的国际规范化、标准化，这些已具体体现在它们的文件及出版物中，如《生物医学期刊投稿统一要求》（*Uniform Requirements for Manuscripts Submitted to the Biomedical Journals*）、《生物学编辑委员会格式手册》（*CBE Style Manual*）等。

传统摘要例文：

例1：原始研究论文

Predictive Value of Androgens and Multivariate Model for Poor Ovarian Response

No single or multivariate model is effective for predicting poor ovarian response (POR) with satisfactory sensitivity and specificity. This study investigated whether dehydroepiandrosterone sulphate (DHEAS) or basal testosterone concentrations could be effective predictors of POR defined by the Bologna criteria. This retrospective study included 79 poor responders and 128 normal responders. Serum FSH, LH, oestradiol, DHEAS and testosterone concentrations on day 3 of the menstrual cycle before the treatment cycle were measured. All patients received standard ovarian stimulation with FSH under pituitary suppression with gonadotrophin-releasing hormone agonist. DHEAS concentration was not significantly different between poor and normal responders or between pregnant and nonpregnant women. Basal testosterone, unlike DHEAS concentration, was predictive, but with limited ability as a single predictor, for POR. The multivariate model composed of age, AFC, FSH, FSH/LH and testosterone was reliably predictive for POR [ROC (AUC) = 0.976, cut-off point > 0.51, sensitivity 88.6%, specificity 98.3%] and clinical pregnancy [ROC (AUC) = 0.716, cut-off point ≤ −0.22, sensitivity 75%, specificity 62.5%] and was better than antral follicle count for predicting both POR and clinical pregnancy. This multivariate model might be useful for identifying patients at risk of poor response in order to optimize the stimulation regimens. [Reprod Biomed Online, 2014, 28 (6) : 723-732]

例2：综述论文

Neural Stem Cell Plasticity: Recruitment of Endogenous Populations for Regeneration

Lower vertebrates, such as fish and urodele amphibians can regenerate complex body structures including significant portions of their central nervous system by recruiting progenitor cells to repair the damage. Significant ability to regenerate the nervous system is observed also during development in higher vertebrates, for example in the chick spinal cord, though it is not yet clear whether this involves de novo neurogenesis, in addition to axonal re-growth, also at the latest stages of development permissive for regeneration. The mechanisms underlying recruitment of progenitor cells in response to injury, particularly within the nervous system, are still poorly understood. Although it has been suggested that some neurogenesis can be induced even in regions of the adult mammalian brain, this potential is largely lost with evolution and development. Following tail amputation in urodeles, an ependymal tube, resembling a developing neural tube, forms from ependymal cells that migrate from the cord stump towards the terminal vesicle, and elongates by cell proliferation. The new cord might originate from stem cells, with possibly only a subset of ependymal cells displaying such properties, or via a process of dedifferentiation/transdifferentiation of these cells. Data currently available are more supportive of the latter hypothesis. Whereas dedifferentiation is a well demonstrated phenomenon in a broad range of urodele tissues, transdifferentiation seems to occur less widely and in extreme circumstances, and may contribute significantly to regeneration only in a few cases. In higher vertebrates it is even less clear how common and relevant to repair transdifferentiation is, as much work both in favour and against it has recently been published. However, the existence of multipotent neural progenitors in adult mammalian CNS and of a much higher neural cell plasticity, at least in vitro, than previously believed, encourages the view that if we were to better understand progenitor cell recruitment and plasticity in species where it does occur spontaneously, we might then find the way to make it happen effectively in mammals. [Curr Neurovasc Res, 2004, 1 (3) : 215-229]

2. 结构式摘要

随着科技期刊数量的激增及计算机在文献检索中的广泛应用，传统摘要的局限性日益凸显：信息量少、格式不固定、层次不够分明、不利于二次文献检索等。由此，一种新型的摘要形式——结构式摘要（structured abstract，SA）应运而生。结构式摘要首倡者是美国麦克马斯特大学（McMaster University）的海恩斯（R. Brian Haynes），并得到《内科学年鉴》（Annals of Internal Medicine）主编胡思医生（Edward J. Huth）的热情支持，1987年这一摘要形式正式在其期刊上使用。最初限于临床及实验类论著，1988年扩大应用于综述类文章。之后越来越多的生物医学期刊应用了结构式摘要，美国国家医学图书馆的MEDLINE数据库也应用了结构式摘要，某些学术会议要求提交大会的论文附有结构式摘要。目前国内的生物医学期刊大多使用结构式摘要。

结构式摘要又可分为全结构式摘要（full-structured abstract，FSA）和半结构式摘要（semi-structured abstract，SSA）。

（1）全结构式摘要包含的内容见表14-1。

表14-1　全结构式摘要包含的内容

原始研究论文	综述论文
目的（objective）	目的（purpose）
设计（design）	资料来源（data sources）
地点（setting）	研究的选择（study selection）
患者或研究对象（patients or participants）	数据的提取（data extraction）
干预措施（interventions）	数据综合的结果（results of data synthesis）
主要检测指标（main outcome measures）	结论（conclusions）
结果（results）	
结论（conclusions）	

全结构式摘要例文：

例1：原始研究论文

Medical Masks Versus N95 Respirators for Preventing COVID-19 Among Health Care Workers: A Randomized Trial

Background: It is uncertain if medical masks offer similar protection against COVID-19 compared with N95 respirators. Objective: To determine whether medical masks are noninferior to N95 respirators to prevent COVID-19 in health care workers providing routine care. Design: Multicenter, randomized, noninferiority trial. (ClinicalTrials. gov: NCT04296643). Setting: 29 health care facilities in Canada, Israel, Pakistan, and Egypt from 4 May 2020 to 29 March 2022.

Participants: 1009 health care workers who provided direct care to patients with suspected or confirmed COVID-19. **Intervention**: Use of medical masks versus fit-tested N95 respirators for 10 weeks, plus universal masking, which was the policy implemented at each site. **Measurements**: The primary outcome was confirmed COVID-19 on reverse transcriptase polymerase chain reaction (RT-PCR) test. **Results**: In the intention-to-treat analysis, RT-PCR-confirmed COVID-19 occurred in 52 of 497 (10.46%) participants in the medical mask group versus 47 of 507 (9.27%) in the N95 respirator group (hazard ratio [HR], 1.14 [95% CI, 0.77 to 1.69]). An unplanned subgroup analysis by country found that in the medical mask group versus the N95 respirator group RT-PCR-confirmed COVID-19 occurred in 8 of 131 (6.11%) versus 3 of 135 (2.22%) in Canada (HR, 2.83 [CI, 0.75 to 10.72]), 6 of 17 (35.29%) versus 4 of 17 (23.53%) in Israel (HR, 1.54 [CI, 0.43 to 5.49]), 3 of 92 (3.26%) versus 2 of 94 (2.13%) in Pakistan (HR, 1.50 [CI, 0.25 to 8.98]), and 35 of 257 (13.62%) versus 38 of 261 (14.56%) in Egypt (HR, 0.95 [CI, 0.60 to 1.50]). There were 47 (10.8%) adverse events related to the intervention reported in the medical mask group and 59 (13.6%) in the N95 respirator group. **Limitation**: Potential acquisition of SARS-CoV-2 through household and community exposure, heterogeneity between countries, uncertainty in the estimates of effect, differences in self-reported adherence, differences in baseline antibodies, and between-country differences in circulating variants and vaccination. **Conclusion**: Among health care workers who provided routine care to patients with COVID-19, the overall estimates rule out a doubling in hazard of RT-PCR-confirmed COVID-19 for medical masks when compared with HRs of RT-PCR-confirmed COVID-19 for N95 respirators. The subgroup results varied by country, and the overall estimates may not be applicable to individual countries because of treatment effect heterogeneity. **Primary funding source**: Canadian Institutes of Health Research, World Health Organization, and Juravinski Research Institute. [Ann Intern Med. 2022, 175 (12): 1629-1638]

例2：综述论文

Systematic Review: Implantable Cardioverter Defibrillators for Adults with Left Ventricular Systolic Dysfunction

Background: Patients with left ventricular (LV) systolic dysfunction have an increased risk for ventricular arrhythmias. **Purpose**: To summarize the evidence about benefits and harms of implantable cardioverter defibrillators (ICDs) in adult patients with LV systolic dysfunction. **Data Sources**: A search of electronic databases (including MEDLINE, EMBASE, Cochrane Central, and U. S. Food and Drug Administration reports) from 1980 through April 2007, not limited by language of publication, was supplemented by hand searches and contact with study authors and device manufacturers. **Study Selection**: Two reviewers independently selected studies on the basis of prespecified criteria. They selected 12 randomized, controlled trials (RCTs) (8516 patients) that reported on mortality and 76 observational studies (96 951 patients) that examined safety or effectiveness. **Data Extraction**: Data were extracted in duplicate and independently by 2 reviewers. **Data Synthesis**: In adult patients with LV systolic dysfunction, 86% of whom had New York Heart Association class Ⅱ or Ⅲ symptoms, ICDs reduced all-cause mortality by 20% (95% CI, 10% to 29%) in the RCTs and by 46% (CI, 32% to 57%) in the observational studies. Death associated with implantation of ICDs occurred during 1.2% (CI, 0.9% to 1.5%) of procedures. The frequency of postimplantation complications per 100 patient-years included 1.4 (CI, 1.2 to 1.6) device malfunctions, 1.5 (CI, 1.3 to 1.8) lead problems, and 0.6 (CI, 0.5 to 0.8) site infection. Rates of inappropriate discharges per 100 patient-years ranged from 19.1 (CI, 16.5 to 22.0) in RCTs to 4.9 (CI, 4.5 to 5.3) in observational studies. **Limitations**: Studies were of short duration and infrequently reported nonfatal outcomes. Few studies evaluated dual-chamber ICDs. Lack of individual-patient data prevents identification of subgroup-specific effects. **Conclusions**: Implantable cardioverter defibrillators are efficacious in reducing mortality for adult patients with LV systolic dysfunction, and this benefit extends to nontrial populations. Improved risk stratification tools to identify patients who are most likely to benefit from ICD are needed. [Ann Intern Med, 2007, 147 (4) : 251-262.]

与传统摘要相比，全结构式摘要信息量大，各部分内容明确、逐项列出，能准确、全面地反映论文的实质内容；便于作者准确、具体地将内容表达出来，不易遗漏重要信息，同时有助于作者在实验设计开始就明确各项内容，使各部分更趋合理，以便得出正确的结论；审稿便捷，编辑容易校对、纠正。读者易于阅读，并迅速找到内容针对性强的文章。便于二次文献的加工和整理，缩短文摘杂志的出版时滞，便于计算机数据库的录入和检索。虽然从篇幅上看要比传统摘要长一些，但利多弊少。它将传统出版物与电子数据库沟通起来，这是信息科学发展的必然。

（2）半结构式摘要（四要素摘要）：虽然全结构式摘要具有众多突出的优点，但其缺点也是显而易见的，即烦琐、重复、篇幅过长，而且不是所有研究都能按以上要素分类。于是更多的期刊扬长避短，采用半结构式摘要，也称为四要素摘要，而将以往的结构式摘要称为全结构式摘要。目前国内医学期刊大都采用半结构式摘要。

半结构式摘要包括以下四个部分。

1）目的（objective/aim/purpose）：简要说明研究的目的和提出问题的缘由，表明研究的范围和重要性。若有多个研究目的，应择其主要者加以说明。必要时给出与研究目的有关的信息。用一两句话概括，不要简单重复论文标题中已有的信息。

2）方法（methods）：应重点说明研究设计及实施过程。内容包括：诊断标准、分组情况及随访时间；研究对象的数量和特征，以及对研究中因副作用或其他原因而退出的研究对象数目；观察的主要变量及主要研究方法；治疗手段，包括使用方法及作用时间；统计学处理方法等。若为动物实验，应交代实验动物的名称，实验记录与数据获得的方法、评价的指标与标准等。若为临床研究，应交代患者疾病名称及其他的人口统计学特征，说明是前瞻性随机对比研究还是回顾性分析。方法学研究要说明新的或改进的方法、设备、材料，以及被研究的对象（动物或人）。简要说明研究课题的基本设计，使用了什么材料和方法，如何分组对照，研究范围和精确程度，数据是如何取得的，经何种统计学方法处理。

3）结果（results）：为摘要的重点部分，应重点描述研究得出的主要结果和重要数据，包括实验测定的数据结果，患者的治疗结果，新方法与经典方法比较的优缺点，说明其价值及局限性，并说明其可信度及统计学处理结果等。

4)结论(conclusion):阐述研究得出的所有结论及实际应用的价值,提出有待进一步研究的问题。结论应该有直接依据,避免推测和过于笼统。

半结构式摘要例文:

Waist-to-Hip Ratio, Dyslipidemia, Glycemic Levels, Blood Pressure and Depressive Symptoms among Diabetic and Non-Diabetic Chinese Women: A Cross-Sectional Study

Objectives: To explore the relationship between depressive symptoms and waist-to-hip ratio, dyslipidemia, glycemic levels or blood pressure among diabetic and non-diabetic Chinese women. **Methods**: 11 908 women aged ≥ 40 years were enrolled in this cross-sectional study, including 2 511 with type 2 diabetes and 9 397 without. Depressive symptoms (defined as having mild-to-severe depressive symptoms) were assessed by the Patient Health Questionnaire-9 (PHQ-9) diagnostic algorithm. The prevalence and the odds ratios (ORs) with 95% confidence intervals (CIs) for having depressive symptoms were estimated using logistic regression analysis. **Results**: The age-adjusted prevalence of depressive symptoms was significantly higher in non-diabetic subjects with waist-to-hip ratio (WHR) ≥ 0.9 (8.6%, age-adjusted OR 1.51 [95% CI 1.17, 1.95]), total cholesterol (TC) > 6.22 mmol/L (8.8%, 1.58 [1.16, 2.15]), and hemoglobin A1c (HbA1c) ≥ 6.00 mmol/L (7.7%, 1.69 [1.34, 2.14]), while it was significantly lower in non-diabetic subjects with diastolic blood pressure (DBP) between 80 to 89 mmHg (6.2%, 0.78 [0.64, 0.95]). These relationships remained significant even after controlling for multiple factors (WHR ≥ 0.9: multivariable-adjusted OR 1.39 [95% CI 1.07, 1.80]; TC > 6.22 mmol/L: 1.56 [1.14, 2.12]; HbA1c ≥ 6.00 mmol/L: 1.64 [1.30, 2.08]; DBP 80-89 mmHg: 0.78 [0.64, 0.95]). However, no significant trend between depressive symptoms and WHC, TC, HbA1c, DBP was observed in diabetic women, and no significant trend relationship between depressive symptoms and BMI, WC, TG, or SBP was observed in both non-diabetic and diabetic women. Moreover, the prevalence of depressive symptoms was significantly higher in previously-diagnosed diabetes, compared with non-diabetic subjects, while no significant differences were observed between newly-diagnosed diabetes and non-diabetic subjects. **Conclusion**: The present study showed a relationship between WHR, TC, HbA1c, DBP and depressive symptoms among non-diabetic women, while no significant relationship between them was observed among diabetic women, even after controlling for multiple confounding factors. [PLoS One, 2014, 9 (10): e109765]

3.传统摘要与结构式摘要的使用现状

结构式摘要因其形式上的独特优点,一经推出便受到生物医学类期刊及原文为非英文、依赖二次文献传播期刊的青睐,采用率一度超过60%。随着形势的发展,结构式摘要的问题逐渐显现出来:写作拘于形式,框架结构死板、上下语句间缺乏逻辑、不符合英文写作习惯,应用受到一定的局限。另一方面,近年来随着网络的迅猛发展及文献检索的便捷性增加,各大数据库及出版集团出版的文献资料的易获得性大大提高,读者可实时、在线获取论文全文,摘要作为二次文献的作用有所下降,因此对摘要完整性的要求也逐渐降低。而传统的一段式摘要经过几十年的发展质量得到很大提升,相比结构式摘要,更符合英文写作习惯,更注重内容重点的突出和语言的逻辑性,因此近年使用有逐步增加的趋势。

目前,传统的一段式摘要与结构式摘要在科技期刊中都有采用。自然科学领域国际著名的刊物《自然》(Nature)、《科学》(Science)和《细胞》(Cell),在生物医学领域有巨大的影响力,目前其论文均采用传统摘要。对于中文期刊,按照国家标准《学术论文编写规则》(GB/T 7713.2—2022)采用结构式摘要,更具有优势。作者按照规定的层次依次填入内容,至少可以做到不使资料遗漏或缺如,有利于我国绝大多数文献进入世界检索系统而不被湮没。需要注意的是,结构式摘要的撰写格式一定要符合所投期刊的编排格式,采用何种形式要根据各期刊的具体要求而定,可以分段撰写,也可以连续编排(中国医学期刊广泛应用的结构式摘要)。另外,写作时不能为单纯追求信息量大而使摘要显得繁杂冗长,也不能单纯考虑字数的限制致使摘要缺少重要的信息。一般来说,结构式摘要的长度以400字(英文250词)左右为宜。

第2节 英文摘要的标题

好的论文开头可以起到事半功倍之效。一个好的标题不仅可准确地告诉读者论文研究的是什么,而且能引起读者对全文的兴趣,并提供给读者评价论文科学价值的初步资料。因此,写好英文标题对论文至关重要。

一般来说,标题需要准确地表达论文的内容和中心思想,应当符合ABC原则:accuracy(准确)、brevity(简洁)、clarity(清晰)。通常认为标题的长度无定则,可长可短,但一般不超过两行(印刷体),包括副标题或修饰标题、标点符号和空白间隔。医学论文标题以名词短语为主,可采用名词加介词短语、名词加不定式、名词加分词短语、定语加名词或名词加从句,以及动名词加宾语或状语的动名词短语形式。

一、主 标 题

主标题一般采用单部句,即一个或多个主要名词加若干修饰词语构成,没有谓语成分。偶尔也见到一些标题有谓语成分,只是不能单独成句,末尾也不加标点符号,这样的标题称为双部句。还有一些标题是疑问句,末尾加疑问号或不加疑问号,它既可是单部句,也可是双部句。

1.单部句标题

书写方式有三种。

(1)只有标题开头第一个词的第一个字母大写,其余每个词均小写,末尾也不用句号。

例1:Surgery for infective endocarditis
感染性心内膜炎的外科治疗

例2:Cardiovascular disease in hemodialysis patients
血液透析患者的心血管病变

(2)标题中的每个词的第一个字母都大写,只有某些虚词小写,句尾也不用句号。若虚词是四个字母以上的介词或连词,仍要大写。若这类虚词不到四个字母,却处于标题开头第一个词的位置,那么也要大写。

例3:Postoperative Syndromes After Liver Surgery

肝脏术后综合征

例4：On Histological Classification of Thyroid Cancer
甲状腺癌的组织学分类

（3）标题的全部字母均大写。

例5：A MODEL FOR LYMPHEDEMA IN RABBIT EARS
兔耳淋巴水肿模型

2. 双部句标题

标题中有谓语，只是句尾没有句号。

例6：Dietary Cholesterol is Co-carcinogenic for Human Colon Cancer
胆固醇饮食——人类结肠癌的协同致癌因素

3. 疑问句标题

疑问句做标题，能使文章更引人入胜。这种标题既有单部句又有双部句，其末尾可加问号也可不加问号。但我国医学论文一般不用疑问句。

例7：Genetic Damage from Diagnostic Radiation?
X线检查能否导致遗传性损害？

例8：What to Look for in Rib Fractures and How
肋骨骨折时应做哪些检查及如何检查？

不论是哪种方式的标题，其首先要简洁明了，既概括全篇又引人注目。这就是说，标题既不因概括性太强而变得空泛、一般化，也不因太烦琐而难以记忆和引证。

二、副标题或修饰标题

除主标题外，论文还可有副标题（或称修饰标题）。这类标题以同位关系与主标题并列，并用冒号或破折号与主标题隔开，也可另起一行用不同字体与主标题相区别。长篇连载论文各分篇的主题、内容也可以这类标题表示。

例1：Physical and Chemical Studies of Human Blood Serum: Ⅰ. A Study of Normal Subjects
人类血清的理化研究：Ⅰ. 正常人研究

例2：Assessing new terminal body and facial hair growth during pregnancy: toward developing a simplified visual scoring system for hirsutism
妊娠期间新生身体和面部终末毛发生长的评估：进而建立简化的多毛症评分系统

副标题常常突出论文某一方面的内容，如研究方法、调查数字和重点内容等。

例3：Abdominal Pain in the Emergency Room: a Study of 176 Consecutive Cases
腹痛急诊——176例连续病例研究（突出病例数）

例4：Diffuse Pulmonary Infiltrates in Immunosuppressed Patients: Prospective Study of 80 Cases
免疫功能抑制患者的弥漫性肺浸润——80例前瞻性研究（突出研究方法）

例5：Diabetes Mellitus: New Diagnostic Criteria
糖尿病——新的诊断标准（突出重点内容）

三、标题中涉及的几个问题

1. 标题的省略趋势

标题是论文的论点,起到画龙点睛的作用,需要具备准确、完整、具体、高度概括的特点,并且力求质朴、明确、实事求是,避免用广告式、冗长、夸大的词汇。

(1) Study of ...,Report of ...,等词的省略:一些18世纪的科技论文常用 Some thoughts on ..., A few observation on ..., A report of ... 等作为标题,但现代论文常把这些句型中无实际意义的部分省略。

例1:The Dynamics of Ammonia Metabolism in Man
人类氨代谢动力学

例2:The Increase of Endurance of Muscular Strength of Primary and Secondary School Students
中小学学生肌肉耐力增长趋势

上述两例中省略了"关于""有关""研究""观察""分析"等词,使标题简洁明了。

(2) 标题中冠词的省略:标题中名词前的冠词常可以省略。

例3:Treatment of Severe Psoriasis in Children: Recommendations of an Italian Expert Group(Treatment 前省略了 The)
儿童严重银屑病的治疗:意大利专家组的建议

2. 标题中的缩写词

大多数医学期刊不主张在标题中用缩写词,即使用也要尽可能少用,而且要用读者比较熟悉的缩写词。标题中不应使用多数读者不熟悉、不常用,只在某个专业范围内常用的缩写词。有些缩写词作者本人可能很熟悉,但广大读者,特别是非本专业的读者,对这些缩写词并不熟悉。因此,如果在题目中用这些缩写词,可能会给读者带来不解,从而使论文的阅读率受到影响。

3. 标题的标点符号

标题中可用少数几种标点符号,最常用的是冒号、破折号、逗号、连字符,有时也用问号和撇号(')及斜线(/),其他标点符号基本上不用。国外一些著名医学期刊标题中用标点符号的情况相当少见。

4. 标题中使用数字

在比较少见的情况下,标题需要以数字开始,在这种情况下,不可用阿拉伯数字,而要用英文数词。标题中间的数字可用阿拉伯数字。

例4:Fifty-Seven Cases of Diaphragmatic Hernia and Eventration
膈疝57例诊治体会

5. 标题中的药名

在标题中使用药物名称时,一律使用通用名,不能用商品名。药品通用名的首字母不大写,除非在标题的开头。

6. 标题中的生物名称

标题中出现微生物、植物、动物等的(拉丁文)学名时,要用斜体字。这类名词一般由两个词组成，其中第一个词的首字母要大写。表示种属的拉丁文名称，即使是一个词也要用斜体字，其首字母也要大写。

7. 标题的长度

国外科技期刊通常对标题的长度或所用字数有所限制。例如，美国医学会规定标题不超过100个印刷符号（包含空格）；美国国立癌症研究所的期刊 *J Natl Cancer Inst* 要求标题不超过14个词；英国数学会要求标题不超过12个词。这些规定可供参考。总的原则是，标题应确切、简练、醒目，在能准确反映论文特定内容的前提下，标题的字数越少越好。

四、标题中常用词的表达

标题中一般会使用名词作主干的短语，这类作为主干词的名词一般带有动词意义。有时也用完整句，以陈述句较多，偶尔也用疑问句。

1. "讨论""探讨"的表达

用 discussion、explore 表达：

例1：Treatment of New-Onset Epilepsy: Seizures Beget Discussion

新发癫痫的治疗：对癫痫发作的讨论

（Lancet, 2005, 365: 1985-1986）

例2：Exploring the Function of Cell Shape and Size During Mitosis

有丝分裂阶段细胞形状和大小的功能探讨

（Dev Cell, 2014, 29: 159-169）

2. "评估""评价"的表达

用 evaluation、assessment、appraisal、estimation 等表达：

例3：Estimation of the Warfarin Dose with Clinical and Pharmacogenetic Data

华法林给药剂量的临床和药理遗传学评价

（N Engl J Med, 2009, 360: 753-764）

例4：Assessment of Musculoskeletal Toxicity 5 Years After Therapy with Levofloxacin

左氧氟沙星治疗5年后的肌肉骨骼毒性评估

（Pediatrics, 2014, 134: e146-e153）

3. "方案"的表达

用 approach、scheme 表达：

例5：Genetic Shifting: A Novel Approach for Controlling Vector-Borne Diseases

转基因：一种控制病媒传播疾病的新方法

（Trends Parasitol, 2014, 30: 282-288）

例6：An Efficient Image Encryption Scheme for Healthcare Applications

一种面向医疗保健应用的高效图像加密方案

（Multimed Tools Appl, 2022, 81: 7253-7270）

4. "方法""技术"的表达

用 techniques、method、way、means、measure、methodology、use 表达：

例7：A Randomized Trial of Diagnostic Techniques for Ventilator-Associated Pneumonia

关于呼吸机相关肺炎诊断技术的随机试验

（N Engl J Med, 2006, 355: 2619-2630）

例8：New Way to Preserve Cancer Patients' Fertility

维持癌症患者生育能力的新方法

（Cancer, 2009, 115: 4889）

例9：An Accurate and Precise Methodology for Routine Determination of the False-Negative Rate of *Papanicolaou* Smear Screening

一种准确、精确的常规涂片检查判定巴氏杆菌假阴性率的方法

（Cancer, 2001, 93: 86-92）

5. "研究""分析"的表达

用 study、research、analysis、assay 表达：

例10：Clinical-Pathologic Study of Depressive Symptoms and Cognitive Decline in Old Age

老年抑郁症和认知能力下降的临床病理研究

（Neurology, 2014, 83: 702-709）

例11：Blood Pressure-Lowering Treatment Based on Cardiovascular Risk: A Meta-Analysis of Individual Patient Data

基于心血管疾病风险的降压治疗：个体患者数据的Meta分析

（Lancet, 2014, 384: 591-598）

例12：Technology-Driven Research for Radiotherapy Innovation

放射治疗创新的技术驱动研究

（Mol Oncol, 2020, 14:1500-1513）

6. "调查""试验"的表达

用 survey、trial、test、experiment 表达：

例13：A Survey of Outpatient Internal Medicine Clinician Perceptions of Diagnostic Error

门诊内科医生对诊断错误认知的调查

[Diagnosis（Berl）, 2020, 7: 107-114]

例14：A Prospective Randomized Trial of Two Safety Peripheral Intravenous Catheters

两种周围静脉留置导管安全性的前瞻性随机试验

（Anesth Analg, 2008, 107: 155-158）

7. "诊断""治疗"的表达

用 diagnosis、treatment、therapy 表达：

例15：Psychiatric Disorders: Diagnosis to Therapy

精神性疾病：从诊断到治疗

（Cell, 2014, 157: 201-214）

例16：Single-Dose Oritavancin in the Treatment of Acute Bacterial Skin Infections

用单剂量Oritavancin治疗急性细菌性皮肤感染

(N Engl J Med, 2014, 370: 2180-2190)

8. "相关""关系""对比""比较"的表达

用correlation、relationship、association、comparison、contrast表达：

例17：Immune-Correlates Analysis of an HIV-1 Vaccine Efficacy Trial

HIV-1疫苗效力的免疫相关性分析

(N Engl J Med, 2012, 366: 1275-1286)

例18：Association of Hypometabolism and Amyloid Levels in Aging, Normal Subjects

正常高龄受试者代谢减退与淀粉样蛋白水平之间的相关性

(Neurology, 2014, 82: 1959-1967)

例19：Comparison of Dopamine and Norepinephrine in the Treatment of Shock

多巴胺和去甲肾上腺素对休克治疗的比较

(N Engl J Med, 2010, 362: 779-789)

9. "观察"的表达

用observation表达：

例20：Further Observations on the Use of Phenobarbital to Prevent Neonatal Intracranial Hemorrhage

对使用苯巴比妥预防新生儿颅内出血的进一步观察

(Pediatrics, 1982, 70: 1014-1015)

10. "作用"的表达

用role、action、activity、act、effect表达：

例21：A Role for Dopamine-Mediated Learning in the Pathophysiology and Treatment of Parkinson's Disease

多巴胺介导的学习机制在帕金森病病理生理学和治疗中的作用

(Cell Rep, 2012, 2: 1747-1761)

11. "影响"的表达

用influence、impact、effect表达：

例22：Maternal Influence on Child HPA Axis: A Prospective Study of Cortisol Levels in Hair

母亲对孩子肾上腺皮质轴的影响：头发中皮质醇水平的前瞻性研究

(Pediatrics, 2013, 132: e1333-e1340)

例23：Maternal and Newborn Vitamin D Status and Its Impact on Food Allergy Development in the German LINA Cohort Study

德国LINA队列研究中孕产妇和新生儿维生素D状况及其对食物过敏发展的影响

(Allergy, 2013, 68: 220-228)

例24：Effect of the Mode of Delivery on the Risk of Endometriosis Recurrence: A Retrospective Cohort Study

分娩方式对子宫内膜异位症复发风险的影响：回顾性队列研究

(Fertil Steril, 2022, 118: 1080-1087)

12. "检测""测定"的表达

用 detect、detection、determination、measure、measurement 表达：

例25：Factors Associated with Late Detection of Critical Congenital Heart Disease in Newborns

新生儿危重先天性心脏病后期检测的相关因素

（Pediatrics, 2013, 132: e604-e611）

例26：Measuring the Impact of Dexrazoxane Cardioprotection

右雷佐生对心肌保护作用的检测

（Pediatr Blood Cancer, 2007, 48: 483-484）

第3节 英文摘要的常用句型

一、文字表达常用句型

英文摘要正文部分的写作虽有重点不同，但基本结构大同小异。一般说来，均由主题句、描述句和结尾句三部分组成。

1. 主题句

扼要说明论文的主题，使论文主旨一目了然。主题句用一般现在时态表达。常用句型有：

本文研究了……

This paper reports the result of ...

The articles describe a study of ...

The author presents two typical cases of ...

The study deals with the problem of ...

To study/identify/examine/explore ...

2. 描述句

用以概括文章的要点，可包括研究目的、研究方法和过程，以及研究结果和意义。

（1）表示研究目的的常用句型

1）用一般过去时、被动语态表示：

本文的主旨在于……本研究旨在……

The purpose (aim, objective) of this study was to ...

The goal (aim) of this investigation was to ...

The primary purpose was to ...

The study aimed to ...

This study was designed to ...

A study was undertaken to ...

2）用动词不定式短语表示：

为了研究/评价/分析……

To investigate (study) /evaluate/analyze ...

3）用一般过去时、主动语态表示：

为了……我们进行了研究

We (the authors) conducted a study to ...

In an attempt to ... , in an effort to ... 或 in order to ... , we carried out a pilot study ...

表示目的的常用动词有：evaluate（评价），examine（检查、观察），determine（确定、查明），elucidate（阐明），explore（探索），test（测试），compare（比较），estimate（评估），assess（估价），investigate（调查）等。

（2）交代研究背景常用的句型：可用过去时或现在完成时，有时也用一般现在时或将来时。

问题的提出是……

This problem advanced ...

This problem was brought up ...

The problem as such was put forward ...

The problem as is outlined now raised (posed) ...

（3）叙述研究过程的常用句型及词语：通常用一般过去时，也可用现在完成时。

1）表示研究方法的常用句型：

我们用……（技术）研究了……

Using ... , we studied ...

用……测定了……

... was (were) measured using ...

用……分析（回顾）了……

... was (were) analyzed (reviewed) by ...

用……治疗了……

... was (were) treated with ...

测定了……

...measurements were made of ...

常用的动词还有：investigate（研究），carry out（进行），undertake（进行），determine（确定），isolate（分离），demonstrate（阐明），examine（检查），identify（确定），perform（实施），conduct（开展）。

2）表示研究类型的常用词语：prospective（前瞻性的），retrospective（回顾性的），cohort（队列），case-control（病例对照），in vivo（体内的），in vitro（体外的）。

3）表示分组的常用句型（主语通常为 patients、subjects、animals）：

……被随机分成……组

... were randomly divided into ... groups

根据……将……分成……组

... were separated into ... groups based on ...

分组如下：

The groups were as follows:

（4）提出研究结果及意义常用的句型：用一般过去时或现在完成时。

结果表明（提示）……

The results showed (demonstrated) that ...

These findings indicated that ...

（我们）发现……

It was found that .../ We found that ...

（我们）观察到……

It was observed that .../ We observed that ...

数据（研究）表明需要……

The data (study) show the need for ...

结果支持……的概念

The results support the concept that ...

我们的观察证实……

Our observations confirm that ...

其他常用的动词或短语有：imply（提示），exhibit（显示），illustrate（说明），give explanation of ...（解释了），give a clue at ...（给……提供了线索），facilitate the progress in ...（为……进步提供了便利），contributed to ...（有助于……），lead to ...（导致……）。

3. 结尾句

结尾句是对全文的结论或建议，也可提及对未来的展望。用一般现在时，表示普遍真理性。

（1）常用提示句型

我们的结论是……

We conclude that ...

It is concluded that ...

我们建议/认为/设想……

We suggest/believe/postulate that ...

结果提示……建议……（虚拟语气）

It is suggested (proposed) / recommended that ...

结果表明……

This study showed that ...

估计……

It is estimated that ...

（2）表示一致性的句型

结果与……一致

These results accord with ...

The results are concordant with ...

The results agree well with ...

常用短语还有：be consistent with，in accordance with。

（3）结果支持或反对某种观点的句型

结果支持……观点
These results support the idea that ...
结果不支持……观点
These results fail to support the idea that ...
尚无证据表明……
There is no evidence that ...
很（不）可能……
It is likely/unlikely that ...
（4）结果转向结论的句型
根据本项研究，我们的结论是……
From this study, we conclude that ...
这些发现连同对……的观察结果一起，提示……
These findings, coupled with the observation that ... , suggest that ...
根据这个经验，我们得出……的结论
In the light of this experience we therefore conclude that ...
（5）表达研究方向的句型
关于……的机制仍需研究
The mechanisms by which ... remain to be further investigated
有必要进一步研究，以（评价）……
Further studies are necessary to (evaluate) ...

二、数据表达常用句型

1. 表示比例的常用句型
表示 A 与 B 的比例
Ratio of A and B
A : B ratio
A/B ratio
Ratio of the two
例1：The male : female ratio was 2 : 3.
男女比例为 2 : 3。

2. 表示数值的常用句型
（1）在……之间，从……到……
range from ... to ...　　范围从……到……
with a range of ... to ...　　范围从……到……
range between ... and ...　　范围在……和……之间
vary from ... to ...　　从……到……不等
vary between ... and ...　　在……和……之间变化
from ... to ...　　从……到……

例2：The duration of therapy ranged from nine to eighteen months.
治疗时间为9～18个月。

（2）数量的增减：常用词有increase、rise、raise、decline、decrease、fall、reduce、drop、lower等。可用by表示净增减的数或倍数，如"... increase by 40%"，表示"增加40%"；后跟介词to表示增减到什么程度。有时by可省略。

例3：Among teens, the prevalence has increased by 2-3 times in recent decades.
近几十年来，青少年的患病率增加了2～3倍。

例4：Activity in the transiently ischemic myocardium decreased by 15.5%.
短暂性心肌缺血的心肌活力降低了15.5%。

例5：The total time of treatment can then be reduced to 18-22 days.
而后，总治疗时间可以缩短到18～22天。

3. 极限的表达常用句型

as ... as ＋ 数词　　可达……
up to ＋ 数词　　　直到……
at least ＋ 数词　　至少……

例6：The incubation period of the disease may be as long as 18-24 days.
该病的潜伏期可长达18～24天。

例7：The heart failure patient had been symptomatic for at least 6 weeks.
该心力衰竭患者出现症状至少已有6周。

4. 持续时间的常用句型

常用词有：during, period, for
during the past 10 years　　　十年来……
over a period of 10 years　　　十年中……
during the years 2005-2009　　2005～2009年期间……

5. 统计学意义常用表达

……与……之间……有显著差别
There was/were significant difference between ... and ...

……与……之间……无显著差别
No significant difference was found/observed between ... and ...

差异有显著性
The difference in ... was/were significant

……与……有显著的线性相关性
There was a significant linear correlation between ... and ...

……与……呈正相关
... correlated positively with ...

发现……与……呈负相关
A negative correlation was found between ... and ...

……显示……与……无密切相关性
...showed no strong correlation between ... and ...

……与……密切相关

...was closely related to ...

表示相互关系的常用词还有relationship（关系）、association（联系）、regression（回归）。

第4节　英文摘要的常用语法

一、常用语态

关于医学论文中的人称使用有两种观点：一种观点是坚持用第三人称的被动语态。认为这表明了科学工作者对追求客观真理的态度。认为医学论文应着重于客观事实的叙述，让事实本身来说明真理，而不应是某个人的观点，更不应强调这些工作是哪个人所做。

例如，论文中常常出现这样的句子：It is suggested that ...（我们建议……），而不用We suggest that ...；We conclude that ...（我们的结论是……）则往往被写成It is concluded that ...。因为读者重视的是论文的内容和观点，感兴趣的是作者的发现，而不是作者本人。

另一种观点则认为，用第一人称的写法可以使论文读起来亲切、自然、直截了当，不应该用第三人称拐弯抹角，用被动态也会使文字冗长。美国Science杂志对论文的要求就持这种态度，在其征稿通知中要求作者：用主动语态多于被动语态；用第一人称，不用第三人称；凡是用第一人称单数合适的地方就不要用第一人称复数。更有些人认为第三人称被动态的It is felt ...，It is believed ...，It is suggested ...有些矫揉造作。

迄今为止，绝大多数医学论文仍沿用传统的第三人称被动态。有些论文即使用第一人称也是用复数，尽管作者只有一个人，这表明了论文作者谦虚的科学态度。有人曾对英国出版的Nature杂志某期和我国的《中国科学》某期做过统计。这期Nature杂志上共有45篇文章，使用"I"的共有12篇，出现27次；使用"We"的共有35篇，出现83次；无人称代词的有16篇。《中国科学》上有11篇论文，用"We"的有9篇，出现391次；没有使用"I"的论文，不使用人称代词的有2篇。论文中用哪种人称和时态，与作者的性格、写作风格及写作内容都有一定的关系。

二、常用时态

英文摘要对时态有一定的要求，摘要中时态的正确使用十分重要。句子的时态不同，表述的意义也不同。读者常可根据论文中句子的时态得知哪些是表达的一般真理，哪些是论文所做的工作，哪些是在论文之前已完成的工作，以及哪些只是推断，等等。英文摘要中的时态运用虽然没有统一的标准，但仍然具有一定的规律。一般来说，研究目的、方法和结果这三个部分的时态以一般过去时为主；而研究背景和结论多使用一般现在时或现在完成时。因此，作者要根据研究和写作的具体情况确定摘要各部分的时态，同时还要考虑所投期刊的具体时态要求。常见的时态运用有下述几种。

1. 叙述在论文研究之前所进行的工作

用过去完成时。

例1：*In vitro* studies have shown that insulin can directly stimulate ovarian steroidogenesis.

体外研究表明，胰岛素可以直接刺激卵巢类固醇生成。

2. 叙述实验

用过去时。

例2：The plants grew better in A than in B; the dry weight was greater in A than in B.

A组植物生长得比B组好；A组干重较B组大。

3. 图表

用现在时。

例3：Diagrams showing yields are shown in Figure 3.

产量的曲线图如图3所示。

4. 讨论结果

根据内容分别使用过去时和现在时。

例4：The highest dry weight is shown for culture A, which received the greatest amount of the ammonium salt.

培养方式A的最高干重被显示出来，这种方式容纳最大量的铵盐。

5. 特殊结论

因特殊结论和推论总是强调某些实验的特殊情况，故要用过去时态，避免它们与一般结论相混淆。

例5：Rice grew better, under the other conditions of these tests, when ammonium sulphate was added to the soil.

其他条件不变，而在土壤里添加硫酸铵时，水稻长势更佳。

6. 一般真理

从逻辑上说，一般真理是没有时间上的限制的，故用现在时。

例6：Many years ago, scientists were convinced that malaria is caused by a germ carried by a certain species of mosquito.

很多年以前，科学家们认识到疟疾是由一种病菌引起的，某些蚊种带有这种病菌。

7. 计划要做的工作和预期的结果

用将来时。

例7：Later these investigations will be made ...

以后将要做这些研究……

三、常用动词不同时态的意义

1. report 与 describe

（1）一般现在时：表示"本文报道"。

例1：Five cases of anorexia nervosa in males aged 13-23 years are described.

本文报道了5例13～23岁神经性厌食症男性患者。

（2）一般过去时：表示在撰写论文时业已报道过。

例2：In 1968, studies of infectious hepatitis in volunteers were reported.

对志愿人员进行传染性肝炎的研究，在1968年就已有报道。

（3）现在完成时：用现在完成时态既可以表示"另文报道"，也可以表示"本文报道"。

例3：A patient with plasma cell leukemia and IgG (K) M-component, who developed a hyperviscosity syndrome is reported. To our knowledge, this complication has not yet been reported in plasma cell leukemia.

本文报道一例合并有IgG（K）M蛋白血症的浆细胞白血病患者出现高黏滞综合征。据我们所知，浆细胞白血病的这一并发症迄今未见有报道。

2. present

present一词用一般现在时与report相同，表示"本文报道"。

例4：Two cases of haemobilia due to haemorrhagic cholecystitis are presented.

本文报道两例出血性胆囊炎引起的胆道出血。

present的过去时态与with连用时，含有"呈现""表现"的意思。

例5：A successful pancreatogram was obtained at endoscopic retrograde cholangiopancreatography (ERCP) in 53 patients with calculous biliary disease. Twenty-eight patients presented with jaundice and 25 with pain.

我们对53例胆道结石患者经内镜做逆行胰胆管造影，成功地获得了胰造影图。表现为黄疸的有28例，表现为腹痛的有25例。

3. review

（1）一般现在时：review用于一般现在时态，含有"本文综述""本文评述"的意义。

例6：The (pertinent) literature is reviewed.

本文综述了有关文献。

例7：Chemotherapy experience is briefly reviewed.

本文扼要地评述了化疗经验。

（2）一般过去时：review的过去时态是表示作者在撰写论文之前的行为，含有"复查""回顾"的意思。

例8：Eighty-seven cases of male breast cancer seen over 30-year period were reviewed.

我们对30年来所遇到的87例男性乳腺癌患者作了回顾性研究。

第5节　英文摘要书写中应注意的几个问题

一、标点符号的使用

1.中英文标点混用

经常出现英文里夹有中文标点符号的情况，特别是逗号和圆括号。中文标点占一个字距，英文标点占半个字距，两者明显是不同的。英文中如果出现了占字距多且粗大的逗号、引号、括号等，可能就是错用了中文标点。

2. 英文标点后空格问题

英文中标点符号一般要紧接前面一个词的最后一个字母，但后面要留一个空格（引号、连字符和括号除外）。虽然看起来是个挺简单的原则，但受中文的影响，经常出现忘了空格的情况，更有甚者先空格再加标点，这些都是不规范的。

3. 英文中没有的符号

英文中没有顿号，在表示并列时用英文的逗号。例如"red、yellow、blue and black"应该写成"red, yellow, blue and black"。

书名号"《》"也是英文中没有的符号，不能在英文中出现。英文表示书名时一般用斜体字，且主要词（即除介词和副词以外的词）的首字母大写。例如"《Harrison's Principles of Internal Medicine》"应该写成"*Harrison's Principles of Internal Medicine*"。

4. 中英文省略号的区别

中文为中六点（……），英文为下三点（...）。常见的错误是英文中用了居中的三个点（×××…），即用了中文省略号的一半。

二、数字的表述

1. 阿拉伯数字与英文单词

在正文中，数字10以下用英文拼出，10以上（包括10）用阿拉伯数字；序数词10以下用英文拼出，10以上（包括10）用阿拉伯数字，如the second lunar month，the 10th lunar month（注意：10th 中的th不做上标）。带小数点的数字全部用阿拉伯数字表示，如3.141 6和0.35等。

尽管科技文章更趋向于使用数字而非数词，但是如果数字出现在句首，要用单词的形式而不是阿拉伯数字。例如，Ninety percent of the samples were used.

2. 范围的书写

如果用两个数字表示一个数字范围，那么两个数字之间用to或者through连接，如from 2011 to 2013，不可写成from 2011 to 13。如果文中多次提到数字范围，可以用"-"代替（中文文章用"～"），且前后不留空格。

如果数字范围有单位，单位放在第2个数字后面，如20-45 years；但单位符号和数字之间没有空格时，则数字范围的两个数字后都要加单位，如"50%-70%"不能写成"50-70%"，"20°-25°"不能写成"20-25°"。

3. 数字与单位之间要空格

单位符号与前面的数字之间要空1/4格，不可连在一起，例如，15 km、20 m、35 ml等。

第6节 作者与单位名称的英译

一、作者姓名的英译

作者的姓名直接置于标题之下。中国人的姓名较简单，姓在前，名在后；而西方人的姓名则刚好相反，名在前，姓在后，他们的 first name 和 second name 是名，last name 是姓。一般是将 first name 和 last name 全文写出，若有 second name，则缩写。例如：诺贝尔的姓名全称是 Alfred Bernhard Nobel，其中 Alfred 是 first name，Bernhard 是 second name，Nobel 是 last name。署名时可写 Alfred B. Nobel。

值得指出的是，少数期刊在英文摘要的著者署名有省略现象，如著者超过3人，只列出前3人，后加"et al"，这种做法是不正确的，应列出全部著者姓名。在英文期刊中，论文作者的姓名之后往往附有学位。例如，Gray S. Francis，MD（医学博士）；Roger R. Dozois，MD，PhD（医学和哲学博士）。

中国人的姓名按汉语拼音拼写，采用姓在前，全大写；名在后，首字母大写，双名者中间加连字符（-）。作者间加逗号，最后两位作者间用 and。有以下几种表示形式：WANG Chun-Fang，Wang Chunfang（中文期刊常用）；Wang CF（外文期刊常用）。摘要中的拼法要符合投稿期刊的使用习惯。向国外期刊投稿时，中国人名采用名在前、姓在后，首字母大写。例如，WANG Chun-Fang，正确的拼写为 Chun-Fang Wang，他人引用时，则转换为 Wang CF。常见错误的拼写为 Wang Chun-Fang 或 Chunfang Wang，他人引用时，则转换为 Chun-Fang W 或 Wang C。

二、单位名称的英译

我国期刊的英文摘要中，作者工作单位一般直接置于作者姓名下方。若作者来自不同的单位，就用阿拉伯数字在名字右上角作脚注，然后在名字下方写上相应的工作单位。或工作单位以脚注形式置于标题页下方，作者姓名与单位名称之后分别用相同的印刷符号标示。

单位名称的英译一定要采用本单位统一的译法，如果本单位有正式对外名称，直接使用即可。可参考本单位的正式出版物，如网站、期刊、学报上单位名称的英译。

1. 教学系统

（1）学院与系：凡大学设置的学院、系均可译为"School of ..."或"Faculty of ..."。例如，中山大学药学院/School of Pharmaceutical Sciences，Sun Yat-sen University；西安交通大学医学院/Medical School，Xi'an Jiaotong University；香港大学牙医学院/Faculty of Dentistry of the University of Hong Kong；德里大学医学院/Faculty of Medical Sciences，University of Delhi；护理学部/School of Advanced Nursing。药学院有时译为 School of Pharmacy，侧重于药剂学，如复旦大学药学院/School of Pharmacy，Fudan University。护士学校可译为 School of Mid-level Nursing，不宜译为 Nurses' School。

（2）教研室：须按教学系统命名全称。因为高校具有教学与研究的双重职能，教研室是教学、科研的基本单位。××教研室可简译为"Department of ..."。例如，基础医学院病理学教研室/Department of Pathology, School of Basic Medical Sciences；临床医学系外科学教研室/Department of Surgery, School of Clinical Medicine。

2. 医院系统

（1）科：须按医院系统命名全称。例如，中山医院外科/Department of Surgery, Zhongshan Hospital；中铁十二局总医院检验科/Department of Clinical Laboratory, the Central Hospital of the 12th Bureau Group of China Railway。

（2）室、部：均可译为"Department（或Section）of ..."。例如，心电图室/Department（或Section）of Electrocardiography，重症监护室/Intensive Care Unit（ICU），国际通用。中山医院护理部可译为Department of Nursing, Zhongshan Hospital，不应与护理学部临床护理学教研室（Department of Clinical Nursing, School of Advanced Nursing）相互混淆。医院的研究室可译为"Laboratory of ..."，如附属医院同位素实验室/Laboratory of Isotopes, Affiliated Hospital。

3. 研究系统

（1）研究所：可译为"Research Institute（Research Institute of ...）"或"... Institute（Institute of ...）"。例如，山西医科大学医学寄生虫学研究所/Research Institute of Medical Parasitology, Shanxi Medical University；复旦大学肝癌研究所/Liver Cancer Institute, Fudan University。我们认为，"研究所"译为"Research Institute"要比"Institute"更明确。因为"某学院""某专科学校"也可译为"... Institute"。例如，佐治亚医学院/Georgia Medical Institute；上海医药高等专科学校/Shanghai Institute of Health Sciences；香港音乐专科学校/Hong Kong Music Institute。

（2）研究中心：可译为"... Research Center"。例如，香港中文大学中药研究中心/Chinese Medicinal Material Research Center, Chinese University of Hong Kong。

（3）研究室：研究所或研究中心的研究室，可译为"Department of ..."。例如，某研究所一室/The First Department of ... Research Institute。研究室也可译为Research Laboratory，如生殖与发育研究实验室/Research Laboratory of Reproduction and Development。

医学院校的系、学院和附属医院中的研究室，可译为"Laboratory of ..."或"Research Department of ..."。例如，分子遗传学研究室/Laboratory of Molecular Genetics。又如，药学院药物分析研究室/Research Department of Pharmaceutical Analysis, School of Pharmacy，若略去"Research"，则意为药物分析教研室。

4. 行政管理、后勤系统

在医学院校中，"××处"现通常译为"Department of ..."，似值得进一步探讨。如上所述，"教研室""科"等三级单位均译为"Department of ..."；"处"为二级单位，其下属也有三级单位"室"。因此，建议"处"与其同级的二级单位"办公室"一样，均可译为"Office of ..."。例如，科技处科技情报研究室/Research Department of Scientific and Technological Information, Office of Scientific Research Management。又如，总务处保健科/Department of Health Protection, Office of General Service；如果在保健科全称的英译中，若略去"Office of General Service"，译成"Department of Health Protection, ... Medical

University",其意则可理解为保健学教研室。

医院管理处应译为"Office of Hospital Management",若译为"Department of Hospital Management",易同公共卫生学院或卫生系下设的医院管理学教研室的译名(Department of Hospital Management)相互混淆。

(杨亚波)

参 考 文 献

洪班信, 2007. 医学论文的英语摘要写作 第3讲 英语摘要中标题、作者及工作单位的表示法. 中国医刊, 42 (3): 79-80.

黄河清, 韩健, 张鲸惊, 等, 2015. 中外科技期刊英文摘要文体格式的变化及建议. 中国科技期刊研究, 26 (2): 143-151.

李炳汝, 羡秋盛, 纪承寅, 2006. 医学论文专著写作必备. 北京: 军事医学科学出版社.

马汉祥, 2022. 医学期刊中结构式英文摘要的撰写. 宁夏医学杂志, 46 (1): 88-90.

钱寿初, 1990. 从传统摘要到结构式摘要. 编辑学报, 2 (1): 56-60.

唐清里, 章恒珍, 张家驹, 1983. 如何写英语医学论文摘要. 北京: 人民卫生出版社.

田翠华, 陈炜明, 2006. 医学论文写作与发表. 北京: 人民军医出版社.

王全楚, 马可为, 2004. 医学论文英文摘要写作手册. 北京: 清华大学出版社.

杨苏, 周蕾, 席宁, 2011. 临床医学论文英文结构式摘要的写作技巧. 北京中医药大学学报 (中医临床版), 18 (3): 28-30.

姚秋慧, 2020. 医学科技论文英文摘要的时态运用探析. 西部中医药, 33 (11): 161-164.

张春芳, 孔燕, 2011. 结构式摘要的形成、发展及现状——兼谈医学论文摘要的英译. 医学与哲学 (人文社会医学版), 32 (9): 77-79.

张云扬, 1992. 医学院校单位名称英译探讨. 编辑学报, 4 (2): 104-105.

照日格图, 2006. 儿科医学论文英文摘要的撰写 (七). 中华儿科杂志, 44 (7): 557.

朱岩, 陈培颖, 欧彦, 等, 2016. 英文科技期刊中的数字表达. 编辑学报, 28 (1): 37-38.

Gustavii B, 2012. Introduction//Gustavii B. How to Write and Illustrate a Scientific Paper. Cambridge: Cambridge University Press: 54-55.

第15章 医学论文的发表

医学是一个发展迅速、不断创新的领域。医学论文是记录最新科研发现，分享推广科研成果的重要载体，在提高研究者科研热情、促进学术交流和合作、推动医学科学发展中起着至关重要的作用。医学论文的发表有助于人类把认识世界和改造世界的成果记载下来，传播给后人，使科学技术能够在前人的基础上不断发展，造福于人类。为此作者必须了解论文的主要发表形式、发表程序，以及如何校对等知识。

第1节 论文的发表形式

医学论文的发表，一般分为公开发表、内部发表、学术会议交流等形式。

一、公开发表

公开发表主要是指在公开发行的期刊上发表。公开发行是指在国内外公开订阅、销售，也可以向国外出口和交换的刊物的发行方式。公开发行的期刊均有标准连续出版物号（刊号），即标准刊号，包括国际标准刊号（ISSN）和国内统一刊号（CN）。

1. 国内刊物的选择

发表论文首先要选择适合的期刊，即决定向何种期刊投稿。选择期刊时应当"知己知彼"。所谓"知己"，就是要对自己文稿的质量和水平实事求是的客观估计；所谓"知彼"，就是要对稿件投向的刊物有基本的了解。只有知己知彼，才容易使稿件投中，论文得以发表。

目前我国的科技期刊总量已超过5000种，其中医药卫生类期刊1000多种。要从如此多的期刊中选择合适的期刊投稿，往往是比较困难的。要选准稿件的投向，需了解以下几方面的情况。

（1）期刊的级别：习惯上将期刊分为国家级和省级两类。国家级期刊是由国家一级学会或中国科学院系统主办的杂志，如中华医学会、中华预防医学会主办的期刊。除此之外的期刊都属于省级期刊。一般来说国家级期刊的论文水平较高，可代表本学科的国内研究水平。

（2）核心期刊：核心期刊是期刊中学术水平较高的刊物，是我国学术评价体系的一个重要组成部分，它主要体现在学术水平的确认方面，如申请职称，取得学位论文答辩资格和申请学位，申报科研项目，评估科研机构或高等院校学术水平，评估教师、科研人员完成的工作量等。

目前国内有七大核心期刊（或来源期刊）遴选体系：北京大学图书馆"中文核心期刊

要目总览"（北大核心）、南京大学"中文社会科学引文索引（CSSCI）来源期刊"、中国科学技术信息研究所"中国科技论文统计源期刊"（又称中国科技核心期刊，CSTPCD）、中国社会科学院文献信息中心"中国人文社会科学核心期刊（CHSSCD）"、中国科学院文献情报中心"中国科学引文数据库（CSCD）来源期刊"、中国人文社会科学学报学会"中国人文社科学报核心期刊（CASS）"，以及万方数据股份有限公司的"中国核心期刊遴选数据库"。

（3）刊物的性质：通常从刊物的名称可以大致知道刊物的性质。例如，"××学报"是学术性期刊，国家一级学会的会刊，如中国解剖学会主办的《解剖学报》、中国科学院上海营养与健康研究所和中国生理学会主办的《生理学报》等，国家级研究院、高等院校都有自己的学报，如《中国医学科学院学报》《首都医科大学学报》等。大多数期刊以"杂志"冠名，如《中华医学杂志》，就是刊登医学领域有创建性学术论文的著名综合性学术期刊。因此，要准确把握期刊的性质，应查阅"期刊简介"和"征稿简则"等。

（4）刊物报道的重点：同一学科领域的刊物，其报道的重点可能各有侧重，有的侧重于发表理论水平较高的论文，有的偏重发表应用价值大的论文，有的偏重全文发表，有的则重点以"研究简报"的形式发表。相关信息既可以从刊物近期刊发的内容目次来了解，也可以从"期刊简介"和"征稿简则"中了解。许多学术性期刊，为了更好地体现办刊宗旨和方针，及时反映科学技术发展状况，深入探讨前沿性或引导性的学术问题，坚持制订选题计划，并按计划组稿。所以，通过浏览相关期刊和网上约稿信息或与有关编辑部门取得联系，及时了解刊物的选题计划和报道重点，有利于选准稿件的投向。

（5）刊物的出版周期和稿源状况：在选择期刊时也要考虑期刊的出版周期和稿源。一般来说，有名望的期刊，如被《科学引文索引》（SCI）收录的期刊《科学通报》《中国科学》《中华医学杂志》《中国药理学报》等，投稿的人多，稿源丰富，一般录用标准比较高，发表周期（从收稿到出版经历的时间）也较长。相反，有的期刊则稿源较少，发表周期相对较短。因此，要根据自己论文的质量来选择合适的刊物，同时也要考虑该刊物的出版周期，是季刊还是双月刊或月刊。

（6）编辑部的具体要求：期刊编辑部对投稿都有具体的规定和要求，集中体现在"征稿简则""征稿启事""投稿须知"等文件中，这些文件一般公布在刊物上或有关网站。其内容大致包括办刊宗旨、方针、任务，刊物的性质、报道内容和读者对象，以及对稿件的要求和约定事项等。作者应仔细阅读，以便选择合适的期刊，并使稿件尽量符合期刊的要求。

（7）论文发表费：我国的科技期刊收取论文发表费（又称版面费）已有30多年，版面费成为办刊经费的主要来源之一。目前除少数期刊（如军队主管的期刊等）外，绝大多数期刊需收取版面费，但收费标准不统一，一个印刷版面一般收费500～1000元，图表另外收费，彩图的收费较高。稿件被录用后，编辑部即发收取版面费通知，收到版面费后，会开具正规发票。如果是编辑部特约稿（特别约请作者撰写的专题稿件），则免收论文发表费。

2. 国外刊物发表

为了适应国际学术交流，及时宣传我国的科学研究成果，国家鼓励作者向国外刊物或国际学术会议投寄科技学术论文。

（1）杂志选择：向国外投稿，选择杂志是很重要的。一般可查阅美国出版的"*Journal Citation Reports*"（期刊引用报告）和"*Science Citation Index*"（科学引文索引）。这些刊物可以使你了解各杂志的特色。根据杂志的名称可以初步做出选择，通过进一步查阅杂志的目次，可以判断它是否刊登相关研究的文章。

一般说来，如果你所从事的研究领域的成果大多数是由刊物A、B和C发表，假设A是商业家为了商业目的而办的一种吸引人的新型刊物，与任何社会组织无关；B是历史悠久的有名气的小刊物；C是由你的专业方面的科学协会出版的大型刊物。那么，一般说来（当然有例外），C（学会杂志）可能就是最有名望，并且是传播最广的杂志，可以作为首选。另外，通过同行、有经验的长者或同事了解国外刊物情况，则更为省时，更易于选择合适的刊物。目前也有一些网站可以根据拟投论文的概要推荐合适杂志，如https://journalfinder.elsevier.com/；https://link.springer.com/journals等。

（2）论文审查：向国外投稿时，应注意是否涉及保密问题，是否需要做必要的保密处理。

如何向国外期刊投稿将在本书第16章详细介绍。

二、内部发表

内部发表是指论文发表在内部刊物上。内部刊物是社会组织自己创办并主要向组织内部成员发行的出版物，是社会组织内部报纸、期刊及其他出版物的统称。内部刊物需经国家主管部门审核同意或省、自治区、直辖市科委和新闻出版局审核同意，并在省、自治区、直辖市新闻出版局登记注册，领取"内部报刊准印证"，可以内部发行，但不能通过邮局征订，不能定价出售。作为组织公共关系工作中常用的一种重要的信息传播工具，内部刊物具有沟通信息、统一思想、塑造形象、传播知识等诸多作用。另外，内部刊物不准刊登广告和不准超过规定的内部范围发行，并且内部刊物上发表论文一般不收版面费，也不能用于晋升职称。

三、学术会议交流

学术会议交流是指在国际、国内、省内或其他部门召开的学术会议上交流论文。

在国际上各行业都有相关组织定期或不定期举办学术交流会。在国内也有全国性和省级学术交流会。这些学术交流会在举办前都要发布信息，征集稿件，符合评审条件的论文可提供会议交流的机会。一般来说，提交给学术交流会的论文具有内容丰富新颖、信息量大、专业性强、学术水平高、富有创造性等特点。重要的科学发现和重要的专业进展大都是在专业性学术会议上首次公布的，很有参考价值。另外，参加学术交流会的作者还可以面对面地进行讨论，对丰富科学技术，促进科技发展有很大的作用。学术会议的论文还常以论文集或作为行业学会主办刊物的专刊（或增刊）正式出版，公开发行。

无论是内部发表的论文，还是学术会议交流的论文（以论文集或专刊形式正式出版的除外），一般不允许作为参考文献在公开发行的期刊上引用。

除上述形式外，一些论文还可以通过网络发表。随着互联网的兴起，出现了网络出版这一新兴领域。这种出版模式就是以互联网为纽带，将出版业和作者、出版者、发行渠道、读者连接起来，使读者阅读更加方便，使出版空间更加巨大，使作者发表研究论文更加快捷。

第2节 论文的发表程序

一篇学术论文，从作者开始写作并向编辑部投稿，一直到正式发表，不但要经过较长的时间（少则数月，多则数年），而且要经过许多复杂的程序。对此，作者应当有所了解。

论文从受约（或投稿）至发表，必须经过审稿、修稿、文字加工、编排设计、校对、定稿发排，直至印刷发行等一系列流程。如果将编辑的全过程喻为一项工程，那么审稿、编辑加工、编排设计、校对等即为编辑工程的具体施工工序。在此期间，作者、审稿者、编辑、出版者通力合作，将作者的科技成果在书面表达上进一步科学化、严密化，使文字与美学有机结合，达到从内容到形式臻善臻美。

一、投稿与约稿

稿源犹如维持生命的血液，是所有刊物赖以生存的基本要素。有了丰富的稿源，期刊才能以高质量科技信息充分发挥其社会职能，为科学的发展和社会的进步服务。获取稿源的重要途径是科技工作者积极地投稿与编辑部有目的地约稿。

论文是科研工作的重要组成部分。任何作者都希望其科研成果能被公开发表，以获得社会认可，直接或间接地转化为生产力。投稿和约稿是作者与编者建立联系，将科技信息向社会传播的桥梁。

为帮助作者更好地撰写论文，编辑部通常会列出征稿启事（征稿简则），详细列出办刊宗旨、方针、任务，以及稿件内容范围、撰写要求等内容，作者撰稿前应仔细阅读。

1. 投稿

《中华人民共和国著作权法》规定，作者有发表个人作品的权利。作者有权决定自己的作品在何时何地、采取何种方式、全部或部分发表，他人无权干涉。投稿是作者充分运用自己的权利，摆脱外界干扰，行使作品自我保护的有效方式。论文一经完成，作者无须经任何部门、任何个人批准，即可自由选择向合适的期刊编辑部投稿。但是，为了避免抄袭、作假、著作权争议或一稿两投等现象，投稿时要求附上单位介绍信。作者在投稿前应特别关注以下几个方面。

（1）关注学科发展动态：应密切关注本学科的最新发展动态及国民经济发展对有关技术、设备的需求，有前瞻性和针对性地确定选题（如前沿性或关键性技术）。只要论文中理论或实践方面创新性突出，即材料上有独特性，或方法技术上有创新性，或实验结果中有新发现，或在理论观点上有新突破，具备以上任何一点，文章被接收的概率较大。

（2）开拓思路：信息社会中诸学科的相互交叉与渗透，为科研人员开拓了新的思路。注意在学科交叉点上选择科研课题，实现不同专业科研人员合作，不仅容易出成果，体现其创新的特点，而且对开创、推动新学科发展具有特殊意义。

（3）避免重复：作者在撰稿前应大量阅读本学科及相关学科的研究内容与研究进展，避免做重复性劳动，以免浪费时间和精力。选题既要新颖，又要有足够的科学依据；设计要合理，采用的材料与选择的方法要有充分的可比性和必要的随机性；观察研究应体现真实性、准确性和全面性；推理要有逻辑性，结论要有严谨性，注意克服主观盲目、粗疏和不求甚解等致命缺点。

（4）了解论文发表程序：要了解编辑部的编辑程序、稿件要求及刊物出版规律。同时，要清楚所投论文的学术水平，是否需要短期内尽快见刊，适宜在什么级别的期刊发表，是普刊、核心刊还是收录SCI论文的刊，对期刊影响因子是否有要求等。选择与自己论文内容和水平相吻合的期刊，并详细了解拟投期刊的过去和现在，已刊出文章的内容，对稿件的具体要求，力求所投稿件尽可能符合该刊的各方面要求。

（5）文责自负：这一点极为重要。由于自然科学专业性很强，编辑不可能做到对所有学科既博又专，审查论文的学者、专家也不可能对作者的全部工作重新验证，因此一般编辑部均提醒作者注意文责自负。撰写论文时，作者对论题一定要胸有成竹，确有把握；数据、图表要反复核实，准确无误；语言文字要字斟句酌，反复推敲。未经严格推敲的文稿一般漏洞较多，被录用的可能性甚小。科技学术论文须送同行专家审查，失败之作易使作者给同行留下不良印象，对于作者开展横向科研协作不利。

（6）稿件的发送与邮寄：多数期刊要求通过电子邮箱或网上投稿系统投递稿件，发稿时一定要核对好"版本"，发送最后修改好的成熟稿件，切忌误发初稿或修改过程中的不成熟稿件。有的期刊要求打印稿，要用挂号信或快件邮寄，以免遗失。如果稿件发出后几周仍未收到回复，可通过邮件或电话向编辑部查询，以免因稿件遗失（或系统故障）而影响发表。

2. 约稿

投稿是指论文作者选择自己认为适合的期刊，将文稿发送给编辑部，请求发表，属于自由投稿。而约稿是编辑部在调查研究和选题策划的基础上，为了获取高质量论文，掌握编辑出版主动权的一项重要措施，是对自由投稿活动的必要补充。约稿时，编辑部在该期刊的网站或刊内发布专题稿约，稿约中常包括论文的具体要求，如重点内容、文字与图表要求、书写格式与规范、字数与篇幅限制、截稿时间、交稿方式，以及超过预约时限编辑部将采取的措施等。作者可根据稿约内容和自己的专业撰写论文，此类论文因符合约稿要求较易被接受发表。

3. 特约稿

特约稿是编辑部约请本学科的资深专家撰写的某一专题的稿件。被约专家一般为本刊的编委或编辑部熟悉的专家，在接到邀请后均能按时提交高质量的论文。作者受约，说明其科研能力及研究成果已为编辑所承认并给予信任，其论文一般不会被轻易退稿。为此，作者要恪守信誉，不应则已，一旦应承，即须通力合作，严格按照编辑部的要求准时提交稿件。

特约稿作者往往有强烈的自信意识，在这种心理和意识支配下，有时会表现出对审稿中出现的不同意见具有排他性，这时作者应注意谦虚谨慎，尊重编辑和审稿人的劳动，耐心听取不同意见；站在专家的高度，高标准、严要求，认真检查论文是否存在缺点和不足；有错必改，有缺必补，精雕细琢，为读者奉献高水平论文。

二、审稿与修稿

审稿就是根据一定的标准，通过评审体制对稿件进行甄别、评价、遴选和取舍的过程，是编辑部控制科技学术期刊质量的首要环节。论文能否发表，取决于各级审稿能否通过。同时，审稿也是帮助作者发现问题，提高科研水平与写作能力的过程。论文作者了解审稿程序和审稿内容，有助于把论文准备得更充分。

1. 审稿程序

审稿程序一般包括"三审"：编辑初审、同行专家评审、主编（或编委会）终审。同行专家评审是"三审"中的关键环节，是取舍稿件的主要依据。

（1）编辑初审：责任编辑通过阅读稿件全文，从文题、摘要、各级标题、图表、公式、统计学方法及参考文献等方面判断稿件是否符合本刊办刊宗旨，是否属于本刊刊载的范围；通过文献检索、雷同率检测，初步判断稿件是否具有创新性，是否存在抄袭、剽窃或变相重复发表等情况；通过文章的逻辑推理过程和结论，以及作者所处的科研环境，判断稿件的真实性和可靠性；审查稿件的规范性。编辑部综合以上各项，决定是退稿还是送同行专家评审。

（2）同行专家评审：一篇论文一般分别发给两位同行专家评审，如两位专家的意见相左，再请第三位专家评审。同行专家要对稿件做出总体评价，包括论文的学术水平、创新性、理论（应用）价值、文字水平、能否发表；对稿件的具体内容包括文题、中文摘要、英文摘要、关键词、实验材料、实验设计、实验方法、结果、结论和讨论、数据处理、名词术语、量及单位、文献量等做出全面评价；说明稿件的创新性、理论（应用）价值体现在何处，提出稿件中存在的主要问题及具体修改意见，对图、表、公式做出修改说明；对不宜发表的稿件说明理由。

编辑在送审时遵从的原则主要有：①专家与作者、专家之间都是独立的，专家发表了足够多的主题与稿件符合的文章；②专家的研究领域包含文章中的内容，也就是专家研究领域要与稿件相近，且对具体的研究工作有了解，是同行；③可能需要多个不同方面（包括专业领域、方法学、统计学方面等）的专家进行审稿；④注意几类不能作为审稿专家的情况，如过去3年内与作者是共同作者，与作者是同一机构单位的研究者，审稿者与作者存在利益冲突，被作者建议排除的审稿专家，处理稿件的编辑（除非由其他编辑做决定）。期刊编辑部会慎重对待作者推荐的审稿专家，一般不会邀请超过一位由作者推荐的审稿专家。

目前多数期刊建立了自己的网站，投稿和审稿均通过网站进行。编辑部会用电子邮件邀请审稿专家，专家如若同意审稿，可登录网站下载待审稿件。也有的期刊在征得专家同意后，直接将稿件发到审稿人的电子邮箱。有的期刊编辑部要求审稿专家除写评语和具体修改意见外，还需直接在电子版上修改和批注。

论文经同行专家评审后，认为宜于发表的，编辑部一般要综合审稿意见，向作者提出具体修改意见。作者在接到退修稿时，一定要在审稿专家改过的版本上修改。

（3）主编（或编委会）终审：终审又称决审，是对稿件进行的第三级审查。主编（副主编或编委会）根据编辑初审意见、专家评审意见，以及作者的说明材料等对稿件作进一步审读和综合分析，提出稿件录用与否的终审意见。终审决定录用的稿件，编辑将对其全文进行审核、排版、图表等技术处理，还会将发现的错误、疑问，及时请作者更正、解答。

作者希望能看到学术水平较高的审稿者写出的详细、具体的修改意见，以使论文更完善，或对以后开展科学研究产生启发。如果由于审查的疏误或成见性意见导致论文被拒，就会影响有价值研究成果的交流与推广应用。

严密的审稿程序有助于论文得到公允、正确的评价。

2. 退修稿和拒稿

（1）退修稿：即编辑部将稿件和专家的修改意见发给作者，请作者参考修改意见对稿件进行修改、完善。这种情况多指文章基本得到肯定，但存在某些不足，如篇幅过长，需要删减；存在疏漏，需要改正；插图表格设计欠缺，需要改进；结构层次不合理，需要调整，等等。退给作者修改稿件并不意味着稿件已被接受，论文最终能否发表，这取决于作者对关键性内容的修改能否达到审稿专家及编辑的要求。因此，作者应认真阅读退修信，遵照修改意见逐一修改。在提交修改后的稿件时，也要附一份修改说明，逐条回答审稿专家提出的意见和建议。若作者无法认同修改意见，也应陈述自己的理由，必要时可反驳。

（2）拒稿：拒稿可以是编辑部初审稿件未通过，被退稿，一般发生在编辑部收到稿件的两周内；也可以是稿件经过编辑部、同行专家和主编审稿后做出的决定。稿件被拒的原因很多，常见的有：稿件内容不符合期刊宗旨；内容陈旧、缺乏创新性；实验设计不科学，无法弥补；资料残缺，论据不充分；学术价值不大；有科研不端嫌疑等。当然，也有草率之作，因未经严格推敲，基本依据不成立；观点本身有错误，漏洞太多难以修改，或者涉及敏感人物事件、带有敏感政治倾向等。稿源丰富的期刊，常出现一些水平较高的稿件被质量更高的稿件挤掉的情况。通常期刊影响力越大，拒稿率也相应提高。

作者接到拒稿后，不应灰心丧气、怨天尤人，而应持积极态度，重新检查自己的科研工作，寻找差距，接受教训。如作者认为论文有补充修改价值，则应及时进行补充修改，以免时过境迁，使已取得的部分成绩"报废"，完善论文之后改投其他期刊。如作者认为论文确有发表价值，坚信会遇到识才的"伯乐"，可向编辑部提出复审要求，或迅速改投其他期刊。

三、文字编辑与编排设计

编辑进行文字加工，是对已决定采用的稿件做修改、润饰和规范化处理的活动。学术论文是科技知识的文字记载，也是作者向读者介绍自己的科研工作，表达科学思想、观点，介绍经验与成果，获得广大读者理解、支持并被运用的重要途径。然而，由于文字的表达方式与期刊的幅面限制，又不能使作者"面面俱到、畅所欲言"，特别是面对特殊的读者群（同行），没有必要述及众所周知的内容，只宜扼要点出自己的独特贡献。因此，论文不仅要简洁、通达，而且要具有可读性、可解性、创造性，让他人易于理解、便于应用，以达到宣传、推广的目的。编辑的文字加工，就是协助作者以优质的文字表达，准确、鲜明地提供科研成果和加强社会宣传效果的一个重要步骤。

编辑进行文字加工，就是要从微观上审视、检查稿件内容存在的问题，并对之加以匡正、修饰和润色，使其内容更完善、结构更合理、方法更科学、数据更准确、逻辑更严密、语言更通达、文字更精练、形式更规范，从而提高论文表达质量与学术水平。

编排设计常与文字加工同时进行，是编辑从美学角度和出版角度对文稿进行的规范化加工，以利于情报部门检索与读者学习和参考。编排设计包括标题编排与字体配置，作者署名编排，正文的规范化处理，图表编排，封面、封底及目次页的编排设计和整体组合等。

四、发稿与校稿

文稿在发送付排之前，必须最后进行一次全面的清理和检查工作，以防有疏漏和错误。归结起来就是编辑出版部门常说的齐、清、定。齐即稿件各个部分要齐全；清即加工后的稿件文字、图表、符号清晰；定即已经定稿，原稿的各个组成部分从内容到语言表达形式、图表等已经确定，无遗留问题，发稿后一般不做大的修改。

多数期刊要求作者对排版后的稿件进行校对。编辑部通常把排版后的PDF格式稿件（校样）发给通信作者或第一作者，要求校对稿件。有时编辑会用醒目的颜色（如红色）对有疑问的内容加以标记，请作者重点核对。但作者不可只核对标记部分，应逐字逐句进行仔细校对。除了校对文字外，尤其要注意英文字母的大小写、正斜体、上下标等，公式和数据也要仔细核对。因为编辑部排版用的电脑软件和我们一般用的软件不同，在排版转换时可能出错。

校稿时只允许作者改正确实错误的内容，其他内容不可做修改，以免造成版面的重排。作者可直接在PDF稿件上批注修改意见，也可用Word格式写一个"正误表"，或两者兼用。校对完成后，作者应在校样首页的右上角签名确证，并在规定时间内将校样发回编辑部。也可将PDF校样打印，在纸质版上校对、改正，扫描后发回编辑部。校稿具体方法请见本章第3节。

五、印刷与发行

一般情况下，编辑部应该与印刷厂、邮政部门签订合同，何时交稿、何时付印、何时发行均有日期限制。无特殊情况，不能违约，以保证按时出版和发行。

目前，我国期刊通常采用计算机录入与排版，采用数码印刷技术。

印刷之后，即由装订车间折页、配页、书脊涂胶、分册、粘贴封面、切边、按规定包装。

完成上述工序后，即可进入发行环节。发行是期刊生产中的最后一个阶段，也是很重要的阶段。对于经济独立核算的编辑出版部门，发行工作的成败，足以影响刊物的存亡。

近年来，电子技术的发展已开始推动学术期刊的编辑、排版、印刷向自动化过渡，并正在推动出版、发行的现代化管理，这是编辑出版行业的一大革命，必将引起论文发表流程的变革。

第3节 论文的校对

一、校对目的与作用

学术期刊是科技信息的重要载体。它刊登的论文是科学宝库中非常重要的科学文献，一经出版，将流传千古。因此，提高刊物的出版质量具有深远的历史意义。而校对则是整个出版过程的一个重要环节，是影响刊物质量的一个重要因素。

由于作者原稿需要经过录入、修改和排版等工序而变成校样，这样就人为造成了原稿与校样之间的不一致。校对的目的是消除原稿在转移过程中产生的错漏，改正原稿本身存在的错讹，实现两者最大程度的统一，为读者提供准确、完整的优质出版物。校对的作用有两方面：一方面是依照原稿改正校样，使校样和原稿完全一致，即"校异同"；另一方面是在校对过程中，校对者根据相关知识和其他权威信息进一步找出原稿中的问题，把各种差错消灭在印刷之前，即"校是非"。

作者自行校对论文清样是科技期刊出版流程中的重要环节。作者自校可以修正源于排版及编辑和校对过程中发生的偏颇与错误，自我修补、完善撰文的疏漏和不足，签字确认编辑加工稿件的合法性。作者了解一些校对知识，并参加校对，可以使校对质量进一步得到保证。科技论文的专业性较强，科技期刊编校人员虽然具有较高的学科专业素质，但对交叉和边缘学科领域很难准确把握，在面对学术性较强、观点较新的科技论文时，编辑、校对难免出现偏差，甚至出现错误。作者在逐字逐句校对清样的过程中，可以对文章的科学内容作进一步的审定。

二、校对内容

对文稿内容的校对应着重注意：检查专业名词术语有无错误；改正校样上的错字、颠倒、遗漏及接排、另行、字体、字号等错误；检查标题、表题、图题及公式有无偏斜、错位、字体、字号、格式是否合乎要求，序号是否连续；检查语法、修辞、谐音字、音近字和形似字错误等，要特别注意像己已巳巴、戌戍戌戒这类形似易误的字；检查标点符号是否合乎要求，除上引号、前括号、破折号和三连点外，其他标点符号不应出现在行首；检查外文字母和各种专用符号是否排印正确，要特别注意形如 γr，αa，$C c$，$P p$ 等一些容易混淆字母的大小写、正斜体，以及文种的区别；检查图的位置是否合适，方向是否正确，图注中的说明文字与图中标记号是否相符；检查表的编排是否符合原意，位置是否恰当，备注栏内容是否有误，表线是否平直，接口有无断开。

此外，还应检查参考文献和各种注释的序号同文中相应处的序号是否一致；检查计量单位是否符合国家标准，外文转行是否符合规则；检查人名、地名、药名、国界、省界、行政区划等关键信息是否有误；对配方、浓度、剂量等特别是数字要认真核对；对原稿中增补和删改较大处应特别注意，检查衔接处是否有误，同时留心转页处排印是否正确。

三、校对方法与校对符号

1. 校对方法

传统校对的基本方法有对校法、本校法、他校法和理校法四种。四种方法各有侧重点，对于作者而言，一般采用对校法。

（1）对校法：就是比照原稿校对校样，使校样上的文字、标点符号、图表等与原稿完全相符。对校法的操作又可分为以下几种。

1）点校：就是将原稿放在左边，校样放在右边，左手指原稿，右手执笔点着校样，先看原稿，后看校样，逐字逐句校对。校对时，眼睛要均匀、有节奏地在每个字、每个符号上作短暂的停留，看清楚原稿上的每一个字、符号，并默念文句。默念时要有间歇，一般以五六个字或一两个词为宜。校对时，手、眼、脑并用，看得准、记得清，才能及时发现错误。

2）折校：就是把原稿放在桌上，把校样折叠，夹在两手的拇指、示指和中指之间，压在原稿上进行校对。

3）读校：就是两个人合作校对，一人朗读原稿，一人看校样，边读边校。

（2）本校法：就是在通读校样中通过本稿（或本书）前后、左右内容互证，发现问题，订正讹误。本校法要求校对主体具有丰富的经验和较强的辨别错误的能力，否则在操作过程中常常会出现顾此失彼、挂一漏万的现象。

（3）他校法：其特点是以他稿（书）校本稿（书）。通常是在通过本校法发现原稿的疑点之后采用此法，主要是利用各种标准和规范及权威书籍，从中找到排疑的根据。

（4）理校法：理校法就是校对者运用自己的知识进行分析推理，在通读中对原稿的是非做出判断的校对方法。在处理校样时,增添和修改均应十分谨慎。

(5)文本自动校对系统:近年来,随着人工智能、机器学习等领域的大力发展,中文文本自动校对系统得到了广泛研究,多个商业化校对软件应运而生。现在的自动校对软件可对Word、PDF等多种版本的文本进行纠错,包括字词类错误、知识类错误、英文拼写错误、政治类错误、违规内容等,还可进行不同文本对比、上下文查重等。文本自动校对系统是基于深度学习算法和强大的规则库来实现功能,其突出的优点为效率高,可快速处理大量文本,并避免肉眼核对遗漏等问题;其不足之处在于精度尚不如人工校对高,尤其对复杂的语言表达和语义理解,这有赖于计算机校对技术的进一步提升。但总体而言,自动化校对是未来发展的趋势,可以与人工校对相互辅助,提高校对效率和精准度。

2.校对符号

对文稿的校对应按照中华人民共和国国家标准《校对符号及其用法》(GB/T 14706—1993),用规范的符号标明需修改的部分。

中华人民共和国国家标准《校对符号及其用法》(GB/T 14706—1993)

1 主题内容与适用范围
  本标准规定了校对各种排版校样的专用符号及其用法。
  本标准适用于中文(包括少数民族文字)各类校样的校对工作。
2 引用标准
  GB/T 9851印刷技术术语。
3 术语
  3.1 校对符号 proofreader's mark
    以特定图形为主要特征的、表达校对要求的符号。
4 校对符号及用法示例

编号	符号形态	符号作用	符号在文中和页边用法示例	说明
			一、字符的改动	
1		改正	提高出版物质量。 改革开放	改正的字符较多,圈起来有困难时,可用线在页边画清改正的范围 必须更换的损、坏、污字也用改正符号画出
2		删除	提高出版物的质量。	
3		增补	要搞好校对工作。	增补的字符较多,圈起来有困难时,可用线在页边画清增补的范围
4		改正上下角	16 = 4² H_2SO_4 尼古拉·费欣 0.25 + 0.25 = 0.5 举例 2×3=6 X:Y = 1:2	

续表

编号	符号形态	符号作用	符号在文中和页边用法示例	说明
			二、字符方向位置的移动	
5	↻	转正	字符颠要转正。	
6	∽	对调	认真经验总结。 认真验结经总。	用于相邻的字词 用于隔开的字词
7	↶	接排	要重视校对工作, 提高出版物质量。	
8	↵	另起段	完成了任务。明年……	
9	↰ ↱ ↲ ↳	转移	校对工作,提高出 版物质量要重视。 "以上引文均见中文新版《 列宁全集》。 编者 年 月 …… 各位编委:	用于行间附近的转移 用于相邻行首末衔接字符的推移 用于相邻页首末衔接行段的推移
10	⊓⊔ 或 ↑↓	上下移	序号|名 称|数量 01 |显微镜| 2	字符上移到缺口左右水平线处 字符下移到箭头所指的短线处
11	←→ 或 ⊐⊏	左右移	←要重视校对工 作,提高出版物质量。 3 4 5 6 5 欢呼 歌 唱	字符左移到箭头所指的短线处 字符左移到缺口上下垂直线处符号 画得太小时,要在页边重标

续表

编号	符号形态	符号作用	符号在文中和页边用法示例	说　明
12	═　‖	排　齐	校对工作 ‖ 常 重要。必须提高印刷质量，缩短印刷周期。　‖国家标准	
13	⌐_⌐_	排阶梯形	RH₂	
14	↑	正　图		符号横线表示水平位置，竖线表示垂直位置，箭头表示上方
三、字符间空距的改动				
15	∨　＞	加大空距	├─一、校对程序─┤　∨　校对胶印读物、影印　＞　书刊的注意事项：	表示在一定范围内适当加大空距　横式文字画在字头和行头之间
16	∧　＜	减小空距	二、校对程∧序　∧　校对胶印读物、影印　＜　书刊的注意事项：	表示不空或在一定范围内适当减小空距　横式文字画在字头和行头之间
17	♯　⚏　⚎　⚍	空1字距　空1/2字距　空1/3字距　空1/4字距	第一章♯校对职责和方法　♯　1.责任校对	多个空距相同的，可用引线连出，只标示一个符号
18	Y	分　开	GoodYmorning！　Y	用于外文

续表

编号	符号形态	符号作用	符号在文中和页边用法示例	说　明
			四、其　他	
19	△	保留	认真搞好校对工作。	除在原删除的字符下画△外，并在原删除符号上画两竖线
20	○=	代替	色的程度不同，从淡色到深色具有多种层次，如天色、湖色、海色、宝色……　　　○=蓝	同页内有两个或多个相同的字符需要改正的，可用符号代替，并在页边注明
21	○○○	说　明	改黑体 第一章 校对的职责	说明或指令性文字不要圈起来，在其字下画圈，表示不作为改正的文字。如说明文字较多时，可在首末各三字下画圈

5　使用要求

5.1　校对校样，必须用色笔（墨水笔、圆珠笔等）书写校对符号和示意改正的字符，但是不能用灰色铅笔书写。

5.2　校样上改正的字符要书写清楚。校改外文，要用印刷体。

5.3　校样中的校对引线要从行间画出。墨色相同的校对引线不可交叉。

校对符号应用实例
（参考件）

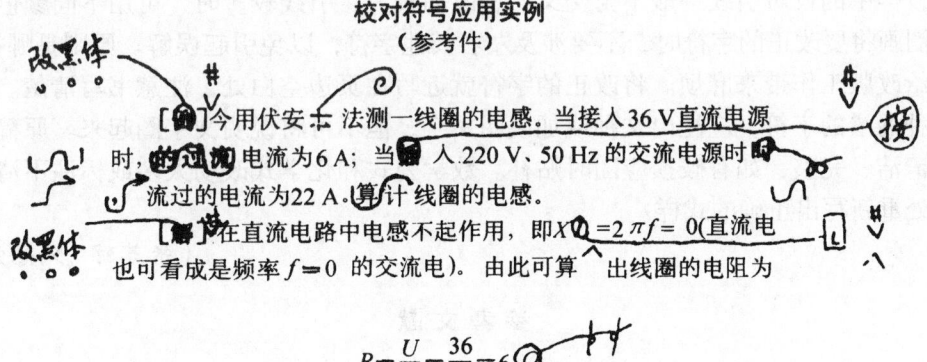

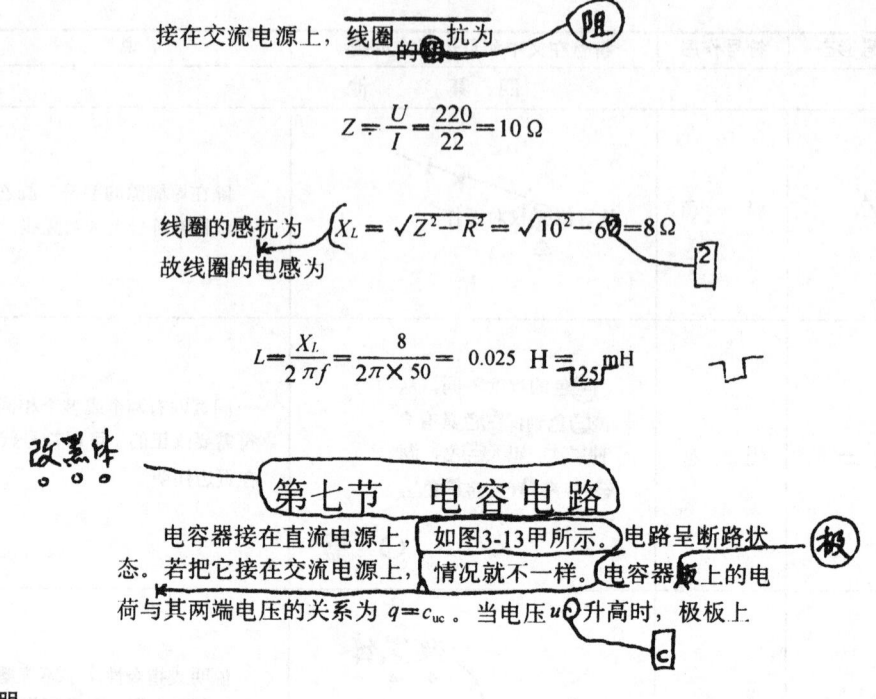

附加说明:

本标准由中华人民共和国新闻出版署提出。

本标准由全国印刷标准化技术委员会归口。

本标准由人民出版社负责起草。

四、校对注意事项

对于原稿的改动一定要慎重，可改可不改的尽量不改。如需作较大改动，应征得编辑同意。校样中的校对引线一般不要交叉，若改动较大，引线较多时，可用不同颜色的线相交。在圈画将要改正的字符时，不要涉及左右其他字符，以免引起误解。原则是哪错改哪，不然会给改版工作带来麻烦。将改正的字符就近写在页边空白处，注意书写清楚。对易同其他文种混淆的字符，应注出文种或加说明文字，但不可将说明文字圈起来。原稿、校样要保持清洁、完整，如有破损应随时贴补。数学公式和化学式改动太多或标注不清时，应在空白处重新写出正确的式样。

（张苏丽　刘慧荣）

参考文献

白维仁，梁汲治，1988. 医学文稿写作知识. 兰州：兰州大学出版社.

范裕华，乔汉臣，强亦忠，1999. 科技写作 医学卷. 4版. 北京：北京科学技术出版社.

海宁，2007. 论医学论文的发表. 医学信息学杂志，28 (5): 517-519.

韩磊，徐学友，郎伟锋，等，2023. 我国科技期刊审稿流程设置的现状调查. 中国科技期刊研究，34 (8): 1000-1006.

李云汉，施运梅，李宁，等，2022. 中文文本自动校对综述. 中文信息学报，36 (9): 1-18, 27.

栾奕, 陶映雪, 刘利, 2006. 科技期刊作者自校及其意义. 编辑学报, 18 (3): 221-222.
庞富祥, 赵纪兰, 贺来星, 2001. 现代科技论文写作及规范表达. 北京: 兵器工业出版社.
王萍, 王笑宇, 张鹤, 2022. 基于编辑视角的医学论文写作与发表. 锦州医科大学学报, 43 (1): 110-113.
王文玷, 田保杰, 2007. 科技论文写作与发表. 北京: 国防工业出版社.
新闻出版总署科技发展司, 新闻出版总署图书出版管理司, 中国标准出版社, 2008. 作者编辑常用标准及规范. 3版. 北京: 中国标准出版社.
姚远, 郑进保, 张惠民, 等, 1988. 科技学术期刊撰稿指南. 北京: 光明日报出版社.
周志新, 刘雪立, 2007. 科技期刊编辑初审工作中的误区及其对策. 中国科技期刊研究, 18 (2): 314-316.

第16章 如何向SCI期刊源期刊投稿

第1节 SCI简介

一、什么是SCI

SCI是国际著名检索工具"科学引文索引"（Science Citation Index）的缩写，是美国科学信息研究所（Institute for Scientific Information，ISI）于1957年在美国费城创办的引文数据库，为国际公认的科学统计与科学评价的主要检索工具。

SCI收录全世界出版的自然科学各学科的核心期刊，主要侧重于基础科学。ISI通过严格的选刊标准和评估程序（引文数据分析和同行评估相结合）挑选期刊源，每年略有增减，从而做到SCI收录的文献能全面包含全世界最重要和最有影响力的研究成果。

SCI最大的优点是引文功能，读者可快速地了解某位作者的某篇论文是否被他人引用，通过引文次数可了解某一学科的发展过程。此外，应用SCI还可了解科学技术发展的最新信息。例如，是否有关于某篇论文的评论、某一学说或假设是否被证实、某一实验方法是否被改进等。因此，SCI也具有反映科技论文质量和学术水平的功能。SCI的这些功能对科技人员查阅最新文献、跟踪国际学术前沿、科研课题立项及在具体的科学研究中及时了解国际学术动态均有重要作用。

SCI与其他检索工具通过主题或分类检索不同，而是设置了独特的"引文索引"（Citation Index），即通过先期的文献被当前文献的引用，说明先前文献对当前文献的影响力。因此，SCI不仅是文献检索工具，也是科研评价的工具。科研机构被SCI收录的论文总量，可反映整个机构的科研水平，个人的论文被SCI收录的数量及被引用次数，反映其个人的研究能力与学术水平。

在我国，习惯上将发表在SCI收录期刊的论文简称为"SCI论文"。

二、SCI期刊的影响因子、分区与开放获取

期刊引用报告（Journal Citation Reports，JCR）对SCI收录期刊之间的引用和被引用数据进行统计运算，介绍每种期刊的被引用情况、发表论文数量及论文的平均被引用情况，公布期刊的影响因子、分区、开放获取百分比等指标。

1. 期刊影响因子（Journal Impact Factors，JIF）

JIF是指某一期刊在特定年份内被引用的次数与该期刊在前两年内发表的文章数量的比值。JIF越高，表示该期刊的影响力越大。作者可根据期刊的JIF排名决定投稿方向。

2. JCR 分区（期刊影响因子分区，JIF Quartile）

JCR 分区是指通过计算期刊的 JIF 评估期刊的影响力。JCR 分区根据期刊当年影响因子的大小分为四个区：Q1、Q2、Q3 和 Q4。Q1 表示影响因子排名前 25% 的期刊，即影响力最高的期刊；Q2 表示排名 25%～50% 的期刊；Q3 表示排名 50%～75% 的期刊；Q4 表示排名 75%～100% 的期刊。Q1 和 Q2 的期刊通常被认为是高质量的期刊，而 Q3 与 Q4 的期刊影响力则相对较小。

3. 中科院分区

中国科学院文献情报中心期刊分区表（简称中科院分区）是中国科学院文献情报中心科学计量中心研制的，自 2004 年开始发布，2019 年推出升级版，实现基础版、升级版并存过渡，2022 年以后只发布升级版，每年 12 月份发布。自 2025 年开始，每年年初发布。中科院分区提供大、小类两种学科分类体系的分区数据。大类包括地球科学、物理与天体物理、数学、农林科学、材料科学、计算机科学、环境科学与生态学、化学、工程技术、生物学、医学、综合性期刊、法学、心理学、教育学、经济学、管理学、哲学、历史学、文学及艺术等 21 个大的学科；小类则包括与 JCR 分区类似的 228 个小的学科。中科院分区也是分为四个区，以 JIF 为主要评价指标，按照期刊近 3 年的平均 JIF 划分：排名前 5% 为一区；排名 6%～20% 是二区；排名 21%～50% 是三区；排名 50% 后的为四区。

4. 金色开放获取（Gold Open Access，Gold OA）

金色开放获取是指论文在出版后可立即被全世界所有读者自由且永久地访问并获取。金色开放获取清除了读者需要付费才能下载文献的障碍，能最大程度地拓展受众范围，在该模式下作者保留所著论文的版权。但是，金色开放获取在文章正式出版前，作者需支付一定的论文处理费（article processing charges，APC）或版面费。某些机构或资助方会为作者提供专门的经费用于支付 APC，有些出版社可提供费用折扣、限时免除 APC 或在投稿时申请全部或部分豁免 APC。Gold OA 的百分比越大，表明支付 APC 的论文比例越高。如果 Gold OA 是 100% 的期刊，表明所有论文均要支付 APC。

三、SCI 收录期刊的语种

2023 年，SCI 收录了 112 个国家出版的 51 522 种期刊，主要来自美国（5888）、英国（2435）、荷兰（1342）、德国（1148）、西班牙（725）、瑞士（540）、中国（449）、意大利（416）、巴西（397）、俄罗斯（386）、法国（364）、日本（353）等。SCI 收录的期刊 80% 以上是英文版。

为了提高期刊的学术水平和国际化程度，有些国家联合出版了期刊，如 *Tropical Medicine & International Health* 是由比利时、德国、荷兰、英国及瑞士的相关热带医学研究机构联合主办；1970 年泰国、菲律宾、马来西亚和印度尼西亚联合创办了 *Southeast Asian Journal of Tropical Medicine and Public Health*。

第 2 节 SCI 期刊源期刊有哪些

科睿唯安（Clarivate）是全球领先的专业信息服务商，为全球客户提供值得信赖的信息。科睿唯安公司每年都要充实和调整SCI收录的期刊，评审近2000种新期刊，只有10%~12%被选用，退回率达88%；同时，每年有150~200种已被SCI收录的期刊被淘汰，而且Web of Science数据库中的现有期刊也在不断筛选更新。除传统的纸质版期刊外，1994年选用了第一份电子版期刊 The Online Journal of Knowledge Synthesis for Nursing，1998年收录了17种电子版期刊。SCI收录期刊数每年均有增加，如2003~2006年SCI分别收录5907、5969、6088、6166种，2010~2013年分别收录8073、8336、8471、8474种，2023年收录21 522种。科睿唯安仅选择符合纳入Web of Science索引的高质量期刊，在每年6月20日前后公布上一年度SCI收录的期刊名单。年度期刊引文报告（Journal Citation Reports，JCR）中发布的信息一直被全球学术界用来识别各自领域的领先期刊。JCR包含多种指标，包括广泛认可的JIF和期刊引文指标。此外，JCR 2023版本将JIF保留一位小数，而不是以前的三位。

检索SCI收录期刊名单时，可按JIF从高到低、学科分类（在学科分类中可再按期刊名称缩写的字母顺序或JIF排序）、出版国家或出版地等排列。JCR的网址为https://jcr.clarivate.com/jcr/home，在Bing或百度等搜索引擎中输入Journal Citation Reports（JCR）或SCI，均可搜索到其页面。

一、按学科大类名称的首字母顺序排列

2023年SCI收录的21 522种期刊按学科分为21个大类254个小类。这里重点介绍医学和医学相关学科大类，按学科名称首字母顺序排列如下（图16-1示前5个学科大类）。

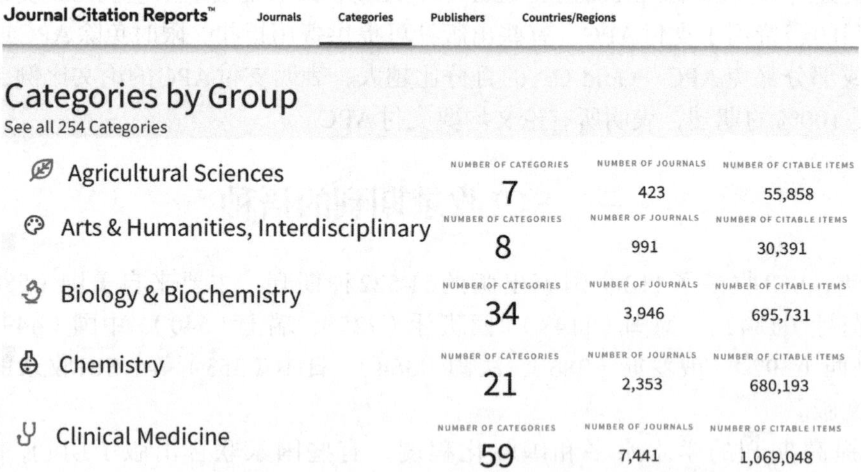

图16-1　2023年SCI收录期刊的学科大类（按学科名称首字母排列）

1. 生物学与生物化学（Biology & Biochemistry）

生物学与生物化学包括34个学科，收录3949种期刊，涵盖生物学、生物信息学、生物化学及不同领域的生物技术与分子生物。主要学科有Agronomy，Anatomy & Morphology，Andrology，Biochemical Research Methods，Biochemistry & Molecular Biology，Biology，Biophysics，Biotechnology & Applied Microbiology，Cell & Tissue

Engineering、Cell Biology、Medicinal Chemistry、Developmental Biology、Entomology、Environmental Sciences、Evolutionary Biology、Genetics & Heredity、Marine & Freshwater Biology、Mathematical & Computational Biology、Microbiology、Mycology、Neurosciences、Parasitology、Pathology、Pharmacology & Pharmacy、Physiology、Biological Psychology、Reproductive Biology、Toxicology、Virology、Zoology等。

2. 临床医学（Clinical Medicine）

临床医学包括59个学科，收录7441种期刊，涵盖临床医学的各个专业及综合与补充医学、营养学、法医学、牙科学、护理学、医学伦理学、医学信息学、医疗技术与工程、心理学、精神病学、药物滥用、运动医学、公共卫生等。主要学科包括Allergy、Andrology、Anesthesiology、Audiology & Speech-Language Pathology、Behavioral Sciences、Cardiac & Cardiovascular Systems、Clinical Neurology、Critical Care Medicine、Dentistry and Oral Surgery & Medicine、Dermatology、Emergency Medicine、Endocrinology & Metabolism、Biomedical Engineering、Gastroenterology & Hepatology、Genetics & Heredity、Geriatrics & Gerontology、Hematology、Immunology、Infectious Diseases、Medical Ethics、Medical Informatics、Medical Laboratory Technology、Legal Medicine、Research & Experimental Medicine、Neuroimaging、Neurosciences、Nursing、Nutrition & Dietetics、Obstetrics & Gynecology、Oncology、Ophthalmology、Orthopedics、Otorhinolaryngology、Pathology、Pediatrics、Peripheral Vascular Disease、Pharmacology & Pharmacy、Primary Health Care、Psychiatry、Clinical Psychology、Rehabilitation、Reproductive Biology、Respiratory System、Rheumatology、Sport Sciences、Substance Abuse、Surgery、Toxicology、Transplantation等。

3. 植物学与动物学（Plant & Animal Science）

植物学与动物学包括17个学科，收录1598种期刊，涵盖广泛的专业，包括与植物科学、动物科学、真菌学、分类学、寄生虫学和兽医学相关的所有学科。17个学科包括Agriculture（Dairy & Animal Science）、Agriculture（Multidisciplinary）、Agronomy、Anatomy & Morphology、Biodiversity Conservation、Ecology、Horticulture、Limnology、Marine & Freshwater Biology、Mycology、Ornithology、Parasitology、Plant Sciences、Reproductive Biology、Toxicology、Veterinary Sciences及Zoology等。

4. 精神病学/心理学（Psychiatry/Psychology）

精神病学/心理学包括16个学科，收录1517种期刊，涵盖心理学、精神病学和行为学的多个亚专业。16个学科包括Behavioral Sciences、Criminology & Penology、Gerontology、Psychiatry、Psychology、Applied Psychology、Biological Psychology、Clinical Psychology、Developmental Psychology、Educational Psychology、Experimental Psychology、Mathematical Psychology、Multidisciplinary Psychology、Psychoanalysis Psychology、Social Psychology、Abuse Substance等。

二、按期刊的影响因子排序

2023年SCI收录的21 522种期刊中，列出JIF的有21 465种，排名前25位的除世界著名的两大综合性科学期刊Nature（及其子刊）与Science外，其余主要是医学与生命科学的期刊，且JIF较高的均是综合性或述评性期刊。排名前25位的分别是 Ca-Cancer J Clin（254.7），Lancet（168.9），New Engl J Med（158.5），JAMA-J Am Med Assoc（120.7），Nat Rev Drug Discov（120.1），Nat Rev Mol Cell Biol（112.7），BMJ-Brit Med J（105.7），Nat Rev Immunol（100.3），Nat Rev Microbiol（88.1），Nat Rev Mater（83.5），Nat Med（82.9），Nat Rev Dis Primers（81.5），Nat Rev Clin Oncol（78.8），Nat Rev Cancer（78.5），Lancet Res Med（76.2），World Psychiatry（73.3），Nat Rev Gastro Hepat（65.1），Nature（64.8），Cell（64.5），Lancet Psychiatry（64.3），Chem Rev（62.1），Science（56.9），Nature Energy（56.7），Lancet Infect Dis（56.3）和 Lancet Oncol（51.1）等。其中影响因子排名前10位的期刊见图16-2。

Journal name	ISSN	eISSN	Category	Total Citations	2022 JIF	JIF Quartile	2022 JCI	% of OA Gold
CA-A CANCER JOURNAL FOR CLINICIANS	0007-9235	1542-4863	ONCOLOGY - SCIE	66,163	254.7	Q1	188.67	92.31 %
LANCET	0140-6736	1474-547X	MEDICINE, GENERAL & INTERNAL - SCIE	365,043	168.9	Q1	21.23	21.18 %
NEW ENGLAND JOURNAL OF MEDICINE	0028-4793	1533-4406	MEDICINE, GENERAL & INTERNAL - SCIE	456,891	158.5	Q1	24.74	0.30 %
JAMA-JOURNAL OF THE AMERICAN MEDICAL ASSOCIATION	0098-7484	1538-3598	MEDICINE, GENERAL & INTERNAL - SCIE	211,699	120.7	Q1	11.43	1.47 %
NATURE REVIEWS DRUG DISCOVERY	1474-1776	1474-1784	Multiple	48,043	120.1	Q1	12.48	6.03 %
NATURE REVIEWS MOLECULAR CELL BIOLOGY	1471-0072	1471-0080	CELL BIOLOGY - SCIE	65,845	112.7	Q1	8.72	2.08 %
BMJ-British Medical Journal	0959-535X	1756-1833	MEDICINE, GENERAL & INTERNAL - SCIE	171,860	105.7	Q1	9.28	81.49 %
NATURE REVIEWS IMMUNOLOGY	1474-1733	1474-1741	IMMUNOLOGY - SCIE	66,033	100.3	Q1	8.14	1.65 %
NATURE REVIEWS MICROBIOLOGY	1740-1526	1740-1534	MICROBIOLOGY - SCIE	53,344	88.1	Q1	6.72	4.17 %
Nature Reviews Materials	2058-8437	2058-8437	Multiple	31,441	83.5	Q1	3.92	1.80 %

图16-2　2023年SCI收录的JIF排名前10位期刊

三、按学科分类和JIF排序

这里仅介绍2023年6月发布的SCI收录的临床医学及与医学相关的其他主要期刊及其JIF排名，期刊名采用的是SCI网站上JCR的缩写格式。

1. 变态反应（Allergy）

收录28种期刊（JIF 14.2～0.2），前10位是 J Allergy Clin Immun，Allergy，J Aller Cl Imm-Prac，Clin Rev Allerg Immu，J Invest Allerg Clin，Allergol Int，Clin Exp Allergy，Ann Allerg Asthama Im，Contact Dermatitis 和 Curr Allergy Astham R。前10位期刊的JIF、JCR分区及金色开放获取（OA）百分比见图16-3。

Journal name	ISSN	eISSN	Category	2022 JIF	JIF Quartile	% of OA Gold
JOURNAL OF ALLERGY AND CLINICAL IMMUNOLOGY	0091-6749	1097-6825	ALLERGY - SCIE	14.2	Q1	23.42 %
ALLERGY	0105-4538	1398-9995	ALLERGY - SCIE	12.4	Q1	31.36 %
Journal of Allergy and Clinical Immunology-In Practice	2213-2198	2213-2201	ALLERGY - SCIE	9.4	Q1	15.13 %
CLINICAL REVIEWS IN ALLERGY & IMMUNOLOGY	1080-0549	1559-0267	ALLERGY - SCIE	9.1	Q1	21.90 %
JOURNAL OF INVESTIGATIONAL ALLERGOLOGY AND CLINICAL IMMUNOLOGY	1018-9068	1698-0808	ALLERGY - SCIE	7.2	Q1	90.65 %
ALLERGOLOGY INTERNATIONAL	1323-8930	1440-1592	ALLERGY - SCIE	6.8	Q1	95.00 %
CLINICAL AND EXPERIMENTAL ALLERGY	0954-7894	1365-2222	ALLERGY - SCIE	6.1	Q1	32.32 %
ANNALS OF ALLERGY ASTHMA & IMMUNOLOGY	1081-1206	1534-4436	ALLERGY - SCIE	5.9	Q2	14.56 %
CONTACT DERMATITIS	0105-1873	1600-0536	ALLERGY - SCIE	5.5	Q2	24.05 %
CURRENT ALLERGY AND ASTHMA REPORTS	1529-7322	1534-6315	ALLERGY - SCIE	5.5	Q2	15.69 %

图 16-3　2023 年 SCI 收录的 JIF 排名前 10 位的 "变态反应" 期刊

2. 解剖与形态学（Anatomy and Morphology）

收录 20 种期刊（JIF 3.1～0.4），前 10 位是 *Brain Struct Funct*，*Front Neuroanat*，*Cells Tissues Organs*，*Tissue Cell*，*Microsc Res Techniq*，*Dev Dynam*，*J Anat*，*Clin Anat*，*Ann Anat* 和 *Anat Rec*。

3. 男科学（Andrology）

收录 8 种期刊（JIF 4.8～0.8），这 8 种期刊是 *World J Mens Health*，*Andrology-US*，*Asian J Androl*，*Basic Clin Androl*，*Andrologia*，*Syst Biol Reprod Med*，*Transl Androl Urol* 和 *Rev Int Androl*。

4. 麻醉学（Anesthesiology）

收录 35 种期刊（JIF 10.7～0.4），前 10 位是 *Anaesthesia*，*Brit J Anaesth*，*Anesthesiology*，*Pain*，*J Clin Anesth*，*Anesth Analg*，*Anaesth Crit Care Pa*，*Region Anesth Pain M*，*Best Prac Res-Cl Ana* 和 *Can J Anesth*。

5. 听力学与言语语言病理学（Audiology & Speech-language Pathology）

收录 27 种期刊（JIF 3.7～0.7），前 10 位是 *Ear Hearing*，*Hearing Res*，*Trends Hear*，*Int J Audiol*，*Am J Speech-Lang Pat*，*J Speech Lang Hear R*，*Brain Lang*，*Lang Speech Hear Ser*，*Int J Lang Comm Dis* 和 *J Acoust Soc Am*。

6. 行为科学（Behavioral Science）

收录 53 期刊（JIF 29.3～0.9），前 15 位是 *Behav Brain Sci*，*Trends Cogn Sci*，*Neurosci*

Biobehav R, *Appetite*, *Evol Hum Behav*, *Behav Brain Funct*, *Curr Opin Behav Sci*, *Autism Res*, *Cortex*, *Pharmacol Biochem Behav*, *Chem Senses*, *Horm Behav*, *Front Integr Neurosc*, *Hum Factors* 和 *Brain Behav*。

7. 生物化学研究方法（Biochemical Research Methods）

收录83种期刊（JIF 48.0～0.3），前15位是 *Nat Methods*, *Nat Protoc*, *Brief Bioinform*, *Curr Opin Biotech*, *Mol Cell Proteomics*, *Biol Proced Online*, *Lab Chip*, *Bioinformatics*, *Bioinform Biol Insig*, *J Biol Eng*, *New Biotechnol*, *Plant Methods*, *Methods*, *Acs Synth Biol* 和 *Bioconjug Chem*。

8. 生物化学与分子生物学（Biochemistry and Molecular Biology）

收录315种期刊（JIF 82.9～0.2），前15位是 *Nat Med*, *Cell*, *Signal Transduct Tar*, *Mol Cancer*, *Mol Plant*, *Nat Struct Mol Biol*, *Annu Rev Biochem*, *Mol Cell*, *Trends Microbiol*, *Nucleic Acids Res*, *Nat Chem Biol*, *Trends Biochem Sci*, *Prog Lipid Res*, *Trends Mol Med* 和 *Cytokine Growth Factor Rev*。

9. 生物学（Biology）

收录92种期刊（JIF 11.7～0.2），前15位是 *Phys Life Rev*, *Bioscience*, *Biol Rev*, *PLoS Biol*, *Curr Biol*, *Sci China Life Sci*, *Elife*, *Comput Biol Med*, *Biol Res*, *Q Rev Biol*, *Philos T R Soc B*, *Commun Biol*, *Biosci Trends*, *Biol Direct* 和 *Bmc Biol*。

10. 生物材料与材料科学（Biomaterials and Material Science）

收录47种期刊（JIF 18.9～0.5），前10位是 *Bioact Mater*, *Biomaterials*, *Biomater Res*, *Adv Healthc Mater*, *Acta Iomater*, *Biofabrication*, *Int J Bioprinting*, *Mater Today Bio*, *Mat Sci Eng C-Mater* 和 *J Mater Chem B*。

11. 生物医学工程（Biomedical Engineering）

收录97种期刊（JIF 28.1～0.1），前15位是 *Nat Biomed Eng*, *Bioact Mater*, *IEEE Rev Biomed Eng*, *Biomaterials*, *Biomater Res*, *Med Image Anal*, *IEEE T Med Imaging*, *Adv Healthc Mater*, *Acta Biomater*, *Annu Rev Biomed Eng*, *Biofabrication*, *Int J Bioprinting*, *Mater Today Bio*, *Photoacoustics* 和 *Bio-Des Manuf*。

12. 生物物理（Biophysics）

收录70种期刊（JIF16.8～0.3），前15位是 *Nat Struct Mol Biol*, *Biosens Bioelectron*, *Annu Rev Biophys*, *Phys Life Rev*, *Bba-Rev Cancer*, *Curr Opin Chem Biol*, *Bba-Mol Basis Dis*, *Q Rev Biophys*, *Colloid Surface B*, *Structure*, *J Photoch Photobio B*, *Bioelectrochemistry*, *Bba-Mol Cell Biol L*, *Bba-Gene Regul Mech* 和 *J Biomol Struct Dyn*。

13. 生物技术与应用微生物学（Biotechnology & Applied Microbiology）

收录157种期刊（JIF 120.1～0.2），前15位是 *Nat Rev Drug Discov*, *Nat Biotechnol*, *Trends Biotechnol*, *Biotechnol Adv*, *Rev Environ Sci Bio*, *Plant Biotechnol J*, *Biosens Bioelectron*, *Mol Ther*, *Genome Biol*, *Annu Rev Anim Biosci*, *Bioresource Technol*, *J Nanobiotechnol*, *Npj Biofilms Microbi*, *Crit Rev Biotechnol* 和 *Metab Eng*。

14. 心脏与心血管系统（Cardiac & Cardiovascular Systems）

收录142种期刊（JIF 49.6～0.3），前15位是 *Nat Rev Cardiol*, *Eur Heart J*, *Circulation*, *Jama Cardiol*, *J Am Coll Cardiol*, *Circ Res*, *Eur J Heart Fail*, *Jacc-Cardiovasc Imag*, *Jacc-*

Heart Fail、Jacc-Cardiovasc Inte、Jacc-Cardiooncol、Cardiovasc Res、Jacc-Basic Transl Sc、Circ-Heart Fail和Basic Res Cardiol。

15. 细胞生物学（Cell Biology）

收录191种期刊（JIF 112.7～0.1），前15位是Nat Rev Mol Cell Bio、Nat Med、Cell、Cancer Cell、Cell Res、Signal Transduct Tar、Cell Discov、Cell Metab、Cell Stem Cell、Nat Cell Biol、Protein Cell、Trends Cell Biol、Sci Transl Med、Nat Struct Mol Biol和Mol Cell。

16. 细胞与组织工程（Cell & Tissue Engineering）

收录29种期刊（JIF 23.9～0.1），前10位是Cell Stem Cell、Bone Res、J Tissue Eng、Stem Cell Res Ther、Npj Regen Med、Tissue Eng Part B-Re、Stem Cell Transl Med、Stem Cell Rep、Stem Cells和Stem Cell Rev Rep。

17. 临床神经病学（Clinical Neurology）

收录212种期刊（JIF 48.0～0.3），前15位是Lancet Neurol、Nat Rev Neurol、Jama Neurol、Neuro-Oncology、Brain、Alzheimers Dement、Acta Neuropathol、Psychiat Clin Neuros、Ann Neurol、J Neurol Neurosur Ps、Sleep Med Rev、Neurology、Alzheimers Res Ther、Neurol-Neuroimmunol和Movement Disord。

18. 临床心理学（Clinical Psychology）

收录131种期刊（JIF 18.4～0.2），前15位是Annu Rev Clin Psycho、Clin Psychol Rev、J Anxiety Disord、Health Psychol Rev、Int J Clin Hlth Psyc、Int J Ment Health Ad、Brit J Health Psych、Depress Anxiety、Int Psychogeriatr、Psychol Med、Clin Child Fam Psych、Psychol Trauma-Us、Child Adol Ment H-Uk、J Consult Clin Psych和Clin Psychol-Sci Pr。

19. 重症医学（Critical Care Medicine）

收录35种期刊（JIF 76.2～0.4），前10位是Lancet Resp Med、Intens Care Med、Am J Resp Crit Care、Crit Care、Chest、Crit Care Med、Ann Intensive Care、J Intensive Care、Resuscitation和Anaesth Crit Care Pa。

20. 牙科学、口腔外科与内科学（Dentistry, Oral Surgery and Medicine）

收录157种期刊（JIF 18.6～0.1），前15位是Periodontol 2000、Int J Oral Sci、J Dent Res、J Clin Periodontol、Jpn Dent Sci Rev、Dent Mater、Int Endod J、Oral Oncol、Prog Orthod、J Prosthet Dent、J Dent、Clin Oral Implan Res、J Periodontol、Caries Res和J Endodont。

21. 皮肤病学（Dermatology）

收录70种期刊（IF 13.8～0.1），前15位是J Am Acad Dermatol、Jama Dermatol、Brit J Dermatol、J Eur Acad Dermatol、Am J Clin Dermatol、J Invest Dermatol、Contact Dermatitis、Burns Trauma、Dermatitis、Mycoses、Adv Wound Care、J Dermatol Sci、Pigm Cell Melanoma R、Clin Exp Dermatol和Exp Dermatol。

22. 发育生物学（Developmental Biology）

收录39种期刊（JIF 11.8～0.7），前10位是Dev Cell、Annu Rev Cell Dev Bi、Gene Dev、Semin Cell Dev Biol、Front Cell Dev Biol、Development、EvoDevo、Mol Hum Reprod、Cells Dev和Placenta。

23. 急救医学（Emergency Medicine）

收录32种期刊（IF 8.0～0.5），前10位是World J Emerg Surg、Resuscitation、Ann

Emerg Med, *Emergencias*, *Burns Trauma*, *Acad Emerg Med*, *Eur J Emerg Med*, *Am J Emerg Med*, *Scand J Trauma Resus* 和 *Emerg Med J*。

24. 内分泌学与代谢（Endocrinology & Metabolism）

收录145种期刊（JIF 44.5～<0.1），前15位是 *Lancet Diabetes Endo*, *Nat Rev Endocrinol*, *Cell Metab*, *Nat Metab*, *Endocr Rev*, *Diabetes Care*, *Trends Endocrin Met*, *J Pineal Res*, *Metabolism*, *Cardiovasc Diabetol*, *Obes Rev*, *Curr Obes Rep*, *Iabetologia*, *Rev Endocr Metab Dis* 和 *Mol Metab*。

25. 昆虫学（Entomology）

收录100种期刊（JIF 23.8～0.2），前15位是 *Annu Rev Entomol*, *Entomol Gen*, *Curr Opin Insect Sci*, *J Insects Food Eed*, *J Pest Sci*, *Syst Entomol*, *Pestic Biochem Phys*, *Biol Control*, *Pest Anag Sci*, *Myrmecol News*, *Insect Sci*, *Insect Biochem Molec*, *Insect Conserv Diver*, *Insect Syst Diver* 和 *Insects*。

26. 胃肠病学与肝病学（Gastroenterology & Hepatology）

收录139种期刊（JIF 65.1～0.1），前15位为 *Nat Rev Gastro Hepat*, *Lancet Gastroenterol*, *Gastroenterology*, *Hepatol*, *Gut*, *Liver Cancer*, *Hepatology*, *Clin Gastroenterol H*, *Gut Microbes*, *Am J Gastroenterol*, *Endoscopy*, *Clin Mol Hepatol*, *Jhep Rep*, *Hepatobil Surg Nutr* 和 *J Crohns Colitis*。

27. 遗传学与遗传（Genetics & Heredity）

收录172种期刊（JIF 42.7～0.1），前15位是 *Nat Rev Genet*, *Nat Genet*, *Trends Ecol Evol*, *Mol Ther*, *Genome Biol*, *Genome Med*, *Trends Genet*, *Annu Rev Genet*, *Mol Biol Evol*, *Gene Dev*, *Am J Hum Genet*, *Genom Proteom Bioinf*, *Genet Med*, *Hortic Res-England* 和 *Annu Rev Genom Hum G*。

28. 全科医学及内科学（General & Internal Medicine）

收录168种期刊（JIF 168.9～0.1），前15位是 *Lancet*, *New Engl J Med*, *Jama-J Am Med Assoc*, *Bmj-Brit Med J*, *Nat Rev Dis Primers*, *Ann Intern Med*, *Jama Intern Med*, *Lancet Digit Health*, *J Travel Med*, *Military Med Res*, *J Roy Soc Med*, *PLoS Med*, *Clinicalmedicine*, *Can Med Assoc J* 和 *Jama Netw Open*。

29. 老年病学与老年学（Geriatrics & Gerontology）

收录54种期刊（JIF 13.1～0.3），前10位是 *Ageing Res Rev*, *J Cachexia Sarcopeni*, *Immun Ageing*, *Aging Cell*, *J Am Med Dir Assoc*, *Aging Dis*, *Am J Geriat Psychiat*, *Int Psychogeriatr*, *Innov Aging* 和 *Age Ageing*。

30. 卫生保健科学与服务（Health Care Sciences & Services）

收录105种期刊（JIF 15.2～0.5），前15位是 *Npj Digit Med*, *Health Affair*, *Acad Med*, *J Med Internet Res*, *Implement Sci*, *J Clin Epidemiol*, *Lancet Reg Health-W*, *Milbank Q*, *J Am Med Inform Assn*, *Med Educ*, *J Gen Intern Med*, *Bmj Qual Saf*, *J Med Syst*, *Jmir Mhealth Health* 和 *J Rural Health*。

31. 血液病学（Hematology）

收录79种期刊（JIF 28.5～0.3），前15位是 *J Hematol Oncol*, *Lancet Haematol*, *Blood*, *Circ Res*, *Blood Cancer J*, *Am J Hematol*, *Leukemia*, *Exp Hematol Oncol*, *J Thromb*

Haemost, *Haematologica*, *Arterioscl Throm Vas*, *Blood Adv*, *Thromb Res*, *Blood Rev* 和 *Thromb Haemostasis*。

32. 免疫学（Immunology）

收录177种期刊（JIF 100.3～0.2），前15位是 *Nat Rev Immunol*, *Immunity*, *Nat Immunol*, *Nnu Rev Immunol*, *Sci Immunol*, *Cell Mol Immunol*, *Trends Immunol*, *Lancet Hiv*, *J Exp Med*, *Brain Behav Immun*, *J Allergy Clin Immun*, *Autoimmun Rev*, *Emerg Microbes Infec*, *J Autoimmun* 和 *Allergy*。

33. 传染病学（Infectious Diseases）

收录128种期刊（JIF 56.3～0.2），前15位是 *Lancet Infect Dis*, *Lancet Microbe*, *J Infection*, *J Travel Med*, *Eurosurveillance*, *Lancet Hiv*, *Clin Microbiol Infec*, *Emerg Microbes Infec*, *Travel Med Infect Di*, *Clin Infect Dis*, *Emerg Infect Dis*, *Int J Antimicrob Ag*, *Infect Dis Model*, *Int J Infect Dis* 和 *Infect Dis Poverty*。

34. 整合与补充医学（Integrative & Complementary Medicine）

收录29种期刊（JIF 7.9～0.3），前10位是 *Phytomedicine*, *J Ginseng Res*, *Am J Chinese Med*, *J Ethnopharmacol*, *Chin Med-Uk*, *J Integr Med-Jim*, *Chin J Nat Medicines*, *J Tradit Compl Med*, *Bmc Omplement Med* 和 *Complement Ther Med*。

35. 医学伦理学（Medical Ethics）

收录16种期刊（JIF 13.4～0.4），前10位是 *Am J Bioethics*, *J Med Ethics*, *J Law Biosci*, *Account Res*, *Hastings Cent Rep*, *Bmc Med Ethics*, *J Bioethic Inq*, *Bioethics*, *Dev World Bioeth* 和 *J Law Med Ethics*。

36. 医学情报学（Medical Informatics）

收录31种期刊（JIF 30.8～1.3），前10位是 *Lancet Digit Health*, *Npj Digit Med*, *IEEE J Biomed Health*, *Artif Intell Ed*, *J Med Internet Res*, *J Am Med Inform Assn*, *Comput Meth Prog Bio*, *Health Inf Sci Syst*, *J Med Syst* 和 *Jmir Mhealth Uhealth*。

37. 医学实验技术（Medical Laboratory Technology）

收录29种期刊（JIF 10.0～0.1），前10位是 *Crit Rev Cl Lab Sci*, *Clin Chem*, *Transl Res*, *Clin Chem Lab Med*, *Clin Chim Acta*, *Ann Lab Med*, *Arch Pathol Lab Med*, *Pharm Biol*, *Cytom Part B-Clin Cy* 和 *Biochem Medica*。

38. 医用化学（Medical Chemistry）

收录60种期刊（JIF 13.3～0.7），前10位是 *Ed Res Rev*, *Nat Prod Rep*, *Phytomedicine*, *J Med Chem*, *Phytother Res*, *Antioxidants-Basel*, *Eur J Med Chem*, *Arch Pharm Res*, *Expert Opin Ther Pat* 和 *J Ginseng Res*。

39. 法医学（Legal Medicine）

收录17种期刊（JIF 3.4～0.4），前10位是 *J Law Biosci*, *Regul Toxicol Pharm*, *Forensic Sci Int-Gen*, *Forensic Sci Int*, *Int J Legal Med*, *J Law Med Ethics*, *Sci Justice*, *Forensic Sci Med Pat*, *Med Law Rev* 和 *J Forensic Sci*。

40. 研究与实验医学（Research and Experimental Medicine）

收录136种期刊（JIF 89.2～0.2），前15位是 *Nat Med*, *Sci Transl Med*, *J Clin Invest*, *J Exp Med*, *Cell Rep Med*, *Trends Mol Med*, *Exp Mol Med*, *Mol Ther*, *Theranostics*, *Embo*

Mol Med，*Ebiomedicine*，*Biomark Res*，*J Biomed Sci*，*Clin Transl Med*和*Mol Aspects Med*。

41. 数学与计算生物学（Mathematical & Computational Biology）

收录55种期刊（JIF 11.4～0.3），前10位是*Wires Comput Mol Sci*，*Res Synth Methods*，*Brief Bioinform*，*IEEE J Biomed*，*Ealth*，*Comput Biol Med*，*Bioinformatics*，*Database-Oxford*，*Interdiscip Sci*和*Biodata Min*。

42. 微生物学（Microbiology）

收录157种期刊（JIF 88.1～0.1），前15位是*Nat Rev Microbiol*，*Lancet Microbe*，*Clin Microbiol Rev*，*Cell Host Microbe*，*Nat Microbiol*，*Trends Microbiol*，*Microbiome*，*Clin Microbiol Infec*，*Emerg Microbes Infec*，*Microbiol Mol Biol R*，*Gut Microbes*，*Clin Infect Dis*，*Fems Microbiol Rev*，*Isme J*和*Int J Antimicrob Ag*。

43. 显微镜检查（Microscopy）

收录8种期刊（JIF 2.8～1.0），这8种期刊是*Microsc Microanal*，*Microsc Res Techniq*，*Micron*，*Histochem Cell Biol*，*Ultramicroscopy*，*J Microsc-Oxford*，*Microscopy-Jpn*和*Ultrastruct Pathol*。

44. 神经影像学（Neuroimaging）

收录14种期刊（JIF 5.7～0.5），前10位是*Neuroimage*，*J Neurointerv Surg*，*Hum Brain Mapp*，*Neuroimage-Clin*，*Am J Neuroradiol*，*J Neuroradiology*，*Brain Imaging Behav*，*Neuroradiology*，*J Neuroimaging*和*Psychiat Res-Neuroim*。

45. 神经科学（Neuroscience）

收录272种期刊（JIF 34.7～0.3），前15位是*Nat Rev Neurosci*，*Nat Hum Behav*，*Behav Brain Sci*，*Nat Neurosci*，*Trends Cogn Sci*，*Neuron*，*Trends Neurosci*，*Mol Neurodegener*，*Brain Behav Immun*，*Brain*，*Annu Rev Neurosci*，*Cta Neuropathol*，*Transl Eurodegener*，*Psychiat Clin Neuros*和*Ann Neurol*。

46. 护理学（Nursing）

收录126种期刊（JIF 8.1～0.3），前15位是*Int J Nurs Stud*，*Int J Ment Health Nu*，*J Nurs Manage*，*Intens Crit Care Nur*，*Nurs Outlook*，*Worldv Evid-Based Nu*，*J Clin Nurs*，*Nurs Ethics*，*Int Nurs Rev*，*Nurs Educ Today*，*Women Birth*，*J Adv Nurs*，*J Nurs Scholarship*，*Aust Crit Care*和*Bmc Nurs*。

47. 营养与营养学（Nutrition & Dietetics）

收录89种期刊（JIF 13.6～＜0.1），前15位是*Prog Lipid Res*，*Crit Rev Food Sci*，*Adv Nutr*，*Annu Rev Nutr*，*Food Chem*，*Curr Obes Rep*，*Int J Behav Nutr Phy*，*Hepatobil Surg Nutr*，*M J Clin Nutr*，*Food Sci Hum Well*，*P Nutr Soc*，*Obesity*，*Food Policy*，*Clin Nutr*和*Nutr Diabetes*。

48. 产科学与妇科学（Obstetrics & Gynecology）

收录86种期刊（JIF 13.3～0.2），前15位是*Hum Reprod Update*，*Am J Obstet Gynecol*，*Hum Reprod Open*，*Obstet Gynecol*，*Ultrasound Obst Gyn*，*Fertil Steril*，*Am J Obst Gynec Mfm*，*Obstet Gynecol Surv*，*Hum Reprod*，*Bjog-Int J Obstet Gy*，*Best Pract Res Cl Ob*，*Maturitas*，*Int J Gynecol Cancer*，*Gynecol Oncol*和*Acta Obstet Gyn Scan*。

49. 肿瘤学（Oncology）

收录242种期刊（JIF 254.7～0.2），前15位是*Ca-Cancer J Clin*，*Nat Rev Clin Oncol*，

Nat Rev Cancer, *Lancet Oncol*, *Ann Oncol*, *Cancer Cell*, *J Clin Oncol*, *Mol Cancer*, *Hematol Oncol*, *Jama Oncol*, *Cancer Discov*, *Nat Cancer*, *J Thorac Oncol*, *Trends Cancer*和*Cancer Commun*。

50. 眼科学（Ophthalmology）

收录62种期刊（JIF 17.8～0.8），前15位是*Prog Retin Eye Res*, *Ophthalmology*, *Jama Ophthalmol*, *Ocul Surf*, *Annu Rev Vis Sci*, *Surv Ophthalmol*, *Invest Ophth Vis Sci*, *Asia-Pac J Ophthalmo*, *Am J Ophthalmol*, *Eye Vision*, *Can J Ophthalmol*, *Brit J Ophthalmol*, *Clin Exp Ophthalmol*, *Eye*和*Curr Opin Ophthalmol*。

51. 整形外科学（Orthopedics）

收录86种期刊（JIF 12.1～0.4），前15位是*J Physiother*, *Osteoarthr Cartilage*, *J Orthop Transl*, *J Orthop Sport Phys*, *J Bone Joint Surg Am*, *Am J Sport Med*, *Arthroscopy*, *Bone Joint J*, *Bone Joint Res*, *Spine J*, *Clin Orthop Relat R*, *Curr Rev Musculoske*, *Knee Surg Sport Tr A*, *Jor Spine*和*Acta Orthop*。

52. 耳鼻咽喉科学（Otorhinolaryngology）

收录43种期刊（JIF 7.8～0.2），前10位是*Jama Otolaryngol*, *Rhinology*, *Int Forum Allergy Rh*, *Ear Hearing*, *J Otolaryngol-Head N*, *Otolaryng Head Neck*, *Clin Exp Otorhinolar*, *Head Neck-J Sci Spec*, *Hearing Res*和*Trends Hear*。

53. 寄生虫学（Parasitology）

收录43种期刊（JIF 30.3～0.4），前15位是*Cell Host Microbe*, *Trends Parasitol*, *Infect Dis Poverty*, *PLoS Pathog*, *Curr Trop Med Rep*, *Int J Parasitol*, *Int J Parasitol-Drug*, *PLoS Neglect Trop D*, *Pathog Glob Health*, *Parasite Epidem Cont*, *Parasite Vector*, *Ticks Tick-Borne Dis*, *Malaria J*, *Parasite*和*Trop Med Infect Dis*。

54. 病理学（Pathology）

收录76种期刊（JIF 26.2～0.2），前15位是*Annu Rev Pathol-Mech*, *Acta Neuropathol*, *Semin Immunopathol*, *HLA*, *Modern Pathol*, *J Pathol*, *Adv Anat Pathol*, *Cell Oncol*, *Brain Pathol*, *Histopathology*, *Am J Pathol*, *Am J Surg Pathol*, *Expert Rev Mol Diagn*, *Lab Invest*和*Neuropath Appl Neuro*。

55. 儿科学（Pediatrics）

收录130种期刊（JIF 36.4～0.2），前15位是*Lancet Child Adolesc*, *Jama Pediatr*, *J Am Acad Child Psy*, *World J Pediatr*, *Pediatrics*, *J Adolescent Health*, *Eur Child Adoles Psy*, *Child Adol Ment H-Uk*, *Paediatr Respir Rev*, *Child Adol Psych Men*, *Arch Dis Child*, *J Pediatr-Us*, *Arch Dis Child-Fetal*, *Pediat Allerg Imm-UK*和*Indian J Pediatr*。

56. 周围血管疾病（Peripheral Vascular Disease）

收录67种期刊（JIF 37.8～0.6），前10位是*Circulation*, *Circ Res*, *Clin Exp Hypertens*, *J Thromb Haemost*, *Angiogenesis*, *Arterioscl Throm Vas*, *Stroke*, *Hypertension*, *J Stroke*和*Thromb Res*。

57. 药理学与药物学（Pharmacology & Pharmacy）

收录277种期刊（JIF 120.1～0.2），前15位是*Nat Rev Drug Discov*, *Drug Resist Update*, *Pharmacol Rev*, *Adv Drug Deliver Rev*, *Acta Pharm Sin B*, *Trends Pharmacol Sci*,

Pharmacol Therapeut、*Med Res Rev*、*Annu Rev Pharmacol*、*Clin Exp Hypertens*、*Drugs*、*Int J Antimicrob Ag*、*J Control Release*、*Asian J Pharm Sci*和*Pharmacol Res*。

58. 生理学（Physiology）

收录79种期刊（JIF 33.6～0.3），前15位是*Physiol Rev*、*Annu Rev Physiol*、*J Pineal Res*、*Int J Behav Nutr Phy*、*Physiology*、*Acta Physiol*、*Compr Physiol*、*Exerc Sport Sci Rev*、*J Cell Physiol*、*J Physiol-London*、*Am J Physiol-Cell Ph*、*Am J Physiol-Endoc M*、*Am J Physiol-Lung C*、*Am J Physiol-Heart C*和*Pestic Biochem Phys*。

59. 初级卫生保健（Primary Health Care）

收录18种期刊（JIF 5.9～1.3），前10位是*Brit J Gen Pract*、*Ann Fam Med*、*Am Fam Physician*、*Eur J Gen Pract*、*Npj Prim Care Resp M*、*Can Fam Physician*、*J Am Board Fam Med*、*Bmc Fam Pract*、*Prim Care Diabetes*和*Aten Prim*。

60. 精神病学（Psychiatry）

收录156种期刊（JIF 73.3～<0.1），前15位是*World Psychiatry*、*Lancet Psychiat*、*Jama Psychiat*、*Psychother Psychosom*、*Am J Psychiat*、*Brain Behav Immun*、*J Am Acad Child Psy*、*Psychiat Clin Neuros*、*Psychiat Res*、*J Neurol Neurosur Ps*、*Mol Psychiatr*、*Biol Psychiat*、*Brit J Psychiat*、*Asian J Psychiatr*和*Rev Psiquiatr Salud*。

61. 心理学（Psychology）

收录147种期刊（JIF 25.4～0.2），前15位是*Psychol Sci Publ Int*、*Annu Rev Psychol*、*Psychol Bull*、*Qual Res Psychol*、*Am Psychol*、*Adv Meth Pract Psych*、*Perspect Psychol Sci*、*Comput Hum Behav*、*Eur J Psychol Appl L*、*Psychol Inq*、*Psychol Sci*、*Curr Dir Psychol Sci*、*Psychol Methods*、*J Environ Psychol*和*J Gerontol B-Psychol*。

62. 公共卫生、环境与职业健康（Public, Environmental & Occupational Health）

收录207种期刊（JIF 50.0～0.2），前15位是*Lancet Public Health*、*Lancet Glob Health*、*Mmwr-Morbid Mortal W*、*Mmwr Recomm Rep*、*Lancet Planet Health*、*J Travel Med*、*Mmwr Surveill Summ*、*Annu Rev Publ Health*、*Eur J Epidemiol*、*Am J Public Health*、*Travel Med Infect Di*、*B World Health Organ*、*Globalization Health*、*Environ Health Persp*和*JMIR Public Hlth Sur*。

63. 放射学、核医学与医学影像学（Radiology, Nuclear Medicine & Medical Imaging）

收录135种期刊（JIF 19.7～0.3），前15位是*Radiology*、*Jacc-Cardiovasc Imag*、*Med Image Anal*、*IEEE T Med Imaging*、*Clin Nucl Med*、*J Nucl Med*、*Eur J Nucl Med Mol I*、*Radiol Med*、*Photoacoustics*、*Circ-Cardiovasc Imag*、*Ultrasound Obst Gyn*、*Int J Radiat Oncol*、*Invest Radiol*、*J Cardiovasc Magn R*和*Eur Heart J-Card Img*。

64. 康复医学（Rehabilitation）

收录68种期刊（IF12.1～0.4），前15位是*J Physiother*、*J Orthop Sport Phys*、*J Neuroeng Rehabil*、*IEEE T Neur Sys Reh*、*Ann Phys Rehabil Med*、*Eur J Phys Rehab Med*、*Disabil Health J*、*Arch Phys Med Rehab*、*Neurorehab Neural Re*、*J Neurol Phys Ther*、*J Rehabil Med*、*Braz J Phys Ther*、*Physiotherapy*、*Phys Ther*和*Support Care Cancer*。

65. 生殖生物学（Reproductive Biology）

收录31种期刊（JIF 13.3～0.8），前10位是*Hum Reprod Update*、*Hum Reprod Open*、

Fertil Steril、*Hum Reprod*、*Reprod Biol Endocrin*、*J Ovarian Res*、*Reprod Biomed Online*、*Mol Hum Reprod*、*Placenta* 和 *Reproduction*。

66. 呼吸系统（Respiratory System）

收录65种期刊（JIF 76.2～0.6），前15位是 *Lancet Resp Med*、*Am J Resp Crit Care*、*Eur Respir J*、*J Thorac Oncol*、*Pulmonology*、*Thorax*、*Chest*、*J Heart Lung Transpl*、*Ann Am Thorac Soc*、*Arch Bronconeumol*、*Eur Respir Rev*、*Respirology*、*Am J Resp Cell Mol*、*J Horac Cardiov Sur* 和 *Paediatr Respir Rev*。

67. 风湿病学（Rheumatology）

收录35种期刊（JIF 33.7～0.2），前10位是 *Nat Rev Rheumatol*、*Ann Rheum Dis*、*Lancet Rheumatol*、*Arthritis Rheumatol*、*Osteoarthr Cartilage*、*Rmd Open*、*Rheumatology*、*Best Pract Res Cl Rh*、*Curr Opin Rheumatol* 和 *Curr Rheumatol Rep*。

68. 运动科学（Sport Sciences）

收录87种期刊（IF 18.4～0.3），前15位是 *Brit J Sport Med*、*J Sport Health Sci*、*Sports Med*、*Exerc Immunol Rev*、*J Orthop Sport Phys*、*Exerc Sport Sci Rev*、*Biol Sport*、*J Int Soc Sport Nut*、*Qual Res Sport Exerc*、*Am J Sport Med*、*Arthroscopy*、*Sports Med-Open*、*Arch Phys Med Rehab*、*Med Sci Sport Exer* 和 *Scand J Med Sci Spor*。

69. 药物滥用（物质滥用，Substance Abuse）

药物滥用指对药物、酒精或其他有害物质的过度或不当使用，可能导致身体、心理或社会问题。收录21种期刊（JIF 8.0～1.3），前10位是 *Int J Ment Health Ad*、*Addiction*、*J Addict Med*、*Tob Control*、*Nicotine Tob Res*、*Addict Behav*、*Drug Alcohol Depen*、*Eur Addict Res*、*Addict Sci Clin Prac* 和 *Tob Induc Dis*。

70. 外科学（Surgery）

收录212种期刊（JIF 16.9～0.1），前15位是 *JAMA Surg*、*Int J Surg*、*J Neurol Neurosur Ps*、*Brit J Surg*、*Endoscopy*、*Ann Surg*、*J Heart Lung Transpl*、*Am J Transplant*、*World J Emerg Surg*、*Hepatobil Surg Nutr*、*Jama Otolaryngol*、*Transplantation*、*J Thorac Cardiov Sur*、*Eur J Vasc Endovasc* 和 *Am J Surg Pathol*。

71. 毒物学（Toxicology）

收录94种期刊（JIF 12.5～0.3），前15位是 *Hum Reprod Update*、*Hum Reprod Open*、*Fertil Steril*、*Hum Reprod*、*Reprod Biol Endocrin*、*J Ovarian Res*、*Reprod Biomed Online*、*Mol Hum Reprod*、*Placenta*、*Reproduction*、*Biol Reprod*、*Am J Reprod Immunol*、*Plant Reprod*、*Reprod Med Biol* 和 *J Reprod Immunol*。

72. 器官移植（Organ Transplantation）

收录26种期刊（JIF 8.9～0.8），前10位是 *J Heart Lung Transpl*、*Am J Transplant*、*Transplantation*、*Nephrol Dial Transpl*、*Bone Marrow Transpl*、*Liver Transplant*、*Biol Blood Marrow Tr*、*Asaio J*、*Stem Cells Dev* 和 *Transplant Rev-Orlan*。

73. 热带医学（Tropical Medicine）

收录28种期刊（JIF 8.1～0.2），前10位是 *Infect Dis Poverty*、*Curr Trop Med Rep*、*Trop Med Health*、*PLoS Neglect Trop D*、*Pathog Glob Health*、*Am J Trop Med Hyg*、*Trop Med Int Health*、*Parasite Vector*、*Asian Pac J Trop Med* 和 *Trop Dis Travel Med*。

74. 泌尿学与肾脏学（Urology & Nephrology）

收录88种期刊（JIF 41.5～0.2），前15位是 *Nat Rev Nephrol*，*Eur Urol*，*Kidney Int*，*Nat Rev Urol*，*J Am Soc Nephrol*，*Am J Kidney Dis*，*Clin J Am Soc Nephro*，*Eur Urol Oncol*，*J Urology*，*Nephrol Dial Transpl*，*Kidney Int Rep*，*Kidney Int Suppl*，*Eur Urol Focus*，*Minerva Urol Nephrol* 和 *Orld J Mens Health*。

75. 兽医科学（Veterinary Sciences）

收录143种期刊（JIF 12.0～0.1），前15位是 *Annu Rev Anim Biosci*，*Lab Animal*，*Vet Quart*，*Anim Nutr*，*Fish Shellfish Immun*，*Vet Res*，*Transbound Emerg Dis*，*Vet Clin N Am-Food A*，*Animal*，*Porcine Health Manag*，*Vet Microbiol*，*Front Vet Sci*，*Animals-Basel*，*Dev Comp Immunol* 和 *Med Mycol*。

76. 病毒学（Virology）

收录36种期刊（JIF 30.3～0.9），前10位是 *Cell Host Microbe*，*J Med Virol*，*Annu Rev Virol*，*Rev Med Virol*，*J Clin Virol*，*Antivir Res*，*PLoS Pathog*，*Curr Opin Virol*，*Virol Sin* 和 *J Virus Erad*。

77. 动物学（Zoology）

收录176种期刊（JIF 12.0～0.1），前15位是 *Annu Rev Anim Biosci*，*Zool Res*，*Mammal Rev*，*J Anim Ecol*，*Wildlife Monogr*，*Comp Biochem Phys C*，*Cladistics*，*J Invertebr Pathol*，*Integr Zool*，*Dev Comp Immunol*，*Anim Cells Syst*，*Zool J Linn Soc-Lond*，*Front Zool*，*J Exp Zool Part A* 和 *Zool Lett*。

四、按期刊的出版国家或出版地排列

2023年有112个国家或地区出版的21 522种期刊被SCI收录，若想了解某一国家或地区出版的哪些期刊被SCI收录，可在Journal Citation Reports中按国家或地区（Countries/Regions）查找。例如，查找2023年SCI收录中国的期刊，输入"China"，则显示449种期刊。

2023年SCI收录中国449种期刊（JIF 44.11～＜0.1），无论是期刊的数量还是影响因子，与2015年相比较均有明显增加。

中国出版的SCI期刊中与医学有关的JIF较高的有《细胞研究》（*Cell Research*，JIF 44.1）、《信号转导与靶向治疗》（*Signal Transduction and Targeted Therapy*，JIF 39.3）、《细胞发现》（*Cell Discovery*，JIF 33.5）、《可持续发展材料》（*SusMat*，JIF 28.4）、《细胞与分子免疫学》（*Cellular & Molecular Immunology*，JIF 24.1）、《军事医学研究》（*Military Medical Research*，JIF 21.1）、《蛋白质与细胞》（*Protein & Cell*，JIF 21.1）、《真菌多样性》（*Funagal Diversity*，JIF 20.3）、《生物活性材料》（*Bioactive Materials*，JIF 18.9）、《国际口腔科学杂志》（*International Journal of Oral Science*，JIF 14.9）、《中国药理学报B》（*Acta Pharmacol Sin B*，JIF 14.5）、《骨研究》（*Bone Research*，JIF 12.7）、《转化神经退行性变》（*Translational Neurodegeneration*，JIF 12.6）、《普通精神病学》（*General Psychiatry*，JIF 11.9）、《体育与健康科学杂志》（*Journal of Sport and Health Science*，JIF 11.7）、《亚洲药物科学杂志》（*Asian Journal of Pharmaceutical Sciences*，JIF 10.2）、《科学中国-生命科学》（*Science China-Life*

Sciences，JIF 9.1）、《药物分析杂志》（*Chinese Journal of Pharmaceutical Analysis*，JIF 8.8）、《传染病模型》（*Infectious Disease Modelling*，JIF 8.8）、《世界儿科学杂志》（*World Journal of Pediatrics*，JIF 8.7）、《全球健康研究与政策》（*Global Health Research and Policy*，JIF 8.7）、《细胞增殖》（*Cell Proliferation*，JIF 8.5）、《贫困所致传染病》（*Infectious Diseases of Poverty*，JIF 8.1）等。

近年来，被SCI收录的我国主办的期刊不仅数量增多，而且JIF排名也有很大提高。由中国科学院上海生命科学研究院生物化学与细胞生物学研究所主办的 *Cell Research*（JIF 44.1），在2023年SCI收录的190种细胞生物学期刊中JIF排在第4位，已超了一些国际知名的老牌生物学期刊，同时，该刊已连续多年位居我国被SCI收录期刊的第一名。

需要注意的是，被SCI收录期刊的JIF每年均有变化，如 *Trends in Parasitology* 2003～2006年的JIF分别为6.788、5.497、4.526及4.907。一些带有"International或World"的期刊不一定都是被SCI收录，如1996年英国出版的 *International Journal of Infectious Diseases* 在2005年以前均未被SCI收录。*World Journal of Gastroenterology* 在2004～2006年未被SCI收录。又如2009年创刊的 *International Journal of Parasitology Research*，2023年仍然不是SCI收录期刊。

第3节　向SCI期刊源期刊投稿的方法

一、查找和阅读稿约

在向SCI期刊投稿之前，即在撰写论文（preparing manuscript）之前，应详细阅读有关期刊的稿约或作者须知，不同期刊稿约的英文表述方式不同，常见的有Instruction for Contributors、Instruction to Authors、Note to Authors、Guide for Authors、Policy and Guidelines for Authors、Submission Guidelines等。查找稿约的方式有以下几种。

1. 从原版期刊上获取

如图书馆或资料室订购有外文原版期刊，每卷的首期常刊载有稿约，可复印后详细阅读。

2. 从PubMed上查找

在National Library of Medicine网站（https://www.ncbi.nlm.nih.gov/）的搜索项内选择"NLM Catalog"，然后输入想要查找期刊的英文全称或缩写（不分大小写），如查找刊名为"Acta Trop"的稿约，其步骤如下：①输入"Acta Trop"（图16-4）；②点击"Acta Trop"（图16-5）；③点击该期刊的电子版链接（"Electronic Links"）（图16-6），即可找到该期刊的网址；④最后再点击该期刊的作者指南（"Guide for authors"）（图16-7、图16-8）。然后即可在线阅读或下载该期刊的稿约。

NIH
National Library of Medicine
National Center for Biotechnology Information
NLM Catalog
Acta Trop
NCBI Home
Resource List (A-Z)
All Resources
Chemicals & Bioassays
Welcome to NCBI
The National Center for Biotechnology Information advances science and health by providing access to biomedical and genomic information.
About the NCBI | Mission | Organization | NCBI News & Blog

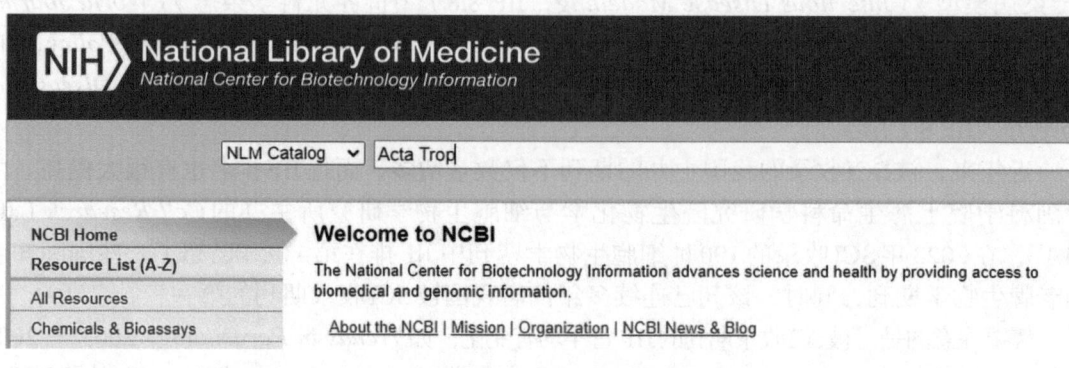

图16-4　在PubMed上搜索“Acta Trop”

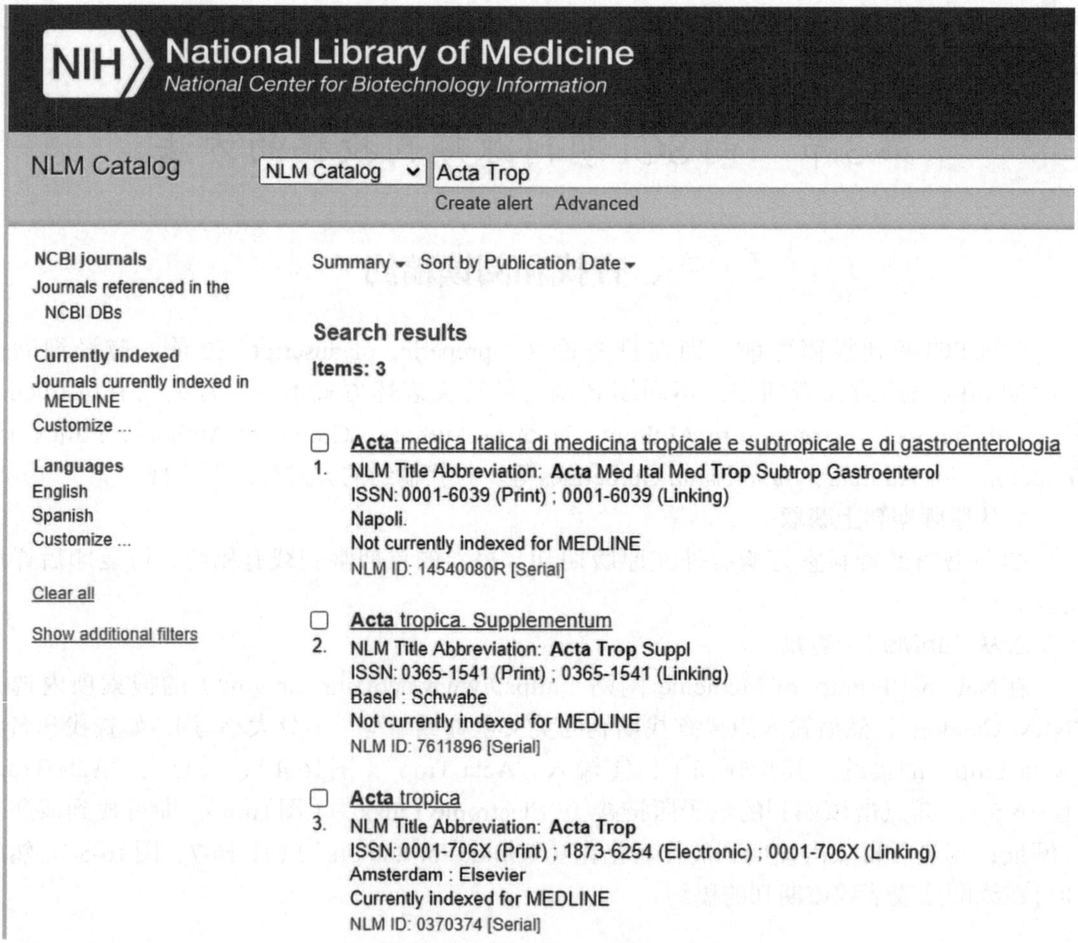
NIH
National Library of Medicine
National Center for Biotechnology Information
NLM Catalog
NLM Catalog
Acta Trop
Create alert
Advanced
NCBI journals
Journals referenced in the NCBI DBs
Currently indexed
Journals currently indexed in MEDLINE
Customize ...
Languages
English
Spanish
Customize ...
Clear all
Show additional filters
Summary
Sort by Publication Date
Search results
Items: 3
Acta medica Italica di medicina tropicale e subtropicale e di gastroenterologia
1. NLM Title Abbreviation: Acta Med Ital Med Trop Subtrop Gastroenterol
ISSN: 0001-6039 (Print) ; 0001-6039 (Linking)
Napoli.
Not currently indexed for MEDLINE
NLM ID: 14540080R [Serial]
Acta tropica. Supplementum
2. NLM Title Abbreviation: Acta Trop Suppl
ISSN: 0365-1541 (Print) ; 0365-1541 (Linking)
Basel : Schwabe
Not currently indexed for MEDLINE
NLM ID: 7611896 [Serial]
Acta tropica
3. NLM Title Abbreviation: Acta Trop
ISSN: 0001-706X (Print) ; 1873-6254 (Electronic) ; 0001-706X (Linking)
Amsterdam : Elsevier
Currently indexed for MEDLINE
NLM ID: 0370374 [Serial]

图16-5　点击刊名“Acta Trop”

Acta tropica

NLM Title Abbreviation:	Acta Trop
Title(s):	Acta tropica.
Other Title(s):	ACTA TROP (BASEL) ACTA TROP Acta Trop Acta Trop (Basel)
Publication Start Year:	1944
Frequency:	Twelve no. a year, 2000-
Country of Publication:	Netherlands
Publisher:	Basel.
Latest Publisher:	Amsterdam : Elsevier
Description:	v. illus.
Language:	English
ISSN:	0001-706X (Print) 1873-6254 (Electronic) 0001-706X (Linking)
Coden:	ACTRAQ
LCCN:	48040666
Electronic Links:	https://www.sciencedirect.com/journal/acta-tropica
In:	MEDLINE: v22n3, 1965- PubMed: v22n3, 1965- Index medicus OLDMEDLINE
Current Indexing Status:	Currently indexed for MEDLINE.
Current Subset:	Index Medicus
MeSH:	Ethnology* Tropical Medicine*
Broad Subject Term(s):	Tropical Medicine
Publication Type(s):	Periodical
Notes:	Place of publication varies. Also issued online. In English, French, and German.
Other ID:	(DNLM)A09345000(s) (OCoLC)02256933
NLM ID:	0370374 [Serial]

图16-6 点击"Acta Trop"的电子版链接

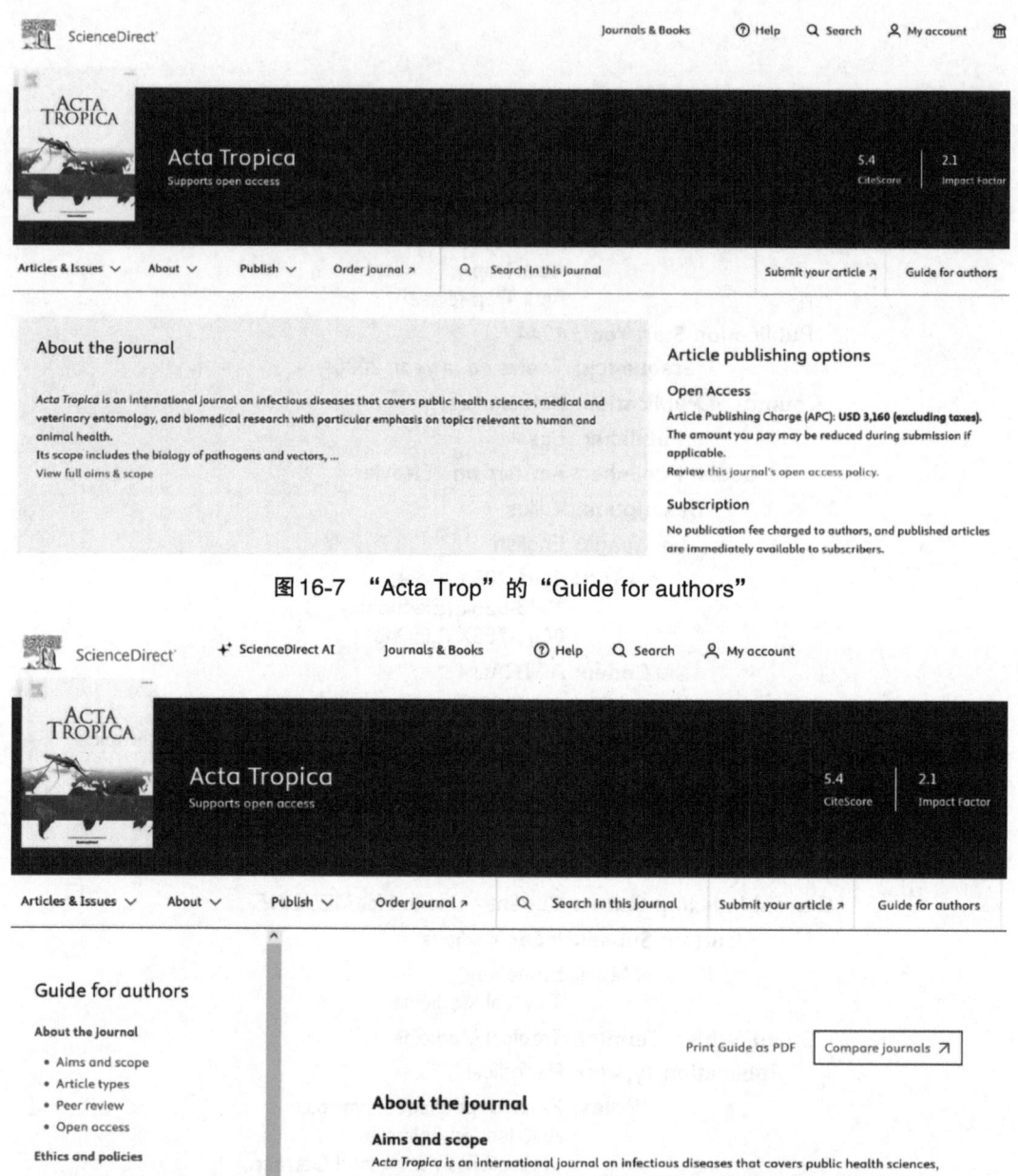

图16-7 "Acta Trop"的"Guide for authors"

图16-8 点击"Acta Trop"的"Guide for authors"（作者指南）

获得 *Acta Trop* 的 Guide for authors（作者指南）原文如下：

Aims and scope

Acta Tropica is an international journal on infectious diseases that covers public health sciences, medical and veterinary entomology, and biomedical research with particular emphasis on topics relevant to human and animal health.

Its scope includes the biology of pathogens and vectors, host-parasite relationships, mechanisms of pathogenicity, clinical disease and chemotherapy. We welcome contributions in basic or applied research in disciplines such as epidemiology, disease ecology, diagnostics, interventions and control, drug and insecticide resistance, mathematical modelling, public health and social sciences, climate change, parasite and vector taxonomy, biology, ecology and behaviour, host and parasite genomics, biochemistry, immunology, and vaccine testing.

Contributions may be in the form of original research papers, review articles, short communications, opinion articles, or letters to the Editors.

Only manuscripts of high scientific significance and innovation will be considered for publication.

Criteria for rejection without review:

• Out of scope.

• Manuscripts of minimal international relevance, including regional reports and studies of local interest.

• Case reports.

• Parasite and vector control strategies at very early inconclusive laboratory stages of development. For vector control studies, field validation is required.

• Field studies not replicated at least over two years.

• Studies dealing with natural products (e.g., plant extracts) not characterized from a chemical point of view.

• Ethical issues, including plagiarism, submission of the manuscript to multiple journals, and lack of ethical approval where needed.

Important Guidelines for Acceptance

Editors and the Editorial Board of *Acta Tropica* provide the following guidelines to help authors prepare manuscripts of high quality that can be considered for publication.

Maximize your chances of acceptance by making sure your manuscript:

• Matches the scientific scope of the journal,

• Follows the instructions specified in Acta Tropica guide for authors,

• Presents results that significantly advance science including innovative new approaches,

• Meets quality standards of presentation and literature citation,

• Demonstrates potential health or biomedical impact.

The above points are critical for the publication of original papers. Be aware Editors carefully evaluate initial manuscript submissions and only those meeting the above criteria will be forwarded to review. If reviewed favourably and the authors seriously address all concerns, then chances of acceptance are increased.

Review and Opinion articles may be invited by the Editors in Chief or submitted by authors responding to a recognized need. Reviews are expected to carefully synthesize and discuss the literature and make recommendations to advance respective scientific fields. Reviews and Opinions submitted by authors without research experience on the topic covered by the manuscript will not be considered. Systematic reviews adhering to PRISMA guidelines and meta-analyses are welcome. For any inquiry about Reviews and Opinions please contact our Special Content Editor,

Prof. John Beier.

在稿约或投稿指南的第一段，常先介绍该期刊的目的、性质、刊登论文的范围、基本要求、出版周期等。如 *Parasites & Vectors* 与 *PLoS Neglected Tropical Diseases* 的稿约介绍分别如下：

Aims and Scope

Parasites & Vectors is an open access, peer-reviewed online journal dealing with the biology of parasites, parasitic diseases, intermediate hosts, vectors and vector-borne pathogens. Manuscripts published in this journal will be available to everybody worldwide, with no barriers to access, immediately following acceptance. However, authors retain the copyright of their material and may use it, or distribute it, as they wish.

High-quality manuscripts on all aspects of the basic and applied biology of parasites, parasitic diseases, intermediate hosts, vectors and vector-borne pathogens will be considered. In addition to the traditional and well-established areas of science in these fields, we also aim to provide a vehicle for publication of the rapidly developing resources and technology in parasite, intermediate host and vector genetics, genomics, proteomics. We are able to publish large datasets and extensive results, frequently associated with genomic and post-genomic technologies, which are not readily accommodated in traditional journals. Manuscripts addressing broader issues, for example epidemiology, economics, social sciences and global climate change in relation to parasites, vectors and parasitic disease control, are also welcomed.

Mission Statement

PLoS Neglected Tropical Diseases is dedicated to research that addresses the neglected, the forgotten, and the under-resourced, in order to improve the health and prosperity of all the world's people. We work alongside researchers spanning every continent who are deeply rooted in under-resourced communities. We amplify their voices through Open Access and Open Science practices to make this knowledge accessible and inspire greater change far beyond immediate borders.

Scope

PLoS Neglected Tropical Diseases publishes research devoted to the pathology, epidemiology, prevention, treatment and control of the neglected tropical diseases (NTDs), as well as relevant public health and policy.

We define NTDs as poverty-promoting infectious diseases that primarily occur in rural areas and poor urban areas of low-income and middle-income countries, but can also affect specific communities within high-income countries. Their impact on child health and development, pregnancy, and worker productivity, as well as their stigmatizing features, prevent equity and economic stability.

The journal focuses on human disease, human health, translational, clinical, and epidemiological studies, including informative case reports. Case reports will only be considered based on novelty, or an unexpected or uncommon manifestation of a disease. Below is a non-exhaustive list of topics we are currently interested in. We are open to conversations with our communities about scope adjustments that reflect their changing needs.

All aspects of these diseases are considered, including:
- Pathogenesis
- Clinical features
- Drug administration and treatment
- Diagnosis
- Epidemiology
- Vector biology
- Vaccinology and prevention
- Demographic, ecological and social determinants
- Public health and policy aspects (including cost-effectiveness analyses)

其后再逐段介绍该期刊对手稿的标题、摘要、关键词、前言、方法、结果、讨论、参考文献、图、表等的具体要求，以及是否收取版面费等。

二、在SCI期刊源期刊上发表论文是否收取版面费

在SCI期刊源期刊上发表论文是否收取文章处理费（article processing charges，APC），即版面费（page charges），在每种期刊的稿约中一般均有说明。是否收费因期刊而不异，常见的有以下几种情况。

1. 发表论文全部免费

不收任何费用并提供作者论文最后版本电子版的免费获取（free access to the final published version of the article on ScienceDirect）。

2. 发表论文与在线彩图免费、印刷版彩图收费

发表论文与在线彩图均免费、印刷版彩图收费的期刊如 *Vaccine*、*Exp Parasitol*、*Am J Trop Med Hyg* 等。

3. 发表论文免费，但作者可选择开放获取模式（支付文章处理费）

目前，多数免费期刊的投稿说明或稿约中，均注明作者可选择传统的免费发表或开放获取模式（即支付文章处理费），费用可由作者本人或所在机构支付，如经典的传统期刊 *Vaccine*、*Parasitology Research* 等。

（1）Vaccine：Vaccine offers authors two choices to publish their research.

Gold open access: Articles are freely available to both subscribers and the wider public with permitted reuse. An open access publication fee is payable by authors, or their institution or funder.

Subscription: Articles are made available to subscribers as well as developing countries and patient groups through our access programs. No open access publication fee In accordance with funding body requirements, Elsevier offers alternative open access publishing options. Visit our open access page for full information (https://www.elsevier.com/open-access).

Your publication choice will have no effect on the peer review process or acceptance of your submission.

Article Publishing Charge (APC)

To provide gold open access, this journal has a publication fee (Article Publishing Charge, APC) which needs to be met by the authors, or their institution or funders, for each article published open access. This ensures your article will be immediately and permanently free to access by everyone.

The Article Publishing Charge for this journal is: Article Publishing Charge (excl. taxes) for all articles is USD 3620.

(2) *Parasitology Research* (Publishing options): *Parasitology Research* is a Transformative Journal (TJ). Once the article is accepted for publication, authors will have the option to choose how their article is published:

1) Traditional publishing model: published articles are made available to institutions and individuals who subscribe to *Parasitology Research* or who pay to read specific articles.

2) Open Access: When an article is accepted for publication, the author/s or funder/s pays an Article Processing Charge (APC). The final version of the published article is then free to read for everyone.

Authors who choose to publish open access in *Parasitology Research* are required to pay an article-processing charge (APC). The APC for all published articles is as follows, subject to VAT or local taxes where applicable: £2790.00/$4390.00/€3390.00.

自2025年1月开始，*Parasitology Research* 全部采用开放获取方式，每篇文章的版面费是£2190.00 GBP, $2990.00 USD 或€2490.00 EUR。

4. 专业学会的期刊收费、会员投稿时可申请豁免

如《美国热带医学与卫生杂志》（*Am J Trop Med Hyg*，AJTMH）自2023年1月开始，不再采用按文章页数收费，而是按文章类型收费，美国热带医学与卫生学会会员在该杂志上发表文章可享受折扣（表16-1），对于来自低收入或中低收入国家的作者可申请减免或全部豁免版面费。

表16-1 《美国热带医学与卫生杂志》版面费 （单位：美元）

文章类型	美国热带医学与卫生学会会员	非会员
原始研究论文（Original Research Paper）	1200	1600
短篇报道（Short Report）	600	800
病例报告（Case Report）	300	400
视野（Perspective）	300	400
图像（Images）	150	200
综述（Review）	300	400
会议报道（Meeting Report）	300	400

AJTMH, author fee structure-2023: Beginning in 2023, the Journal will have a new, simpler author fee structure. Rather than charging by the page, *AJTMH* will charge authors based on manuscript type. This change will affect manuscripts submitted on or after January 1, 2023. Corresponding authors that are members will continue to enjoy a discount on these fees, in addition to receiving a member discount on Open Access fees. As always, there are no submission fees, and *AJTMH* will waive some or all publication costs for manuscripts where all authors are from a low or low-middle income country and have no source of funding.

Fees for manuscripts submitted on or after January 1, 2023 are as follows (all prices in USD):

There are no page charges for the following manuscript types: Letters to the Editor, Book Reviews, Stories from the Field.

作者若想豁免版面费，必须在投稿时申请豁免，论文被接受后则不再接受豁免申请。

Authors who would like their papers to be considered for a waiver should include this request in their cover letter or in the comments to the Editor upon submission.

We do not grant any waivers until a paper is accepted.

马来西亚寄生虫学和热带医学学会（The Malaysian Society of Parasitology and Tropical Medicine，MSPTM）1984年创办的《热带生物医学》(*Tropical Biomedicine*)，自2023年1月起每份手稿的发表费为1400马来西亚林吉特（约300美元）；然而，如果第一作者或通信作者是MSPTM会员（至少3年），则可豁免。

There is a publication fee of MYR 1,400 (approx. US$ 300) per manuscript as of January 2023. However, the publication fee will be waived if the first author or corresponding author is a member of MSPTM of at least three (3) years' standing.

5. 收费期刊可以申请减免或豁免

（1）PLoS系列期刊：发表文章均是收费的，但PLoS出版集团设立有一个"PLoS出版费用援助计划（PLoS Publication Fee Assistance Program），用于支付没有经费作者的全部或部分出版费用。但必须在提交手稿时申请出版费用，开始审稿后或稿件接收后才提交的申请则不再予以考虑。申请出版费用的信息并不提供给期刊编辑或审稿人。

The PLoS Publication Fee Assistance (PFA) program was created for authors unable to pay all or part of their publication fees and who can demonstrate financial need. An author can apply for PFA when submitting an article for publication. A decision is usually sent to the author within 10 business days. PLoS considers applications on a case-by-case basis.

PLoS publication decisions are based solely on editorial criteria. Informations about applications for fee assistance are not disclosed to journal editors or reviewers.

Authors should exhaust all alternative funding sources before applying for PFA. The application form includes questions on the availability of alternative funding sources such as the authors' or co-authors' institution, institutional library, government agencies and research funders. Funding disclosure information provided by authors will be used as part of the PFA application review.

Assistance must be formally applied for at submission. Requests made during the review process or after acceptance will not be considered. Authors cannot apply for the fee assistance by email or through direct request to journal editors.

（2）施普林格·自然集团（Springer Nature）：仅规定世界银行排名为低或中低收入国家的作者发表论文时可申请免费或部分减免，但中国不在其中。如BMC系列杂志亦是对32个低收入国家和45个中低收入国家提供减免50%的文章处理费，但是需在提交手稿时申请减免。并且减免文章处理费后，作者不能再选择开放获取方式发表文章。

Springer Nature offers APC waivers to papers whose corresponding authors are based in countries classified by the World Bank as low-income economies. For more information, please see our publication policies.

Springer Nature offers APC waivers to papers whose corresponding authors are based in countries classified by the World Bank as low-income economies as of July 2023.

Please request your waiver or discount at the point of submission.

APC waivers are not offered for open access publication in Springer Nature hybrid and transformative titles, as authors without the funds to publish open access in these journals can publish via the subscription route. See our hybrid journals portfolio for further information on hybrid journals in Springer and Palgrave imprints and hybrid academic journals on nature. com.

6.收取版面费期刊有增多趋势

近年来，一些免费的老牌期刊采用金色开放获取方式（即收取文章处理费）有增多的趋势，如 *Parasite*、*Parasitology Research* 等。*Parasite* 已采取全部开放获取方式，不论文章的类型与长短，每篇文章的发表费均为1200欧元（包括必要的彩图）。*Parasite* 上的论文发表后，即刻且永久免费获取，没有订阅费用与注册障碍，作者拥有其文章的版权。

***Parasite* Publication fees:** The publication fee for manuscripts is 1200 Euros per paper, whatever their type or length. This includes colour figures if necessary. VAT is added for residents in the EU. A few partial or total fee waivers can be granted by the Editor-in-Chief, on a case-by-case basis; fee waivers should be requested before the paper is submitted.

Open access: All articles published by *Parasite* are made freely and permanently accessible online immediately upon publication, without subscription charges or registration barriers. Articles are available from the website of the journal (http://www. parasite-journal. org/) , from PubMed Central (http://www. ncbi. nlm. nih. gov/pmc/journals/2071/) and from Europe PubMed Central (http://europepmc. org/journals/2156/) , in various formats. Authors are the copyright holders of their articles.

Parasitology Research 也正在增加开放获取文章的数量，最终将变成全部文章均为开放获取。

Parasitology Research is actively committed to becoming a fully Open Access journal. We will increase the number of articles we publish OA, with the eventual goal of becoming a fully Open Access journal. A journal that commits to this process is known as a Transformative Journal.

Am J Trop Med Hyg（AJTMH）近年来也鼓励作者采用开放获取方式发表文章，并且会员与非会员的收费标准不同。文章加工费还不包括彩图的费用，彩图需要另外付费。

AJTMH is a Transformative Journal, and as such, we encourage our authors to choose to publish Open Access with us if they have the means to do so. Open access fees for manuscripts submitted after January 1, 2023 will be as follows:

Corresponding Authors that are *ASTMH* Members: $2,500; Non-Members: $3,000.

This fee does not include print color, which is an extra charge as indicated above. Please note that authors who choose to pay Open Access fees will not pay the Article Type fees listed above, and their articles will be freely available to the public at the time of publication.

三、撰写英文论文应注意的问题

英文的研究论文（research paper or original paper，即国内期刊上的论著）的结构与中文论文相似，一般由标题页、摘要、关键词、前言、材料（或患者）与方法、结果、讨论、致谢及参考文献等组成。可根据论文的具体情况，将方法与结果合为一部分，也可将结果与讨论合为一部分。具体如何撰写论文请参考本书的有关章节，下文仅简要介绍撰写英文论文应注意的几个问题。

1. 标题页

论文手稿的题目页（即第1页）仅显示文章的标题、作者姓名、单位、地址、通信作者及E-mail，此页不含正文内容，因此在审稿时不将此页送给审稿人（匿名审稿）。

（1）论文标题：中文科技论文的题目一般不用标点符号，但英文论文常用冒号（：）、逗号（，）或问号（？）等。例如：

- *Trichinella*-infected pork products: a dangerous gift
- Trichinellosis in the United States, 1991-1996: declining but not gone
- Trichinellosis, a worldwide zoonosis
- Re-emergence of trichinellosis in China?

有些期刊还要求有副标题（subheadings, running title）。如有可能，在特指的疾病或病原后加冒号，后接标题的其他部分（If possible, the specific designation of the disease or pathogen, followed by a colon, should precede the rest of the title）。例如：

- Trichinellosis: the zoonosis that won't go quietly
- *Trichinella spiralis*: proteinases in the larvae

此外，宿主的普通名称及学名应列在标题的后部（The common or scientific name of the host should appear at the end of the title）。例如：

- *Trichinella zimbabwensis* n. sp. (Nematoda), a new non-encapsulated species from crocodiles (*Crocodylus niloticus*) in Zimbabwe also infecting mammals.
- Helminthologic survey of the wolf (*Canis lupus*) in Estonia, with an emphasis on *Echinococcus granulosus*
- *Trichinella spiralis* and *Trichinella pseudospiralis* mixed infection in a wild boar (*Sus scrofa*) of Germany
- Infectivity of *Trichinella papuae* for experimentally infected red foxes (*Vulpes vulpes*)

（2）作者姓名：英文期刊论文中作者姓名均是名的缩写在前、姓在后（如E. Pozio）。中国人姓名亦应按照罗马化方法（Romanization method）进行处理（如Z.Q. Wang），以便正确地被国际索引收录或他人引用（收录或引用时正确的顺序应是姓在前、名缩写在后，如Wang ZQ）。如果按照汉语拼音的顺序拼写王中全（Wang Zhongquan），在被他人引用时则会被错误地变成为Zhongquan W。有些英文期刊，如 *Trends in Parasitology* 的作者署名要求用全称，建议中国人的两个名字的拼音分开，如Zhong Quan Wang；如果不分开，按汉语拼音的顺序拼写（如Zhongquan Wang），则可被他人引用为Wang Z。

（3）作者单位：指作者从事本论文研究时所在单位，而不是作者的人事关系所属单位，包括单位名称、通信地址、邮编、电话、E-mail等。如果作者在发表论文时已离开从事本论文研究时的单位，作者单位仍应署名为原单位，并可注明现工作单位（present address）。如论文作者来自不同单位，可注明合作者的相应单位，与国外合作研究时，我国作者应注明国内的工作单位。通信作者（corresponding author）相当于国内的课题负责人，有关修改、改正校样及邮寄单行本等事项编辑部将与通信作者联系。投稿时如不注明通信作者，编辑部将与第一作者联系。E-mail地址非常重要，编辑部常通过E-mail与作者联系，在手稿标题页的作者地址后，常将E-mail地址单独排一行（图16-9）。

论文发表后，E-mail地址常出现在论文首页的脚注中。

2. 摘要（Abstract 或 Summary）

摘要应单独排在一页，不分段，包括目的、方法、结果与结论，多数老牌英文期刊不用结构式摘要，但应包括上述四部分内容。然而，近年来发行的电子期刊，如 *BMC* 与 *PLoS* 系列杂志，要求用结构式摘要（Background，Method，Results，Conclusions）。关键词（Keywords）常在摘要后，单独占一行。

3. 前言（Introduction）

前言或称引言，主要介绍本文的背景、研究目的及本研究的意义。有关基因应注明基因号，如GenBank accession nos. AI631510。前言部分不是小综述，应尽可能短，用2～3小段文字描述即可。应充分引用他人已取得的与本研究相关的成果，如作者已知道而故意避开不引用，是违反科学道德的。因此，前言部分的每段文字后均应注明出处（即标注参考文献）。

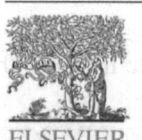 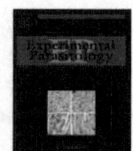

Experimental Parasitology 122 (2009) 41–46

Contents lists available at ScienceDirect

Experimental Parasitology

journal homepage: www.elsevier.com/locate/yexpr

Toxoplasma gondii: Proteomic analysis of antigenicity of soluble tachyzoite antigen

Guang-Yuan Ma [a,b,1], Jian-Zhong Zhang [b,1], Guo-Rong Yin [a,*], Jian-Hong Zhang [a], Xiao-Li Meng [a], Fei Zhao [b]

[a] Department of Parasitology, Shanxi Medical University, No. 56 Xinjian Nan Road, Taiyuan, Shanxi 030001, PR China
[b] National Institute for Communicable Disease Control and Prevention (ICDC), Chinese Center for Disease Control and Prevention (China CDC), PR China

* Corresponding author.
  E-mail address: guorongyin@163.com (G.-R. Yin).
[1] These authors contributed equally to this work.

0014-4894/$ - see front matter © 2009 Elsevier Inc. All rights reserved.
doi:10.1016/j.exppara.2009.01.011

图16-9　作者姓名、单位、通信作者及E-mail地址

4. 材料与方法（Materials and methods）

对于已发表的研究方法应简述并注明参考文献，但不能只引用文献，还应描述研究方法的要点，使别人能够重复。除实验室常用动物（mice，rat，rabbit）和家养动物（cow，dog，cat）外，其他动物则应按国际动物命名法使用学名。实验动物的照料应符合科学道德规范，并写明动物的饲养环境与条件等。在采集实验动物标本及处死动物时，应按照国际动物保护组织的要求善待动物，如小鼠采血时可写成尾静脉或眶窦静脉，而不能写成摘眼球或断颈取血。处死动物时不可用杀死（to be killed）、屠杀（to be slaughtered）或击头处死（to be killed by knocking or beating the head）等词句，建议用安乐死（to be euthanatized）。如果对动物处理不当，可能导致退稿。

5. 结果（Results）

结果中图表的设计非常重要，为使读者一目了然，应尽量使用图表。文字描述部分与图表内容不要重复。结果要有统计学分析。表和图的下方应有详细的文字注释。表、图的大小应是印刷版的2倍，照片应比印刷版中照片大50%左右，彩图应是高质量和高像素的。描述某种疾病的流行病学调查结果或地理分布需要使用中国地图时，应使用标准底图，即使没有台湾地区及南海的数据，也应将台湾地区及南海标出。

6. 讨论（Discussion）

讨论部分是整篇论文的灵魂，也是撰写论文时的难点。讨论时应在阐明研究结果的基础上说明该结果的意义，但不能与结果重复，更不应叙述新的结果，提倡推测及合理的假设。讨论部分一般应分段进行，每一段对某一结果进行讨论，先讨论对本文结果的有利因素，然后讨论不利因素。对其他作者的类似研究工作，不要提出过于尖锐的批评，但要突出本文的结果与意义，并阐明与其他作者的异同点。讨论的最后一段应对本文进行总结（结论），用1~2句话概括研究结果的要点及其意义。

7. 致谢（Acknowledgements）

注明课题的基金资助情况与编号，如This study was supported by the National Natural Science Foundation of China（No.82372276）。对于帮助实验、为本研究提供实验材料、参考文献或帮助修改手稿，但不具备作为作者的人员，可在此一并感谢。

8. 参考文献（References）

每种期刊的排版格式不同，标注参考文献时应参考该期刊的样本。论文末尾列出的参考文献必须与正文中标注的文献一致。参考文献的常见著录方式有以下几种。

（1）按作者姓的字母升序排列，姓名相同者按年份排列，不加序号。绝大多数英文期刊按此方式排列参考文献。例如：

References

Cui J, Wang ZQ, 2001. Outbreaks of human trichinellosis caused by consumption of dog meat in China. Parasite, 8(Suppl 2): S74-S77.

Cui J, Wang ZQ, 2003. The quarantine of *Trichinella spiralis* in game meats and its products. Chin. Trop. Med, 3:842-845.

Dupouy-Camet J, 2000. Trichinellosis: a worldwide zoonosis. Vet. Parasitol, 93(3-4): 191-200.

（2）按在论文中出现的先后顺序加角标排列，加序号。如 *Vaccine*、*Mol Biochem Parasitol*、*Trends Parasitol*、*PLoS* 与 *BMC* 系列期刊等。

References

[1] Wang ZQ, Cui J, The epidemiology of human trichinellosis in China during 1964-1999. *Parasite*, 2001. 8:S63-S66.

[2] Liu M, Boireau P, Trichinellosis in China: epidemiology and control. *Trends Parasitol*, 2002. 18: 553-556.

[3] Wang ZQ, Cui J, Epidemiology of swine trichinellosis in China. *Parasite*, 2001. 8: S67-S70.

（3）按作者姓的字母升序排列，然后再加序号。此种方式较少见。

需要注意的是，著录参考文献时，绝大多数英文期刊是将所有作者全部列出。正文中引用文献时，应在括号内注明作者的姓和论文发表的时间，两位作者全部列出，两位以上作者后加"等（et al.）"。例如：

In the 1960s, 47.1% (49/104) of wild foxes in Gansu and 7.7% (1/13) of wild bears in Heilongjiang were infected with *T. spiralis* (Cui, 1962; Liu and Yu, 1960).

An outstanding distinguishing biological feature of this species is the high resistance of muscle larvae to freezing (Murrell et al., 2000).

对于相同作者同一年发表的文献，在论文发表的年后加a、b、c进行区别。

These results demonstrate the increasing significance of herbivorous, omnivorous and wild animals as source for human trichinellosis (Wang and Cui, 2001a). Epidemiology of swine trichinellossis in China had been reported (Wang and Cui, 2001b).

（4）引用中文期刊时应注意的问题：引用中文期刊发表的中文论文时，应将作者姓名、论文标题、期刊名称译为英文。不能引用内部期刊或资料。只有期（issue）而没有卷（volume）的中文期刊无法引用，如《中国动物检疫》只有期而无卷，因多数英文期刊规定著录参考文献时，如某一期刊同一卷内各期的页码是连续的，期可省略，但卷不能省去。中文期刊中论文页码不连续时（如31～33页，转25页）不便引用。有些中文期刊为了节省版面，在封二、封三或封底上也刊登论文，而有些中文期刊还有加页或插页，在这些页面刊登的中文论文在英文期刊论文中均不能引用。

9. 撰写英文稿时的一些建议

对于初次撰写英文手稿者，建议直接用英文写，不要先写中文稿，再翻译成英文，否则很易写成中式英文；英文应多用简单句；可先查找相近或相关的英文文献，模仿或套用有关句型，特别是方法部分；遇到不懂的单词时不宜查中英词典，而应查英英词典，如描述某一疾病的职业分布时，农民和干部不能按中英词典译为 peasants 和 cadres，而应译为 farmers 和 officers，外国读者才能理解。又如"赤脚医生"是我国20世纪六七十年代的特殊名词，如译为 barefoot doctor 或 country doctor 外国读者不能理解，而应译为 community doctor。"枣样"包块可译为 olive-shaped subcutaneous nodule，而不宜译为 jujube（tsao）-shaped nodule。

英文论文叙述时多用过去时的被动语态，如 Specific anti-*Trichinella* antibodies (IgG) were determined by indirect ELISA using the excretory-secretory (ES) antigen of *T. spiralis* muscle larvae. 尽量少用口语，而应多用书面语和科技语言，并使词汇多样化避免重复。例如，猪（pig，hog）、马（horse）、犬（dog）、猫（cat）的科技语言分别为 swine（porcine）、 equine、canine、feline等。"boar"一词为野猪、公猪或野猪肉，将"野猪"译为英文时为了表达更确切，应译为wild boar。

四、英文论文手稿的排版与投稿

1. 论文手稿的排版与打印

英文论文手稿排版时，多数SCI期刊源期刊要求使用A4开本、页边距上下左右各2.5～3 cm、四号或小四号Times New Roman字体、双倍行距，有的期刊要求加行号。每个图或表均应在正文后单独占一页。投稿时应提交可编辑的Word文档，并按期刊要求的格式将图与表分别单独上传。

2. 投稿

向SCI收录期刊投稿，一般可先投JIF较高的期刊，如未被录用，应按退稿意见修改后再投JIF较低的期刊。一般来讲，JIF越高的期刊，退稿率越高。在投稿前必须找到该期刊或其网页，仔细阅读稿约，包括参考文献的格式等。

为提高科技人员的职业道德水平，加强科技界精神文明建设，中国科学技术协会于1999年2月召开了"全国性学会科技期刊职业道德公约"大会，将"在规定的期限内一稿多投"视为不道德行为。一篇论文只能在所投刊物不采用时，才可改投其他刊物。若将同篇论文略作修改后再投同一期刊或不同期刊，均属于违反科研诚信。

（1）投稿说明信（cover letter）：作者在投稿时应给编辑（部）写一封信，即cover letter，写信时应直截了当地说明投稿的意图；语言要精练，词句要简明；要谦虚有礼；通信作者应署名或全部作者均应签名；注明该手稿未投寄其他期刊。该信应与手稿一起通过期刊的在线投稿系统（submission system online）提交；个别期刊还是要求手稿通过E-mail发送。现以作者给*Vaccine*编辑的投稿说明信为例，全文如下：

r. spier@surrey. ac. uk

Dear Prof. R. S. Spier,

As the journal *Vaccine* has been well-known since recent years, we are willing to send our manuscript to you. The spelling and the grammar in the text has been checked carefully, but the layout of the manuscript can be revised if it is necessary.

The paper entitled 'Vaccination of mice with DNA vaccine induces the immune response and partial protection against *T. spiralis* infection', which was submitted has not already been published and has not been submitted for publication elsewhere. We agree that, if it is accepted for publication in the Journal, the copyright of the paper shall become the property of the Journal.

We would be very much obliged if our manuscript could be accepted for publication.

Looking forward to hearing of your information as soon as possible.

Yours sincerely,

Z.Q.Wang, J.Cui

Department of Parasitology

Medical College, Zhengzhou University

Zhengzhou city, 450052; Henan Province

PR China

E-mail: wangzq@zzu.edu.cn; cuij@zzu.edu.cn

（2）航空邮寄：曾经为常用的投稿方式，可从稿约中查找想投寄期刊的地址，目前这种方式已很少使用。

（3）电子版投稿：即将手稿通过在线提交或用E-mail附件投稿。此种投稿方式快速、经济，目前已成为作者首选的投稿方式，其中在线提交是目前多数期刊普遍采用的投稿方式，作者注册后按要求、分步骤提交即可。

目前，通过E-mail投稿的方式已很少，如2020年前只接受电子邮件投稿的*Tropical Biomedicine*，自2020年12月开始，已改为只接受在线投稿。如有疑问，可通过电子邮件与编辑团队联系。

The MSPTM *Tropical Biomedicine* online submission system was launched on 1 Dec 2020. The editorial team will only accept submission through the online system. For enquiry, please contact editorial team via email to editor. msptm@gmail. com。

3. 投稿后的跟踪

稿件通过在线提交后，立即或在当天即可收接到编辑部回信（收稿单）及稿件登记号，登记号一般为期刊的缩写加编号，如Ref.JVAC5676（JVAC为"vaccine"的缩写）。作者应妥善保管收稿单及稿件登记号，因以后询问稿件或修稿时均应注明稿件登记号。如果稿件提交后1个月还未收到收稿单，可能是稿件丢失或未收到，则应上网查找或给编辑部发信询问稿件是否收到。

4. 修稿

一般在稿件发出后1～3个月可收到修稿通知，应对每位审稿人（常为2～4人）的审稿意见逐条（point to point）进行答复。如同意审稿人的意见，应对论文进行修改、进一步完善甚至补充实验；如不同意审稿人的意见，也应逐条解释或婉转反驳。

5. 校样

稿件被录用并排版后，编辑部会让作者校对。多数期刊要求接到校样后48小时内，在线修改或将改正后的校样通过E-mail返回。目前多数英文期刊是在线修改，或以PDF格式发送校样，可在校样上注明改动的地方，亦可使用另外一个Word文档说明×页×行的错误和正确的描述或词汇（图16-10），或者在线修改后提交。举例如下。

作者修改后的论文手稿被期刊正式接受后，即为论文的最后定稿，排版后制作的校样，需要作者进行认真校对，以改正排版中出现的错误（字母大小写、正斜体、上下标等），但有关科学意义（包括图）的改动，则需要编辑审核批准。作者只能在线提交或通过邮件发送一份改正后的校样。建议论文的所有作者对校样核对两遍，并由通信作者汇总与改正所有错误，这样可以最大程度地减少错误。下文介绍几种期刊对校样的要求。

（1）*Acta Tropica*, Proof correction: To ensure a fast publication process we will ask you to provide proof corrections within two days.

Corresponding authors will be sent an email which includes a link to our online proofing system, allowing annotation and correction of proofs online. The environment is similar to Word. You can edit text, comment on figures and tables and answer questions raised by our copy editor. Our web-based

ARTICLE IN PRESS

2 P. Liu et al./Experimental Parasitology ■■ (2015) ■■-■■

1. Introduction

Trichinellosis is a serious foodborne parasitic zoonosis caused by eating raw or inadequately cooked meat contaminated with infective larvae of the nematode genus *Trichinella* (Cui and Wang, 2011). *Trichinella* infection has been documented in 66 countries of the world, and is considered as an emerging/re-emerging disease (Cui et al., 2006; Pozio, 2007). Many outbreaks of human trichinellosis occur in different areas of the world during the several decades. *Trichinella spiralis* is the major etiological agent of human trichinellosis, and its predominant reservoir is swine (Murrell and Pozio, 2011). In China, 17 outbreaks of trichinellosis, with 1387 cases and 4 deaths, were recorded during 2004–2009, and swine is the predominant source of trichinellosis in China (Cui et al., 2011). Trichinellosis is not only a public health hazard but also an economic problem in porcine animal production and food safety (Cui et al., 2013a, 2013b). The wide distribution of domestic and wild animal reservoirs and sources of human infection makes the prevention and controlling of trichinellosis exceptionally difficult (Gajadhar et al., 2009). Thus, the development of vaccines to prevent *Trichinella* infection in domestic swine has been an attractive and promising approach for controlling this zoonosis (Fang et al., 2014; Liu et al., 2014; Pompa-Mera et al., 2011).

2. Materials and methods

2.1. Parasite and experimental animals

The isolate (ISS534) of *T. spiralis* used in this study was obtained from domestic pigs in Nanyang, Henan Province, China. The *Trichinella* isolate was maintained by serial passage in Kunming mice every 6–8 months. Specific pathogen-free (SPF) female BALB/c mice aged 6–8 weeks were obtained from the Laboratory Animal Center of the Experimental Animal Center of Henan Province. All the animal experiments were approved by The Life Science Ethics Committee of Zhengzhou University.

2.2. Collection of worms

T. spiralis ML from infected mice at 35 days post-infection (dpi) were recovered by digestion of carcasses with 0.33% pepsin (1:31,000; Sigma) and 1% HCl (Li et al., 2010). The IIL was collected from the mouse small intestines at 6 hours post-infection (hpi). Adult worms (AW) were isolated from the small intestines of infected mice at 7 dpi (Despommier, 1973). The newborn larvae (NBL) were collected from female adult worms cultured in RPMI-1640 medium containing 10% fetal bovine serum (FBS; Gibco) in

图16-10 带有行号的论文校样

proofing service ensures a faster and less error-prone process.

You can choose to annotate and upload your edits on the PDF version of your article, if preferred. We will provide you with proofing instructions and available alternative proofing methods in our email.

The purpose of the proof is to check the typesetting, editing, completeness and correctness of your article text, tables and figures. Significant changes to your article at the proofing stage will only be considered with approval of the journal editor.

（2）*PLoS Neglected Tropical Diseases*: The PDF proof of your article is ready for your review. This is the last time you will see your article before publication, so please review the proof carefully. Only one set of changes, and only from the corresponding author or another proxy, will be accepted.

Acceptable corrections are limited to author name or affiliation errors, misleading scientific inaccuracies, and printer's errors. Change requests beyond these items will not be accepted.

（3）Springer Nature出版集团：该集团出版的*Veterinary Research*、*Parasites & Vectors*等期刊对校样的要求如下。

We are pleased to inform you that your paper is nearing publication. You can help us facilitate quick and accurate publication by using our e-Proofing system. The system will show you an HTML version of the article that you can correct online. In addition, you can view/download a PDF version for your reference. As you are reviewing the proofs, please keep in mind the following:

This is the only set of proofs you will see prior to publication. Only errors introduced during production process or that directly compromise the scientific integrity of the paper may be corrected. Any changes that contradict journal style will not be made. Any changes to scientific content (including figures) will require editorial review and approval.

Please check the author/editor names very carefully to ensure correct spelling, correct sequence of given and family names and that the given and family names have been correctly designated (NB the family name is highlighted in blue) . Please submit your corrections within 2 working days and make sure you fill out your response to any AUTHOR QUERIES raised during typesetting.

提交改正的校样后即可等待论文在线与正式发表。

6. 校样询问单（author query form）

编辑部在排版时发现的问题，被列入校样询问单中请作者回答。此外，作者在投稿及修稿时引用的待发表文献，在改正校样时应跟踪该文献最近是否发表，发表后应补充卷（期）：起止页码。举例如图16-11。

7. 版权转移单（transfer of copyright agreement）

绝大多数SCI期刊源期刊均规定论文发表后，该论文的版权归该期刊所有，读者不能用此论文从事商业赢利活动，但可用于教学。作者需按要求在版权转移单上签字，拍照或扫描后以E-mail附件的形式发送（图16-12）。

Location in article	Query / Remark: click on the Q link to go Please insert your reply or correction at the corresponding line in the proof
Q1	Please confirm that given names and surnames have been identified correctly and are presented in the desired order.
Q2	Please indicate which reference should be matched with 'Cui et al., 2013a, 2013b' ('a', 'b' or 'a,b'), throughout this article.
Q3	'Ren et al., 2013' has been changed to 'Ren et al., 2013a' and 'Ren et al., 2013b' respectively, please confirm that they are correct.
Q4	The citation 'Bell 1998' has been changed to match the author name/date 'Bell 1990' in the reference list. Please check here and in subsequent occurrences, and correct if necessary.
Q5	Ref. Sodeinde et al, 1989 is cited in the text but not provided in the reference list. Please provide it in the reference list or delete the citation(s) from the text.
Q6	Please supply the funding agency of '20124101110005'.
	Please check this box or indicate your approval if you have no corrections to make to the PDF file

图16-11 校样询问单

Our reference JVAC 5675　　　　　　　　　　　　　　　　　　　　　　　　Text version: 7/2005

Elsevier Ltd
TRANSFER OF COPYRIGHT AGREEMENT

Journal publishers and authors share a common interest in the protection of copyright: authors principally because they want their creative works to be protected from plagiarism and other unlawful uses, publishers because they need to protect their work and investment in the production, marketing and distribution of the published version of the article. In order to do so effectively, publishers request a formal written transfer of copyright from the author(s) for each article published. Publishers and authors are also concerned that the integrity of the official record of publication of an article (once refereed and published) be maintained, and in order to protect that reference value and validation process, we ask that authors recognize that distribution (including through the Internet/WWW or other on-line means) of the authoritative version of the article as published is best administered by the Publisher.

To avoid any delay in the publication of your article, please read the terms of this agreement, sign in the space provided and return the complete form to us at the address below as quickly as possible.

Article entitled: Vaccination of mice with DNA vaccine induces the immune response and partial protection against T. spiralis infection

Corresponding author: Dr. Z.Q. Wang

To be published in the journal: Vaccine

I hereby assign to Elsevier Ltd
the copyright in the manuscript identified above and any supplemental tables, illustrations or other information submitted therewith (the "article") in all forms and media (whether now known or hereafter developed), throughout the world, in all languages, for the full term of copyright and all extensions and renewals thereof, effective when and if the article is accepted for publication. This transfer includes the right to adapt the presentation of the article for use in conjunction with computer systems and programs, including reproduction or publication in machine-readable form and incorporation in electronic retrieval systems.

图16-12 版权转移单

8. 什么是待发表（in press）论文

英文论文从撰写至正式发表需要经过以下几个阶段：

（1）撰写手稿（manuscript in preparation）：论文尚在写作中。

（2）投稿或提交论文（submitted）：论文手稿已寄出，或已通过在线提交或通过 E-mail 发出。

（3）编辑部收到论文（received）：此时只表明编辑部已收到了论文，但还不知是否准备录用。

（4）编辑部收到修改后的论文（received in revised form）：编辑部对拟录用的论文退回作者进行修改和补充，编辑部收到修改的论文后，有时还需要再请原审稿人（reviewer）审查。

（5）接受发表（accepted）：此时编辑部已同意发表该论文。

（6）改正后的校样（corrected proof）：此时为编辑部或印刷厂收到了作者改正后的校样。

（7）论文在线（available online）：编辑部将作者改正后的论文校样已放在网上，校样的格式和即将印刷的论文完全相同，但还没有卷（期）与页码。此时即使发现校样中存在排版或印刷错误，作者本人已无权更改。此时的论文已在印刷中，即待发表。因此，只有处于"论文在线"阶段的论文才能称为待发表论文。

如果作者发现处于"论文在线"阶段的论文或已正式发表的论文有明显错误，则需要与编辑部联系，再次发表修订（Erratum、Corrigendum 或 Correction）；如发现重大错误，则要发表撤稿声明（Retracted、Retraction note 或 Retraction notice）。

第 4 节　如何查看论文是否被 SCI 收录

作者收到论文正式发表通知或在期刊的网站上查到论文正式发表后，即可从 ISI 网站上查找发表的论文是否被 SCI 收录，也可查找该论文被其他作者引用的情况。

一、按论文标题查看

在 Web of Science 网站（https://webofscience.clarivate.cn/wos/alldb/basic-search）的页面点击所有数据库，选择 Web of Science 核心集合，然后选择标题，输入论文的标题（如 Epidemiology of trichinellosis in the People's Republic of China during 2009-2020）后可查找该论文是否被 SCI 收录（图 16-13）。

查找结果发现该论文已被 SCI 收录，并显示出该论文被引用的次数（times cited）（图 16-14）。

若想进一步了解该论文被引用的具体情况，可再点击被引用的次数（15），即可显示引用该论文的具体作者和期刊（图 16-15）。

二、按作者姓名查看

在 Web of Science 的页面选择 Web of Science 核心合集后，再选择"作者"，输入一个作者或多位作者的姓名（如 Wang ZQ and Cui J）（图 16-16），可查找到该作者或该组作者发表的论文被 SCI 收录的情况，结果显示这两位作者有 194 篇论文被 SCI 收录（图 16-17）。如果进一步查找这些论文被引用的情况，其步骤同上。

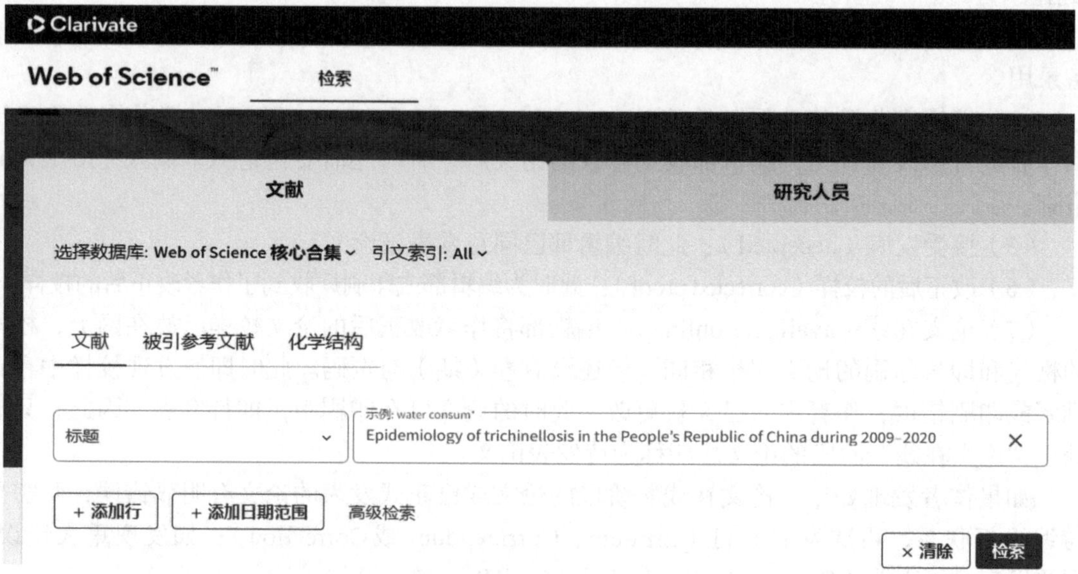

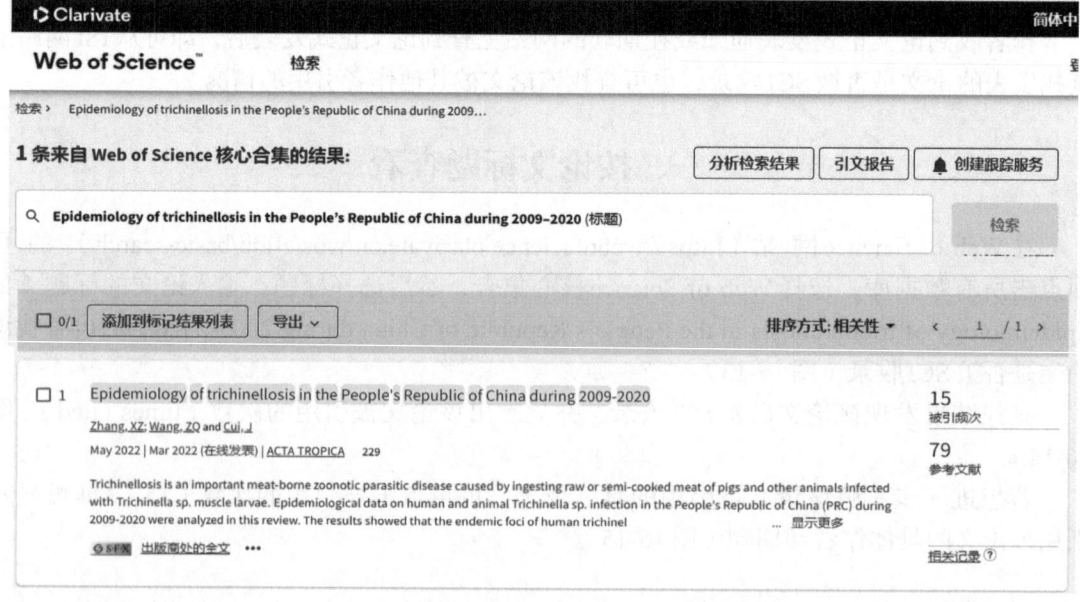

图 16-13　按论文题目查找否被 SCI 收录

图 16-14　论文被 SCI 收录及被引用次数

☐ 1 Molecular characterization of a novel serine proteinase from *Trichinella spiralis* and its participation in larval invasion of gut epithelium
Song, YY; Zhang, XZ; (...); Cui, J
Sep 2023 | PLOS NEGLECTED TROPICAL DISEASES 17 (9)

85
参考文献

被引参考文献深度分析

BackgroundA novel serine proteinase of Trichinells spiralis (TsSPc) has been identified in the excretion/secretion (ES) antigens, but its role in larval invasion is unclear. The aim of this study was to clone and express TsSPc, identify its biological and biochemical characteristics, and investigate its role on larval invasion of gut epithelium during T. spiralis infection.Methodology/Principal ... 显示更多

SFX 出版商处的免费全文 ···

相关记录 ?

☐ 2 Update on trichinellosis
Hegelmaier, A; Wendt, S and Lübbert, C
May 2023 | FLUGMEDIZIN TROPENMEDIZIN REISEMEDIZIN 30 (03), pp.131-137

16
参考文献

Trichinellosis is a food-associated, mild to fatal zoonosis that has become rare in Germany and is caused by roundworms of the genus Trichinella. Infection occurs through ingestion of larval raw or insufficiently cooked meat. Common sources of infection in Europe are in particular wild boar or pork - in recent decades also horse meat. After enteral release and multiplication, the larvae migrat ... 显示更多

SFX 出版商处的全文 ···

相关记录

☐ 3 Mannose facilitates *Trichinella spiralis* expulsion from the gut and alleviates inflammation of intestines and muscles in mice
Hao, HN; Lu, QQ; (...); Wang, ZQ
May 2023 | Mar 2023 (在线发表) | ACTA TROPICA 241

77
参考文献

Trichinellosis is a major zoonotic parasitosis which is a vital risk to meat food safety. It is requisite to exploit new strategy to interdict food animal Trichinella infection and to obliterate Trichinella from food animals to ensure meat safety. Mannose is an oligosaccharide that specifically binds to the carbohydrate-recognition domain of C -type lectin; it has many physiological functions i ... 显示更多

SFX 查看全文 ···

相关记录

☐ 4 Untargeted serum metabolomics analysis of *Trichinella spiralis*-infected mouse
Chienwichai, P; Thiangtrongjit, T; (...); Reamtong, O
Feb 2023 | PLOS NEGLECTED TROPICAL DISEASES 17 (2)

76
参考文献

被引参考文献深度分析

图 16-15 引用此论文的作者与期刊

图 16-16 按作者姓名查找被 SCI 收录的论文

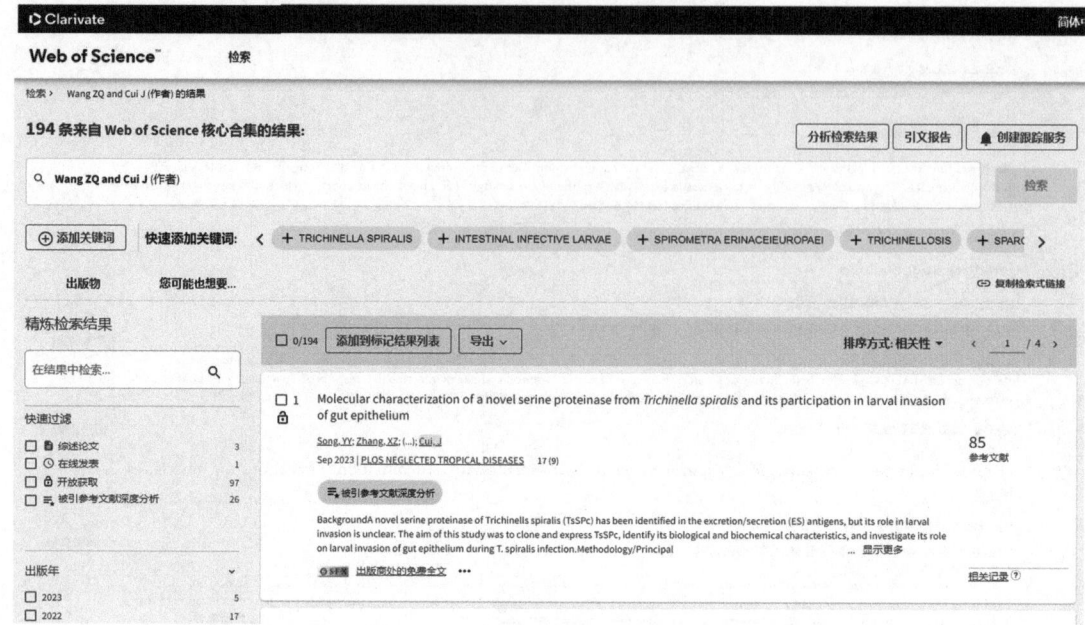

图 16-17　按作者姓名查找被 SCI 收录论文的结果

按姓名查找被 SCI 收录的论文时，需要注意的是，可能有重名情况，尤其是输入名字的首字母缩写时，重名情况更多。此时可输入论文的其他作者 1～2 名，姓名之间用"and"连接，这样可提高检出作者论文的准确性。最后再根据论文题目与期刊名称核查是否为本人的论文被 SCI 收录。

（王中全　崔　晶）

第17章 医学科技成果与专利申请

第1节 医学科技成果概述

一、医学科技成果的概念

科学技术研究成果（简称科技成果）是人类在从事科学技术研究和生产实践活动中，通过创造性劳动所取得的具有深化认识或改造客观世界作用的成就或结果。医药卫生科技成果是指为认识人类生命现象、生存环境、疾病发生发展过程，或在为探索防治疾病、增进健康、优生节育新途径等而进行的将世人未知、未有、未用变为已知、已有、已用的活动中，所取得的有价值、符合规律的结果。这种结果，通过引导自身或他人的实践，促进了科学发展或技术进步，产生了社会或经济效益，为当前科技政策中所奖励的成果。因此，科技成果在确实成熟时应组织评审、鉴定和申报奖励。

二、医学科技成果的分类

医学科技成果有多种分类方法。

1. 按形态分类

科技成果按形态分为有形成果和无形成果。有形成果是指新药品、新制剂、医疗器械、新材料等；无形成果是指科技论文、实验报告、工艺流程、实验方法、卫生标准等。

2. 按功能分类

科技成果按功能分为科学理论研究成果、应用技术研究成果、开发技术研究成果和软科学研究成果。

（1）科学理论研究成果：指探索人体及疾病本质、特点和规律所取得的成果。成果以论文、论著为主要形式。包括对疾病发生、发展和转归过程的实验研究，人体功能与结构的研究，人体衰老过程规律的研究，化学药物的构效关系、植物药的亲缘与有效成分的关系研究等。

（2）应用技术研究成果：指在防治疾病实践中取得的具有先进性的实用技术或技能。成果以论文、论著、专利、成果鉴定等为主要形式。包括保持人体健康、延缓衰老措施或途径的研究，有关疾病病因、诊断、治疗、预防的实验研究，寻找新药物、新生物制品、新医用材料的方法学、有效药物作用机制的研究，药物资源调查、流行病调查等方法学研究，为实验研究建立的新动物模型、细胞株及方法学的研究，中医药古籍文献的研究等。

（3）开发技术研究成果：指提供第一次出现的新产品、新工艺、新材料、新方法，可行性工艺或技术，实施过程中所进行的可行性实验或示范等。成果以实验报告、样件、产品为主要形式。包括有关新药物、新仪器器械、新试剂、新生物制品、新医用生物和化学材料、辅料的研制，优生节育的新方法，已知药物的新用途，疾病诊断、治疗、预防的方法及措施，药物的资源调查、流行病学调查、健康状况调查、与健康有关的环境因素调查、人体正常数值的调查及统计分析，植物药的引种栽培，有关防病治病的技术方法的标准化，对已有的方法、技术、标准的改进，各类卫生标准的制定，生产工艺及中间试制等。

（4）软科学研究成果：指对推动决策科学化和管理现代化，促进科技、经济与社会的协调发展起重大作用的研究成果，主要表现形式为决策性的研究报告。它是医学同其他自然科学、社会科学、工程技术、数学及哲学的交叉与综合产生的成果。

3. 按性质分类

科技成果按性质分为科学发现、技术发明、技术进步和重要技术诀窍等。科学发现是指阐明人体本身与疾病的自然现象、特性或规律的科研成果。技术发明是指对医药卫生技术问题新的解决方案。技术进步是指国内首创、医药卫生行业先进的应用性科技成果。重要技术诀窍是指具有一定经济价值，可以利用，未在任何地方公开其完整形式，也未取得工业产权保护的新技术知识、经验、数据、工艺、传统技巧、方法或以上对象的综合，它具有知识性、实用性、秘密性和可传授性，如药物组成及配比、中药的炮制技术等。

4. 按国家科学技术进步奖的分类

根据我国《国家科学技术奖励条例》中科学技术进步奖的分类，科技成果可分为技术开发类、社会公益类、国家安全类、重大工程类。

5. 按级别分类

依据颁奖部门，科技成果可分为国家级、省部级、市级等。每一级又分为一等奖、二等奖、三等奖，有的还设有特等奖、最高奖等。

第2节　医学科技成果奖励

一、国家级科学技术奖

为了奖励在科学技术进步活动中做出突出贡献的个人、组织，调动科学技术工作者的积极性和创造性，建设创新型国家和世界科技强国，根据《中华人民共和国科学技术进步法》，国家设立国家最高科学技术奖、国家自然科学奖、国家技术发明奖、国家科学技术进步奖和中华人民共和国国际科学技术合作奖。奖励按照《国家科学技术奖励条例》和《国家科学技术奖励条例实施细则》实施。

国家科学技术奖应当坚持国家发展战略导向，与国家重大战略需要和中长期科技发展规划紧密结合。国家加大对自然科学基础研究和应用基础研究的奖励。国家自然科学奖应当注重前瞻性、理论性，国家技术发明奖应当注重原创性、实用性，国家科学技术进步奖应当注重创新性、效益性。国家科学技术奖励工作坚持党中央集中统一领导，实施创新驱动发展战略，贯彻尊重劳动、尊重知识、尊重人才、尊重创造的方针，培育和践行社会主义核心价值观。国家维护国家科学技术奖的公正性、严肃性、权威性和荣誉性，将国家科学技术奖授予追求真理、潜心研究、学有所长、研有所专、敢于超越、勇攀高峰的科技工作者。国家科学技术奖的提名、评审和授予，不受任何组织或者个人干涉。国务院科学技术行政部门负责国家科学技术奖的相关办法制定和评审活动的组织工作。国家设立国家科学技术奖励委员会。国家科学技术奖励委员会聘请有关方面的专家、学者等组成评审委员会和监督委员会，负责国家科学技术奖的评审和监督工作。国家科学技术奖励委员会的组成人员人选由国务院科学技术行政部门提出，报党中央、国务院批准。国务院科学技术行政部门对国家科学技术奖励委员会作出的各奖种获奖者和奖励等级的决议进行审核，报党中央、国务院批准。

1. 国家最高科学技术奖

国家最高科学技术奖自2000年起设立，不分等级，每次授予人数不超过2名。主要授予下列中国公民：

（1）在当代科学技术前沿取得重大突破或者在科学技术发展中有卓越建树。候选人在基础研究、应用基础研究方面取得系列或者特别重大发现，丰富和拓展了学科的理论，引起该学科或者相关学科领域的突破性发展，为国内外同行所公认，对服务国家战略、科学技术发展和社会进步做出了特别重大的贡献。

（2）在科学技术创新、科学技术成果转化和高技术产业化中，创造了巨大经济效益、社会效益、生态环境效益或者对维护国家安全做出了巨大贡献。候选人在科学技术活动中，特别是在高新技术领域取得系列或者特别重大技术发明，并以市场为导向，积极推动科技成果转化，实现产业化，引起该领域技术的跨越发展，促进了产业结构的变革，创造了巨大的经济效益或者社会效益，对促进经济、社会发展和保障国家安全做出了特别重大的贡献。

候选人应当热爱祖国，具有良好的科学道德，并仍活跃在当代科学技术前沿，从事科学研究或者技术开发工作。

2. 国家自然科学奖

国家自然科学奖授予在基础研究和应用基础研究中阐明自然现象、特征和规律，做出重大科学发现的个人。重大科学发现应当具备下列条件：

（1）前人尚未发现或者尚未阐明：指该项自然科学发现为国内外首次提出，或者其科学理论在国内外首次阐明，且主要论著为国内外首次发表。

（2）具有重大科学价值：该发现在科学理论、学说上有创见，或者在研究方法、手段上有创新；对于推动学科发展有重大意义，或者对于经济建设和社会发展具有重要影响。

（3）得到国内外自然科学界公认：指主要论著已在国内外公开发行的学术刊物上发表或者作为学术专著出版3年以上，其重要科学结论已为国内外同行在重要国际学术会议、公开发行的学术刊物，尤其是重要学术刊物及学术专著所正面引用或者应用。

候选人应当是相关科学技术论著的主要作者，并具备下列条件之一：

（1）提出总体学术思想、研究方案。

（2）发现重要科学现象、特性和规律，并阐明科学理论和学说。

（3）提出研究方法和手段，解决关键性学术疑难问题或者实验技术难点，以及对重要基础数据的系统收集和综合分析等。

国家自然科学奖一等奖、二等奖单项授奖人数不超过5人。特等奖单项授奖人数经国家自然科学奖评审委员会评审后，由奖励委员会确定。

3. 国家技术发明奖

国家技术发明奖授予运用科学技术知识做出产品、工艺、材料、器件及其系统等重大技术发明的个人。产品包括各种仪器、设备、器械、工具、零部件及生物新品种等；工艺包括工业、农业、医疗卫生和国家安全等领域的各种技术方法；材料包括用各种技术方法获得的新物质等；系统是指产品、工艺和材料的技术综合。授奖范围不包括仅依赖个人经验和技能、技巧又不可重复实现的技术。应当具备下列条件：

（1）前人尚未发明或者尚未公开：指该项技术发明为国内外首创，或者虽然国内外已有但主要技术内容尚未在国内外各种公开出版物、媒体及其他公众信息渠道发表或者公开，也未曾公开使用过。

（2）具有先进性、创造性、实用性：指该项技术发明与国内外已有同类技术相比较，其技术思路、技术原理或者技术方法有创新，技术上有实质性的特点和显著的进步，主要性能（性状）、技术经济指标、科学技术水平及其促进科学技术进步的作用和意义等方面综合优于同类技术。

（3）经实施，创造显著经济效益、社会效益、生态环境效益或者对维护国家安全做出显著贡献，且具有良好的应用前景：指该项技术发明成熟，并实施应用3年以上，取得良好的应用效果。

候选人应当是该项技术发明的全部或者部分创造性技术内容的独立完成人。

国家技术发明奖一等奖、二等奖单项授奖人数不超过6人。特等奖单项授奖人数经国家技术发明奖评审委员会评审后，由奖励委员会确定。

4. 国家科学技术进步奖

国家科学技术进步奖授予完成和应用推广创新性科学技术成果，为推动科学技术进步和经济社会发展做出突出贡献的个人、组织。创新性科学技术成果应当具备下列条件：

（1）技术创新性突出，技术经济指标先进：在技术上有重要的创新，特别是在高新技术领域进行自主创新，形成了产业的主导技术和名牌产品，或者应用高新技术对传统产业进行装备和改造，通过技术创新，提升了传统产业，增加了行业的技术含量，提高了产品附加值；技术难度较大，解决了行业发展中的热点、难点和关键问题；总体技术水平和技术经济指标达到了行业的领先水平。

（2）经应用推广，创造了显著经济效益、社会效益、生态环境效益或者对维护国家安全做出了显著贡献：所开发的项目经过3年以上较大规模的实施应用，产生了很大的经济效益或者社会效益，实现了技术创新的市场价值或者社会价值，为经济建设、社会发展和国家安全做出了很大贡献。

（3）在推动行业科学技术进步等方面有重大贡献：项目的转化程度高，具有较强的示范、带动和扩散能力，促进了产业结构的调整、优化、升级及产品的更新换代，对行业的发展具有很大作用。

技术开发类：指在科学研究和技术开发活动中，完成具有重大市场实用价值的产品、技术、工艺、材料、设计和生物品种及其推广应用。

社会公益类：指在标准、计量、科技信息、科技档案、科学技术普及等科学技术基础性工作和环境保护、医疗卫生、自然资源调查和合理利用、自然灾害监测预报和防治等社会公益性科学技术事业中取得的重大成果及其应用推广。

国家安全类：指在军队建设、国防科研、国家安全及相关活动中产生，并在一定时期内仅用于国防、国家安全目的，对推进国防现代化建设、增强国防实力和保障国家安全具有重要意义的科学技术成果。

重大工程类：指重大综合性基本建设工程、科学技术工程、国防工程及企业技术创新工程等。重大工程类奖项仅授予组织。在完成重大工程中做出科学发现、技术发明的公民，符合国家科学技术奖励条例和细则规定条件的，可另行推荐国家自然科学奖、技术发明奖。

国家科学技术进步奖候选人应当具备下列条件之一：

（1）在设计项目的总体技术方案中做出重要贡献。
（2）在关键技术和疑难问题的解决中做出重大技术创新。
（3）在成果转化和推广应用过程中做出创造性贡献。
（4）在高技术产业化方面做出重要贡献。

候选单位应当是在项目研制、开发、投产、应用和推广过程中提供技术、设备和人员等条件，对项目的完成起到组织、管理和协调作用的主要完成单位。各级党政机关一般不得作为候选单位。

国家科学技术进步奖一等奖单项授奖人数不超过15人，授奖单位不超过10个；二等奖单项授奖人数不超过10人，授奖单位不超过7个；特等奖单项授奖人数不超过50人，授奖单位不超过30个。

5. 中华人民共和国国际科学技术合作奖

主要授予在双边或者多边国际科技合作中对中国科技事业做出重要贡献的外国科学家、工程技术人员、科技管理人员，以及科技研究、开发、管理等组织。被授予国际科技合作奖的外国人或者组织，应当具备下列条件之一：

（1）在与中国的公民或者组织进行合作研究、开发等方面取得重大科技成果，对中国经济与社会发展有重要推动作用，并取得显著的经济效益或者社会效益。

（2）在向中国的公民或者组织传授先进科学技术、提出重要科技发展建议与对策、培养科技人才或者管理人才等方面做出了重要贡献，推进了中国科学技术事业的发展，并取得显著的社会效益或者经济效益。

（3）在促进中国与其他国家或者国际组织的科技交流与合作方面做出重要贡献，并对中国的科学技术发展有重要推动作用。

国际科学技术合作奖每年授奖数额不超过10个。

二、省部级科学技术奖

省、自治区、直辖市人民政府可以设立省级科学技术奖。省级科学技术奖可以分类奖励在科学研究、技术创新与开发、推广应用先进科学技术成果及实现高新技术产业化等方面取得重大科学技术成果或者做出突出贡献的个人和组织。中央、国务院各部委所属的科研院所、大专院校、企业等完成的科学技术成果及其完成人，可以在成果实施应用地或者本机构所在地参加省级科学技术奖的评审。省级科学技术奖应当实行异议制度，接受社会监督，由省、自治区、直辖市人民政府颁发获奖证书和奖金。

根据国家安全领域的特殊情况，具有相关职能的中央和国家机关有关部门可以设立部级科学技术奖。部级科学技术奖的奖励范围为涉及国家安全领域的保密项目及其完成者。

三、社会科技奖

社会科技奖指国内外的组织或者个人（以下称设奖者）利用非财政性经费，在中华人民共和国境内面向社会设立，奖励在基础研究、应用研究、技术开发及推进科技成果转化应用等活动中为促进科学技术进步做出突出贡献的个人、组织的经常性科学技术奖。社会科技奖应当培育和弘扬社会主义核心价值观和科学家精神，遵循依法办奖、公益为本、诚实守信的基本原则，走专业化、特色化、品牌化、国际化发展道路。坚持以科技创新质量、绩效、贡献为核心的评价导向，突出奖励真正做出创造性贡献的科学家和一线科技人员；坚持学术性、荣誉性，控制奖励数量，提升奖励质量，避免与相关科技评价简单、直接挂钩；坚持"谁办奖、谁负责"，严格遵守法律法规和国家政策，履行维护国家安全义务，不得泄露国家秘密，不得损害国家安全和公共利益。

国家鼓励国内外的组织或者个人设立科学技术奖，支持在重点学科和关键领域创设高水平、专业化的奖项，鼓励面向青年和女性科技工作者、基础和前沿领域研究人员设立奖项。设奖者应当具备完全民事行为能力，自觉遵守国家法律法规和有关政策。设奖者应当委托一家具备开展科学技术奖励活动能力和条件的非营利法人作为承办机构。设奖者为境内非营利法人的，可自行承办；设奖者为境外组织或者个人的，应当委托境内非营利法人承办，并按照有关规定管理。

承办机构应当符合以下条件：
（1）熟悉科学技术奖励所涉学科和行业领域发展态势。
（2）在有关部门批准的活动地域和业务范围内开展活动。
（3）遵纪守法、运作规范，组织机构健全、内部制度完善，未被有关部门列入科研诚信严重失信行为数据库、社会组织活动异常名录或者严重违法失信名单等。

第3节 专利申请

一、专利概述

1.专利的定义

专利主要是指专利权。专利权是一种独占权，指国家专利审批机关对提出专利申请的发明创造，经依法审查合格后，向专利申请人授予的、在规定时间内对该项发明创造享有的专有权。

2.专利申请的目的

专利申请可以保护专利权人的合法权益，鼓励发明创造，推动发明创造的应用，提高创新能力，促进科学技术进步和经济社会发展。专利申请是保护知识产权的重要方法。

3.专利的种类、保护期限及审查方式

我国专利法规定的专利有三种：发明专利、实用新型专利和外观设计专利。发明可分为产品发明、方法发明和改进发明。发明专利申请实行早期公开、延迟审查制度，保护期限为20年，自申请日起算。实用新型是指对产品的形状、构造或者其结合所提出的适于实用的新的技术方案。它具有两个特征：必须是一种产品，制造产品的方法不受实用新型专利的保护；必须是具有一定形状和结构的物品，没有固定形态的物质，如气体、液体或粉末等物质均不能受实用新型专利的保护。实用新型专利申请实行初步审查制度，保护期限为10年，自申请日起算。外观设计是指对产品的形状、图案、色彩与形状、图案的结合所做出的富有美感并适于工业应用的新设计。外观设计专利实行初步审查制度，保护期限为10年，自申请日起算。申请人应结合发明创造的技术水平、商业价值、市场寿命、费用等情况考虑申请何种专利更为适宜。

4. 授予专利权的条件

（1）授予专利权的发明和实用新型应当具备新颖性、创造性和实用性。①新颖性是指该发明或者实用新型不属于现有技术；也没有任何单位或者个人就同样的发明或者实用新型在申请日以前向国务院专利行政部门提出过申请，并记载在申请日以后公布的专利申请文件或者公告的专利文件中。②创造性是指同申请日以前已有的技术相比，该发明有突出的实质性特点和显著的进步，该实用新型有实质性特点和进步。③实用性是指该发明或者实用新型能够创造或者使用，并且能够产生积极效果。

（2）专利法规定的不授予专利权的内容和技术领域：①对违反法律、社会公德或者妨碍公共利益的发明创造，不授予专利权，比如制作吸毒工具、赌博设备等。②对违反法律、行政法规的规定获取或者利用遗传资源，并依赖该遗传资源完成的发明创造不授予专利权。③科学发现。科学发现是对自然规律和有助于说明自然规律的自然现象的特性提出的前所未有的科学认识。但是，科学发现仅仅是对自然规律的认识，不能直接应用于生产实践，不具备工业上的实用性，因此不授予专利权。④智力活动的规则和方法。智力活动必须经过人的思维运动作为媒介才能间接地作用于自然产生结果，不需要采用技术手段或者遵守自然法则，不具备技术的特点，因此不能授予专利权。⑤疾病的诊断和治疗方法。疾病的诊断和治疗方法是指以有生命的人或者动物为直接实施对象，对之进行识别、确定或消除病因的过程。⑥动物和植物品种，指的是动物和植物品种本身，不包含生产动物和植物品种的方法。⑦用原子核变换方法获得的物质。需要指出的是，不仅用原子核变换方法获得的物质不能获得专利保护，而且原子核变换方法本身也不能获得专利保护。⑧对平面印刷品的图案、色彩或者二者相结合作出的主要起标识作用的设计，不授予专利权。

（3）申请专利的发明创造在申请日以前6个月内，有下列情形之一的，不丧失新颖性：①在中国政府主办或者承认的国际展览会上首次展出的；②在规定的学术会议或者技术会议上首次发表的；③他人未经申请人同意而泄露其内容的。

（4）授予专利权的外观设计，应当同申请日以前在国内外出版物上公开发表过或者国内外公开使用过的任何单位或者个人的外观设计不相同或者不相近似，并不得与他人在先取得的合法权利相冲突。

5. 申请专利的途径

（1）委托代理申请：专利申请人委托国家审批成立的合法代理机构，以委托人的名义按照专利法规定向国家知识产权局或其代办处办理专利申请。委托代理申请专利的程序是：①与专利事务所签订专利代理委托合同。②提供申请专利所需技术材料（法律规定：专利代理人负有保密责任)。③交纳代理费和申请费。

(2)自行申请:专利申请人可向国家知识产权局当面递交、邮寄或者电子申请。

6. 申请专利需提交的文件

(1)申请发明或实用新型专利应当提交请求书、说明书(实用新型专利必须有附图)及其摘要(实用新型专利必须有附图)和权利要求书。

(2)申请外观设计专利应当提交请求书及该外观设计的图片或照片等文件,并且应当写明使用该外观设计的产品及其所属的类别。根据专利法及其实施细则的规定,有时还要提交其他文件,如委托代理人的应提交代理人委托书等。

(3)请求书可以到国家知识产权局官网下载。所有申请文件必须按国家规定的格式撰写或准备。

7. 申请日的确定

国家知识产权局或其专利代办处收到专利申请文件之日为申请日。如果申请文件是邮寄的,以寄出的邮戳日为申请日。专利申请受理机关对符合条件的申请给出申请号、确定申请日、发受理通知书。

8. 授权

发明专利申请经实质审查、实用新型和外观设计专利申请经初步审查没有发现驳回理由的,知识产权局即做出授予专利权的决定,发给专利证书,并予以登记和公告。

9. 国外专利的申请程序

申请国外专利的程序:①先申请中国专利;②到国家知识产权局专利局办理优先权证明和手续;③委托有涉外专利代理权的机构代理;④提供相关资料;⑤申请国外专利。

向国外申请专利的途径一般有两种。第一种是巴黎公约途径:申请人自优先权日起12个月内向多个巴黎公约成员国所在的专利局提交申请,并缴纳相应的费用。第二种是专利合作条约(Patent Cooperation Treaty,PCT)途径:申请人自优先权日起12个月内直接向中国国家知识产权局PTC处提交一份用中文或英文撰写的PCT国际申请,确定了国际申请日后,则该申请在PCT的所有成员国具有正规国家申请的效力。PCT包含国际阶段及国家阶段。国际阶段是国际申请审批程序的第一阶段,包括国际申请的受理、形式审查、国际检索和国际公布等必经程序,以及可选择的国际初步审查程序;国家阶段是国际申请审批程序的第二阶段,在申请人希望获得专利权的国家的专利局进行,包括办理进入国家阶段的手续和在各指定局或选定局里进行的审批程序。

涉及国家安全或者重大利益需要保密的发明创造向国外申请专利的,按国家有关规定办理。国防专利分局专门受理国防专利申请。

二、专利申请文件的一般要求

1. 采用书面形式

专利申请的各种手续应当以书面形式办理。专利申请书面性原则的唯一例外是涉及微生物的申请。微生物的性状不但要在专利申请说明书中进行描述,而且要有指定的保藏微生物实体本身。

发明或实用新型专利申请文件包含以下内容:

（1）请求书：应当写明发明或实用新型的名称，发明人的姓名，申请人姓名或者名称、地址，以及其他事项。

（2）说明书：应当对发明或实用新型作出清楚、完整的说明，以所属技术领域的技术人员能够实现为准；必要的时候应当有附图。

（3）摘要：应当简要说明发明或实用新型的技术要点。

（4）权利要求书：应当以说明书为依据，清楚、简要地限定要求专利保护的范围。

外观设计专利应当提交请求书、有关或者能清楚地显示要求专利保护的产品的外观设计的图片或者照片，以及对该外观设计的简要说明等文件。

发明或实用新型专利申请文件各部分应按下列顺序排列：请求书、说明书摘要、摘要附图、权利要求书、说明书、说明书附图或其他文件。外观设计专利申请应按照请求书、图片或照片、简要说明顺序排列。申请文件各部分都应当用阿拉伯数字分别按顺序编号。

2. 格式及纸张

向国家知识产权局专利局受理处或代办处提交的申请文件必须使用国家知识产权局制定的统一表格。如申请文件系申请人自行印制，应当符合国家知识产权局规定的格式。表格纸不得破损、揉皱或折叠等。申请文件的纸张质量（耐折度、强度、白度及定量）应相当于复印机用纸的质量。纸面不得有无用的文字、记号、框、线等。各种文件一律采用A4（210 mm×297 mm）纸张。

3. 书写格式

各种文件都应在规定表格的正面自左向右横向填写。如果规定表格不够填写，可用质量相当、幅面相同的白纸续写。各种申请文件应分别使用阿拉伯数字编写页码，页码应写在表格底部空白部位的中间。申请文件的纸张应当纵向使用，只使用单面。文字应当自左向右撰写，纸张左边和上边应各留25 mm空白，右边和下边应当各留15 mm空白，以便于出版和审查时使用。申请文件各部分的第一页必须使用国家知识产权局统一制定的表格。这些表格可以在专利局受理大厅的咨询处索要，也可以向各地的专利局代办处索取或直接从国家知识产权局网站下载。

说明书、权利要求书、说明书摘要应当打字或印刷。其他文件可以手写，但字迹要清晰工整并应尽量采用仿宋体或楷书书写，不得涂改。

4. 文字和图片

申请文件各部分一律使用汉字。外国人名、地名和科技术语没有统一中文译文时，应在中文后面用括号注明原文。申请人提供的附件或证明是外文的，应当附有中文译文。申请文件包括请求书在内，都应当用宋体、仿宋体或楷体打印，字迹呈黑色，字高应为3.5～4.5 mm，行距应为2.5～3.5 mm。要求提交一式两份文件的，其中一份为原件，另一份采用复印件。申请文件不允许涂改。如确有必要增删更改时，应当在提出申请后，通过补正手续办理。对申请文件的文字补正和修改，不得超出原说明书和权利要求书记载的范围。

申请文件中有图的，应当用墨水和绘图工具绘制，或者用绘图软件绘制，线条应当均匀清晰，不得涂改。外观设计专利的申请文件需附图片或者照片，要求保护色彩的还应当提交彩色图片或者照片。不得将图片或照片混用。如对图片或照片需要说明的，应当提交外观设计简要说明。

5. 提交文件的份数

申请专利的请求书、说明书及其附图、权利要求书、摘要应一式两份。其他文件除专利法或其实施细则另有规定外，可提交一份。

6. 专利申请内容的单一性要求

一件专利申请内容应当限于一项发明、一项实用新型或者一种产品使用的一项外观设计；不允许将两项不同的发明或者实用新型放在一件专利申请中，也不允许将一种产品的两项外观设计或者两种以上产品的外观设计放在一项外观设计专利产品中。这就是专利申请内容的单一性要求。一般将它称作一申请一发明的原则。这样做，首先有利于国家知识产权局对专利申请进行分类和审查；其次也方便公众对专利文献进行检索和查阅；再者也给专利权人的转让或签订许可合同带来便利，当然也是为了让申请人公平合理地承担申请费用。

申请的单一性要求不能绝对化。当两项以上的发明或者实用新型是一个总的技术发明构思下的几项技术上关联的不同实施方案时，硬要把这样的几项方案分开，反而可能给审查、检索和转让带来不方便。所以，我国专利法和国际上通常都允许将这样的几项发明或实用新型合案申请。例如，发明1为一种物质×，发明2为物质×作为杀虫剂应用，这样的两个发明可以合案申请。

同样，对外观设计分类表中同一小类的不同产品，如果有相同的设计构思和相同的设计风格，习惯上又同时出售或使用，这样的两件或两件以上产品的外观设计，可以在一件外观设计专利申请中提出。例如，包括壶、盘和杯多件物品的成套咖啡具，或者包括大小碗、大小盘和汤勺等多件物品的成套餐具，就可以在一件外观设计专利申请中提出。

判断专利申请的单一性有时比较复杂，因此允许申请人在提出申请以后，当审查员提出或本人发现申请不具备单一性时，可以修改申请，使其符合单一性，即通过修改使申请中只留下一项发明或者一项实用新型，或者一种产品的一项外观设计。而原申请中包含的其他发明、实用新型或者外观设计，允许申请人分出重新申请。这种以原申请中分出来的发明、实用新型或者外观设计为内容的申请，一般称作原申请的分案申请。专利申请的单一性要求虽然不是授予专利权的实质性条件，但是当审查员认为申请不符合单一性，要求申请人修改时，如果申请人拒绝修改，照样可能导致申请被驳回。

三、请求书的撰写

请求书是专利申请人向国家知识产权局提出的要求授予专利权的书面请求。请求书有三种，分别是发明专利请求书、实用新型专利请求书、外观设计专利请求书。它们的栏目和填写要求基本相同。在填写三种请求书时，都应当按照专利法及其实施细则的规定，使用国家知识产权局统一制订的表格，内容可以分为对发明创造的介绍和对申请情况的介绍两部分。请求书应当写明发明或者实用新型的名称，发明人或者设计人的姓名，申请人姓名及单位名称、地址，以及其他事项。其他事项是指：申请人的国籍；申请人是企业或者其他组织的，其总部所在的国家；申请人委托专利代理机构的，应当注明有关事项；要求优先权的，应当注明有关事项；申请人或者专利代理机构的签字或者盖章；申请文件清单；附加文件清单；其他需要注明的有关事项。

1. 发明名称

请求书中的发明名称与说明书中的发明名称应当一致。发明名称应当简短、准确地表明发明专利申请要求保护的主题和类型，不得含有非技术词语，如人名、单位名称、商标、代号、型号等；也不得含有含糊的词语，如"及其他""及其类似物"等；也不得仅使用笼统的词语，致使未给出任何发明信息，如仅用"方法""装置""组合物""化合物"等词作为发明名称。发明名称一般不得超过25个字，在特殊情况下，如化学领域的某些发明，可以允许最多到40个字。

2. 发明人

发明人是指对发明创造的实质性特点做出创造性贡献的人。在专利局的审查程序中，审查员对请求书中填写的发明人是否符合该规定不作审查。发明人应当是个人，请求书中不得填写单位或者集体，例如不得写成"××课题组"等。发明人应当使用本人真实姓名，不得使用笔名或者其他非正式的姓名。多个发明人的，应当自左向右按顺序填写。

申请人改正请求书中所填写的发明人姓名的，应当提交补正书、当事人的声明及相应的证明文件。发明人可以请求专利局不公布其姓名。提出专利申请时请求不公布发明人姓名的，应当在请求书"发明人"一栏所填写的相应发明人后面注明"不公布姓名"。不公布姓名的请求提出后，经审查认为符合规定的，专利局在专利公报、专利申请单行本、专利单行本及专利证书中均不公布其姓名，并在相应位置注明"请求不公布姓名"字样，发明人也不得再请求重新公布其姓名。提出专利申请后请求不公布发明人姓名的，应当提交由发明人签字或者盖章的书面声明，但是专利申请进入公布准备后才提出该请求的，视为未提出请求，审查员应当发出视为未提出通知书。

外国发明人中文译名中可以使用外文缩写字母，姓和名之间用圆点分开，圆点置于中间位置。

3. 申请人姓名或名称

职务发明，申请专利的权利属于单位；非职务发明，申请专利的权利属于发明人。申请人是中国单位或者个人的，应当填写其名称或者姓名、地址、邮政编码、组织机构代码或者居民身份证件号码。申请人是个人的，应当使用本人真实姓名，不得使用笔名或者其他非正式的姓名。申请人是单位的，应当使用正式全称，不得使用缩写或者简称。请求书中填写的单位名称应当与所使用的公章上的单位名称一致。申请人是单位且未委托专利代理机构的，应当填写联系人，联系人是代替该单位接收专利局所发信函的收件人。联系人应当是本单位的工作人员，必要时审查员可以要求申请人出具证明。申请人为个人且需由他人代收专利局所发信函的，也可以填写联系人。联系人只能填写一人。填写联系人的，还需要同时填写联系人的通信地址、邮政编码和电话号码。申请人有两人以上且未委托专利代理机构的，除指南另有规定或请求书中另有声明外，以第一署名申请人为代表人。

4. 专利代理机构、专利代理人

专利代理机构应是在国家知识产权局登记备案的代理机构。专利代理机构的名称应当使用其在国家知识产权局登记的全称，并且与加盖在申请文件的专利代理机构公章上的名称一致，不得使用简称或缩写。请求书上还应当填写知识产权局给予该专利代理机构的代码。专利代理人是指获得专利代理人资格证书、在合法的专利代理机构执业，并且在国家知识产权局办理了专利代理人执业证的人员。在请求书中，专利代理人应当使用其真实姓名，同时填写专利代理人执业证号码和联系电话。一件专利申请的专利代理人不得超过两人。

5. 地址

请求书中的地址（包括申请人、专利代理机构、联系人的地址）应当符合邮件能够迅速、准确投递的要求。本国的地址应当包括所在地区的邮政编码，以及省（自治区）、市（自治州）、区、街道门牌号码和电话号码，或者省（自治区）、县（自治县）、镇（乡）、街道门牌号码和电话号码，或者直辖市、区、街道门牌号码和电话号码。有邮政信箱的，可以按照规定使用邮政信箱。地址中可以包含单位名称，但单位名称不得代替地址，例如不得仅填写××省××大学。外国的地址应当注明国别、市（县、州），并附具外文详细地址。

6. 菌种保藏

本栏目只有发明专利请求书上才有。当发明涉及微生物并且需要对微生物进行保藏时才需要考虑填写本栏目。需要保藏的微生物有两类：一类是公众无法获得的新的微生物；另一类微生物本身不是新的，但使用该微生物的方法或其产品是新的，即使这种或这些微生物是公众无法获得的，也应当保藏。微生物的保藏日期应当在提出专利申请之前，最迟在申请的同一天，因为它被看作专利申请的一部分。以实物——微生物作为专利申请的一部分，这是专利书面申请原则的唯一例外情况。

7. 分案申请

当专利申请不符合单一性要求时，申请人除应当对该申请进行修改使其符合单一性要求外，还可以将申请中包含的其他发明、实用新型或者外观设计，按照一申请一发明的原则重新提出一件或多件分案申请。分案申请享有原申请的申请日，如果原申请有优先权要求的，分案申请可以保留原申请的优先权日。分案申请不设单独的请求书，而是作为请求书中的一个栏目。

8. 要求优先权声明

我国专利法规定：优先权有两种，一种是外国优先权，另一种是本国优先权。申请人自发明或者实用新型在外国第一次提出专利申请之日起12个月内，或者自外观设计在外国第一次提出专利申请之日起6个月内，又在中国就相同主题提出专利申请的，依照该国同中国签订的协议或者共同参加的国际条约，或者依照相互承认优先权的原则，可以享有优先权。

申请人自发明或者实用新型在中国第一次提出专利申请之日起12个月内，又向国务院专利行政部门就相同主题提出专利申请的，可以享有优先权。申请人要求优先权的，应当在申请的时候提出书面声明，并且在3个月内提交第一次提出的专利申请文件的副本；未提出书面声明或者逾期未提交专利申请文件副本的，视为未要求优先权。

9. 不丧失新颖性要求和保密要求

根据专利法规定，申请专利的发明创造在申请日以前6个月内，有下列情形之一的，不丧失新颖性：在中国政府主办或者承认的国际展览会上首次展出的；在规定的学术会议或者技术会议上首次发表的；他人未经申请人同意而泄露其内容的。

提出上述声明的，应当在申请日起2个月提交有关证明。例如，展览组织单位出具的有关发明创造被展出的内容和日期的证明，或者有关会议组织单位出具的发明创造被发表的内容和日期的证明。

10. 请求保密处理

本栏只有发明专利请求书才有。按照规定，国防系统各单位的涉及国家安全，需要保密的发明专利申请，应当向国防知识产权局提出申请。在非国防系统的产品及其方法的发明专利申请中，如果申请人认为该申请的技术内容可能涉及国家重大利益，不宜公开，可以在本栏打钩，要求进行保密审查。但是，是否予以保密由主管该技术的国务院主管部门决定。需要保密的，由国家知识产权局按照保密专利申请处理，并且通知申请人。保密专利申请及批准的保密专利在解密以前不向社会公开，也不得向国外申请专利，保密专利的转让和实施除须经专利权人同意以外，还必须经原决定保密的部门批准。

11. 申请文件清单

清单由申请人填写，国家知识产权局负责核对，以证实申请文件的完整性，并检查申请文件是否还夹带或附有其他文件。申请人应当在清单上填写每一种文件的份数和页数。申请人提交的文件或附件，清单上未列出的，可以补写在后面。文件提交情况以国家知识产权局核实为准。国家知识产权局将核实情况填写在请求书上，并将其中一份连同受理通知书一起寄给申请人。

12. 申请人或代理签字或盖章

申请人是个人时应由本人签字或盖章。申请人是单位时应加盖单位公章，单位代表人签字无效。申请人已委托专利代理机构时，应加盖专利代理机构公章。申请人或代理人签字或盖章不得复印，不得代签。

13. 请求书寄送栏目

请求书寄送栏目由申请人填写，它是受理通知书寄送的地址，如果填写不清楚，可能导致受理通知书无法送达。申请人已经委托专利代理机构的，本栏目应当填写专利代理机构的地址、名称及代理人姓名；未委托专利代理机构的，应当填写申请人（一个申请人时）或申请人的共同代表（几个申请人时）的地址、姓名。申请人是单位时填写单位的地址、名称及联系人的姓名。

四、说明书的撰写

专利说明书是详细阐述发明技术实质的文件。其功能主要有三：一是通过说明书将发明向公众公开，这是专利制度的最重要的目的之一，即鼓励向公众公开最新的技术情报。二是表明发明与现有技术相比，以何种方式构成创新及其实际用途。三是支持权利要求书，并可用于解释权利要求。

1. 说明书的基本要求

说明书应清楚、完整地写明发明或实用新型的内容，使所属技术领域的普通专业人员能够根据此内容实施发明创造。说明书不能隐瞒任何实质性的技术要点。说明书中要保持用词一致性；要使用该技术领域通用的名词和术语，不要使用行话，但以其特定意义作为定义使用的，不在此限；要使用国家计量部门规定的国际通用的计量单位。说明书中可以有化学式、数学式，插图应当附在说明书后面。在说明书的题目和正文中，不得使用"如权利要求……所述的……"一类的引用语，也不能使用商业性宣传用语，如"最新式的……""世界名牌……"。涉及外文技术文献或无统一译名的技术名词时要在译名后注明原文。

发明或者实用新型的几幅附图可以绘在一张图纸上，附图应当按顺序编号。附图的大小及清晰度应当保证在该图缩小到2/3时，仍能清楚地分辨出图中的各个细节。发明或者实用新型说明书文字部分未提及的附图标记不得在附图中出现，附图中未出现的附图标记不得在说明书文字部分提及。申请文件中表示同一组成部分的附图标记应当一致。附图中除必需的词语外，不应当含有其他注释。

2. 说明书的撰写格式

说明书第一页第一行应当写明发明名称，该名称应当与请求书中的一致，并左右居中。发明名称前面不得冠以"发明名称"或者"名称"等字样。发明名称与说明书正文之间应当空一行。说明书的格式应当包括以下各部分，并在每一部分前面写明标题。

（1）技术领域：指发明直接所属或者直接应用的技术领域，而不是发明所属或者应用的广义技术领域或者相邻的技术领域。

（2）背景技术：应当引证说明对于理解、检索和审查有参考价值的已有的技术方案，即相近解决方案，或与申请专利的技术方案用途相同，技术实质和使用效果接近的已有技术方案。说明其必要的技术特征；注明出处或者来源；指出存在的问题和缺点。

（3）发明内容：是公开发明内容的核心部分，应当清楚地说明发明的实质，并加以详细描述。公开发明的内容时，除清楚、完整地说明发明的技术特征外，还应当在与现有技术的联系中，对所要解决的技术问题提出至少一种迄今未知的具体解决方案，阐明发明与现有技术相比具有的新特点，即新颖性和创造性。发明的优点和积极效果：应当清楚、有根据地说明发明与现有技术相比所具有的优点或者积极效果，即由构成发明的技术特征所带来或者预期带来的优点或者积极效果，例如产率、质量、精度、效率的提高，能量、原材料的节省，环境污染的根除或者防治，以及有用性能的出现等。可以采用结构特点的分析和理论说明的方法，或者采用实验数据说明的方法，说明发明的优点或者积极效果，而不能只断言发明具有优点或者积极效果。但是，无论用哪种方法，都应当与现有技术进行比较，指出其区别和依据。

（4）附图说明：有附图时（实用新型必须有附图），应当简要说明附图的编号和名称。

（5）实施例或具体实施方式：详细描述申请人认为实施发明或实用新型的最好方式，并将其作为一件典型实例，列出与发明要点有关的参数及条件，有附图的应当对照附图加以说明，技术中不能隐瞒任何实质性的技术要点，如必要时，在权利要求的保护范围比较宽的情况下，或在难以从理论分析或者根据实践经验判断发明的适用范围的情况下，应当列举多个实施例。特别是有关化学物质的发明通常要列举几个，甚至几十个实施例。通过这一段的描述使所属技术领域的普通专业人员能够根据此内容实施发明创造，并且使独立权利要求中的每一个技术特征的内容明确并得到说明书的支持。

说明书无附图的，说明书文字部分不包括附图说明及其相应的标题。涉及核苷酸或者氨基酸序列的申请，应当将该序列表作为说明书的一个单独部分，并单独编写页码。申请人应当在申请的同时提交与该序列表相一致的计算机可读形式的副本。提交的计算机可读形式的副本中记载的序列表与说明书中的序列表不一致的，以说明书中的序列表为准。未提交计算机可读形式的副本，或者所提交的副本与说明书中的序列表明显不一致的，审查员应当发出补正通知书,通知申请人在指定期限内补交正确的副本。期满未补交的,审查员应当发出视为撤回通知书。说明书文字部分可以有化学式、数学式或者表格,但不得有插图。

说明书文字部分写有附图说明的,说明书应当有附图。说明书文字部分写有附图说明,但说明书无附图或者缺少相应附图的,应当通知申请人取消说明书文字部分的附图说明,或者在指定的期限内补交相应附图。申请人补交附图的,以向专利局提交或者邮寄补交附图之日为申请日,审查员应当发出重新确定申请日通知书。申请人取消相应附图说明的,保留原申请日。说明书应当用阿拉伯数字按顺序编写页码。

五、权利要求书的撰写

专利法规定:专利权的保护范围以被批准的权利要求内容为准。权利要求书是专门记载权利要求的文件,它由一项或多项权利要求组成。

1. 权利要求书的功能

权利要求书的功能是用技术特征的总和表示发明的技术实质,限定请求保护的范围或者专利权范围,反映发明与现有技术之间的联系和区别。

2. 权利要求书的一般要求

权利要求书的文字书写、纸张要求与说明书相同,也应当使用知识产权局的统一表格;权利要求书是一个独立文件,应与说明书分开书写,单独编页;权利要求书中使用的技术名词、术语应与说明书中一致。权利要求书中可以有化学式、数字式,但不能有插图。除绝对必要,不得引用说明书和附图,即不得用"如说明书所述的……"或"如图3所示的……"的方式撰写权利要求。为了表达清楚,权利要求书可以引用设备部件名称和附图标记。权利要求应当满足专利法和细则规定的要求,以说明书为依据说明发明或实用新型的技术特征,清楚、简要地表达请求保护的范围。其中的技术特征可以引用说明书附图中相应的附图标记,这些附图标记应当置于括号中。权利要求应当用阿拉伯数字按顺序编号。

3. 权利要求书的撰写

一项权利要求要用一句话表达,中间可以有逗号、顿号、分号,但不能有句号,以强调其意思的不可分割的单一性和独立性。权利要求分两种:独立权利要求和从属权利要求。权利要求起始端不用书写发明或实用新型名称,可以直接书写第1项独立权利要求,它的从属权利要求从序号2往下按顺序排列。发明或实用新型有两项以上独立权利要求的,则各自的从属权利要求应分别写在各独立权利要求之后。

(1)独立权利要求:从整体上反映发明或实用新型的技术方案,记载实现发明目的必不可少的技术特征的权利要求称为独立权利要求。独立权利要求一般应当分两部分撰写:前序部分和特征部分。

前序部分:写明发明或实用新型要求保护的主题名称和该项发明或实用新型与最接近的现有技术共有的必要技术特征。

特征部分:用"其特征是……"或者"其特征在于……"等类似的简明语言,写明发明或实用新型区别于现有技术的技术特征,这是权利要求的核心内容,这些特征与前序部分说明的特征一起,构成要求保护的技术特征。

独立权利要求的前序部分和特征部分应当包含发明或实用新型的全部必要的技术特征，共同构成一个完整的技术解决方案，同时限定发明或实用新型的保护范围。因为权利要求确定发明的保护范围，这就要求把发明的特殊性明确规定出来，技术特征就是发明特殊性的表现形式。构成技术发明构思的一切具体内容均为该发明构思的技术特征。例如，在某一发明构思中涉及的装置、设备、器具、机械、仪器、部件、零件及其尺寸、成分等；此外，一种新的生产工艺、方法、流程、步骤及与其有关的一切参数，如速度、重量、温度、压力、时间等均为技术特征。这些技术特征之间的相互关系也是技术特征，但功能和目的本身不是技术特征。因为功能和目的不是某一技术构思的具体内容，所以权利要求内不允许写入任何技术目的或技术功能作为技术特征要求得到保护。

一项发明或实用新型一般只有一个独立权利要求，并且写在同一发明实用新型的从属权利要求之前。属于一个总的发明构思、符合合案申请要求的几项发明或实用新型可以在一件发明或者实用新型专利申请中提出，这时权利要求书中可以有两项以上的独立权利要求。这时应当确定一项为主要的权利要求作为第一项独立权利要求，另一项排在后面成为与第一项独立权利要求平行的、有独立法律意义的权利要求。例如，一项产品发明和制造该产品的方法发明可以合案申请，这时一般把产品作为权利要求1，其后跟随若干个产品的从属权利要求，然后再依次排列方法独立权利要求和方法的从属权利要求。

（2）从属权利要求：引用独立权利要求或者别的权利要求，并用附加的技术特征对它们作进一步限定的权利要求称为从属权利要求。从属权利要求分引用部分和限定部分两部分撰写。

引用部分：写明被引用的权利要求的编号及发明或实用新型主题名称。引用部分只能引用排列在前的权利要求。同时引用两项以上权利要求时，只允许使用"或"连接。例如，"权利要求1或2所述的……装置，其特征是……"这样的权利要求称为多项从属权利要求。引用两项以上其他权利要求的从属权利要求不得互相引用，这也是在撰写从属权利要求时应特别注意的。

限定部分：写明发明或者实用新型附加的技术特征。它们是对独立权利要求的补充，以及对引用部分的技术特征的进一步限定，也应当以"其特征是……"或者"其特征在于……"等类似用语连接上文。

六、附　　图

附图的作用在于用图形补充说明书文字部分的描述，从而清楚、完整地公开发明，或者"技术人员"只阅读文字尚不能准确理解发明时，应当有附图。发明专利的说明书根据内容需要，可以有附图，也可以没有附图。实用新型说明书必须有附图。附图和说明书中对附图的说明要图文相符。附图的形式可以是零件图、装配图、电路图、线路图、流程图、文框图、曲线示意图、形状示意图、正视图、侧视图、剖视图、相图和金相照片等，只要能完整、准确地表达说明书的内容即可，不必画成详细的工程加工图或装配图。复杂的图表一般也作为附图。

说明书附图应当使用包括计算机在内的制图工具和黑色墨水绘制，线条应当均匀清晰、足够深，不得着色和涂改，不得使用工程蓝图。剖面图中的剖面线不得妨碍附图标记线和主线条的清楚识别。几幅附图可以绘制在一张图纸上。一幅总体图可以绘制在几张图纸上,但应当保证每一张上的图都是独立的,而且当全部图纸组合起来构成一幅完整总体图时又不互相影响其清晰度。附图的周围不得有与图无关的框线。

附图总数在两幅以上的,应当使用阿拉伯数字按顺序编号,并在编号前冠以"图"字,例如图1、图2。该编号应当标注在相应附图的正下方。附图应当尽量竖向绘制在图纸上,彼此明显分开。当零件横向尺寸明显大于竖向尺寸、必须水平布置时,应当将附图的顶部置于图纸的左边。一页图纸上有两幅以上的附图,且有一幅已经水平布置时,该页上其他附图也应当水平布置。附图标记应当使用阿拉伯数字编号。说明书文字部分未提及的附图标记不得在附图中出现,附图中未出现的附图标记不得在说明书文字部分提及。申请文件中表示同一组成部分的附图标记应当一致。

附图的大小及清晰度,应当保证在该图缩小到2/3时仍能清晰地分辨出图中各个细节,以能够满足复印、扫描的要求为准。同一附图应当采用相同比例绘制,为使其中某一组成部分清楚显示,可以另外增加一幅局部放大图。附图中除必需的词语外,不得含有其他注释。附图中的词语应当使用中文,必要时可以在其后的括号里注明原文。流程图、框图应当作为附图,并应当在其框内给出必要的文字和符号。一般不得使用照片作为附图,但特殊情况下,例如,显示组织细胞或者电泳图谱时,可以使用照片贴在图纸上作为附图。说明书附图应当用阿拉伯数字按顺序编写页码。

七、摘　　要

摘要是说明书公开全部内容的缩写,是一种情报工具,编写和公布摘要的主要目的是方便公众对专利文献进行检索,方便专业人员及时了解本行业的技术概况。摘要没有任何法律效力,它与专利权保护范围无关。因此,不能用它来解释保护范围和作为判断新颖性、创造性和实用性的依据,也不能作为审查和诉讼判决的依据。

摘要应当写明发明或者实用新型所属的技术领域、需要解决的技术问题、主要技术特征和用途。对于开拓性发明,因为发明内容在该领域是全新的,应当简要介绍发明的全部内容;但是对于改进性发明,只需公开其改进处。说明发明的主要技术特征时,机器或者设备应当包括结构和操作方法;方法应当包括主要条件、步骤和参数;物质应当包括其成分含量或者结构。摘要可以包含最能说明发明的化学式。有附图的专利申请,应当由申请人指定并提供一幅最能说明该发明或者实用新型技术特征的附图。附图的大小及清晰度应当保证在该图缩小到4 cm×6 cm时,仍能清楚地分辨出图中的各个细节。摘要文字部分不得超过200个字。摘要中不得使用商业性宣传用语。

八、外观设计图片、照片

申请外观设计专利要提交每件外观设计产品的不同侧面或者状态的图片或照片,以便清楚、完整地显示请求保护的对象。一般情况下应有六面视图(主视图、仰视图、左视图、右视图、俯视图、后视图),必要时还应有剖视图、剖面图、使用状态参考图和立体图。图片、照片要符合下列要求。

1. 图片

外观设计专利权的保护范围以表示在图片或者照片中该产品的外观设计为准。申请人提交的有关图片或者照片应当清楚地显示要求专利保护的产品的外观设计。

就立体产品的外观设计而言，产品设计要点涉及六个面的，应当提交六面正投影视图；产品设计要点仅涉及一个或几个面的，应当至少提交所涉及面的正投影视图和立体图，并应当在简要说明中写明省略视图的原因。就平面产品的外观设计而言，产品设计要点涉及一个面的，可以仅提交该面正投影视图；产品设计要点涉及两个面的，应当提交两面正投影视图。必要时，申请人还应当提交该外观设计产品的展开图、剖视图、剖面图、放大图及变化状态图。此外，申请人可以提交参考图，通常用于表明使用外观设计的产品的用途、使用方法或者使用场所等。色彩包括黑白灰系列和彩色系列。对于简要说明中声明请求保护色彩的外观设计专利申请，图片的颜色应当着色牢固、不易褪色。六面正投影视图的视图名称分别是主视图、后视图、左视图、右视图、俯视图和仰视图。其中主视图所对应的面应当是使用时通常朝向消费者的面或者最大程度反映产品整体设计的面。例如，带杯把的杯子的主视图应是杯把在侧边的视图。视图名称应当标注在相应视图的正下方。

对于成套产品，应当在其中每件产品的视图名称前以阿拉伯数字顺序编号标注，并在编号前加"套件"字样。例如，对于成套产品中的第4套件的主视图，其视图名称为：套件4主视图。对于同一产品的相似外观设计，应当在每个设计的视图名称前以阿拉伯数字顺序编号标注，并在编号前加"设计"字样。例如，设计1主视图。

组件产品是指由多个构件相结合构成的一件产品，分为无组装关系、组装关系唯一或者组装关系不唯一的组件产品。对于组装关系唯一的组件产品，应当提交组合状态的产品视图；对于无组装关系或者组装关系不唯一的组件产品，应当提交各构件的视图，并在每个构件的视图名称前以阿拉伯数字顺序编号标注，并在编号前加"组件"字样。例如，对于组件产品中的第3组件的左视图，其视图名称为：组件3左视图。对于有多种变化状态的产品的外观设计，应当在其显示变化状态的视图名称后，以阿拉伯数字顺序编号标注。

2. 照片的拍摄

拍摄的照片应当清晰，避免因对焦不好等导致产品的外观设计无法清楚地显示。照片背景应当单一，避免出现该外观设计产品以外的内容。产品和背景应有适当的明度差，以清楚地显示产品的外观设计。照片的拍摄通常应当遵循正投影规则，避免因透视产生的变形，影响产品的外观设计的表达。照片应当避免因强光、反光、阴影、倒影等影响产品外观设计的表达。照片中的产品通常应当避免包含内装物或者衬托物，但对于必须依靠内装物或者衬托物才能清楚地显示产品的外观设计时，则允许保留内装物或者衬托物。

九、外观设计简要说明

简要说明是对外观设计图片或照片进行的简要解释，是对图片或照片的一种补充，应当简明扼要、通俗易懂。简要说明不得有商业性宣传用语，也不能用来说明产品的性能和用途。

简要说明应当包括以下内容：①外观设计产品的名称。简要说明中的产品名称应当与请求书中的产品名称一致。②外观设计产品的用途。简要说明中应当写明有助于确定产品类别的用途。对于具有多种用途的产品，简要说明应当写明所述产品的多种用途。③外观设计的设计要点。设计要点是指与现有设计相区别的产品的形状、图案及其结合，或者色彩与形状、图案的结合，或者部位。对设计要点的描述应当简明扼要。④指定一幅最能表明设计要点的图片或者照片。指定的图片或者照片用于出版专利公报。凡属下列情况者应当有简要说明。

1. 省略视图

外观设计产品左右、上下、前后对称时，可以各省略一幅视图，但要说明，如"左视图和右视图对称，省略右视图"。此外，外观设计产品某一个不属于创作部位的方向，也可以省略视图，但要说明，如"产品底部不属于创作部位，省略仰视图"。

2. 突出主题创作部位

在外观设计较为复杂，创新部分不易被人注意的情况下，可以写明主要创作部位或设计要点，以加强专利批准以后的保护。例如，台灯外观设计，包括灯罩、灯座、灯架、灯头等几部分，如果创新设计只涉及灯罩部分，其他部分采用原有设计，应予以说明。

3. 补充图片或照片中难以清楚表达的内容

如果产品外表或部分外表是用透明材料制成，图片和照片都难以清楚反映"透明"这一设计内容时，可以在图片或照片透明部位引出标记线，注上符号A、B等，并在简要说明中说明A、B等处为透明部位。

4. 图片或照片只表示产品局部

较长的产品，如型材、工字钢等，可只画一段，在简要说明中说明产品全长、长宽比例。有些纺织物，如地毯，上下左右都可以省略，只需画出局部花样与纹路，但在简要说明中应说明地毯的长、宽尺寸。

5. 其他说明

外观设计产品的效果与制造的特殊材料有关，简要说明中应注明材料。对需要保护色彩的外观设计产品，除了提供彩色及黑白图片或照片各一套外，还应当在简要说明中说明，如本产品要求保护色彩。新开发的产品，特别是在外观设计分类表（洛迦诺分类表）中还没有的，要在简要说明中写明产品的使用方法和目的，以便明确保护类别和补充分类表。

（郑金平）

参 考 文 献

国家知识产权局, 2020. 专利审查指南. 北京：知识产权出版社.
国家知识产权局专利局, 2003. 专利申请须知. 北京：知识产权出版社.
国务院, 2010. 中华人民共和国专利法实施细则.
黄敏, 2005. 专利申请文件的撰写与审查要点. 北京：知识产权出版社.
江镇华, 2006. 实用专利教程. 北京：知识产权出版社.
江镇华, 2006. 怎样撰写专利申请文件. 北京：知识产权出版社.
全国人民代表大会常务委员会, 2020. 中华人民共和国专利法(2020年修正). [2023-11-19]. https://www.cnipa.gov.cn/art/2020/11/23/art_97_155167.html.
吴观乐. 2004. 发明和实用新型专利申请文件撰写案例剖析. 北京：知识产权出版社.
杨国平. 2003. 专利申请指南. 上海：上海科学技术出版社.
张清奎. 2002. 医药及生物领域发明专利申请文件的撰写与审查. 北京：知识产权出版社.

中华人民共和国国务院.2020.国家科学技术奖励条例.
中华人民共和国国务院.2024.国家科学技术奖励条例（国务院令第782号第四次修订）.[2025-05-04]. https://www.most.gov.cn/xxgk/xinxifenlei/fdzdgknr/fgzc/flfg/202405/t20240531_191008.html.
中华人民共和国科学技术部.2023.社会力量设立科学技术奖管理办法.[2023-11-19]. https://www.most.gov. cn/xxgk/xinxifenlei/fdzdgknr/fgzc/gfxwj/gfxwj2023/202303/t20230320_185166.html.
钟书华，王炎坤.2007.国家科技计划与科技奖励.北京：人民出版社.

附　录

附录1　常用医学规范名词与曾用名对照表

为了更好地进行医学成果传播与交流，加强医学科学文献的检索与利用，实现资源共享，减少重复劳动，应积极推行医学名词的规范化、标准化。现将全国科学技术名词审定委员会审定并公布的常用医学规范名词及其曾用名列出，供参考使用。应使用规范名词，废弃曾用名。

规范名词	曾用名	规范名词	曾用名
A		布鲁津斯基征	布鲁金斯基征
阿尔茨海默病	老年痴呆症	C	
艾迪生病	阿狄森病	侧支循环	侧枝循环
艾滋病	爱滋病	测听（法）	听力测验法
B		猖獗性龋齿	猛性龋齿
巴宾斯基征	巴彬斯基征	肠石	粪石
白细胞	白血球	潮式呼吸	陈-施二氏呼吸
瘢痕	疤痕	成人型呼吸窘迫综合征	成年人呼吸窘迫综合征
半衰期	半寿期	川崎病	黏膜皮肤淋巴综合征
胞吐作用	出胞作用	磁共振	核磁共振
胞吞作用	入胞作用	粗面内质网	糙面内质网
胞质	胞浆	促胃液素	胃泌素
暴露性角膜炎	兔眼性角膜炎	D	
贝赫切特综合征	白塞综合征	单核-吞噬细胞系统	网状内皮系统
本周蛋白尿	凝溶蛋白尿	单卵双胎	同卵双胎
鼻出血	鼻衄	胆红素脑病	核黄病
鼻中隔偏曲	鼻中隔弯曲	胆囊收缩素	胰酶素
闭角型青光眼	窄角型青光眼	胆总管	总胆管
壁腹膜	壁层腹膜	蛋白印迹法	免疫印迹法
扁桃体	扁桃腺	低氧血症	低血氧症
变态反应	过敏反应	迪特尔危象	游走肾危象
标志物	标记物	递质	介质
表面上皮	生发上皮	第四脑室	四脑室
并发症	合并症	癫痫	癫癎
病原体	病源体	动眼神经根	副交感根，短根

续表

规范名词	曾用名	规范名词	曾用名
多房棘球蚴病	泡型包虫病	骨盆上口	骨盆入口
多形性腺瘤	混合瘤	骨盆下口	骨盆出口
E		硅沉着病	矽肺
呃逆	打嗝	H	
恶病质	恶液质	海马旁回	海马回
恶性组织细胞增多症	恶性网状细胞增多症	核糖体	核蛋白体
腭垂	悬雍垂	核型	染色体组型
耳郭	耳廓	红细胞	红血球
二尖瓣关闭不全	二尖瓣闭锁不全	虹膜角膜角	前房角
二卵双胎	异卵双胎	后天性盲	获得性盲
F		滑面内质网	光面内质网
发绀	紫绀	化学性睾丸切除	化学性阉割
法洛四联症	法乐四联症	会阴中心腱	会阴体
樊尚咽峡炎	奋森咽峡炎	霍奇金淋巴瘤	何杰金病
反流性食管炎	消化性食管炎	J	
反胃	返胃	机制	机理
飞蚊症	飞蝇幻视	肌质	肌浆
肺尘埃沉着病	尘肺	基底核	基底节
肺梗死	肺梗塞	吉姆萨染色	姬姆萨染色
分泌性中耳炎	渗出性中耳炎	棘球蚴病	包虫病
分枝杆菌	分支杆菌	甲状腺功能亢进	甲状腺机能亢进
氟牙症	斑釉牙	甲状腺素	四碘甲状腺原氨酸
附睾结核	结核性附睾炎	假膜	伪膜
复极	复极化	假膜性结膜炎	伪膜性结膜炎
腹股沟管浅环	腹股沟管皮下环	减数分裂	成熟分裂
腹股沟管深环	腹股沟管腹环	睑板腺囊肿	霰粒肿
腹股沟镰	联合腱	睑腺炎	麦粒肿
腹式呼吸	膈呼吸	降压神经	减压神经，主动脉神经
G		胶原纤维	胶元纤维
肝大	肝肿大	角膜薄翳	角膜云翳
肝性脑病	肝昏迷	角质层	角化层
肝硬化	肝硬变	接触镜	隐形眼镜
感光细胞	视细胞	结缔组织疾病	胶原疾病
高脂血症	高血脂症	结核球	结核瘤
戈谢病	高雪病	禁忌证	禁忌症
咯血	咳血	晶状体	晶体
功能	机能	精囊	精囊腺

续表

规范名词	曾用名	规范名词	曾用名
精曲小管	曲细精管	每分通气量	每分钟通气量
精直小管	直细精管	弥散性血管内凝血	弥漫性血管内凝血
颈前区	颈前三角	膜迷路积水	内淋巴水肿
痉挛性瘫痪	硬瘫	N	
静脉哼鸣	静脉营营音	脑出血	脑溢血
静止龋	休止龋	脑梗死	脑梗塞
K		脑桥	桥脑
咳痰	咯痰	脑神经	颅神经
开角型青光眼	广角型青光眼	脑卒中	中风
凯尔尼格征	克尼格征	内镜	内窥镜
抗结核治疗	抗痨治疗	黏多糖	粘多糖
抗生素	抗菌素	黏附	粘附
考马斯亮蓝	考马斯亮兰	黏膜	粘膜
克罗恩病	克隆病	鸟氨酸循环	尿素循环
空晕病	晕机	牛带绦虫病	牛肉绦虫病
库普弗细胞	枯否细胞	脓肿	脓疡
库欣病	柯兴病	O-P	
库欣综合征	柯兴综合征	偶联	耦联
L		帕金森病	震颤麻痹
朗格汉斯细胞	朗罕细胞	旁路移植术	搭桥术
老视	老花	佩吉特病	派杰病
类固醇激素	甾类激素	盆内脏神经	勃起神经
冷冻切片	冰冻切片	皮质激素	皮质类固醇
里-施细胞	瑞-司细胞	剖宫产术	剖腹产术
立体显微镜	解剖显微镜	葡萄膜	色素膜
林格液	任氏液	浦肯野细胞	普肯野细胞
淋巴结	淋巴腺	Q	
淋巴母细胞	原淋巴细胞	期前收缩	过早搏动,早搏
磷脂酰胆碱	卵磷酯	前磨牙	双尖牙
铃蟾肽	蛙皮素	浅筋膜	皮下筋膜
流行性出血热	肾综合征出血热	清蛋白	白蛋白
M		穹隆	穹窿
马方综合征	马凡综合征	去皮质强直	去大脑强直
脉压	脉搏压,脉压差	S	
梅克尔憩室	美克尔憩室	三羧酸循环	柠檬酸循环
梅尼埃病	美尼尔病	三酰甘油	甘油三酯
每搏输出量	搏出量	沙门菌	沙门氏菌

续表

规范名词	曾用名	规范名词	曾用名
上睑下垂	眼睑下垂	W	
上肢带骨	肩带骨	外眼检查（法）	眼外部检查法
神经垂体	垂体后叶	韦金斯基效应	魏登斯基效应
施万细胞	雪旺细胞	围生期	围产期
升压	加压	围生医学	围产医学
生理盲点外露	生理盲点暴露	维生素C缺乏病	坏血病
声嘶	声哑	维生素D缺乏病	佝偻病
失用性	废用性	伪盲	诈盲
十二指肠壶腹	十二指肠球	卫氏并殖吸虫	肺吸虫
石棉沉着病	石棉肺	胃灼热	烧心
实验室检查	化验检查	文氏房室传导阻滞	莫氏Ⅰ型房室传导阻滞
食管	食道	沃勒变性	华勒变性
食欲缺乏	食欲不振	无效腔	死腔
视盘水肿	视乳头水肿	X	
视细胞	感光细胞	X线	X光
适应证	适应症	细胞肿胀	浊肿
室性自主心律	室性自搏心律	细粒棘球蚴病	囊型包虫病
受体阻断剂	受体拮抗剂	涎蛋白	唾液蛋白
疏松结缔组织	蜂窝组织	腺垂体	垂体前叶
双行睫	重睫	小脑上脚	结合臂
水肿	浮肿	小脑延髓池	大池
松弛性瘫痪	软瘫	小脑中脚	脑桥臂
苏木精	苏木素	心包脏层	心外膜
髓袢	肾单位袢，亨利袢	心动过速	心跳过快
缩胆囊素	胆囊收缩素	心房钠尿肽	心钠素，心房肽
T		心肌传导纤维	浦肯野纤维
唐氏综合征	21三体综合征，先天愚型	心肌梗死	心肌梗塞
糖胺聚糖	黏多糖	心律失常	心律紊乱
糖类	碳水化合物	心排血指数	心指数
糖依赖性胰岛素释放肽	抑胃肽	心前区导联	心前导联
糖原	糖元	心室壁瘤	心室动脉瘤
体循环	大循环	心室纤颤	心室颤动
听力图	听力曲线	心输出量	心搏出量
同工酶	同功酶	心向量图	向量心电图
同位素	放射性核素	心源性水肿	心原性水肿
突发性聋	暴聋	心源性哮喘	心原性哮喘
		心脏按压	心脏挤压

续表

规范名词	曾用名	规范名词	曾用名
心脏停搏	心跳停止，心脏停跳	右淋巴导管	右胸导管
心脏压塞	心脏填塞，心包填塞	原发性高血压	高血压病
新生儿肺透明膜病	新生儿呼吸窘迫综合征	晕动病	运动病
新生儿硬肿症	新生儿寒冷损伤综合征	Z	
胸廓上口	胸廓入口	在体	体内
胸廓下口	胸廓出口	脏腹膜	脏层腹膜
胸膜腔内压	胸内压	展神经	外展神经
胸腔积液	胸水	直立性低血压	体位性低血压
血常规	血象	植物状态	植物人
血红蛋白	血色素	中心视力丧失	黑视
血流动力学	血液动力学	中性粒细胞	嗜中性粒细胞，多形核白细胞
血细胞凝集	血凝		
血细胞压积	红细胞压积	周边视力丧失	灰视
Y		皱襞	皱壁
烟酰胺腺嘌呤二核苷酸	辅酶 I	猪带绦虫病	猪肉绦虫病
烟酰胺腺嘌呤二核苷酸磷酸	辅酶 II	猪囊尾蚴病	囊虫病
延髓性麻痹	球麻痹，真性球麻痹	蛛网膜下隙	蛛网膜下腔
眼干燥症	干眼病	注意缺陷多动障碍	儿童多动症
眼睑闭合不全	兔眼	椎间盘造影	髓核造影
腰硬联合麻醉	腰硬膜联合麻醉	子痫	子痫
药物依赖	药瘾	自主神经	植物神经，内脏神经
胰凝乳蛋白酶	糜蛋白酶	综合征	综合症，症候群
义齿	假牙	组胺	组织胺
义眼	假眼		
癔症	癔病		

（殷国荣 摘编）

附录2　常用药品标准名与非标准名对照表

标准药名	非标准药名	标准药名	非标准药名
A		碘解磷定	解磷定，碘磷定，派姆
阿莫西林	羟氨苄青霉素	碘塞罗宁	甲碘安，反T_3，碘甲腺氨酸，三碘甲状腺原氨酸
阿普洛尔	心得舒，氨酰心安，烯丙洛尔		
阿司匹林	阿斯匹林，乙酰水杨酸	丁苯羟酸	皮炎灵，丁苯乙肟
艾司唑仑	舒乐安定	丁卡因	地卡因，潘托卡因，四卡因
安乃近	诺瓦经，罗瓦尔精	丁哌卡因	布比卡因
氨苄西林	氨苄青霉素，安比西林	毒扁豆碱	依色林，卡拉巴豆碱
胺碘酮	乙胺碘呋酮	毒毛花苷K	毒毛旋花子甙K，毒毛旋花子苷K，毒毛苷K
氨利酮	氨吡酮，氨双吡酮		
B		度米芬	杜灭芬，杜美芬，消毒灵
白消安	马利兰，二甲磺酸丁酯	对乙酰氨基酚	扑热息痛，醋氨酸
贝美格	美解眠	多潘	甲脲嘧啶氮芥
苯巴比妥	鲁米那	多潘立酮	吗丁啉
苯丁酸氮芥	瘤可宁	多塞平	多虑平
苯酚	酚，石炭酸	多西环素	强力霉素，脱氧土霉素
苯甲酸	安息香酸	**E**	
苯妥英钠	大仑丁，二苯乙内酰脲	二甲弗林	回苏灵
苯乙双胍	降糖灵	二甲双胍	降糖片
苯扎氯铵	洁尔灭	**F**	
苯扎溴铵	新洁尔灭	放线菌素D	更生霉素
苯唑西林	苯唑青霉素，新青霉素Ⅱ	酚磺酞	酚红
吡硫醇	脑复新	酚磺乙胺	止血敏
苄达明	炎痛静，消炎灵	呋喃妥因	呋喃坦啶，硝呋妥因
苄星青霉素	青霉素G	呋喃唑酮	痢特灵
玻璃酸酶	透明质酸酶，玻糖酸酶	呋塞米	速尿，速尿灵，利尿灵，呋喃苯胺酸，腹安酸，利尿磺胺
伯氨喹	伯喹，伯氨喹啉		
博来霉素	争光霉素	氟尿嘧啶	5-氟尿嘧啶，5-Fu
C		氟轻松	肤轻松
促皮质素	促肾上腺皮质激素	复方铝酸铋	胃铋治，胃必治
D		复方氢氧化铝片	胃舒平
地布酸钠	咳宁，双丁萘磺钠	**G**	
地高辛	狄戈辛	高血糖素	升血糖素，胰高血糖素
地匹福林	肾上腺素异戊酯	睾酮	睾丸酮，睾丸素
地塞米松	氟美松，氟甲去氢氢化可的松	格列本脲	优降糖
地西泮	安定，苯甲二氮	格列吡嗪	美吡达
低精蛋白胰岛素	中效胰岛素，中性精蛋白锌胰岛素	胍甲环素	胍哌四环素

续表

标准药名	非标准药名	标准药名	非标准药名
桂利嗪	脑益嗪	L	
过氧化氢	双氧水	利福平	力复平,甲哌利福霉素
H		硫氯酚	硫双二氯酚,别丁
含氯石灰	漂白粉	硫喷妥钠	硫贲妥钠
黄体酮	孕酮,助孕素	罗库溴铵	罗库溴胺
磺胺甲唑	新诺明,新明磺胺甲基异唑	罗通定	颅痛定,左旋四氢巴马汀
磺胺索嘧啶	磺胺二甲异嘧啶	螺内酯	安体舒通,螺旋内酯固醇
J		洛伐他丁	美降脂,美维诺林
枸橼酸	柠檬酸	络贝林	山梗菜碱
己烯雌酚	乙酚,乙烯雌酚	络莫司汀	环己亚硝脲
甲氨蝶呤	氨甲蝶呤	氯贝丁酯	安妥明,冠心平,氯苯丁酯
甲苯磺丁脲	甲糖宁,D860,甲磺丁脲	氯丙嗪	冬眠灵,氯普马嗪,可乐静
甲丙氨酯	安宁,眠尔通,安乐神,氨甲苯二酯	氯氮䓬	利眠宁,甲氨二氮䓬
甲睾酮	甲基睾丸素	氯己定	洗必泰,双氯苯双胍己烷
甲喹酮	安眠酮,海米那,眠可欣	氯唑西林钠	邻氯青霉素,氯唑青霉素钠
甲泼尼龙	甲基强的松龙,甲基氢化泼尼松,甲基泼尼松	M	
		麻黄碱	麻黄素
甲巯咪唑	他巴唑	马来酸氯苯那敏	扑尔敏,氯苯那敏,氯曲米通
甲醛	福尔马林	吗多明	脉导敏,吗导敏,脉心导敏,吗斯酮胺
甲硝唑	灭滴灵,甲硝基羟乙唑	毛果芸香碱	匹罗卡品,匹鲁卡品
甲氧氯普胺	胃复安,灭吐灵	毛花苷丙	西地兰,毛花甙C,毛花强心丙,毛花洋地黄甙丙
甲紫	龙胆紫		
间苯二酚	雷琐辛	美沙酮	美散酮
间羟胺	阿拉明	美西林	氮脒青霉素,氮卓脒青霉素
金刚烷胺	金刚胺,三环癸胺	美西律	慢心律,脉律定
精蛋白锌胰岛素	长效胰岛素,精锌胰岛素	N	
肼屈嗪	肼苯哒嗪,肼酞嗪	尼可刹米	可拉明,二乙烟酰胺
聚山梨酸-80	吐温-80	黏菌素	多黏菌素E
卷曲霉素	卷须霉素	凝血因子Ⅷ	抗血友病因子
K		诺氟沙星	氟哌酸
卡巴克络	安络血	P	
卡比马唑	甲亢平	哌替啶	度冷丁,杜冷丁,唛啶,地美露
卡马西平	痛痉宁,酰胺米嗪	培洛霉素	派来霉素,匹来霉素,苯乙丙双胺博莱霉素
考来烯胺	消胆胺,降胆敏,消胆胺脂		
可的松	考的松,皮质素,化合物E	匹氨西林	匹氨青霉素
可乐定	可乐宁,氯压定,血压得平,110降压片	匹米诺定	去痛定,皮米诺定
		泼尼松	强的松,去氢可的松
		泼尼松龙	强的松龙,氢泼尼松,氢化泼尼松

标准药名	非标准药名	标准药名	非标准药名
葡醛内酯	肝泰乐，葡萄糖醛酸内酯	头孢匹林	先锋霉素Ⅷ，头孢吡硫，头孢菌素Ⅷ
普卡霉素	光辉霉素，光神霉素，金霉酸	头孢噻定	先锋霉素Ⅱ，头孢霉素Ⅱ
普拉洛尔	心得宁	头孢噻吩	先锋霉素Ⅰ，头孢霉素钠，头孢菌素Ⅰ
普罗帕酮	心律平，丙胺苯丙酮	头孢噻肟	头孢氨噻肟，氨噻肟头孢菌素，头孢泰克松
普萘洛尔	心得安，萘心安		
Q		头孢乙腈	先锋霉素Ⅶ，头孢菌素Ⅶ，头孢氰甲，头孢乙氰钠
青霉素	盘尼西林、青霉素钠、苄青霉素钠		
氢化可的松	氢可的松，可的索，皮质醇	头孢唑啉	先锋霉素Ⅴ，头孢菌素Ⅴ，先锋唑啉
氢氯噻嗪	双氢克尿噻	W	
巯嘌呤	6-巯基嘌呤，乐疾宁	维A酸	维甲酸，维生素A酸，维生素甲酸
曲安西龙	去炎松，氟羟强的松龙，氟羟氢化泼尼松	维拉帕米	异搏定，戊脉安
		维生素B_2	核黄素
去氧皮质酮	脱氧皮质酮	维生素C	抗坏血酸，维生素丙
去氧肾上腺素	新福林，苯福林	戊四硝酯	长效硝酸甘油，硝基季戊醇、硝酸戊四醇酯
R-S			
柔红霉素	正定霉素，红比霉素，柔毛霉素	X	
三磷腺苷	三磷酸腺苷，腺三磷，ATP	西咪替丁	甲氰咪呱
山莨菪碱	654，654-1，654-2	硝苯地平	心痛定，利心平，硝苯吡啶，拜新同
双肼屈嗪	双肼苯达嗪，双肼酞嗪，血压达静	硝酸异山梨酯	消心痛，硝异梨醇，硝酸脱水山梨醇酯
双嘧达莫	潘生丁，哌醇定，双嘧哌胺醇	硝西泮	硝基安定，硝基二氮䓬，硝草酮
丝裂霉素	自力霉素，密吡霉素	小檗碱	黄连素
羧苄西林	羟苄青霉素，卡比西林钠	溴丙胺太林	普鲁本辛，溴化丙胺太林
缩宫素	催产素	溴隐亭	溴麦角隐亭，溴麦亭，溴麦角环肽
T		血管升压素	血管加压素，抗利尿激素
碳酸氢钠	小苏打	Y	
头孢氨苄	头孢菌素Ⅳ，先锋霉素Ⅳ，苯甘孢霉素	亚甲蓝	美蓝，亚甲基蓝，次甲蓝
头孢丙烯	头孢布烯，头孢罗齐，头孢普罗	氧化亚氮	笑气
头孢克洛	头孢克罗，头孢氯氨苄	依米丁	吐根碱
头孢克肟	氨噻肟烯头孢菌素，世福素	依托泊苷	叶足乙甙，鬼臼亚乙基甙，鬼臼乙叉甙
头孢拉定	先锋霉素Ⅵ，头孢菌素Ⅵ，头孢雷定，头孢环己烯	乙胺嗪	海群生，益群生
		乙醇	酒精
头孢来星	先锋霉素Ⅲ，头孢霉素Ⅲ，头孢甘酸	乙酸	醋酸
头孢美唑	氰唑甲氧头孢菌素，头孢美他唑，先锋美他醇	异丙嗪	非那根，抗胺荨
		吲哚洛尔	心得静，吲哚心安
头孢哌酮	先锋必，头哌氧哌唑，氧哌嗪头孢	吲哚美辛	消炎痛

（殷国荣　摘编）

附录3　常用人体检验数值新旧单位换算表

组分	正常参考值		旧→新 系 数	新→旧 系 数
	旧制单位	法定单位		
血液常规				
红细胞数	男（4.0～5.5）×10^6/mm^3	（4.0～5.5）×10^{12}/L	1	1
	女（3.5～5.0）×10^6/mm^3	（3.5～5.0）×10^{12}/L		
血红蛋白数	男 12～16 g/dl	120～160 g/L	10	0.1
	女 11～15 g/dl	110～150 g/L		
红细胞平均血红蛋白	29.36±3.43 μg	（29.36±3.43）pg	1	1
红细胞平均容积	93.28±9.80 μm^3	（93.28±9.80）fl	1	1
白细胞数	4000～10 000/mm^3	（4～10）×10^9/L	0.001	1000
嗜酸性粒细胞直接计数	50～300/mm^3	（0.05～0.30）×10^9/L	0.001	1000
血小板数	100 000～300 000/mm^3	（100～300）×10^9/L	0.001	1000
血液化学				
全血				
葡萄糖	70～100 mg/dl	3.9～5.6 mmol/L	0.0556	17.949
尿素	19～42 mg/dl	3.2～7.0 mmol/L	0.1665	6.006
尿素氮	9～20 mg/dl	3.2～7.0 mmol/L	0.3570	2.802
非蛋白氮	20～35 mg/dl	14.3～25.0 mmol/L	0.7139	1.401
尿酸	2～4 mg/dl	120～240 μmol/L	59.48	0.0168
肌酐	1～2 mg/dl	88～177 μmol/L	88.402	0.0113
肌酸	3～7 mg/dl	230～530 μmol/L	76.26	0.0131
丙酮酸	0.4～1.25 mg/dl	45～142 μmol/L	113.555	0.0088
氨：纳氏法	10～60 μg/dl	6～35 μmol/L	0.5872	1.703
酚-次氯酸盐法	46～139 μg/dl	27～82 μmol/L	0.5872	1.703
氧分压	85～100 mmHg	11～13 kPa	0.1333	7.502
二氧化碳分压	34～45 mmHg	4.5～6.0 kPa	0.1333	7.502
碱剩余（BE）	±3 mEq/L	±3 mmol/L	1	1
缓冲碱（BB）	45～55 mEq/L	45～55 mmo/L	1	1
标准碳酸氢盐	（25±3）mEq/L	（25±3）mmo/L	1	1
实际碳酸氢盐	（24±2）mEq/L	（24±2）mmol/L	1	1
血浆				
二氧化碳结合力	50～70 容积%	23～31 mmol/L	0.4492	2.226
	23～31 mEq/L	23～31 mmol/L	1	1
丙酮	<2.0 mg/dl	<334 μmol/L	172.0	0.0058
纤维蛋白原	0.2～0.4 g/dl	2～4 g/L	10	0.1

续表

组分	正常参考值		旧→新系数	新→旧系数
	旧制单位	法定单位		
血清				
钠（Na^+）	136～145 mEq/L	136～145 mmol/L	1	1
	310～330 mg/dl	135～144 mmol/L	0.4350	2.299
钾（K^+）	3.5～5.3 mEq/L	3.5～5.3 mmol/L	1	1
	14～20 mg/dl	3.6～5.4 mmol/L	0.2558	3.910
钙（Ca^{2+}）	4.5～5.5 mEq/L	2.2～2.7 mmol/L	0.5	2
	9～11 mg/dl	2.2～2.7 mmol/L	0.2495	4.008
无机磷（成人）	3.0～5.0 mg/dl	1.0～1.6 mmol/L	0.3228	3.097
无机磷（儿童）	4.0～6.0 mg/dl	1.3～1.9 mmol/L	0.3228	3.097
蛋白结合碘	4～8 μg/dl	315～630 nmol/L	78.80	0.0127
铁（Fe^{3+}）	60～150 μg/dl	11～27 μmol/L	0.1791	5.585
铜（Cu^{2+}）	90～124 μg/dl	14～19 μmol/L	0.1574	6.355
镁（Mg^{2+}）	2～3 mg/dl	0.8～1.2 mmol/L	0.4114	2.431
锌（Zn^{2+}）	（716±60）μg/dl	（109±9.2）μmol/L	0.1530	6.538
铅（Pb^{2+}）	30～50 μg/dl	1.4～2.4 μmol/L	0.0483	20.72
氯化物（Cl^-）	98～106 mEq/L	98～106 mmol/L	1	1
	355～376 mg/dl	100～106 mmol/L	0.2821	3.545
总胆红素	0.1～1.0 mg/dl	1.7～17 μmol/L	17.10	0.0585
直接型胆红素	0～0.4 mg/dl	0～7 μmol/L	17.10	0.0585
胆固醇	110～230 mg/dl	2.8～6.0 mmol/L	0.0259	38.67
磷脂	130～250 mg/dl	1.7～3.2 mmol/L	0.0129	77.435
三酰甘油	20～110 mg/dl	0.23～1.24 mmol/L	0.0113	88.545
总蛋白	6.0～8.0 g/dl	60～80 g/L	10	0.1
清蛋白	3.5～5.5 g/dl	35～55 g/L	10	0.1
球蛋白	2.0～2.9 g/dl	20～29 g/L	10	0.1
IgG	600～1600 mg/dl	6～16 g/L	0.01	100
IgA	20～500 mg/dl	0.2～5.0 g/L	0.01	100
IgM	60～200 mg/dl	0.6～2.0 g/L	0.01	100
IgD	0.1～0.4 mg/dl	1～4 mg/L	10	0.1
IgE	0.01～0.09 mg/dl	0.1～0.9 mg/L	10	0.1
甲胎球蛋白	0～30 ng/ml	0～30 μg/L	1	1
肌红蛋白	6～85 ng/dl	0.35～4.97 nmol/L	0.0585	17.100
骨髓				
骨髓液有核细胞数	10 000～100 000/mm^3	（10～100）×10^9/L	0.001	1000

续表

组分	正常参考值		旧→新 系数	新→旧 系数
	旧制单位	法定单位		
尿				
肌酐	700～1500 mg/d	6.2～13.2 mmol/d	0.0088	113.119
肌酸（成人）	0～200 mg/d	0～1525 μmol/d	7.626	0.1311
尿素	21.5～32.2 g/d	360～540 mmol/d	16.651	0.0601
尿素氮	10～15 g/d	360～540 mmol/d	35.697	0.0280
尿酸	400～1000 mg/d	2.4～5.9 mmol/d	0.0059	168.1
钠（Na^+）	3～5 g/d	130～220 mmol/d	43.50	0.0230
钾（K^+）	2～4 g/d	51～102 mmol/d	25.58	0.0391
钙（Ca^{2+}）	100～300 mg/d	2.5～7.5 mmol/d	0.0250	40.08
无机磷	700～1500 mg/d	23～48 mmol/d	0.0323	30.974
氯化物（Cl^-）	10～15 g/d	280～420 mmol/d	28.206	0.0355
铅（Pb^{2+}）	<0.08 mg/L	<0.39 μmol/L	4.826	0.2072
双硫腙热消化法	<50 μg/L	<250 nmol/L	4.985	0.2006
蛋白沉淀法	<10 μg/L	<50 nmol/L	4.985	0.2006
砷（无机）	0.135～0.139 mg/L	1.8～1.9 μmol/L	13.35	0.0749
粪卟啉	0～150 μg/L	0～229 nmol/L	1.527	0.6547
δ-氨基酮戊酸	0～6 mg/L	0～45.8 μmol/L	7.626	0.1311
尿胆原	0～3.5 mg/d	0～5.9 μmol/d	1.687	0.5927
5-羟吲哚醋酸	2～10 mg/d	10～52 μmol/d	5.230	0.1912
粪				
粪（尿）胆原	40～280 mg/d	67～472 μmol/d	1.687	0.5927
脑脊液				
蛋白质定量	20～40 mg/dl	0.2～0.4 g/L	0.01	100
糖	45～80 mg/dl	2.5～4.4 mmol/L	0.0556	18.02
氯化物（Cl^-）	425～460 mg/dl	120～130 mmol/L	0.2821	3.5453

（殷国荣　摘编）

附录4 mmHg↔kPa互换速查表

mmHg→kPa

mmHg	kPa	mmHg	kPa	mmHg	kPa	mmHg	kPa
1	0.133	35	4.67	69	9.20	106	14.1
2	0.267	36	4.80	70	9.33	108	14.4
3	0.400	37	4.93	71	9.46	110	14.7
4	0.533	38	5.07	72	9.60	112	14.9
5	0.667	39	5.20	73	9.73	114	15.2
6	0.800	40	5.33	74	9.86	116	15.5
7	0.933	41	5.47	75	10.0	118	15.7
8	1.07	42	5.60	76	10.1	120	16.0
9	1.20	43	5.73	77	10.3	122	16.3
10	1.33	44	5.87	78	10.4	124	16.5
11	1.47	45	6.00	79	10.5	126	16.8
12	1.60	46	6.13	80	10.7	128	17.1
13	1.73	47	6.27	81	10.8	130	17.3
14	1.87	48	6.40	82	10.9	132	17.6
15	2.00	49	6.53	83	11.1	134	17.9
16	2.13	50	6.67	84	11.2	136	18.1
17	2.27	51	6.80	85	11.3	138	18.4
18	2.40	52	6.93	86	11.5	140	18.7
19	2.53	53	7.07	87	11.6	142	18.9
20	2.67	54	7.20	88	11.7	144	19.2
21	2.80	55	7.33	89	11.9	146	19.5
22	2.93	56	7.47	90	12.0	148	19.7
23	3.07	57	7.60	91	12.1	150	20.0
24	3.20	58	7.73	92	12.3	152	20.3
25	3.33	59	7.86	93	12.4	154	20.5
26	3.47	60	8.00	94	12.5	156	20.8
27	3.60	61	8.13	95	12.7	158	21.1
28	3.73	62	8.26	96	12.8	160	21.3
29	3.87	63	8.40	97	12.9	162	21.6
30	4.00	64	8.53	98	13.1	164	21.9
31	4.13	65	8.66	99	13.2	166	22.1
32	4.27	66	8.80	100	13.3	168	22.4
33	4.40	67	8.93	102	13.6	170	22.7
34	4.53	68	9.06	104	13.9	172	22.9

续表

mmHg	kPa	mmHg	kPa	mmHg	kPa	mmHg	kPa
174	23.2	206	27.5	238	31.7	270	36.0
176	23.5	208	27.7	240	32.0	272	36.3
178	23.7	210	28.0	242	32.3	274	36.5
180	24.0	212	28.3	244	32.5	276	36.8
182	24.3	214	28.5	246	32.8	278	37.1
184	24.5	216	28.8	248	33.1	280	37.3
186	24.8	218	29.1	250	33.3	282	37.6
188	25.1	220	29.3	252	33.6	284	37.9
190	25.3	222	29.6	254	33.9	286	38.1
192	25.6	224	29.9	256	34.1	288	38.4
194	25.9	226	30.1	258	34.4	290	38.7
196	26.1	228	30.4	260	34.7	292	38.9
198	26.4	230	30.7	262	34.9	294	39.2
200	26.7	232	30.9	264	35.2	296	39.5
202	26.9	234	31.2	266	35.5	298	39.7
204	27.2	236	31.5	268	35.7	300	40.0

kPa→mmHg

kPa	mmHg	kPa	mmHg	kPa	mmHg	kPa	mmHg
0.1	0.75	1	7.5	15	112	29	218
0.2	1.50	2	15.0	16	120	30	225
0.3	2.25	3	22.5	17	128	31	232
0.4	3.00	4	30.0	18	135	32	240
0.5	3.75	5	37.5	19	142	33	248
0.6	4.50	6	45.0	20	150	34	255
0.7	5.25	7	52.5	21	158	35	262
0.8	6.00	8	60.0	22	165	36	270
0.9	6.75	9	67.5	23	172	37	278
		10	75.0	24	180	38	285
		11	82.5	25	188	39	292
		12	90.0	26	195	40	300
		13	97.5	27	202		
		14	105	28	210		

(殷国荣　摘编)

附录5　cmH$_2$O↔kPa互换速查表

cmH$_2$O→kPa

cmH$_2$O	kPa	cmH$_2$O	kPa	cmH$_2$O	kPa	cmH$_2$O	kPa
1	0.098	16	1.57	31	3.04	46	4.51
2	0.196	17	1.67	32	3.14	47	4.61
3	0.294	18	1.77	33	3.24	48	4.70
4	0.392	19	1.86	34	3.33	49	4.80
5	0.490	20	1.96	35	3.43	50	4.90
6	0.588	21	2.06	36	3.53	55	5.39
7	0.686	22	2.16	37	3.63	60	5.88
8	0.785	23	2.26	38	3.73	65	6.37
9	0.883	24	2.35	39	3.82	70	6.86
10	0.981	25	2.45	40	3.92	75	7.35
11	1.08	26	2.55	41	4.02	80	7.84
12	1.18	27	2.65	42	4.12	85	8.33
13	1.27	28	2.74	43	4.21	90	8.82
14	1.37	29	2.84	44	4.31	95	9.31
15	1.47	30	2.94	45	4.41	100	9.80

kPa→cmH$_2$O

kPa	cmH$_2$O	kPa	cmH$_2$O	kPa	cmH$_2$O	kPa	cmH$_2$O
0.1	1.02	1.6	16.32	3.1	31.62	4.6	46.92
0.2	2.04	1.7	17.34	3.2	32.64	4.7	47.94
0.3	3.06	1.8	18.36	3.3	33.66	4.8	48.96
0.4	4.08	1.9	19.38	3.4	34.68	4.9	49.98
0.5	5.10	2.0	20.40	3.5	35.70	5.0	51.00
0.6	6.12	2.1	21.42	3.6	36.72	5.5	56.10
0.7	7.14	2.2	22.44	3.7	37.74	6.0	61.20
0.8	8.16	2.3	23.46	3.8	38.76	6.5	66.30
0.9	9.18	2.4	24.48	3.9	39.78	7.0	71.40
1.0	10.20	2.5	25.50	4.0	40.80	7.5	76.50
1.1	11.22	2.6	26.52	4.1	41.82	8.0	81.60
1.2	12.24	2.7	27.54	4.2	42.84	8.5	86.70
1.3	13.26	2.8	28.56	4.3	43.86	9.0	91.80
1.4	14.28	2.9	29.58	4.4	44.88	9.5	96.90
1.5	15.30	3.0	30.60	4.5	45.90	10.0	102.00

（殷国荣　摘编）